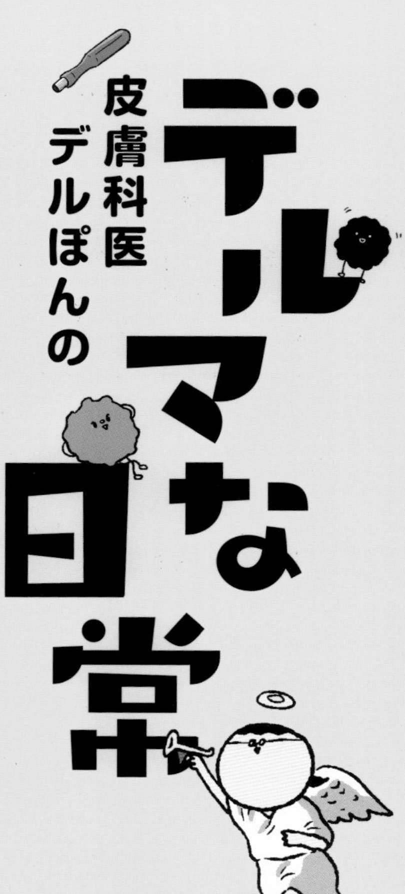

皮膚科医デルぽんのデルマな日常

デルぽん 著

derupon

本書をお手にとっていただき
誠にありがとうございます☆

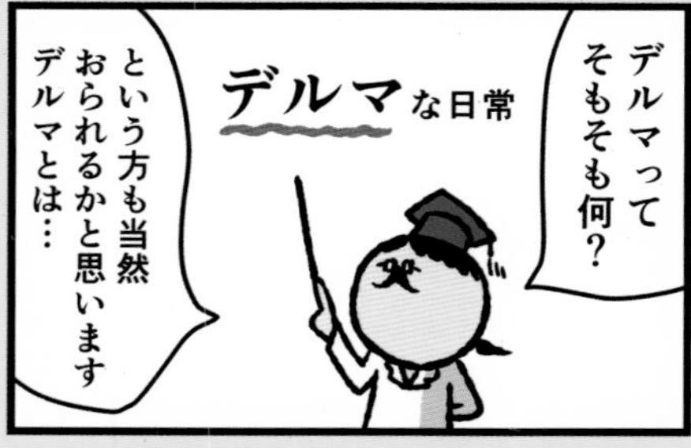
デルマってそもそも何？
デルマな日常
という方も当然おられるかと思います
デルマとは…

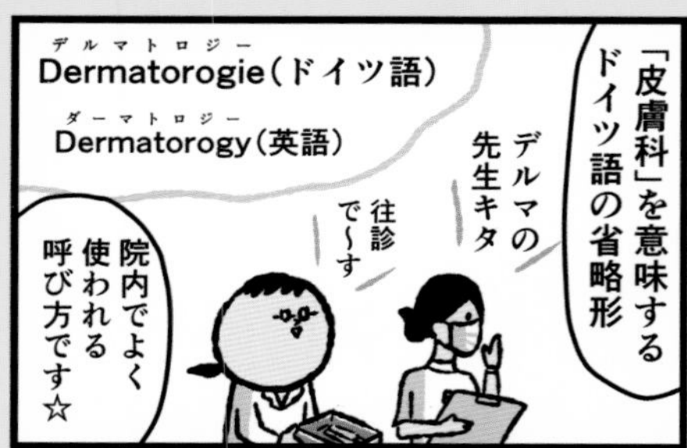
「皮膚科」を意味するドイツ語の省略形
Dermatorogie（ドイツ語）
Dermatorogy（英語）
デルマの先生キタ
往診で～す
院内でよく使われる呼び方です☆

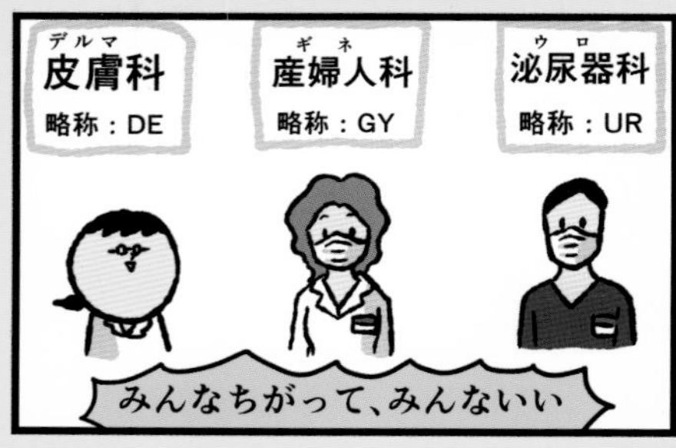
皮膚科
略称：DE
産婦人科
略称：GY
泌尿器科
略称：UR
みんなちがって、みんないい

いそっぷ社

私は皮膚科医です

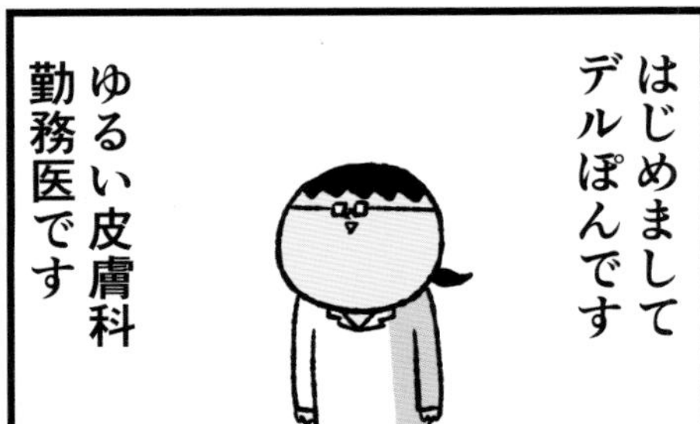
はじめまして
デルぽんです
ゆるい皮膚科
勤務医です

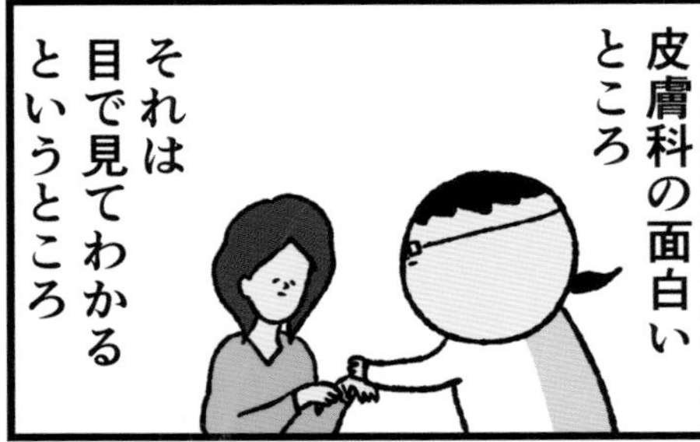
皮膚科の面白いところ
それは
目で見てわかる
というところ

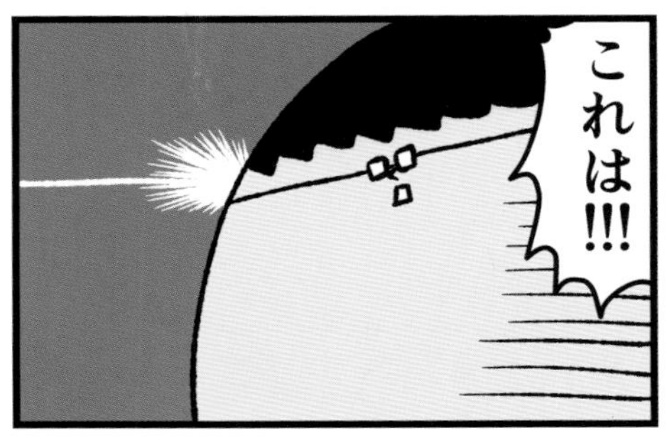
これは!!!

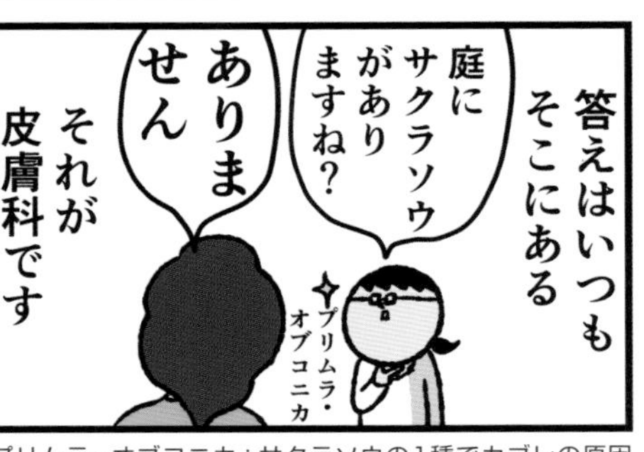
答えはいつも
そこにある
庭に
サクラソウ
があり
ますね?
ありま
せん
それが
皮膚科です
プリムラ・
オブコニカ

プリムラ・オブコニカ：サクラソウの1種でカブレの原因になることも

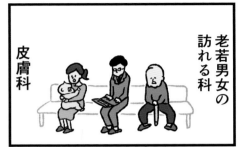

皮膚科ってこんな科

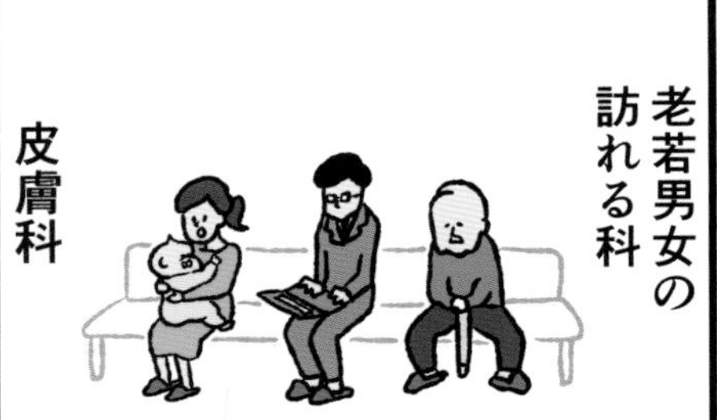
老若男女の
訪れる科
皮膚科

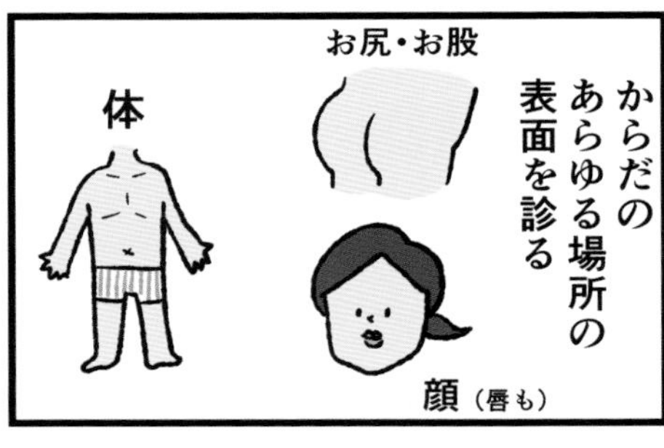
からだの
あらゆる場所の
表面を診る
お尻・お股
体
顔（唇も）

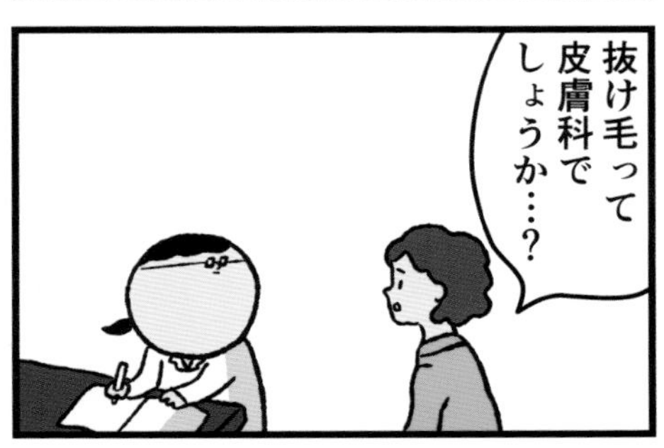
抜け毛って
皮膚科で
しょうか…?

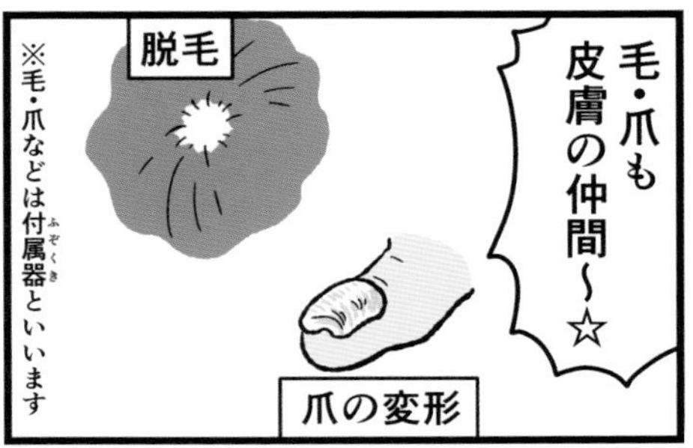
毛・爪も
皮膚の仲間〜☆
脱毛
爪の変形
※毛・爪などは付属器（ふぞくき）といいます

皮膚科は美人ぞろい

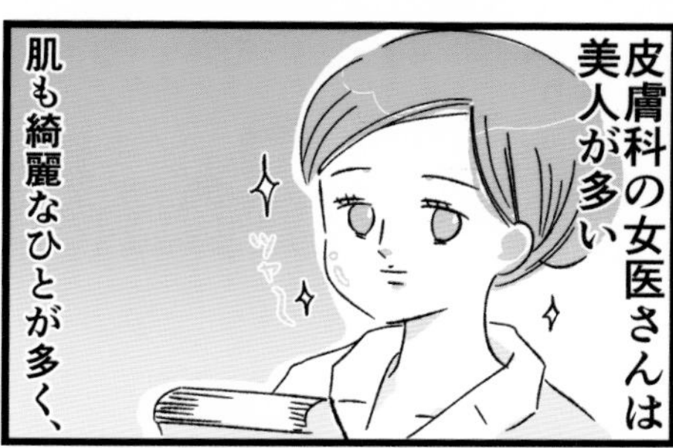
皮膚科の女医さんは美人が多い
肌も綺麗なひとが多く、
ツヤ～

なぜか長身でスタイルも良く
オシャレな海外製白衣がよく似合う
削るわよ♡
画力の限界

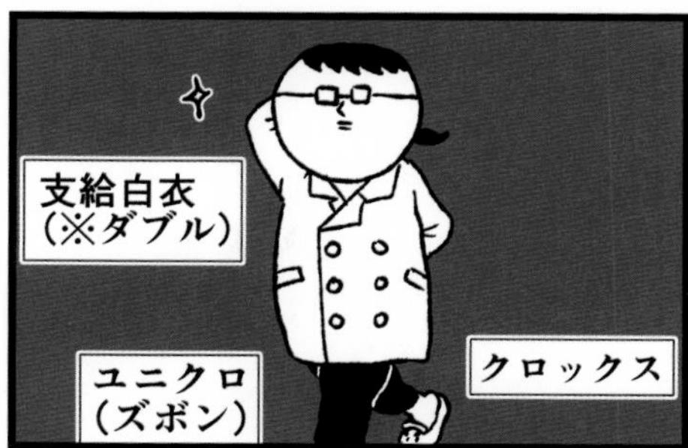
支給白衣（※ダブル）
ユニクロ（ズボン）
クロックス

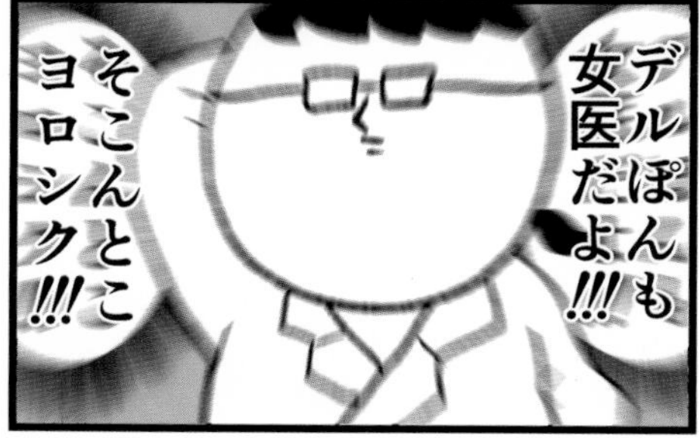
デルぽんも女医だよ!!!
そこんとこヨロシク!!!

皮膚科は見た目が勝負

皮膚科の特徴は、病変を直接、見て触れるということ。目で見えるということは「良くなっているかどうか」が患者さん自身にもわかりやすく、ある意味、ごまかしが効かない科とも言える。一方、直接命に関わる疾患は少なく、外来が中心となるため、内科や外科に比べ私生活と両立しやすい。ゆえに、子育てをする女医に人気がある。一方、見た目に関わる皮膚の病気は、患者さん当人には精神的な負担が大きい。そんな「見た目が勝負」の科だからか、自らも美を追求する美女医が多い。例えば、美肌や痩身（そうしん）のための医療用美容機器を医院に導入し、自ら実践。そうした努力は患者さんにも還元される。美容に疎い皮膚科女医としては、見習いたいところである。

皮膚科の悲哀①

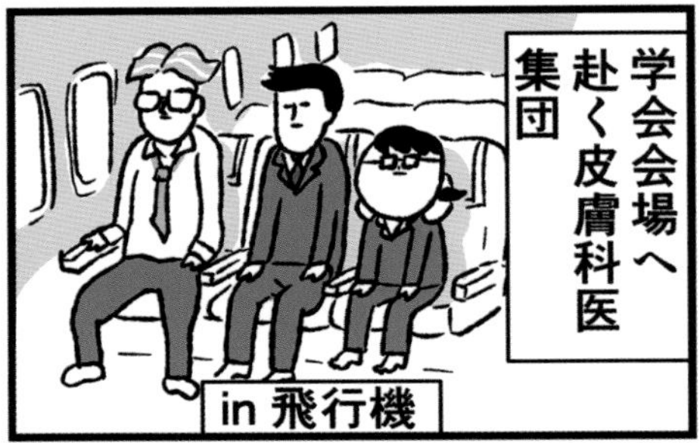
学会会場へ赴く皮膚科医集団
in 飛行機

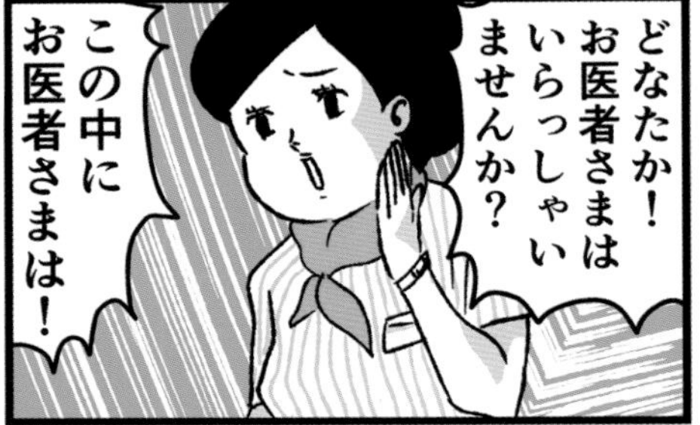
どなたか！お医者さまはいらっしゃいませんか？
この中にお医者さまは！

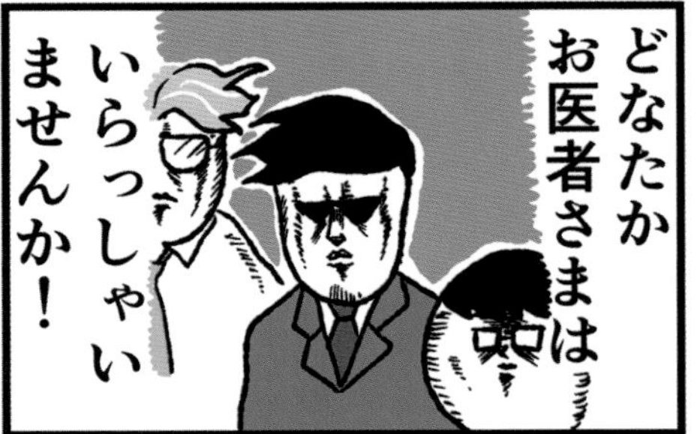
どなたかお医者さまはいらっしゃいませんか！

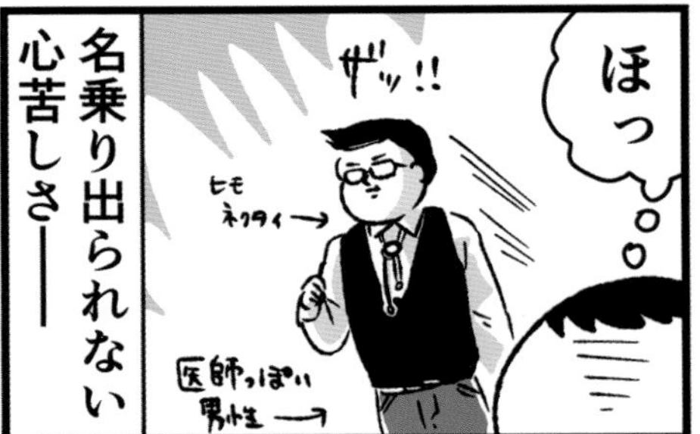
ほっ。。。
ザッ!!
ヒモネクタイ→
医師っぽい男性→
名乗り出られない心苦しさ——

皮膚科の悲哀②

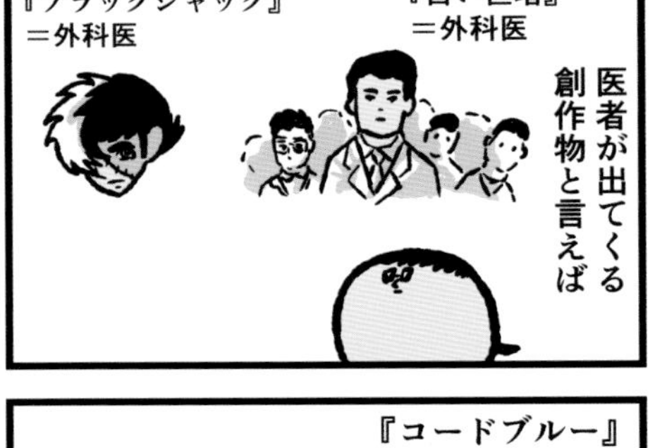
医者が出てくる創作物と言えば
『白い巨塔』＝外科医
『ブラックジャック』＝外科医

『コードブルー』＝救命救急科

『ＥＲ』＝同じく

『グレイズ・アナトミー』＝外科

日本も海外も外科や救急ばっかり!!

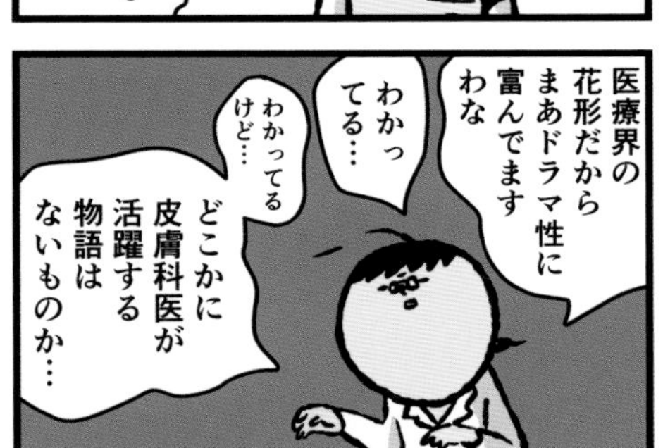
医療界の花形だからまあドラマ性に富んでますわな
わかってる…
わかってるけど…
どこかに皮膚科医が活躍する物語はないものか…

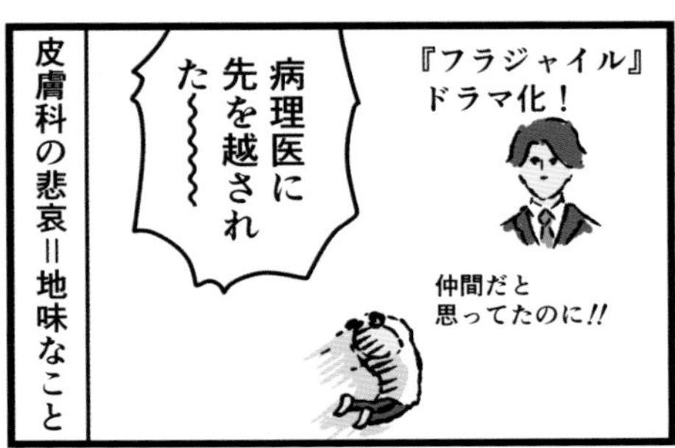
『フラジャイル』ドラマ化！
病理医に先を越された〜〜〜〜
仲間だと思ってたのに!!
皮膚科の悲哀＝地味なこと

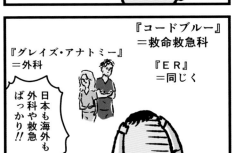

皮膚科医は名探偵①

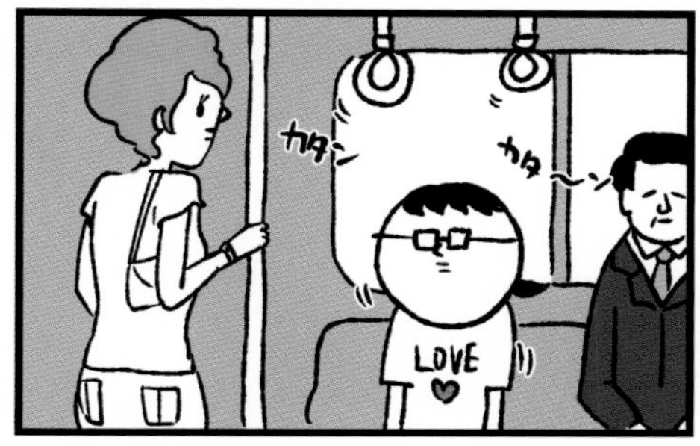
カタン
カタ～ン

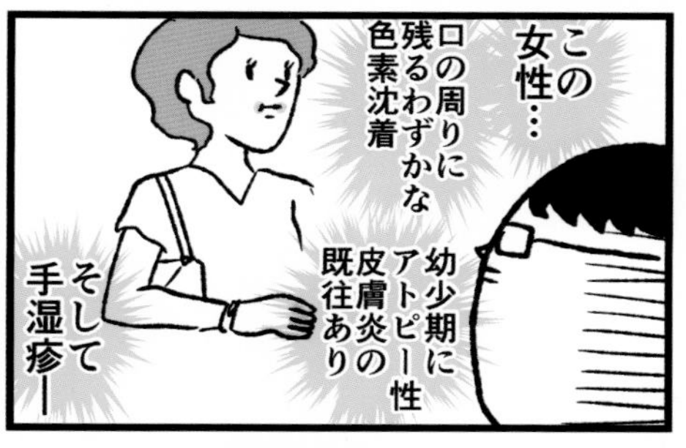
この女性…
口の周りに残るわずかな色素沈着
幼少期にアトピー性皮膚炎の既往あり
そして手湿疹ー

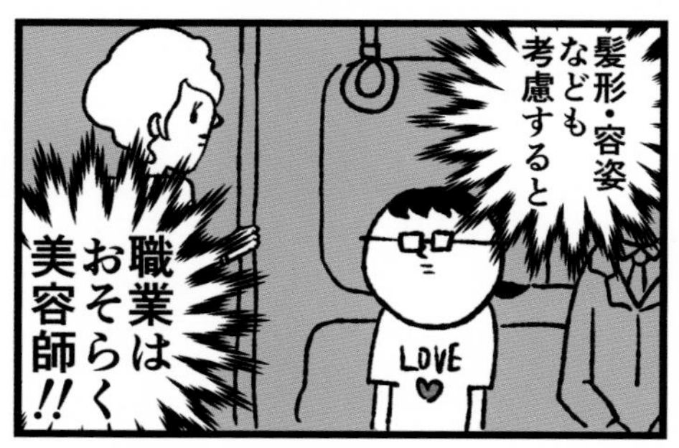
髪形・容姿なども考慮すると
職業はおそらく美容師!!

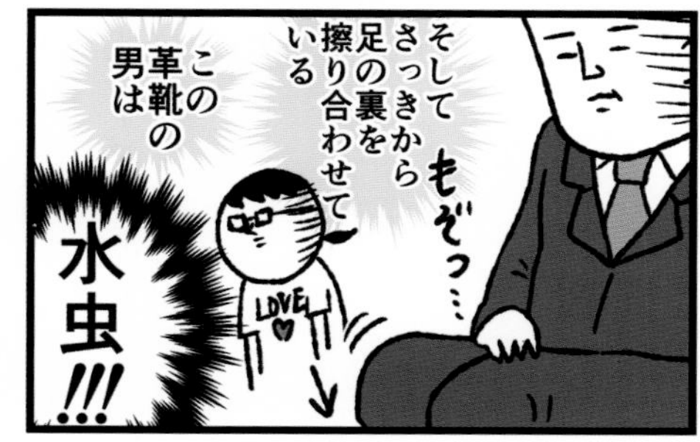
この革靴の男は
そしてさっきから足の裏を擦り合わせている
もぞっ…
水虫!!!

皮膚科医は名探偵②

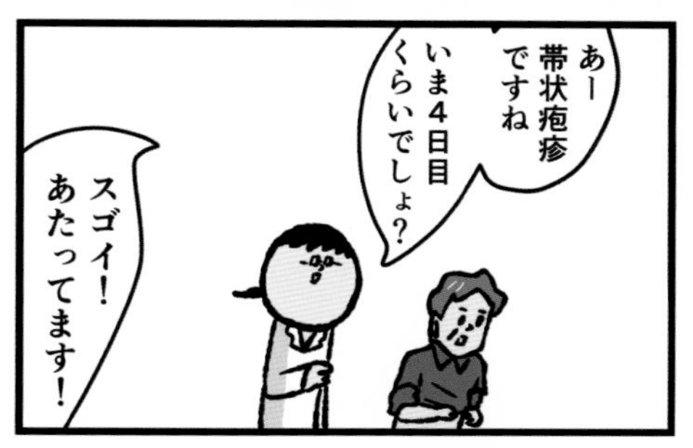
あー帯状疱疹ですね
いま4日目くらいでしょ?
スゴイ!あたってます!

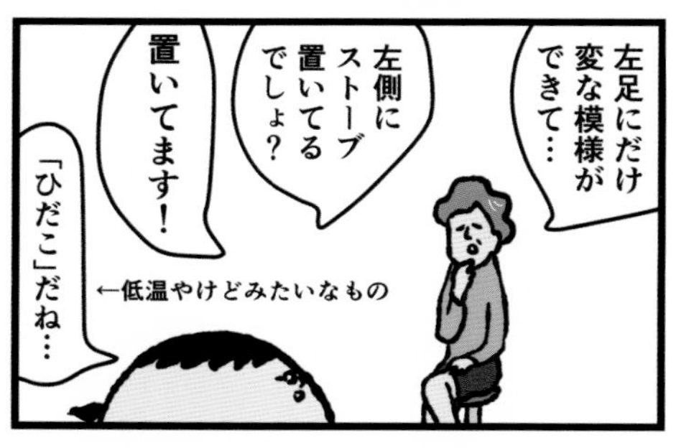
左足にだけ変な模様ができて…
左側にストーブ置いてるでしょ?
置いてます!
「ひだこ」だね…
←低温やけどみたいなもの

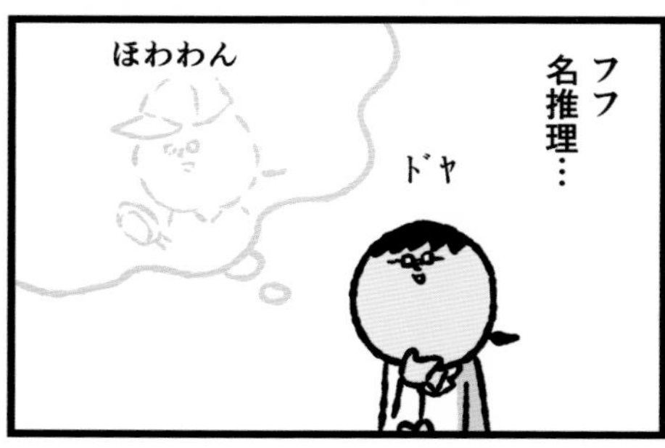
フフ名推理…
ドヤ
ほわわん

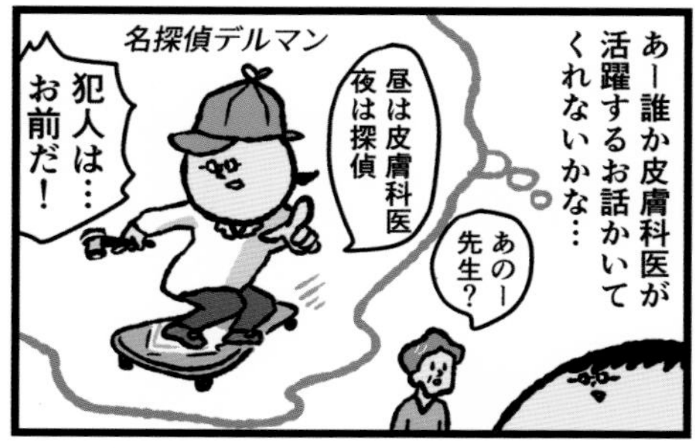
あー誰か皮膚科医が活躍するお話かいてくれないかな…
あのー先生?
名探偵デルマン
昼は皮膚科医夜は探偵
犯人は…お前だ!

軟膏をたくさん出せない訳

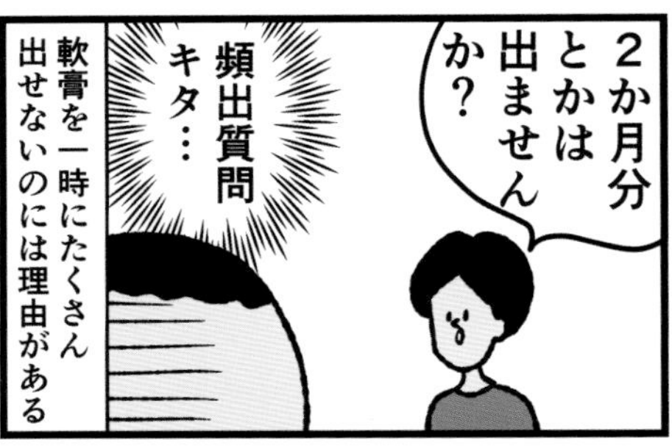
2か月分とかは出ませんか？
頻出質問キタ…
軟膏を一時にたくさん出せないのには理由がある

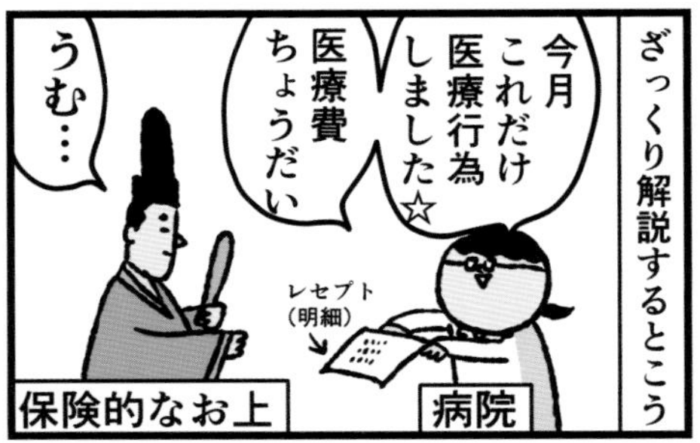
ざっくり解説するとこう
今月これだけ医療行為しました☆
医療費ちょうだい
うむ…
レセプト（明細）
病院
保険的なお上

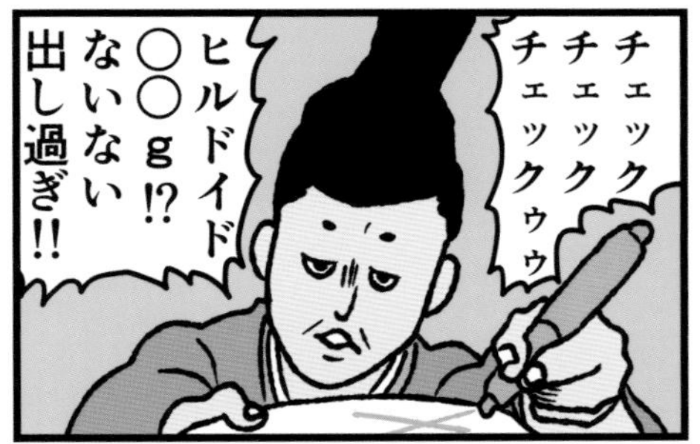
チェックチェックチェックウゥウ
ヒルドイド◯◯g!?
ないないない
出し過ぎ!!

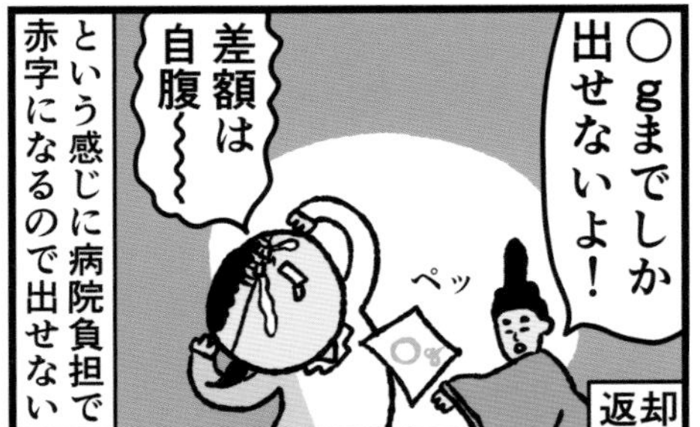
◯gまでしか出せないよ！
ペッ
返却
差額は自腹〜〜〜
という感じに病院負担で赤字になるので出せない

皮膚科頻出ワード

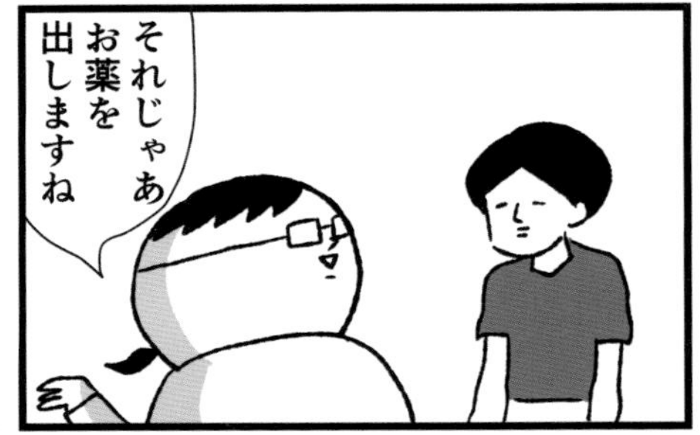
それじゃあお薬を出しますね

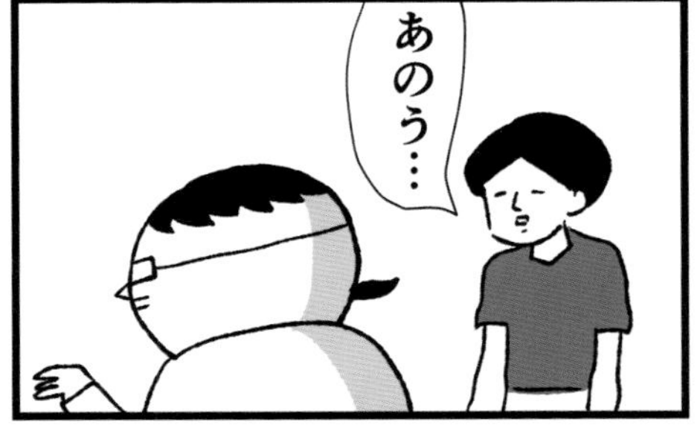
あのう…

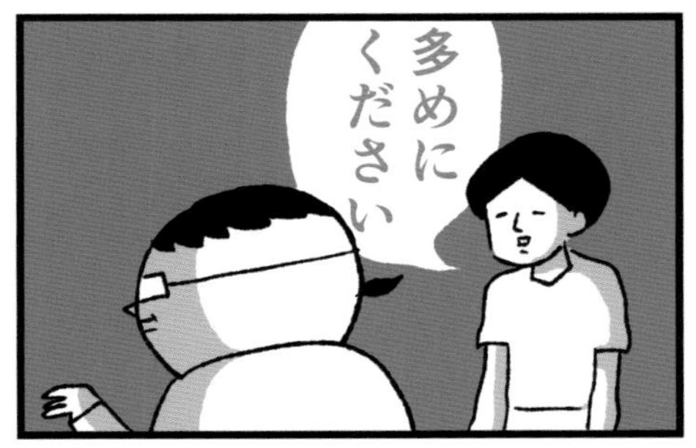
多めにください

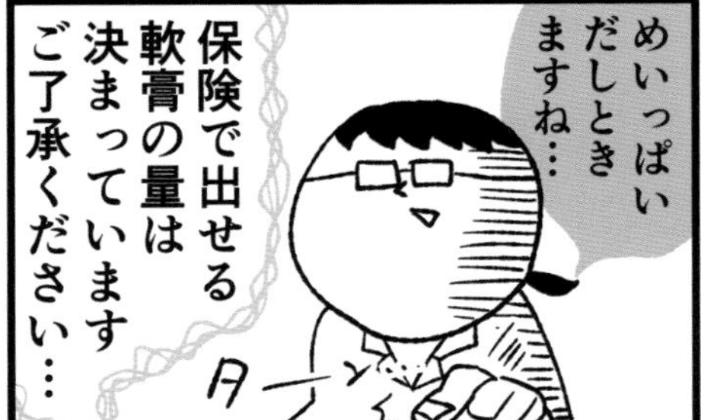
めいっぱいだしときますね…
保険で出せる軟膏の量は決まっていますご了承ください…
ターン

皮膚科医の妄想①

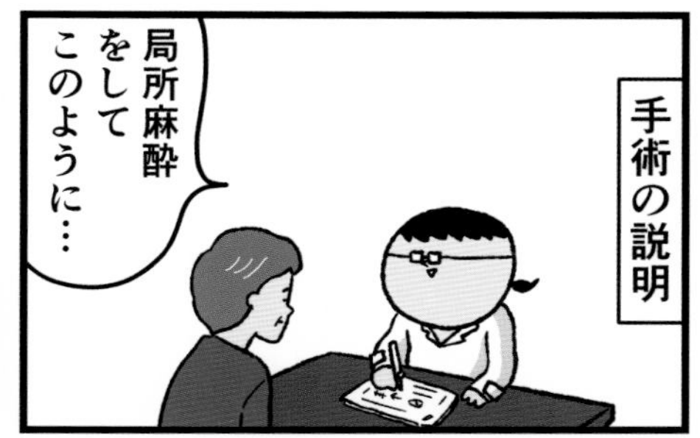
手術の説明
局所麻酔をしてこのように…

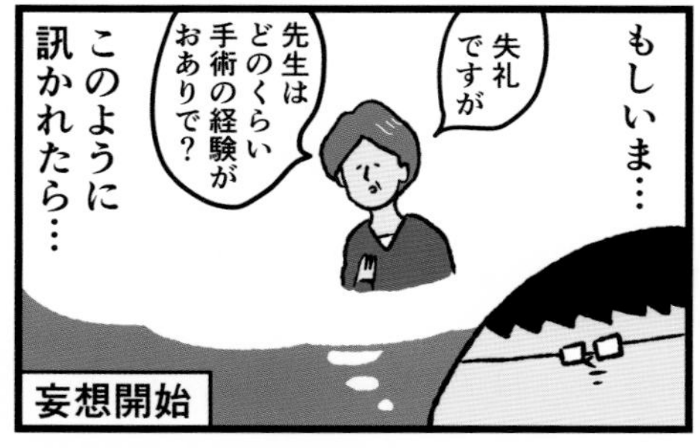
もしいま…
失礼ですが
先生はどのくらい手術の経験がおありで？
このように訊かれたら…
妄想開始

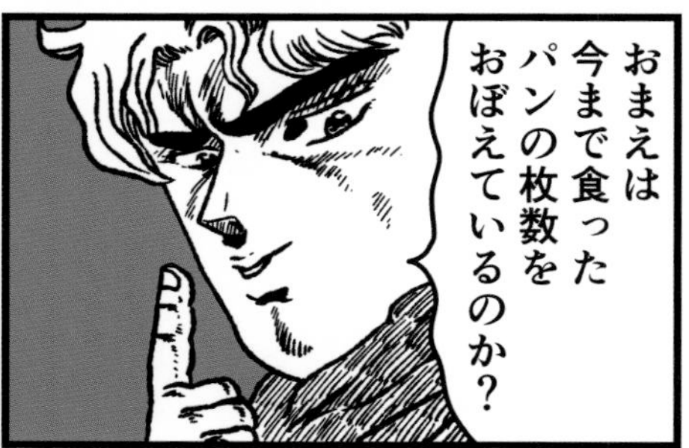
おまえは今まで食ったパンの枚数をおぼえているのか？

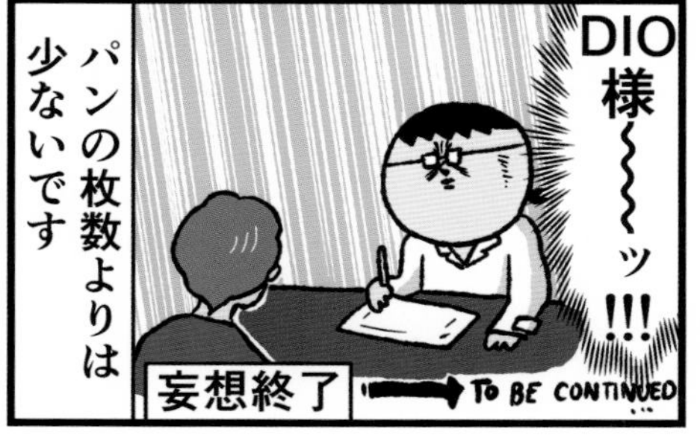
DIO様〜〜〜ッ!!!
パンの枚数よりは少ないです
妄想終了
TO BE CONTINUED

皮膚科医の妄想②

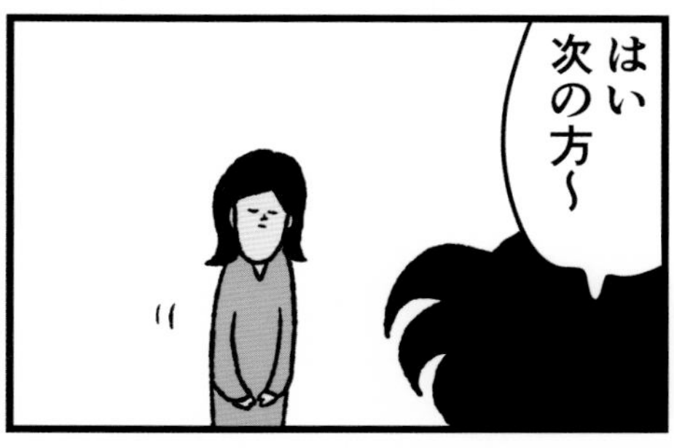
はい次の方〜

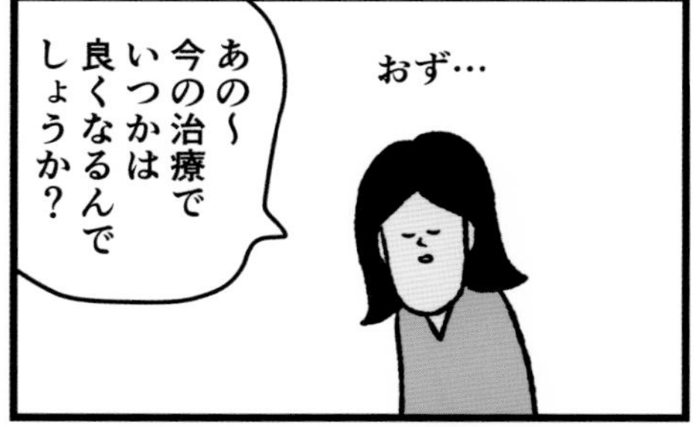
おず…
あの〜今の治療でいつかは良くなるんでしょうか？

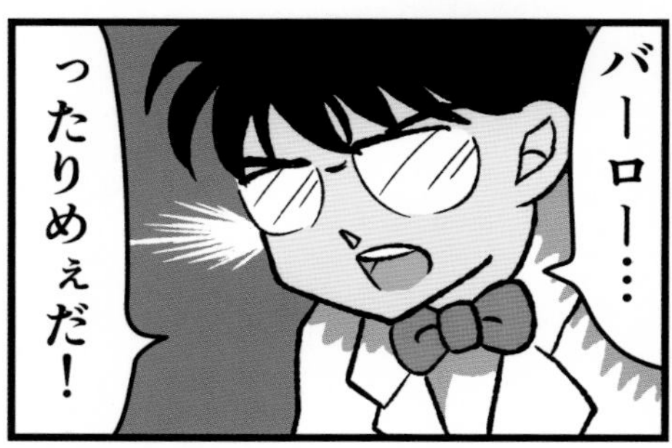
バーロー…
ったりめぇだ！

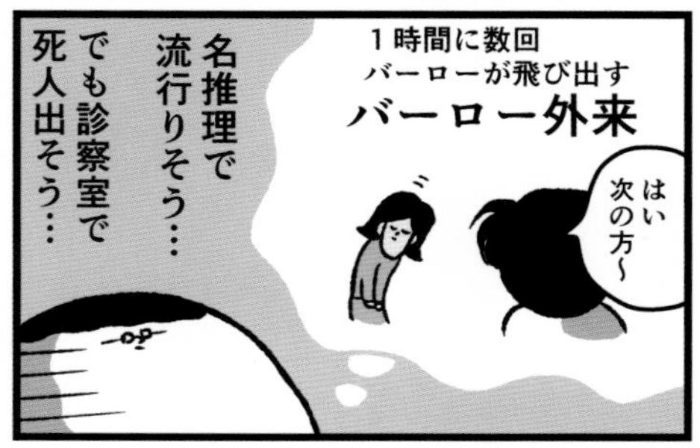
1時間に数回バーローが飛び出す
バーロー外来
はい次の方〜
名推理で流行りそう…
でも診察室で死人出そう…

迷惑千万なトンデモ他科医

皮膚科の治療はステロイド軟膏を使用することが多いため、他科の医師が「とりあえず」ステロイドを処方することも少なくない。しかし、安易に処方されたステロイドが弊害を及ぼすケースもある。水虫や疥癬を悪化させる症例だ。

某大学の内科にいたA先生。彼はどんな皮疹にも積極的にステロイドを処方する人で、通常の内科医なら躊躇（ちゅうちょ）するような最強クラスのステロイドも臆さず処方する。我々の処方を真似て亜鉛華軟膏を混ぜて出したりと、かなり積極的な先生だったが、皮膚科医からしてみると、残念ながら正しい使い方とは言えず。手に負えない状態になってから皮膚科に患者を回してくるため、要注意人物としてマークされていた。

皮膚科医より一言

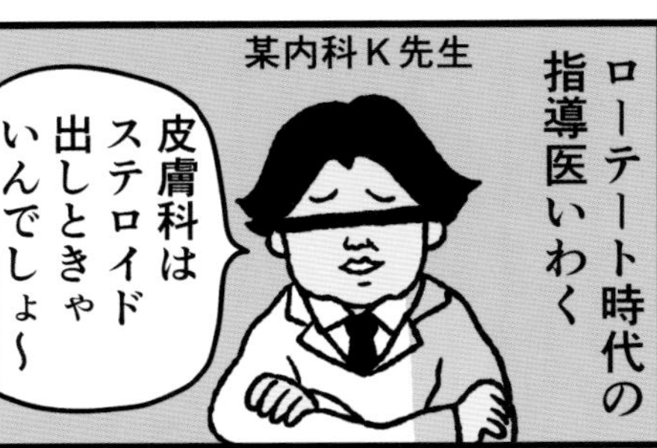
ローテート時代の指導医いわく
某内科K先生
皮膚科はステロイド出しときゃいいんでしょ〜

ローテート：研修医時代に病院で各科を回ること

○×内科でこの軟膏もらったんだが
かえって悪くなった
明らか疥癬（かいせん）
リ○デロン

疥癬：ヒゼンダニという小さなダニが人の皮膚に寄生する病気

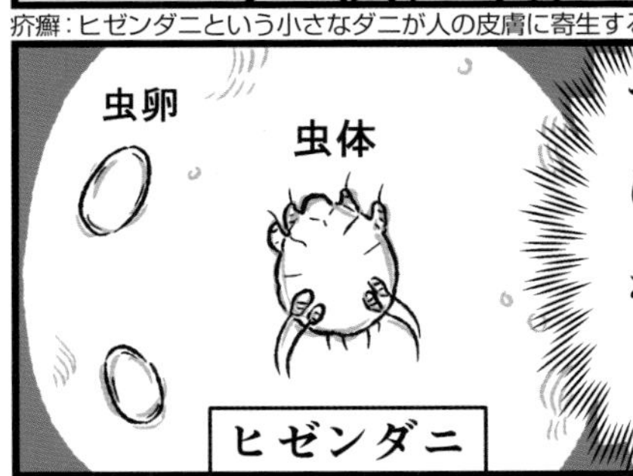
やっぱりね〜〜〜〜
虫卵
虫体
ヒゼンダニ

皮膚科医より一言
ステロイド舐めんな

ステロイドの役目

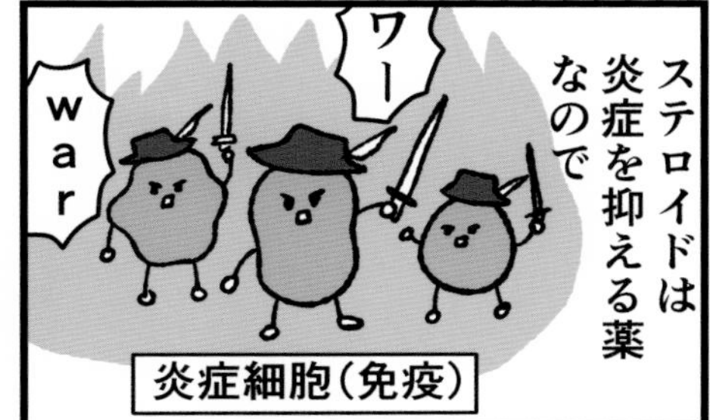
ステロイドは炎症を抑える薬なので
ワー
war
炎症細胞（免疫）

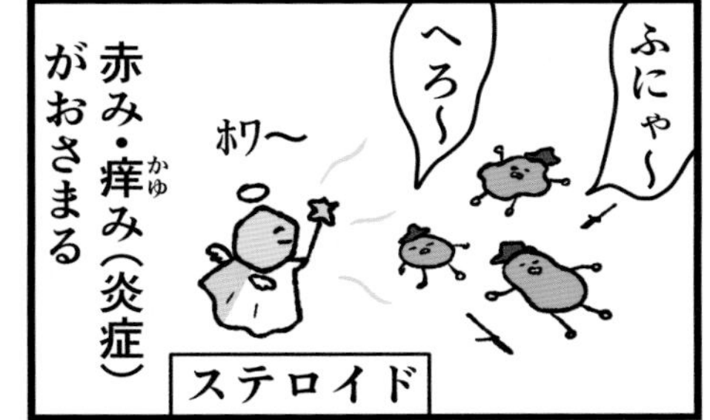
ふにゃ〜
へろ〜
赤み・痒み（炎症）がおさまる
ホワ〜
ステロイド

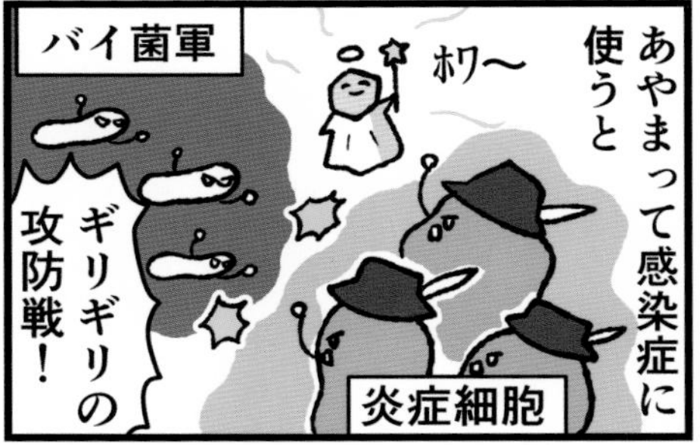
あやまって感染症に使うと
ホワ〜
バイ菌軍
ギリギリの攻防戦！
炎症細胞

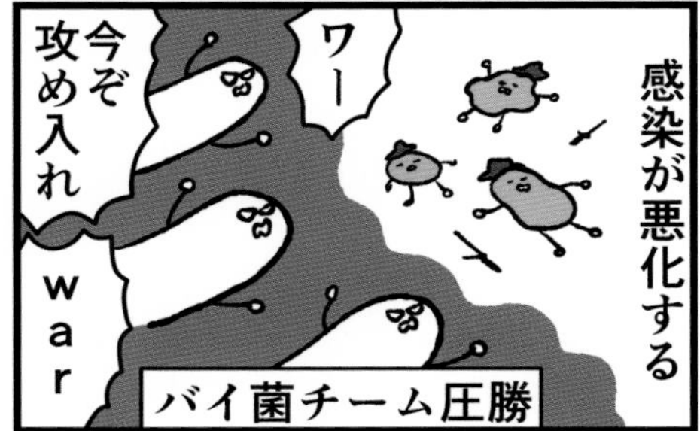
感染が悪化する
ワー
今ぞ攻め入れ
war
バイ菌チーム圧勝

ステロイドの使い方

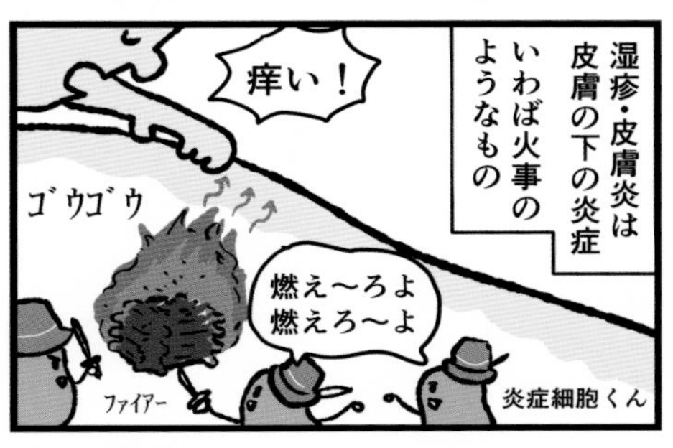
湿疹・皮膚炎は皮膚の下の炎症いわば火事のようなもの
痒い！
ゴウゴウ
燃え〜ろよ燃えろ〜よ
ファイアー
炎症細胞くん

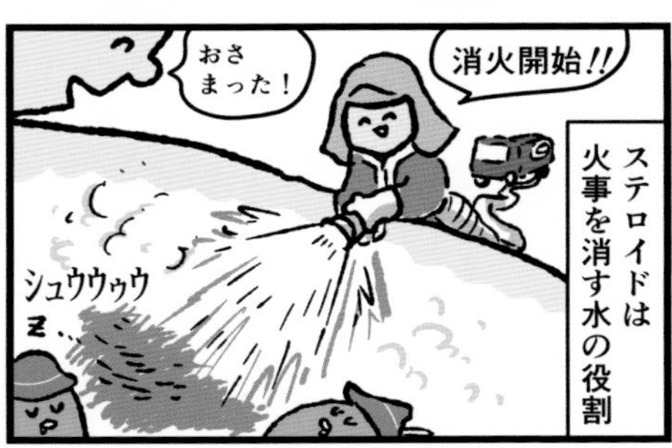
ステロイドは火事を消す水の役割
消火開始!!
おさまった！
シュウウゥゥ

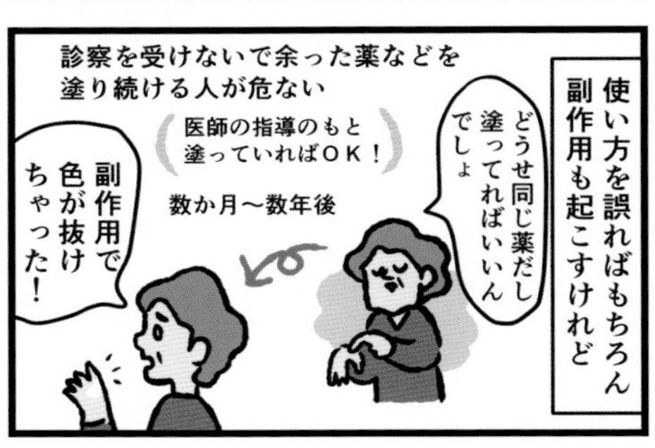
使い方を誤ればもちろん副作用も起こすけれど
どうせ同じ薬だし塗ってればいいんでしょ
診察を受けないで余った薬などを塗り続ける人が危ない
医師の指導のもと塗っていればＯＫ！
数か月〜数年後
副作用で色が抜けちゃった！

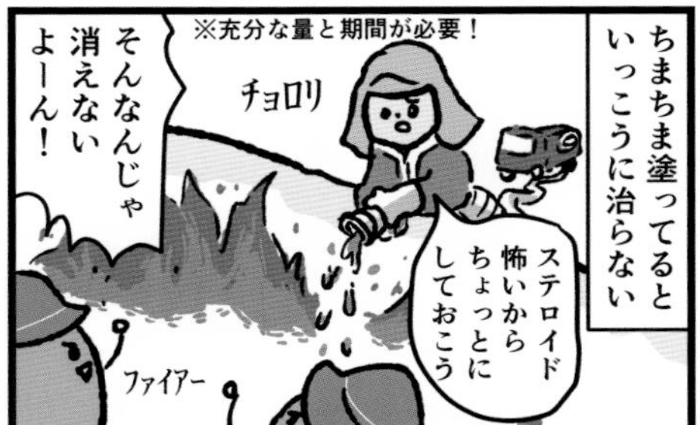
ちまちま塗ってるといっこうに治らない
ステロイド怖いからちょっとにしておこう
※充分な量と期間が必要！
チョロリ
そんなんじゃ消えないよーん！
ファイアー

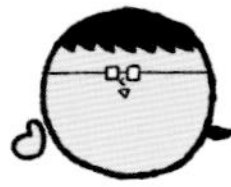

ステロイドは、かゆみや発赤のもととなる皮膚の炎症を静める役割を担っている。このとき、皮膚にいる炎症細胞の働きを弱めるため、易感染性といって、一時的に感染症に弱い状態になってしまう。正しく使えば怖くないお薬なので、きちんと皮膚科医の指導の元に塗ろう。

皮膚科医の四季

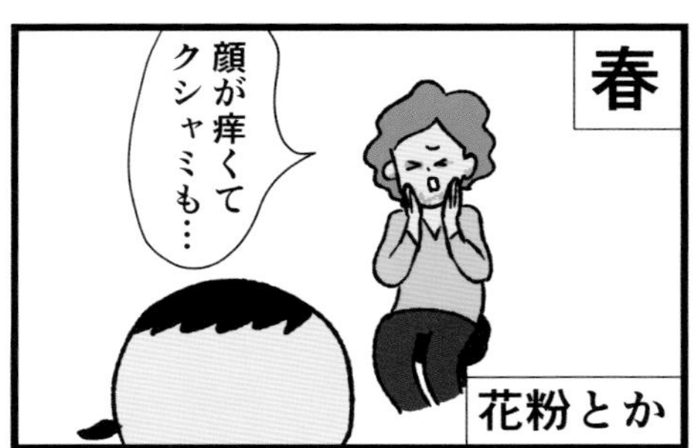
春
顔が痒くて
クシャミも…
花粉とか

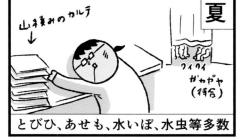

夏
山積みのカルテ
ワイワイ
ガヤガヤ
（待合）
とびひ、あせも、水いぼ、水虫等多数

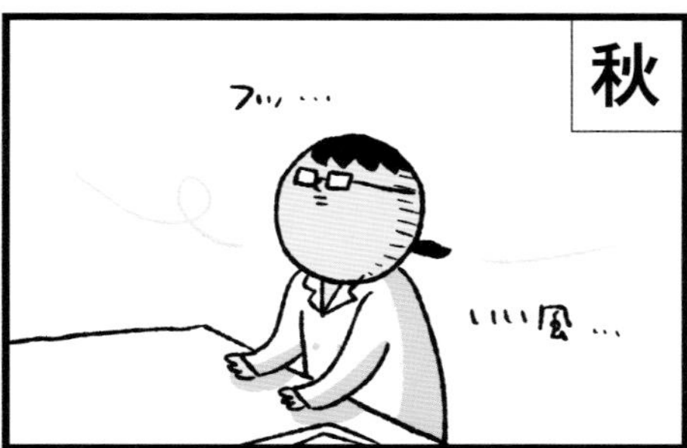
秋
フッ…
いい風…

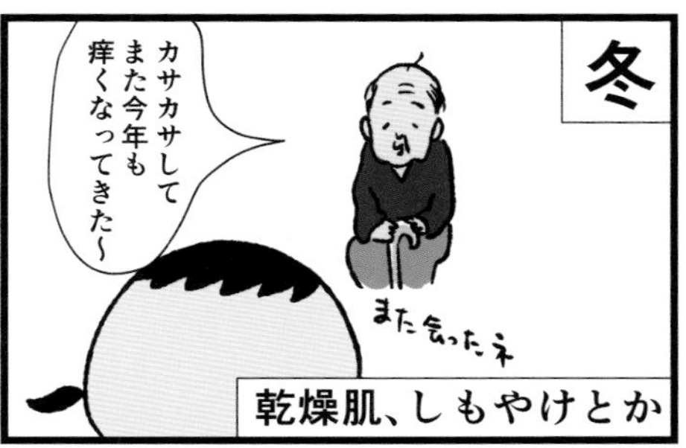
冬
カサカサして
また今年も
痒くなってきた〜
また会ったネ
乾燥肌、しもやけとか

皮膚科の夏は てんてこ舞いなのだ

皮膚科医にとって最も忙しい時期、それは夏。紫外線や汗にさらされる夏の肌は荒れやすく、レジャーやプールなど、肌の露出をきっかけに罹患する疾患も少なくない。具体的にはあせも、虫刺され、日焼け、とびひ、水いぼ、水虫、口唇ヘルペスといった疾患だ。また、夏は爪もよく伸びる季節。陥入爪などの爪疾患も悪化しやすく、診察に処置に、皮膚科の外来は大盛況である。てんてこ舞いになりながら外来をまわすことになり、お昼も満足にとれないまま、くたくたに疲れて帰宅するはめになる。家に帰ろうと車に乗りこむや、前髪から爪の破片が落ちてきた、なんてことも。爪まみれになっても気づかないほど、夏の皮膚科外来は戦場なのである。

天気でわかる

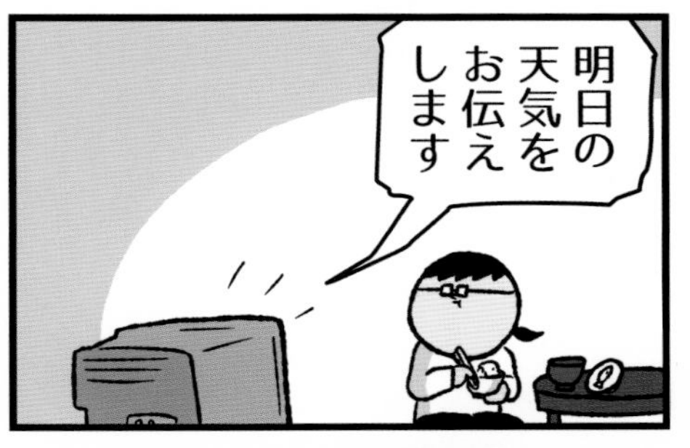
明日の天気をお伝えします

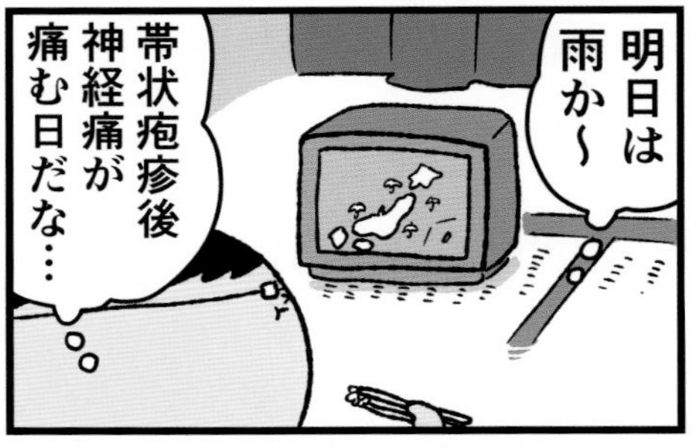
明日は雨か～
帯状疱疹後神経痛が痛む日だな…

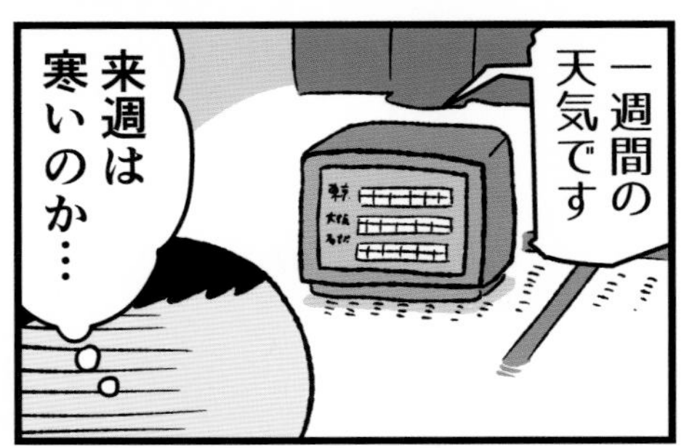
一週間の天気です
来週は寒いのか…

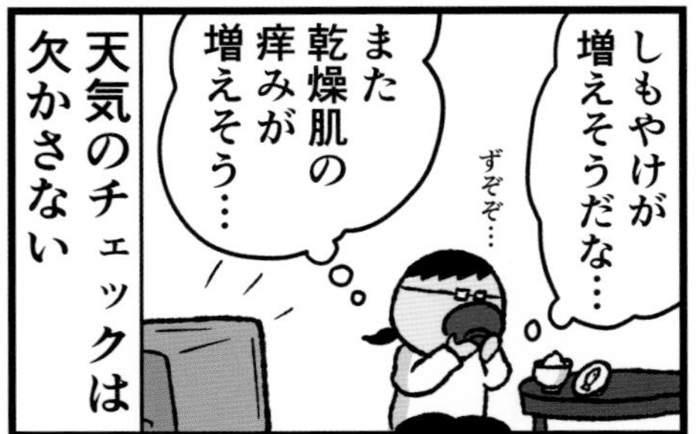
しもやけが増えそうだな…
また乾燥肌の痒みが増えそう…
ずぞぞ…
天気のチェックは欠かさない

天気で変わる

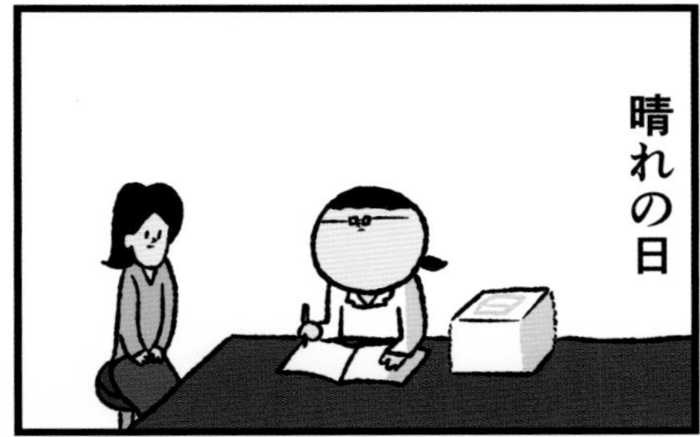
晴れの日

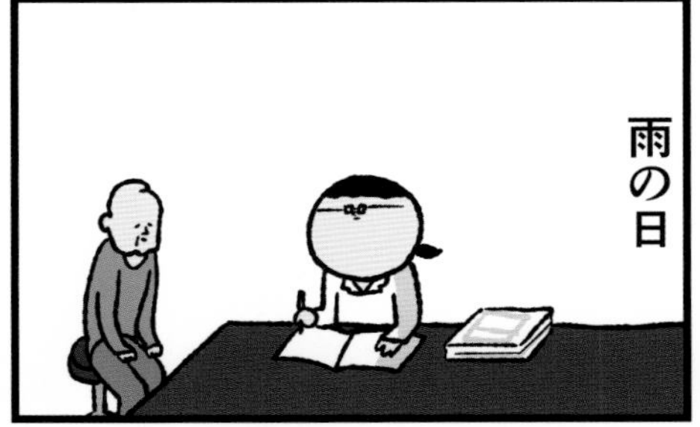
雨の日

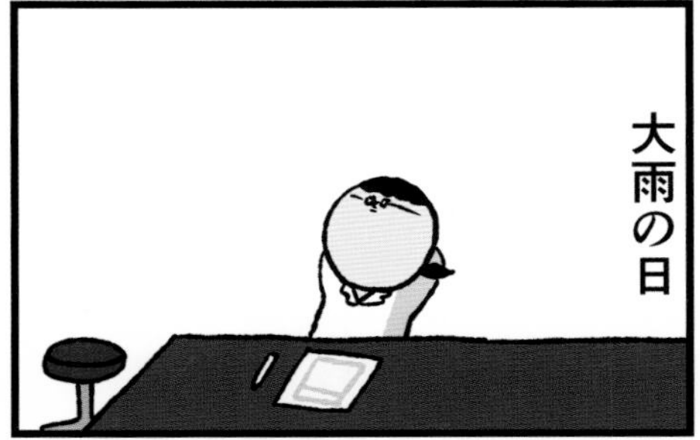
大雨の日

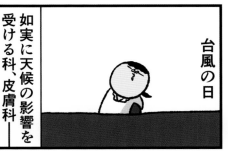

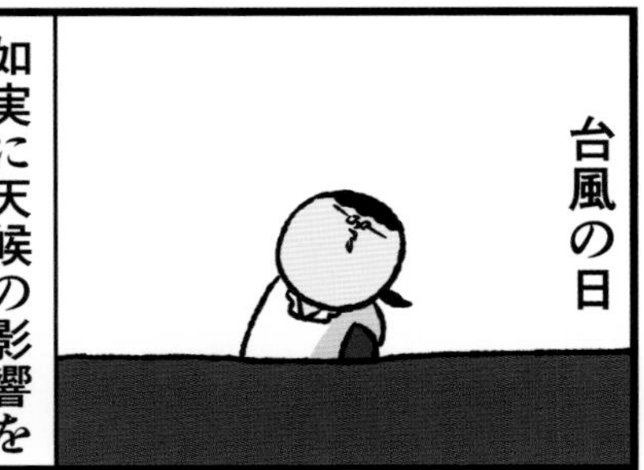
台風の日

如実に天候の影響を受ける科、皮膚科――

ついで

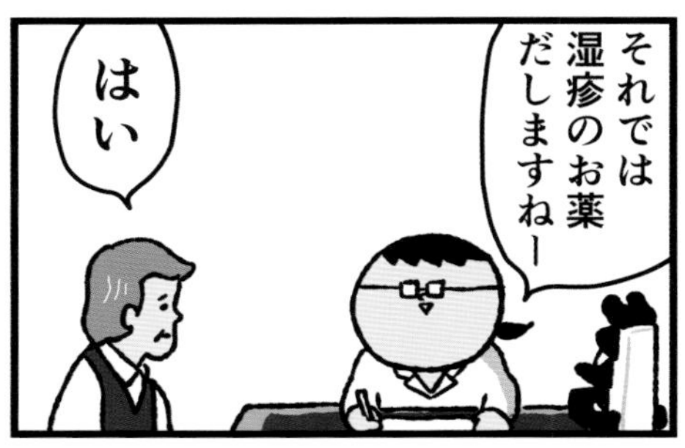
それでは
湿疹のお薬
だしますねー
はい

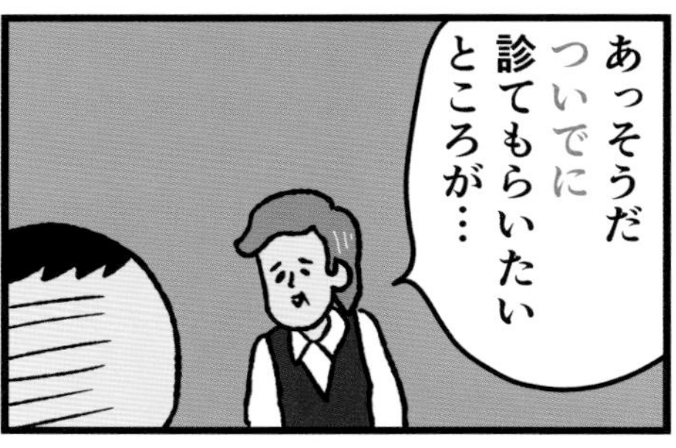
あっそうだ
ついでに
診てもらいたい
ところが…

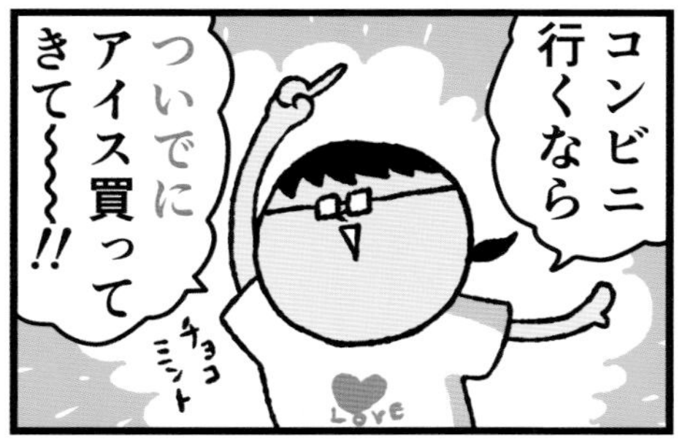
コンビニ
行くなら
ついでに
アイス買って
きて〜〜〜!!
チョコミント
LOVE

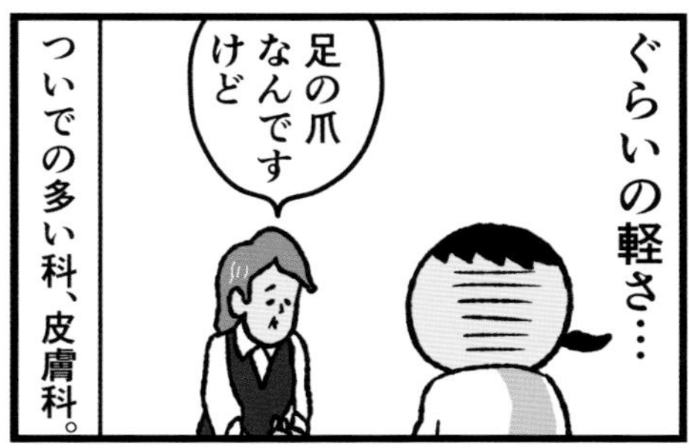
ぐらいの軽さ…
足の爪
なんです
けど
ついでの多い科、皮膚科。

皮膚科医VS患者さん

まさかの展開

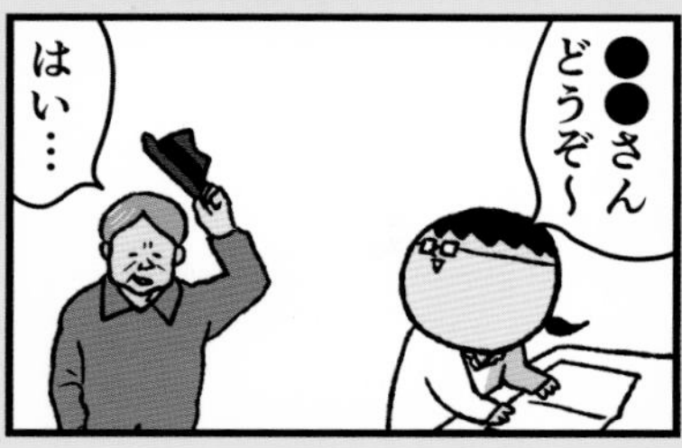
●●さん
どうぞ〜
はい…

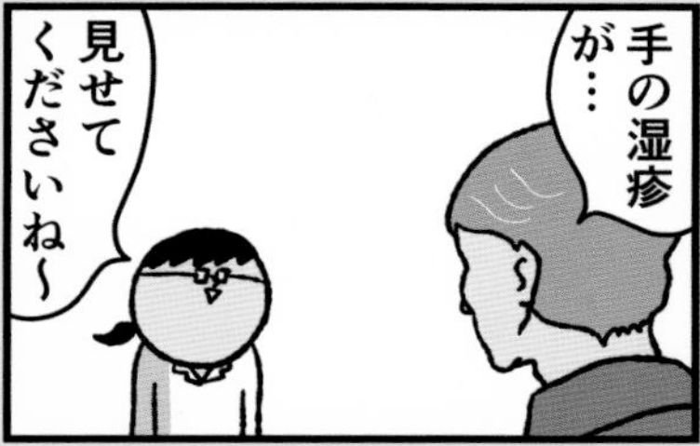
手の湿疹
が…
見せて
くださいね〜

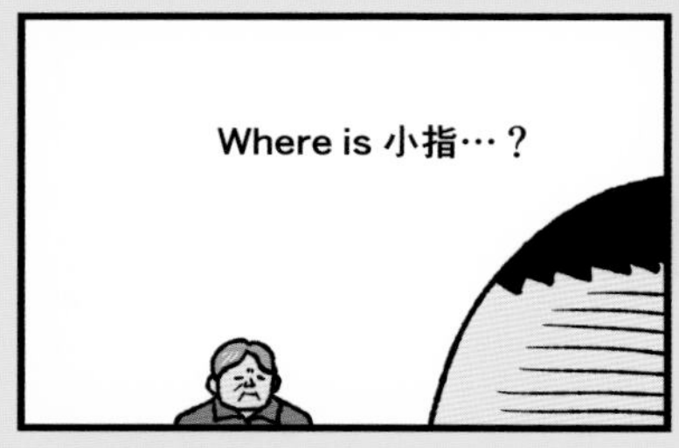
Where is 小指…？

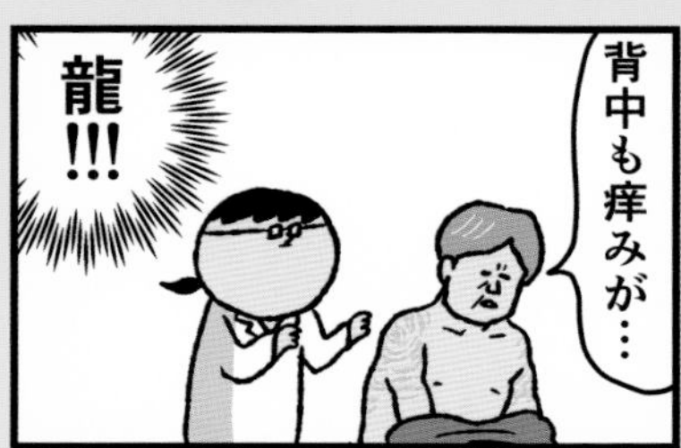
背中も痒みが…
龍!!!

たまにしか来ないのに

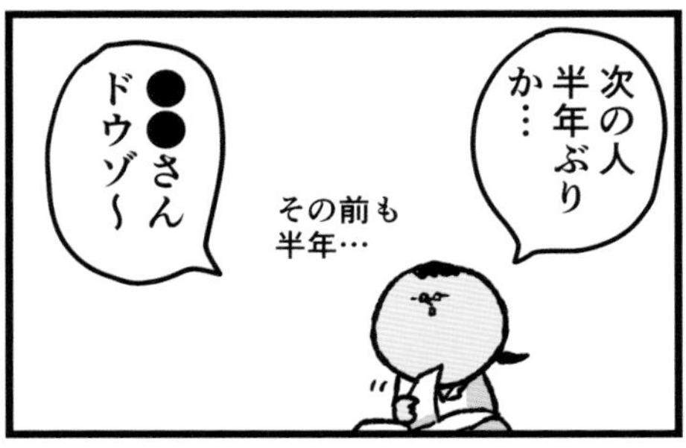
次の人半年ぶりか…
その前も半年…
●●さんドウゾ～

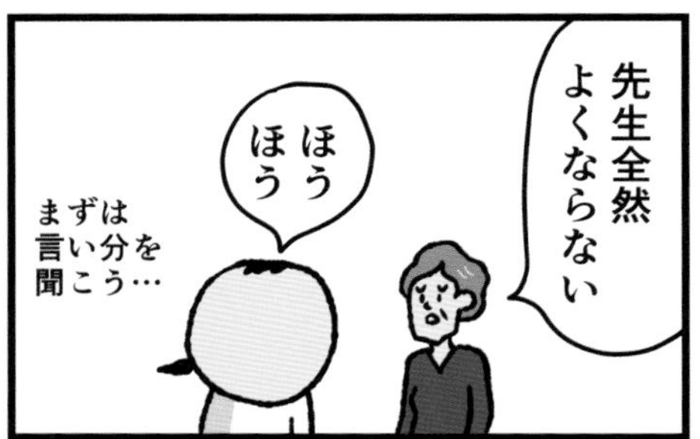
先生全然よくならない
ほうほう
まずは言い分を聞こう…

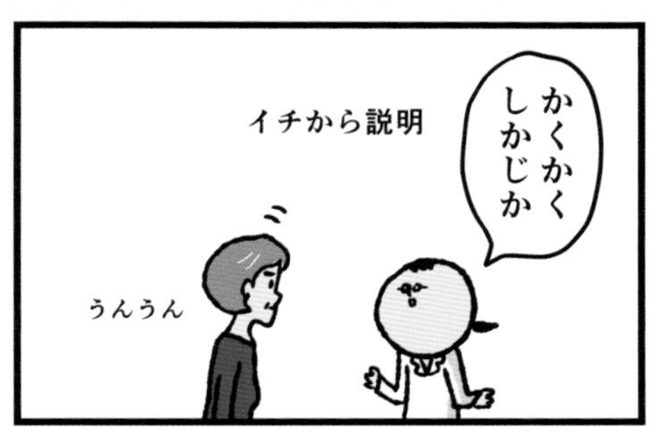
かくかくしかじか
イチから説明
うんうん

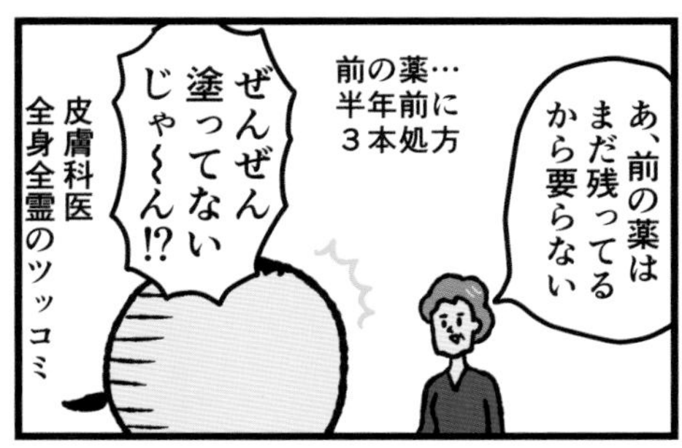
あ、前の薬はまだ残ってるから要らない
前の薬…半年前に３本処方
ぜんぜん塗ってないじゃ～ん!?
皮膚科医全身全霊のツッコミ

たまにしか来ない人の法則

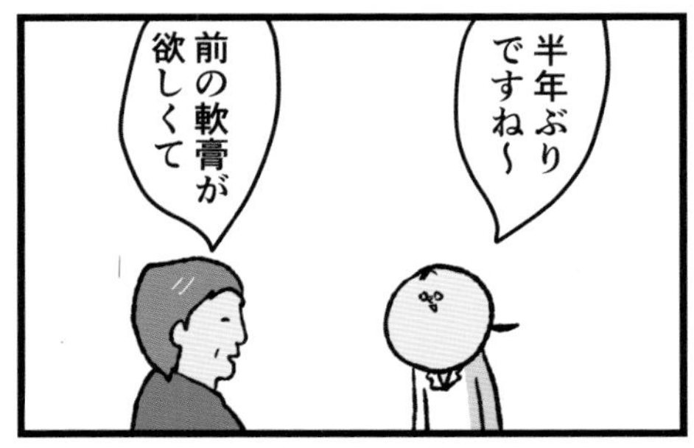
半年ぶりですね～
前の軟膏が欲しくて

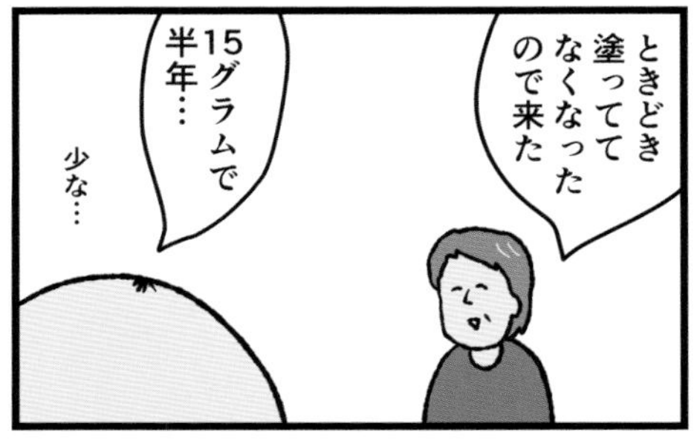
ときどき塗っててなくなったので来た
15グラムで半年…
少な…

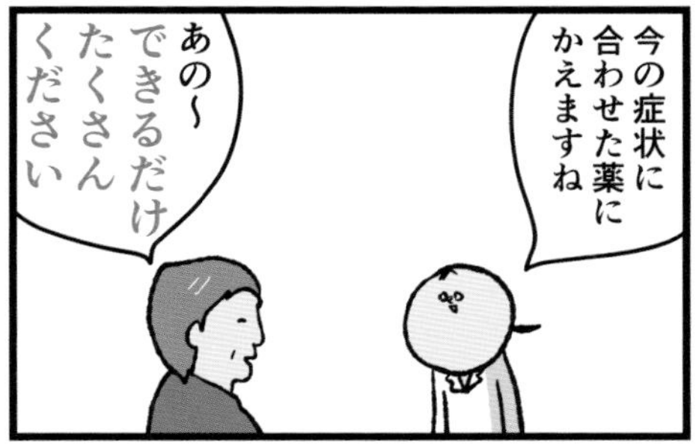
今の症状に合わせた薬にかえますね
あの～できるだけたくさんください

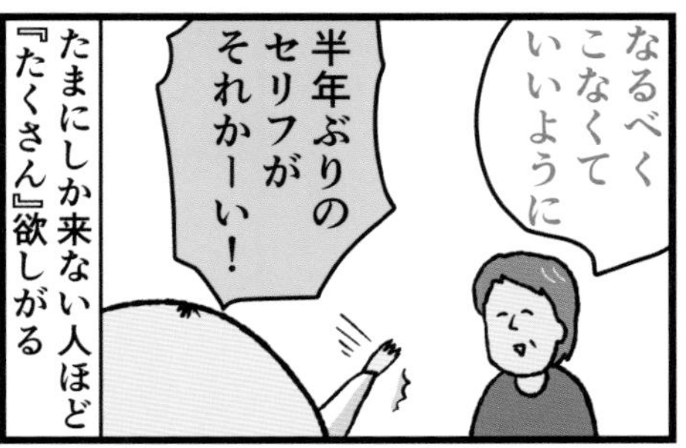
なるべくこなくていいように
半年ぶりのセリフがそれかーい!
たまにしか来ない人ほど『たくさん』欲しがる

嫌いじゃないけど

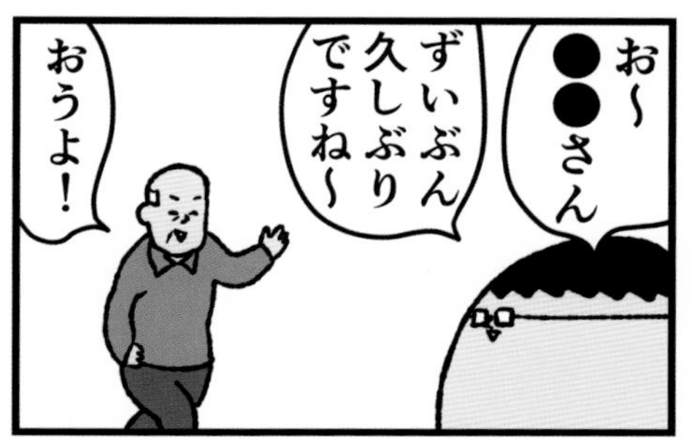

お〜●●さん
ずいぶん久しぶりですね〜
おうよ！

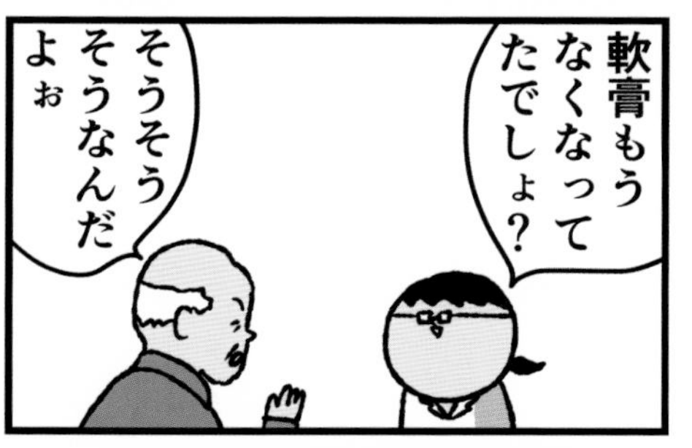

軟膏もうなくなってたでしょ？
そうそうそうなんだよぉ

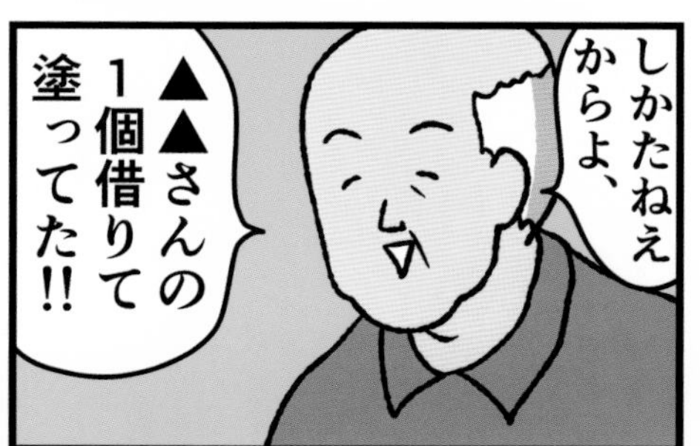

しかたねえからよ、
▲▲さんの1個借りて塗ってた!!

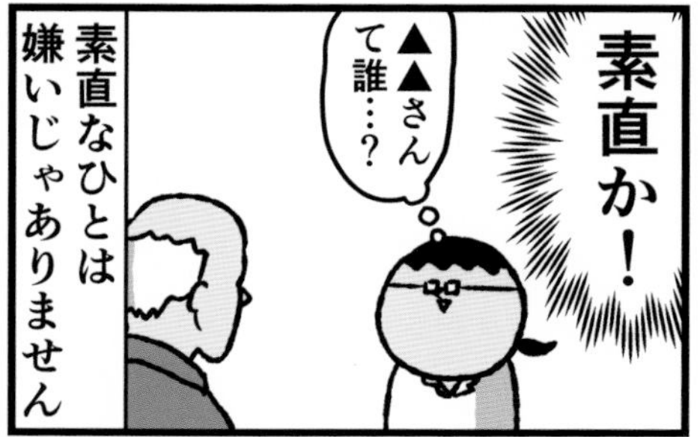

素直か！
▲▲さんて誰…？
素直なひとは嫌いじゃありません

たまにしか来ない人も納得

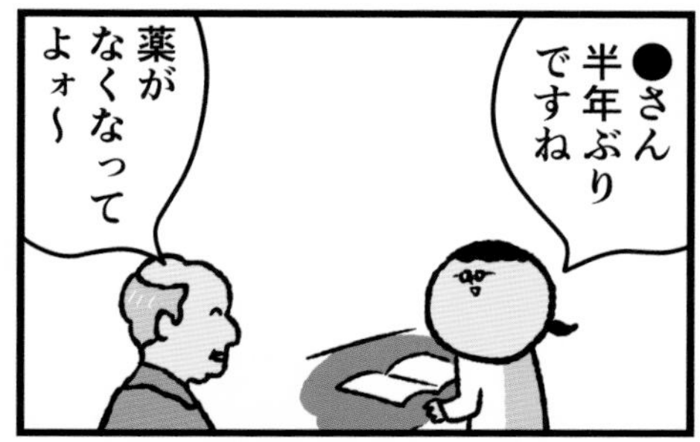

●さん半年ぶりですね
薬がなくなってよォ〜

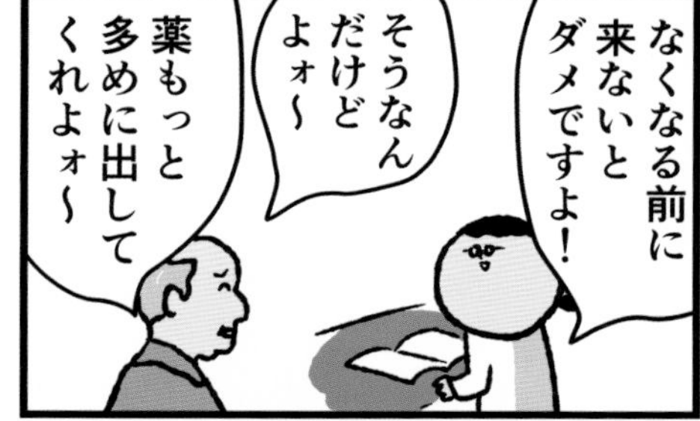

なくなる前に来ないとダメですよ！
そうなんだけどよォ〜
薬もっと多めに出してくれよォ〜

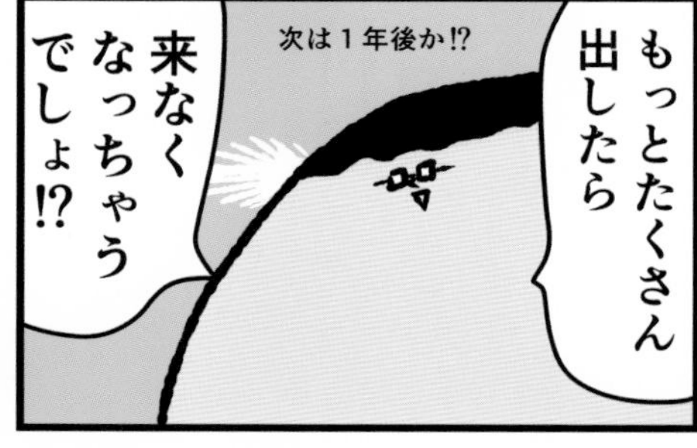

もっとたくさん出したら
来なくなっちゃうでしょ!?
次は１年後か!?

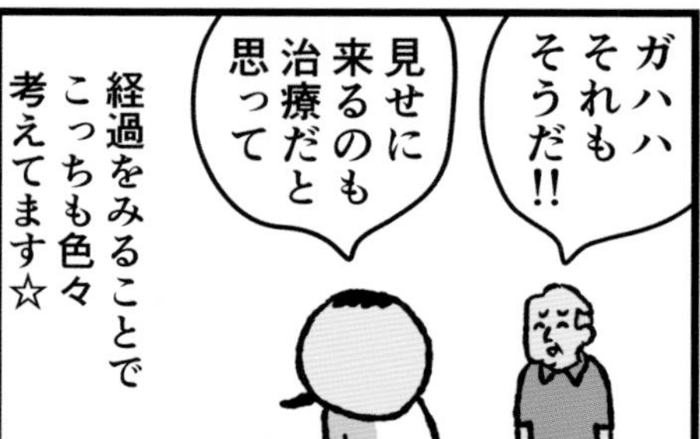

ガハハそれもそうだ!!
見せに来るのも治療だと思って
経過をみることでこっちも色々考えてます☆

素直すぎ

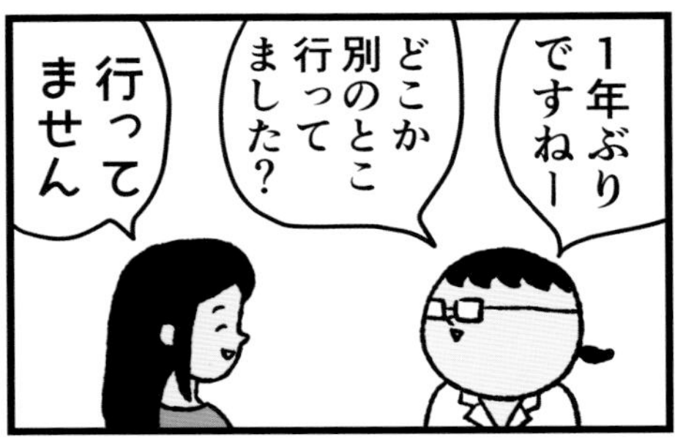
1年ぶりですねー
どこか別のとこ行ってました?
行ってません

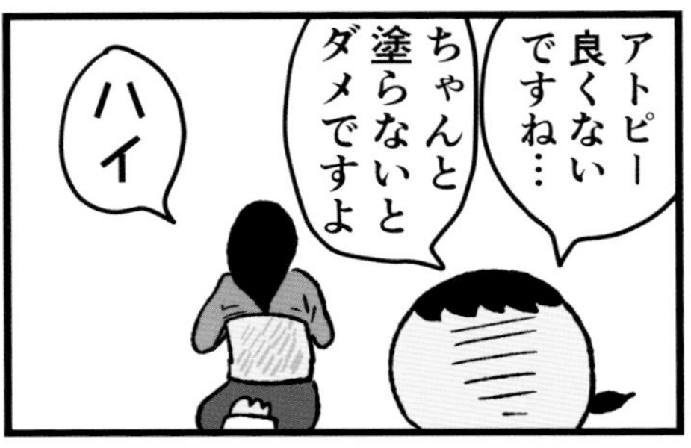
アトピー良くないですね…
ちゃんと塗らないとダメですよ
ハイ

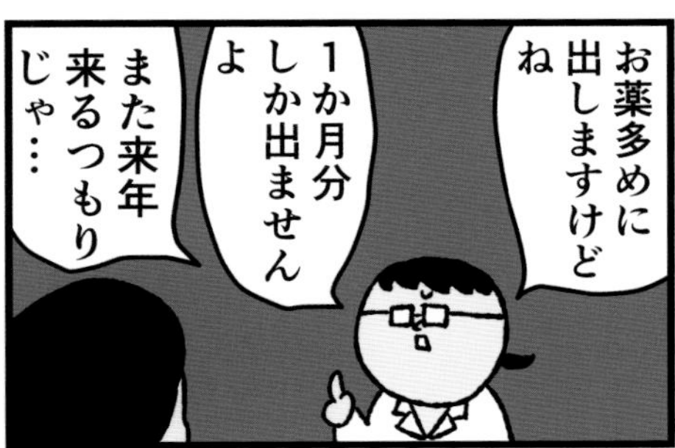
お薬多めに出しますけどね
1か月分しか出ませんよ
また来年来るつもりじゃ…

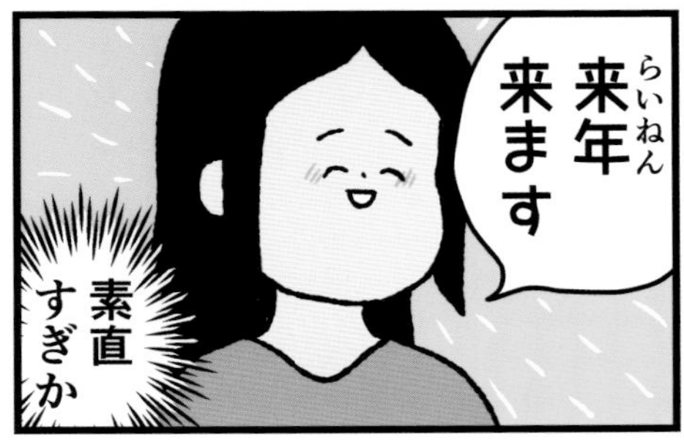
来年(らいねん)来ます
素直すぎか

ちんまり

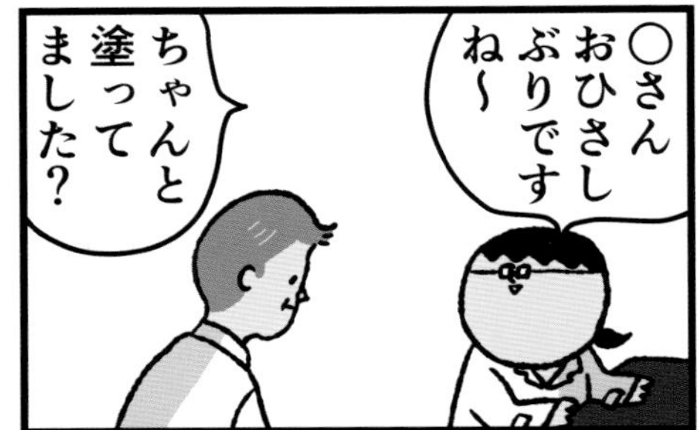
○さんおひさしぶりですね~
ちゃんと塗ってました?

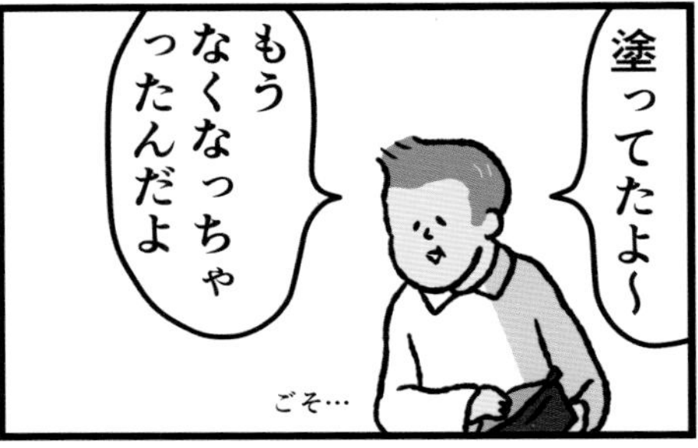
塗ってたよ~
もうなくなっちゃったんだよ
ごそ…

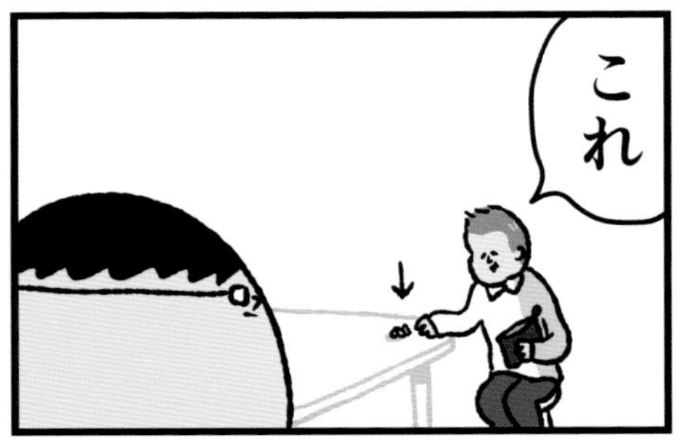
これ

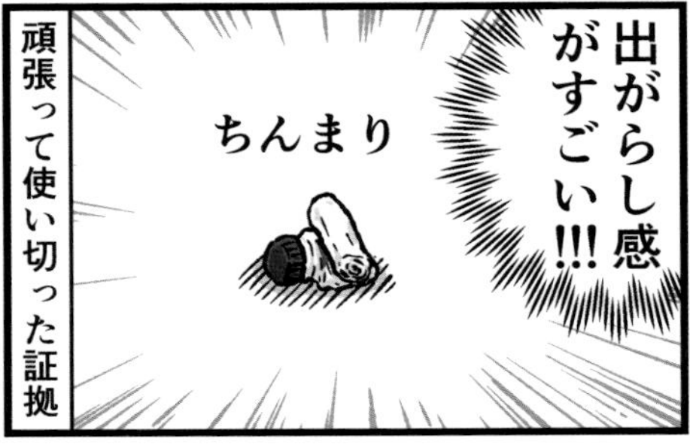
出がらし感がすごい!!!
ちんまり
頑張って使い切った証拠

裏が取れた話

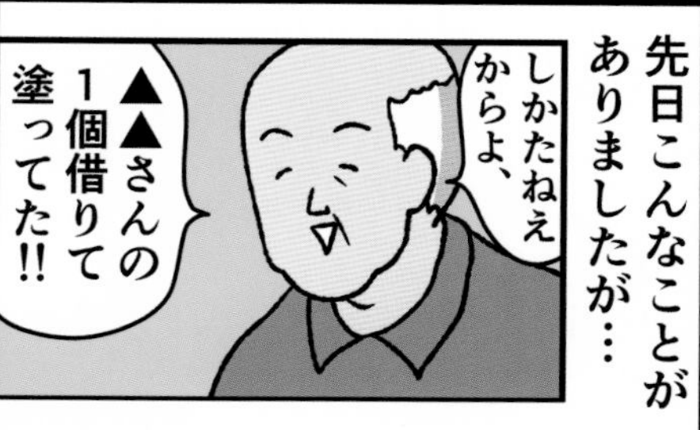
先日こんなことがありましたが…
しかたねえからよ、
▲▲さんの1個借りて塗ってた!!

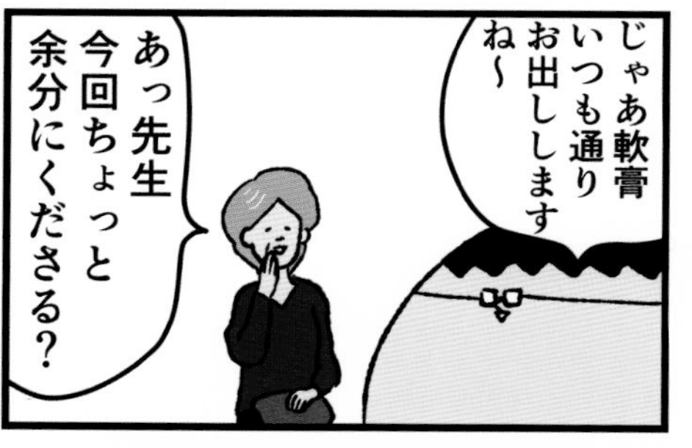
じゃあ軟膏いつも通りお出ししますね〜
あっ先生今回ちょっと余分にくださる?

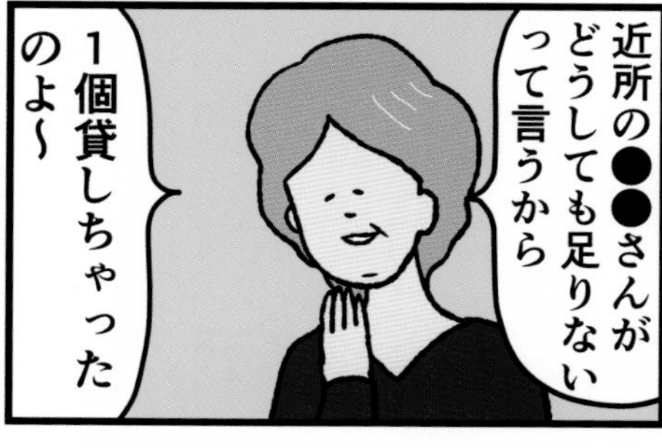
近所の●●さんがどうしても足りないって言うから
1個貸しちゃったのよ〜

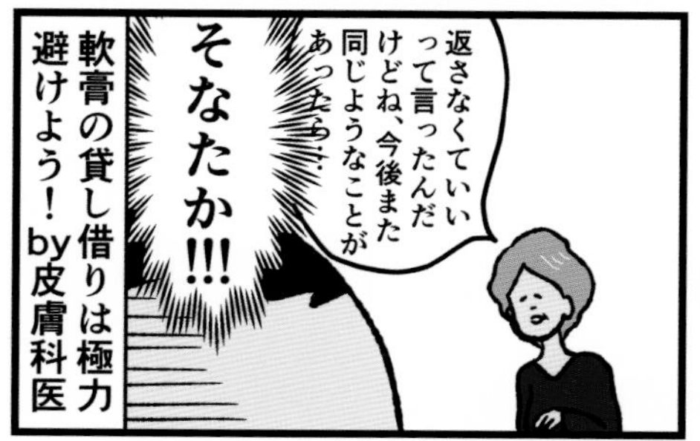
返さなくていいって言ったんだけどね、今後また同じようなことがあったら…
そなたか!!!
軟膏の貸し借りは極力避けよう! by皮膚科医

ほんとに最近!?

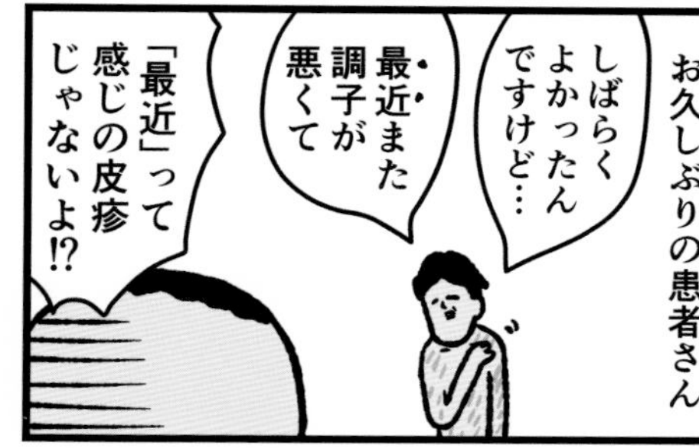
お久しぶりの患者さん
しばらくよかったんですけど…
最近また調子が悪くて
「最近」って感じの皮疹じゃないよ!?

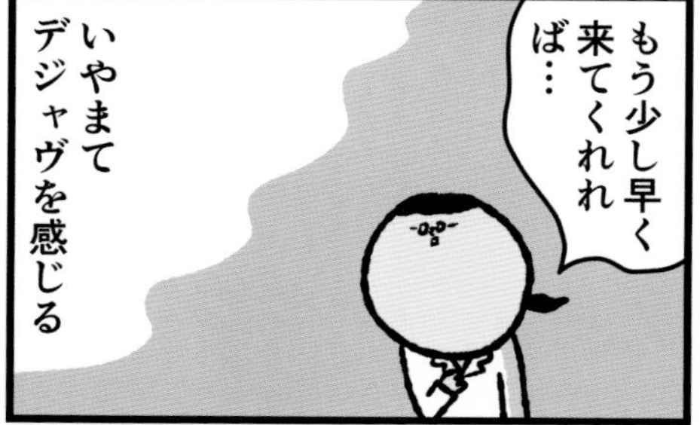
もう少し早く来てくれれば…
いやまてデジャヴを感じる

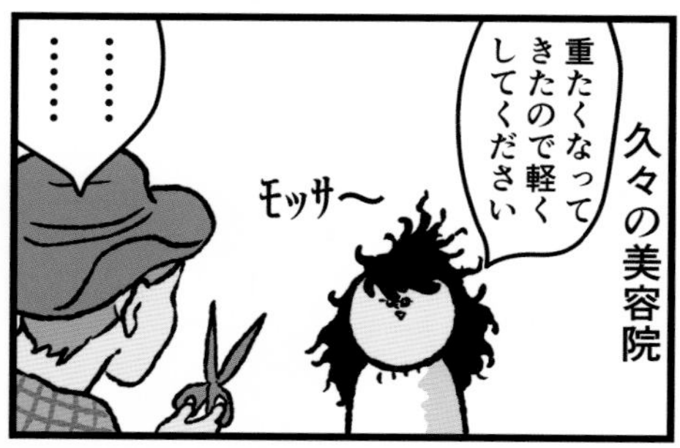
久々の美容院
重たくなってきたので軽くしてください
モッサ〜
……

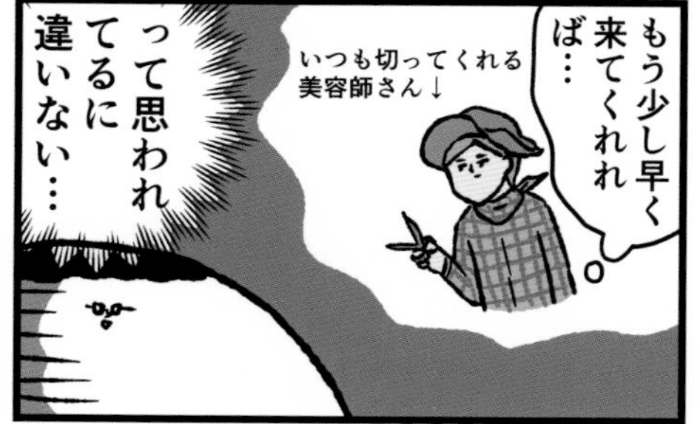
もう少し早く来てくれれば…
いつも切ってくれる美容師さん↓
って思われてるに違いない…

同姓同名

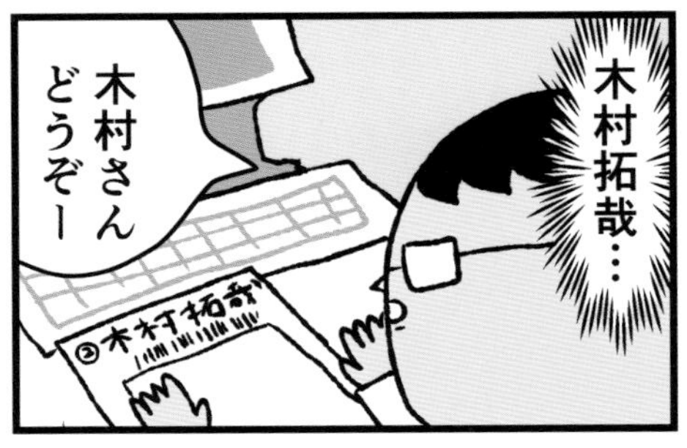
木村拓哉…
木村さんどうぞー
②木村拓哉

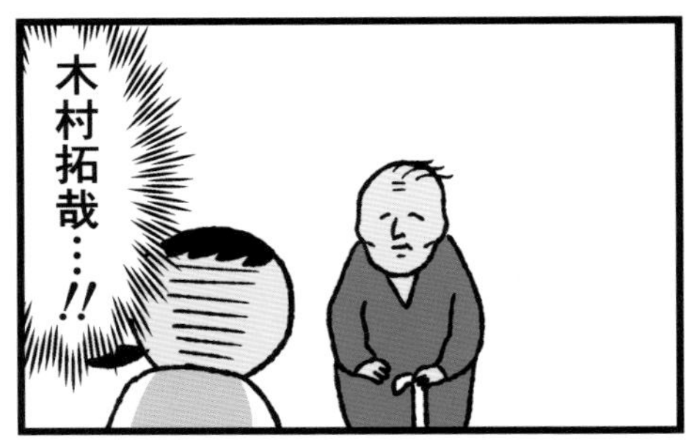
木村拓哉…!!

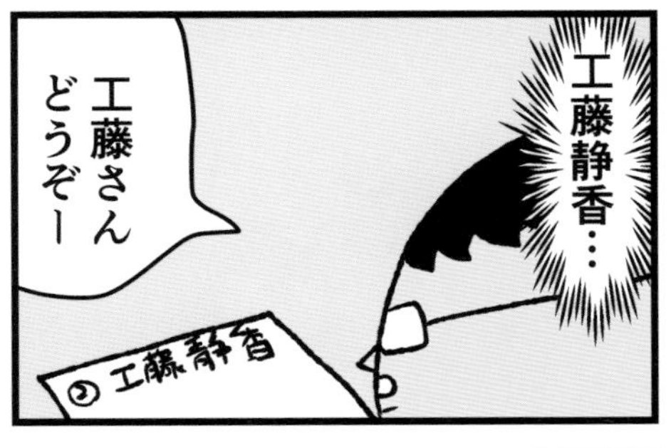
工藤静香…
工藤さんどうぞー
②工藤静香

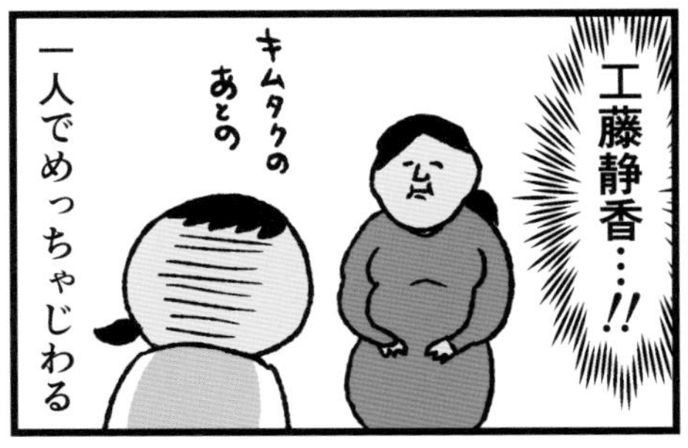
工藤静香…!!
キムタクのあとの
一人でめっちゃじわる

テレビ恐るべし

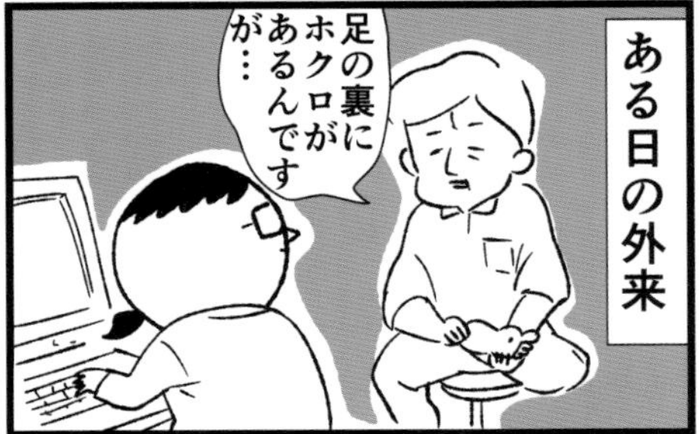
ある日の外来
足の裏にホクロがあるんですが…

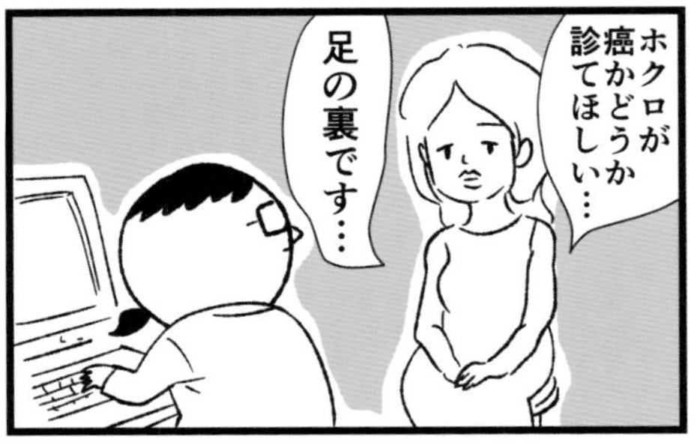
ホクロが癌かどうか診てほしい…
足の裏です…

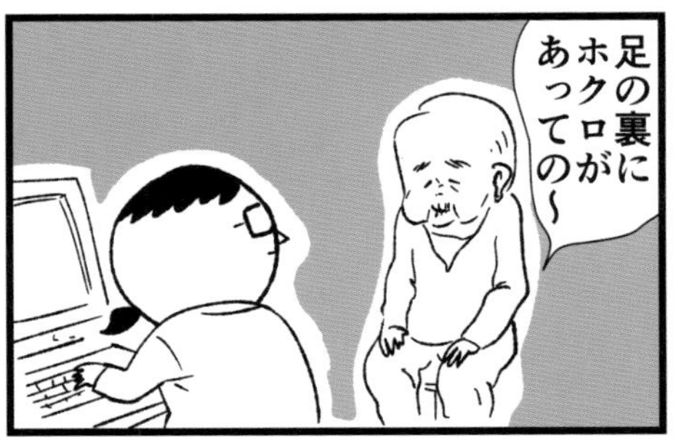
足の裏にホクロがあっての〜

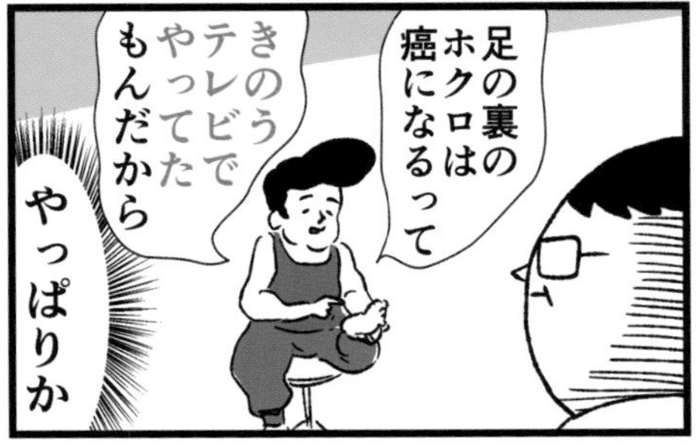
足の裏のホクロは癌になるって
きのうテレビでやってたもんだから
やっぱりか

切ない話

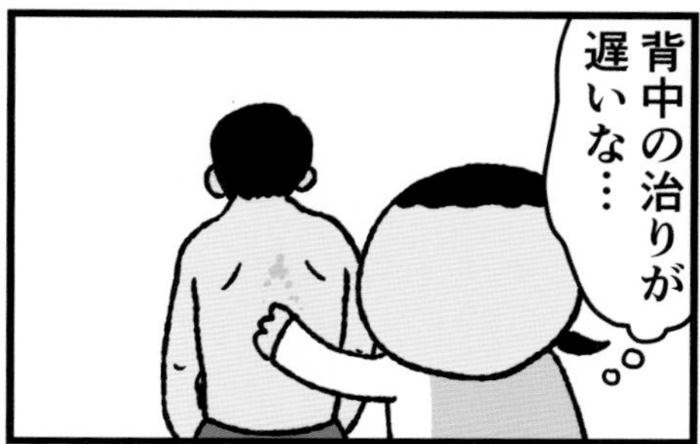
背中の治りが遅いな…

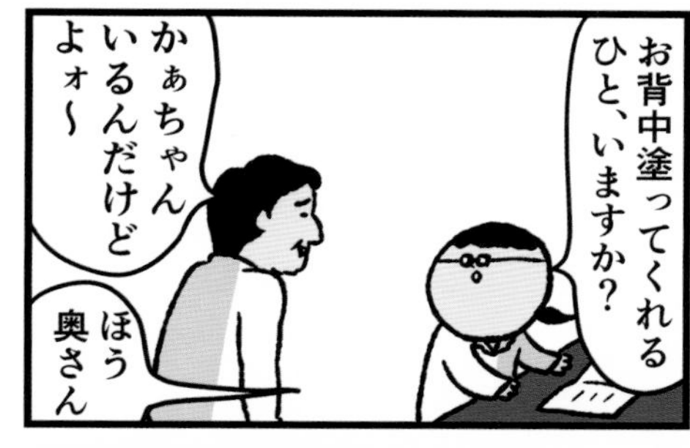
お背中塗ってくれるひと、いますか?
かぁちゃんいるんだけどよォ～
ほう奥さん

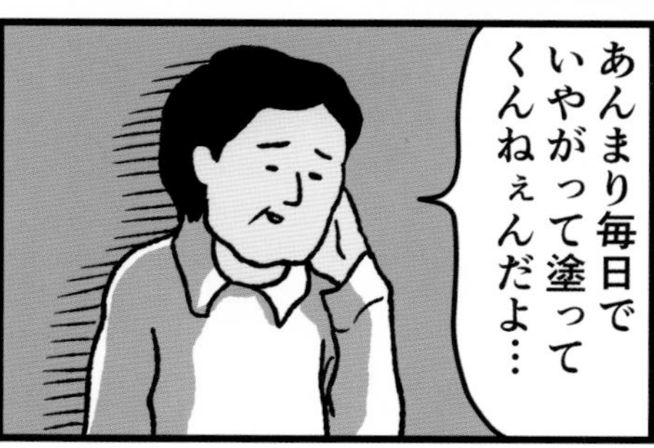
あんまり毎日でいやがって塗ってくんねぇんだよ…

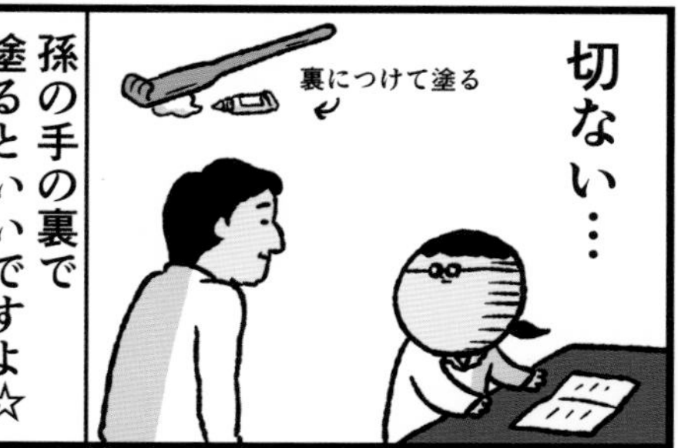
切ない…
裏につけて塗る
孫の手の裏で塗るといいですよ☆

背中に湿布を貼る方法

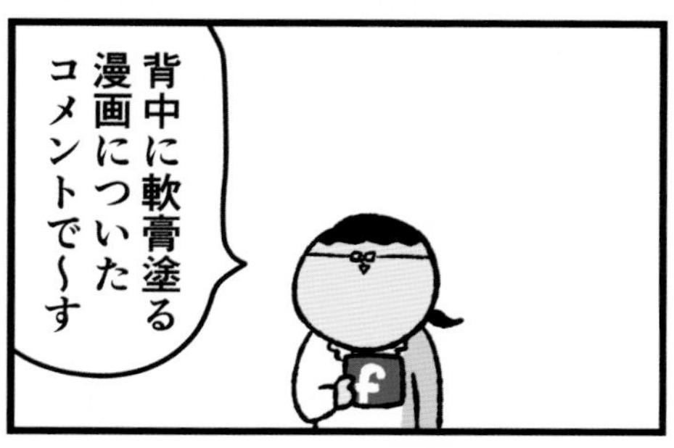
背中に軟膏塗る漫画についたコメントで～す

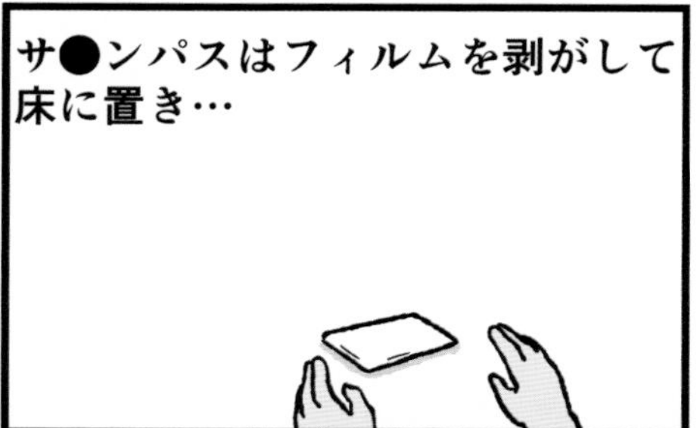
サ●ンパスはフィルムを剥がして床に置き…

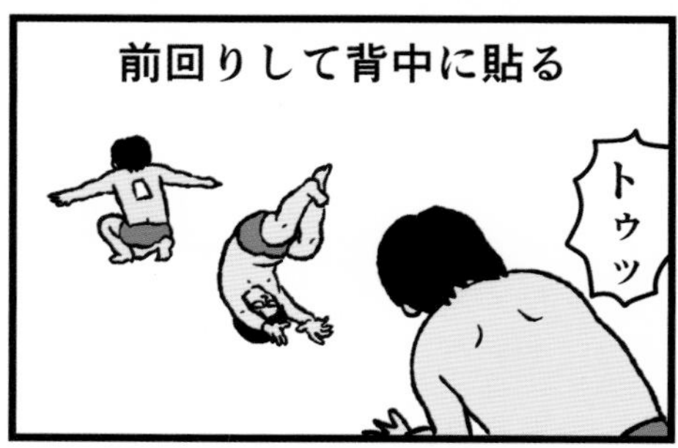
前回りして背中に貼る
トゥッ

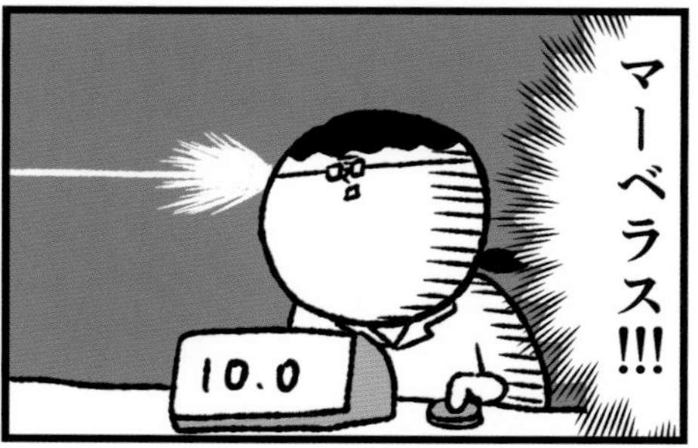
マーベラス!!!
10.0

やっぱりね

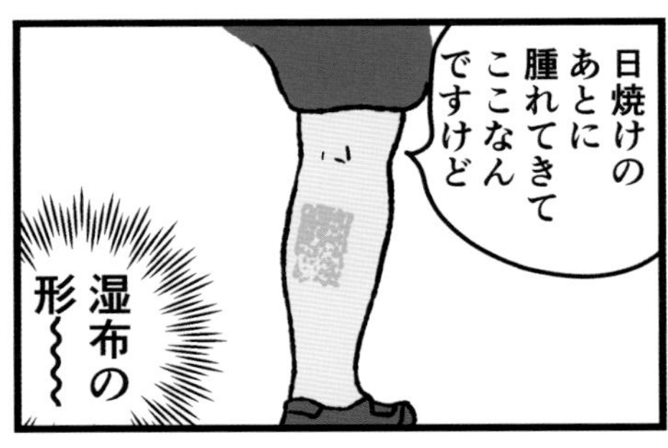
日焼けのあとに腫れてきてここなんですけど
湿布の形〜〜〜

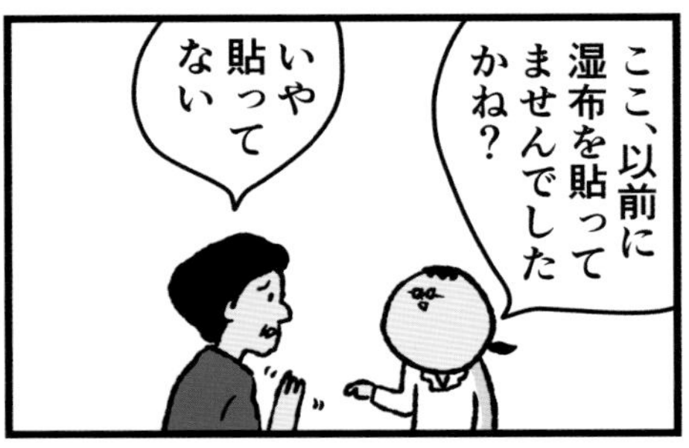
ここ、以前に湿布を貼ってませんでしたかね？
いや貼ってない

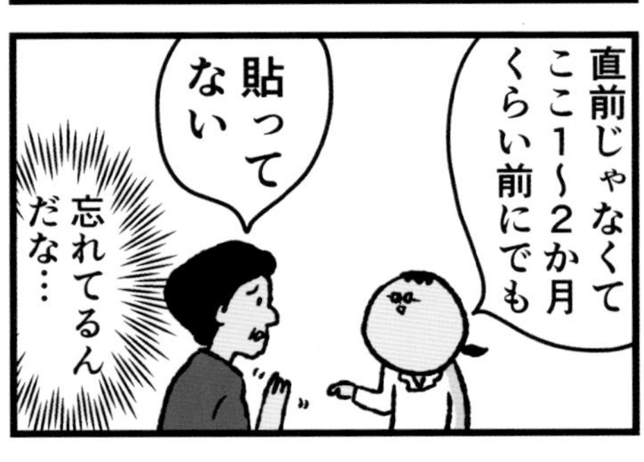
直前じゃなくてここ1〜2か月くらい前にでも
貼ってない
忘れてるんだな…

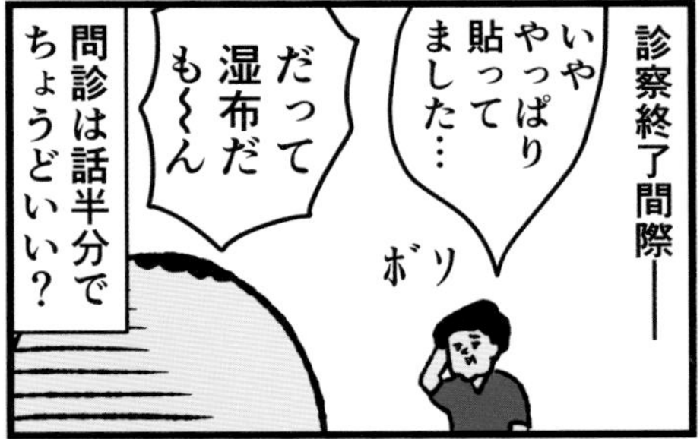
診察終了間際——
いややっぱり貼ってました…
ボリ
だって湿布だも〜ん
問診は話半分でちょうどいい？

みんなそう言う

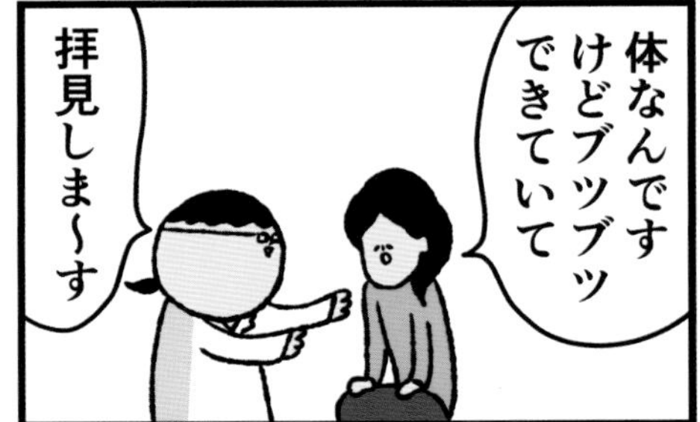
体なんですけどブツブツできていて
拝見しま〜す

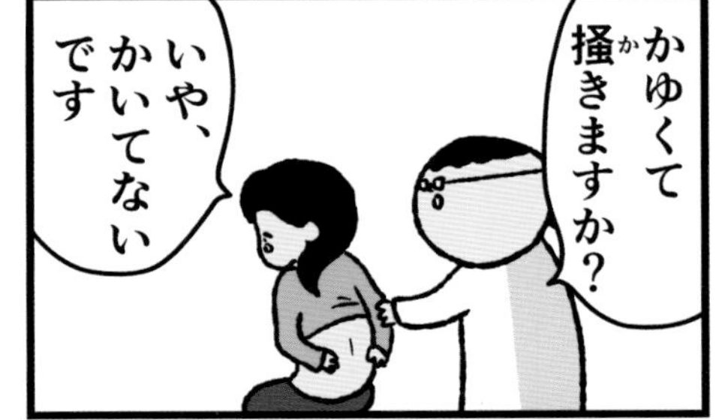
かゆくて掻きますか？
いや、かいてないです

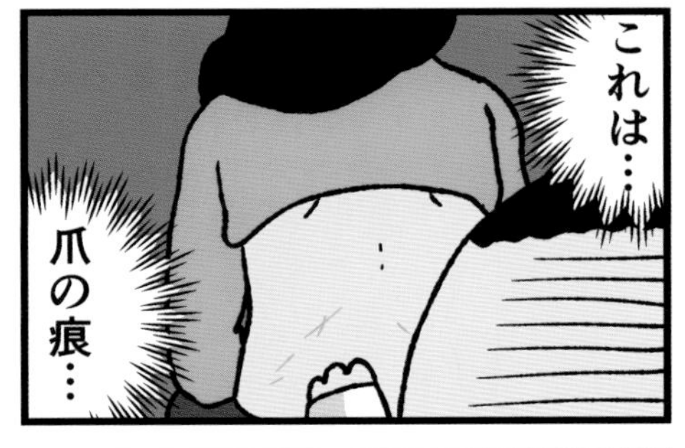
これは…
爪の痕…

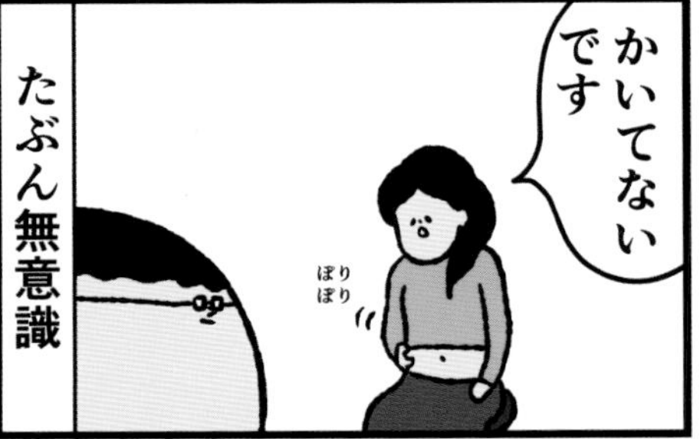
かいてないです
ぽりぽり
たぶん無意識

ダウト①

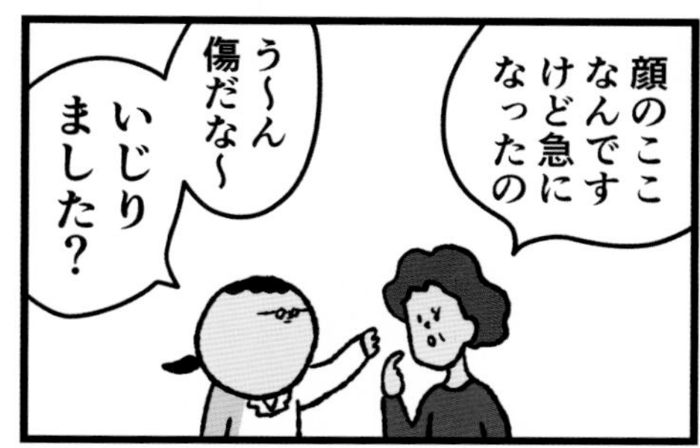

顔のここなんですけど急になったの
う〜ん傷だな〜
いじりました？

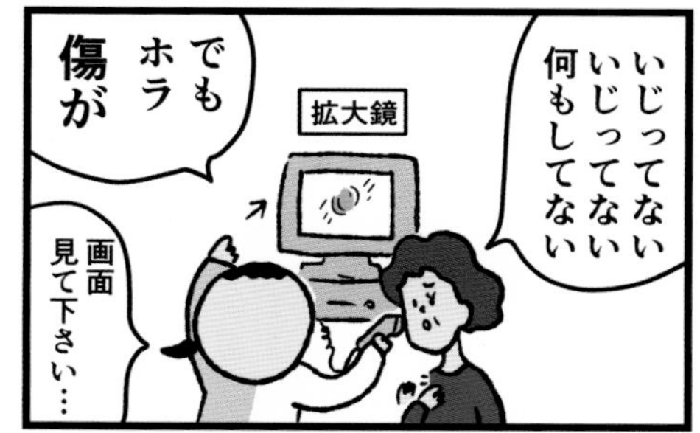

いじってないいじってない何もしてない
拡大鏡
でもホラ傷が
画面見て下さい…

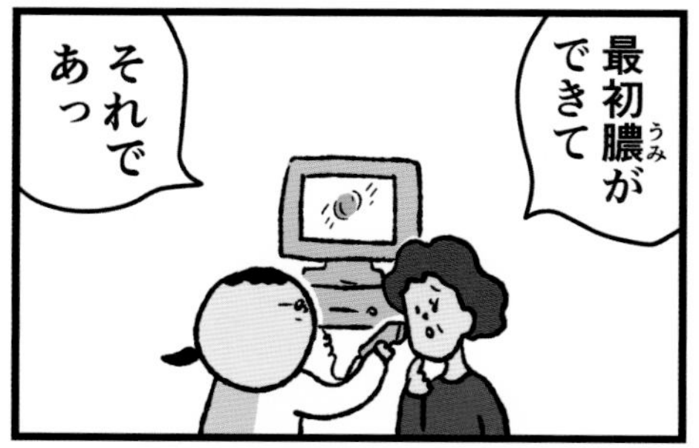

最初膿（うみ）ができて
それであっ

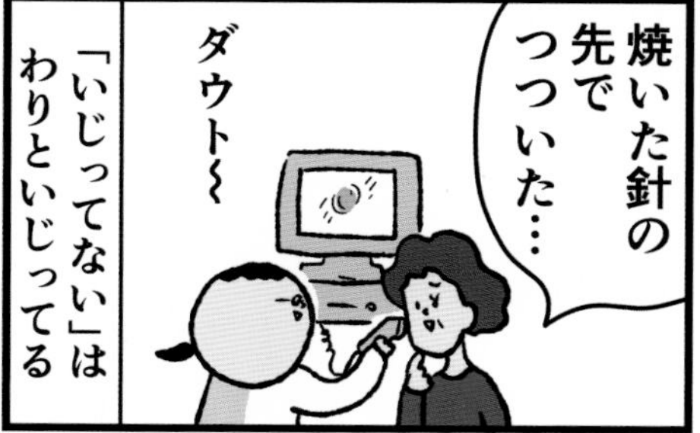

焼いた針の先でつついた…
ダウト〜
「いじってない」はわりといじってる

ダウト②

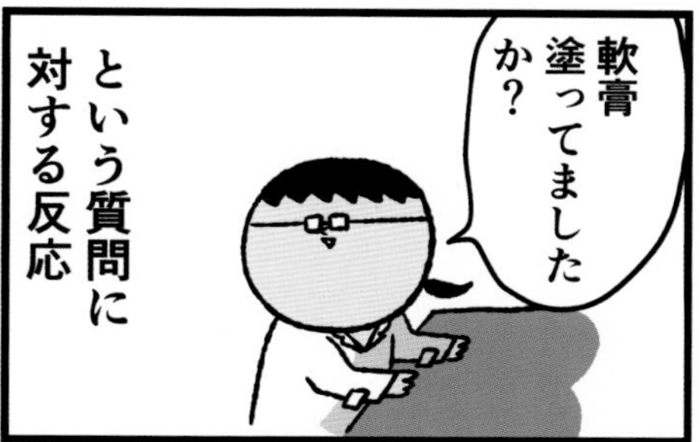

軟膏塗ってましたか？
という質問に対する反応

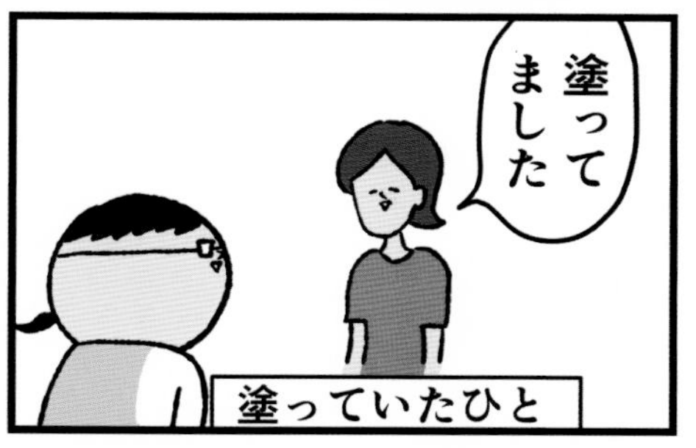

塗ってました
塗っていたひと

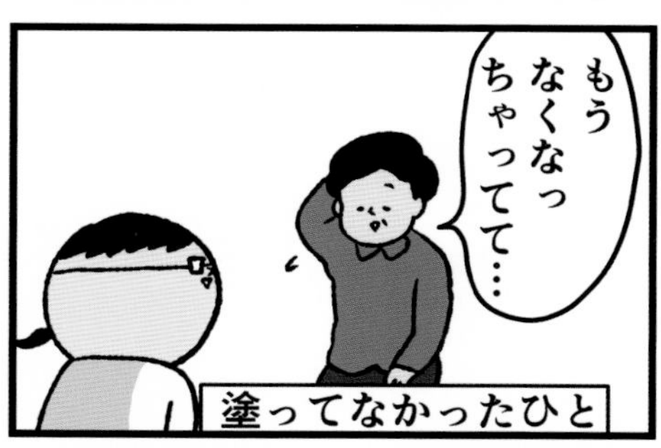

もうなくなっちゃってて…
塗ってなかったひと

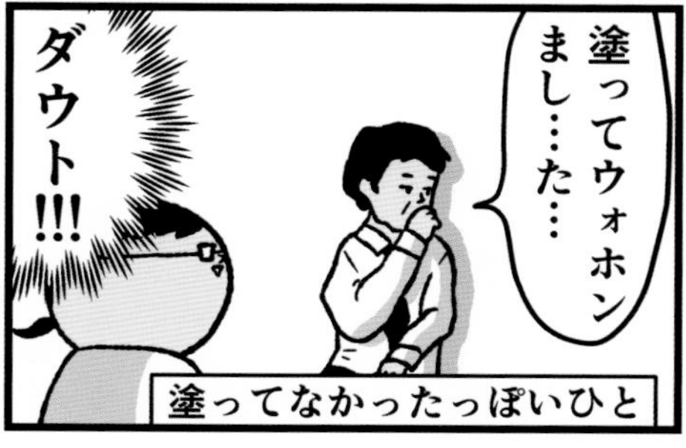

塗ってウォホンまし…た…
ダウト!!!
塗ってなかったっぽいひと

困ったちゃん①

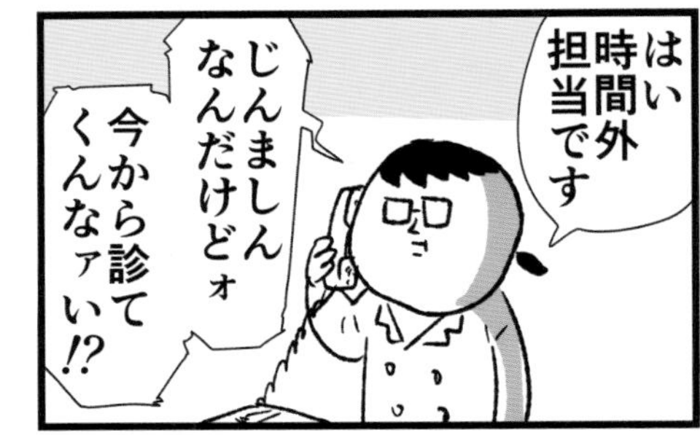
はい
時間外
担当です
じんましん
なんだけどォ
今から診て
くんなァい!?

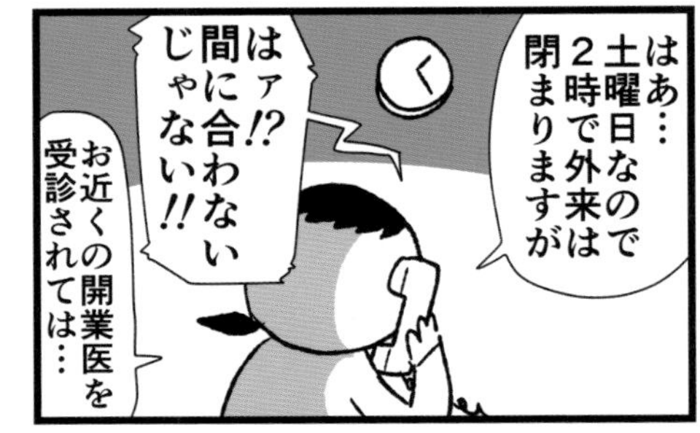
はあ…
土曜日なので
2時で外来は
閉まりますが
はァ!?
間に合わない
じゃない!!
お近くの開業医を
受診されては…

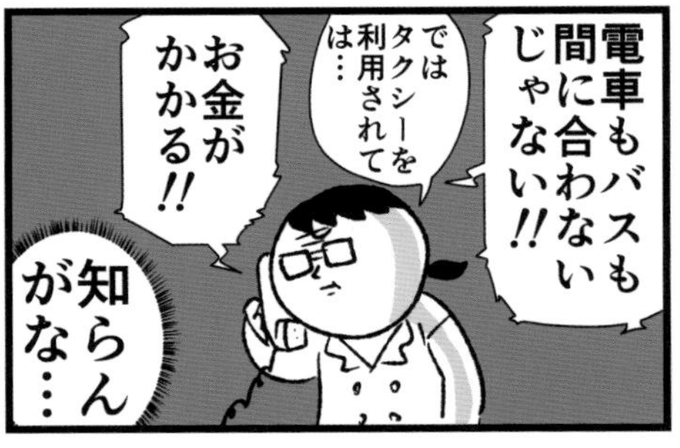
電車もバスも
間に合わない!!
では
タクシーを
利用されて
は…
お金が
かかる!!
知らん
がな…

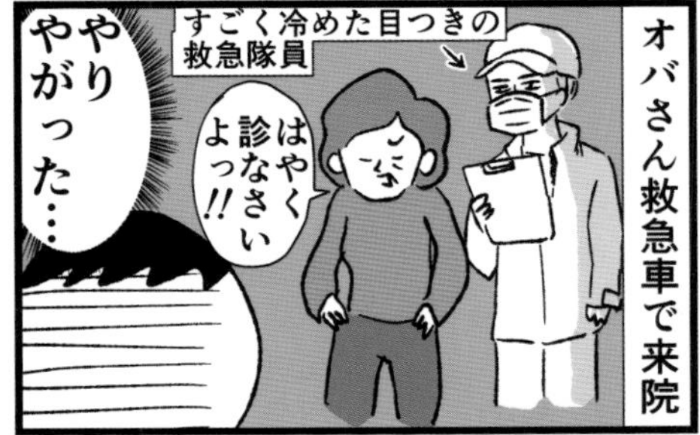
オバさん救急車で来院
すごく冷めた目つきの
救急隊員
はやく
診なさい
よっ!!
やり
やがった…

困ったちゃん②

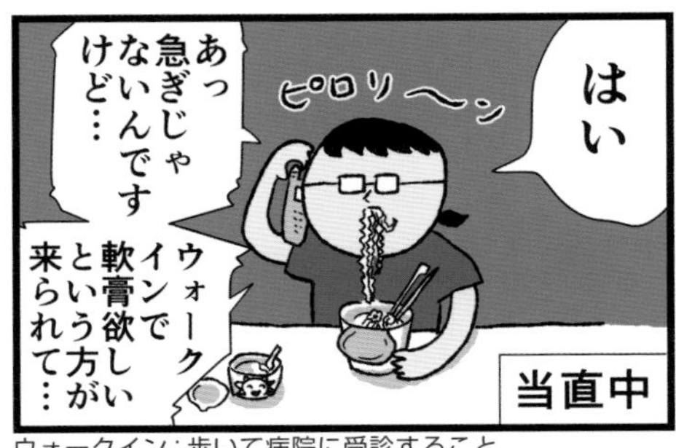
はい
ピロリ〜ン
あっ
急ぎじゃ
ないんです
けど…
ウォーク
インで
軟膏欲しい
という方が
来られて…
当直中

ウォークイン：歩いて病院に受診すること

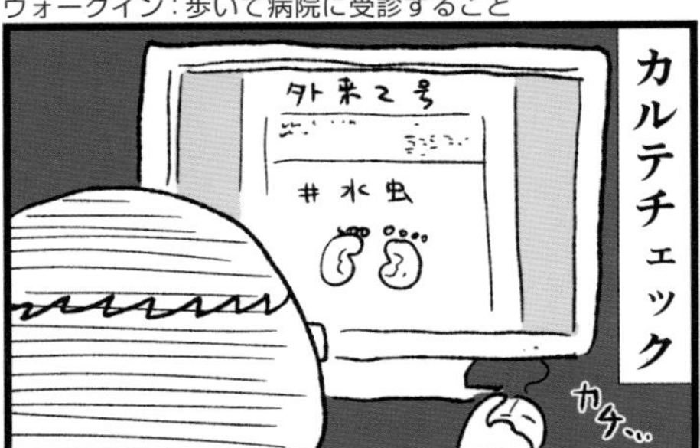
カルテチェック
外来2号
#水虫

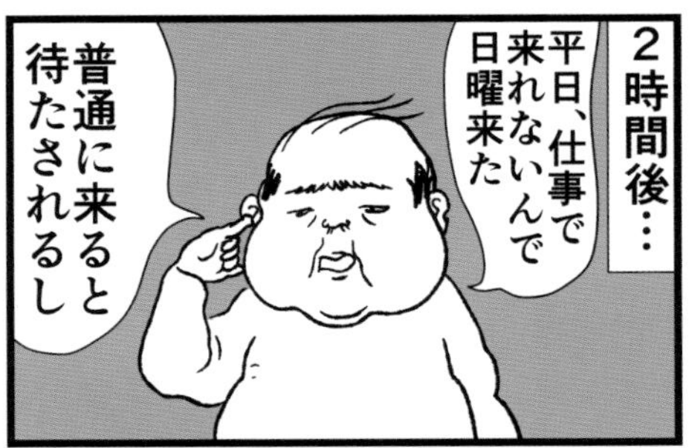
2時間後…
平日、仕事で
来れないんで
日曜来た
普通に来ると
待たされるし

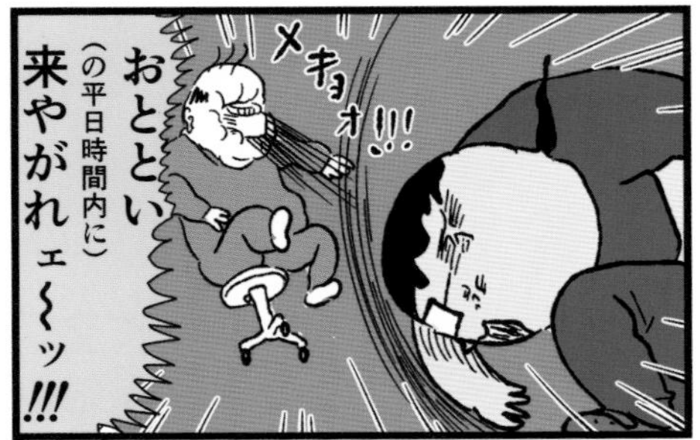
メキョオ!!!
おととい
(の平日時間内に)
来やがれェ〜ッ!!!

要注意集団

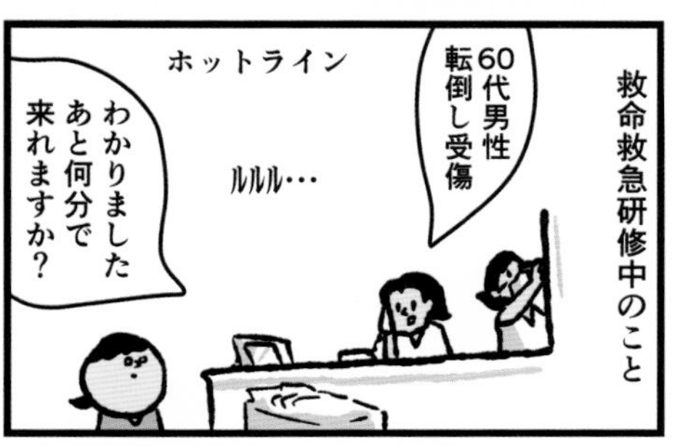

救命救急研修中のこと
60代男性
転倒し受傷
ホットライン
ルルル…
わかりました
あと何分で
来れますか？

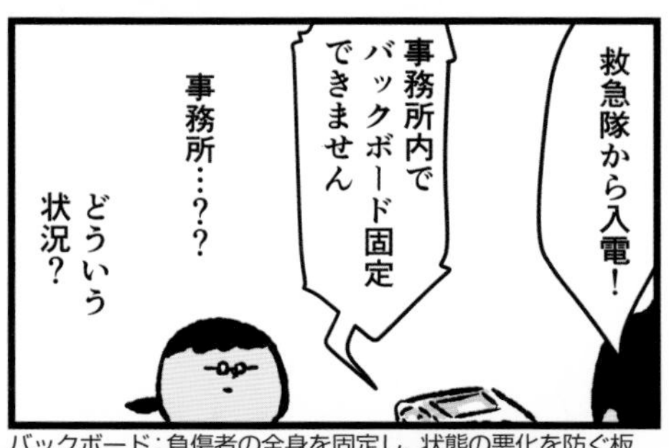

救急隊から入電！
事務所内で
バックボード固定
できません
事務所…？？
どういう
状況？

バックボード：負傷者の全身を固定し、状態の悪化を防ぐ板

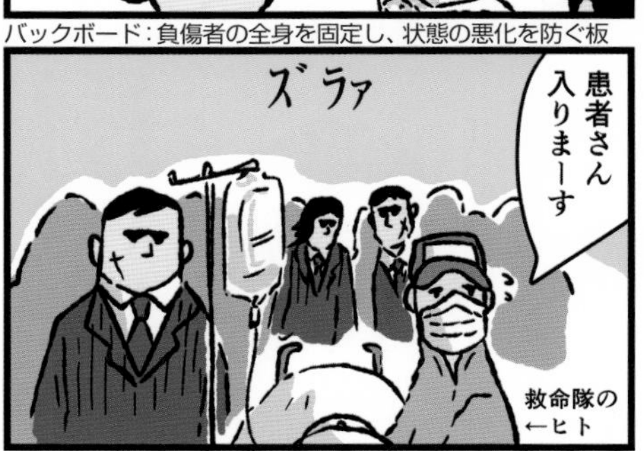

患者さん
入りまーす
ズラァ
救命隊の
←ヒト

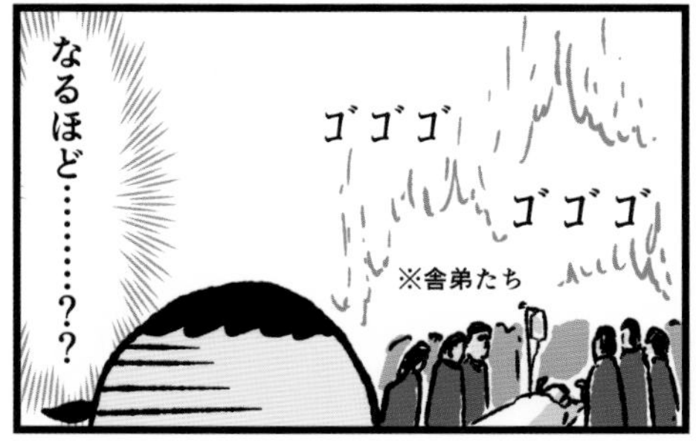

ゴゴゴ
ゴゴゴ
※舎弟たち
なるほど………？？

要注意人物

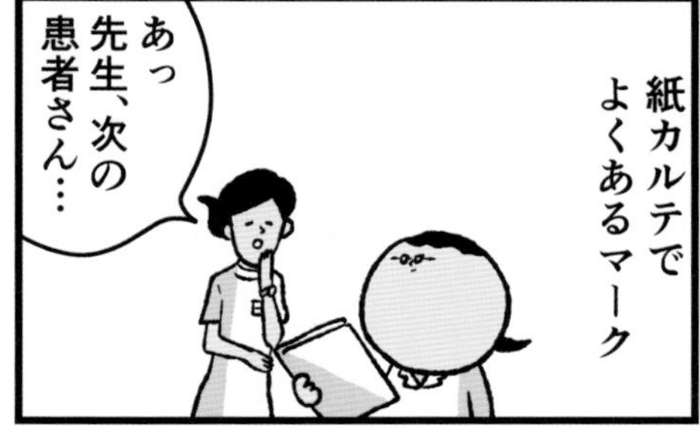

紙カルテで
よくあるマーク
あっ
先生、次の
患者さん…

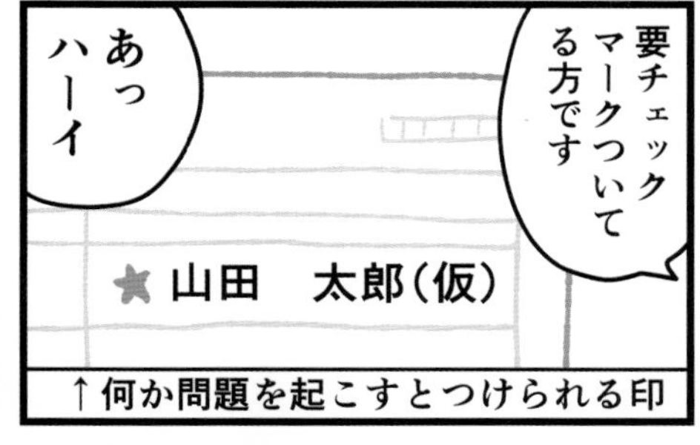

要チェック
マークついて
る方です
あっ
ハーイ
★ 山田　太郎（仮）
↑何か問題を起こすとつけられる印

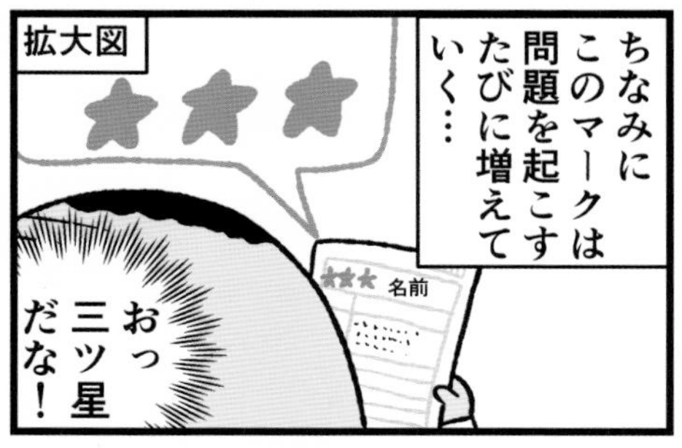

拡大図
ちなみに
このマークは
問題を起こす
たびに増えて
いく…
名前
おっ
三ツ星
だな！

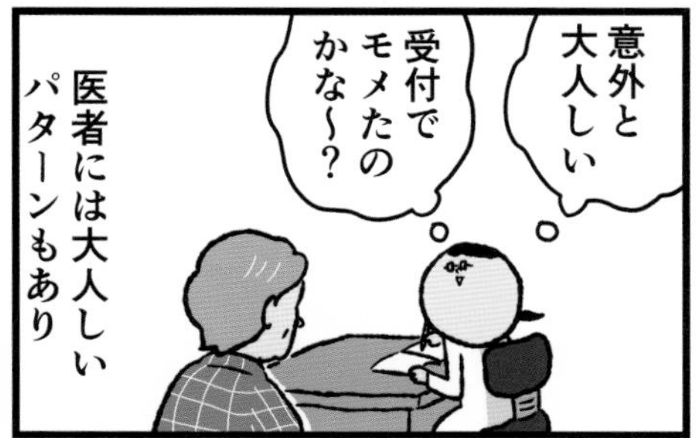

意外と
大人しい
受付で
モメたの
かな～？
医者には大人しい
パターンもあり

言葉にできない

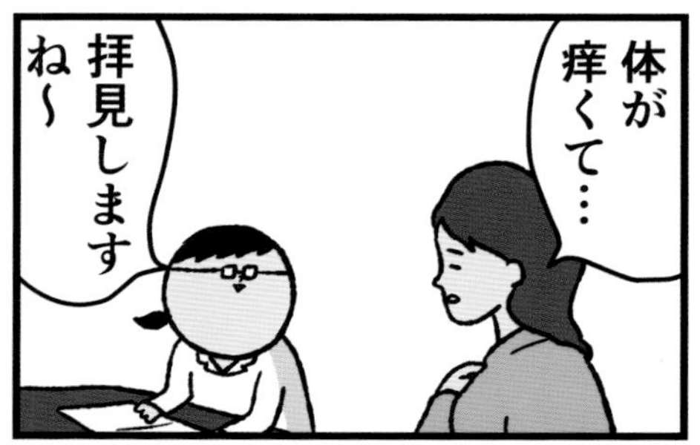
体が痒くて…
拝見しますね～

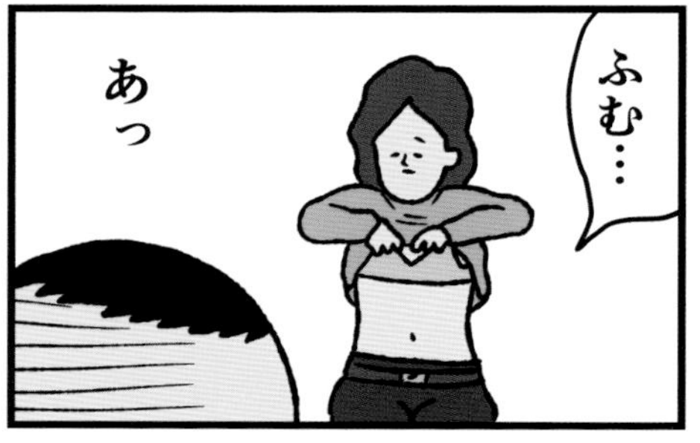
ふむ…
あっ

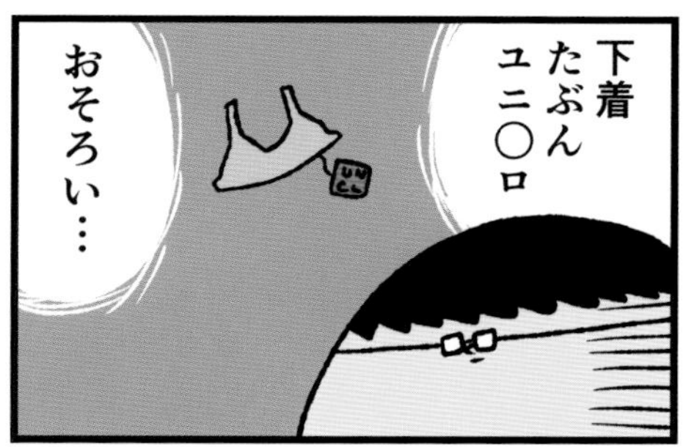
下着たぶんユニ○ロ
おそろい…

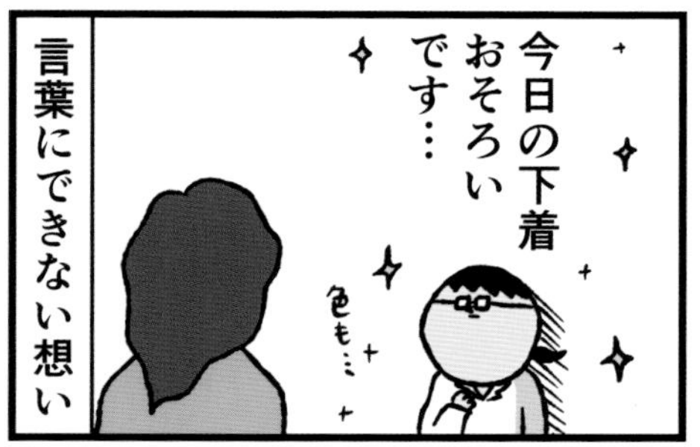
今日の下着おそろいです…
色も…
言葉にできない想い

シンデレラみたい

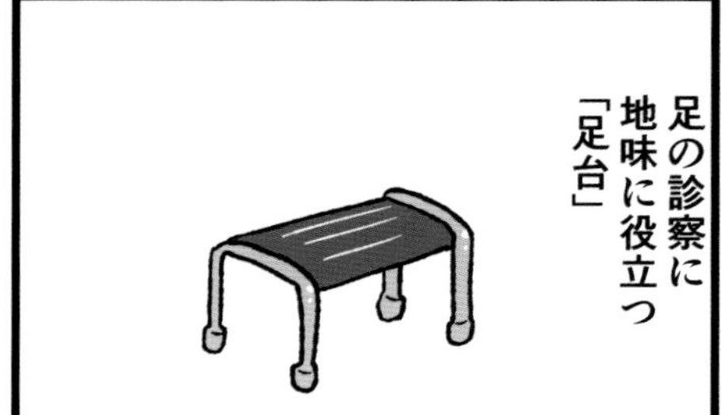
足の診察に地味に役立つ「足台」

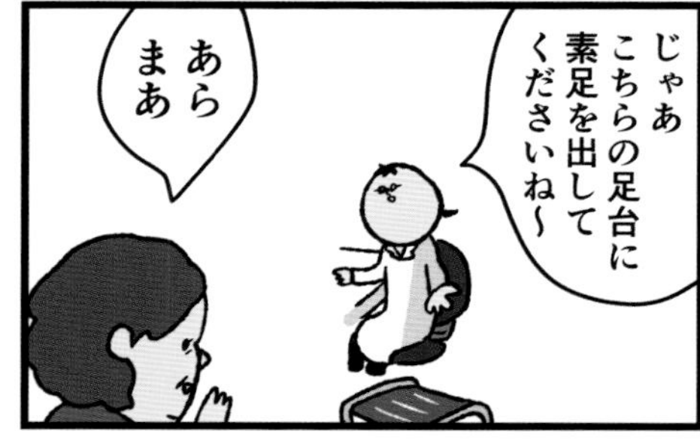
じゃぁこちらの足台に素足を出してくださいね～
あらまあ

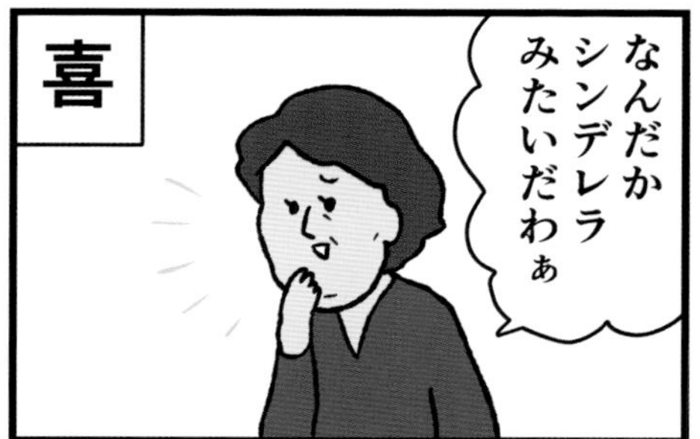
喜
なんだかシンデレラみたいだわぁ

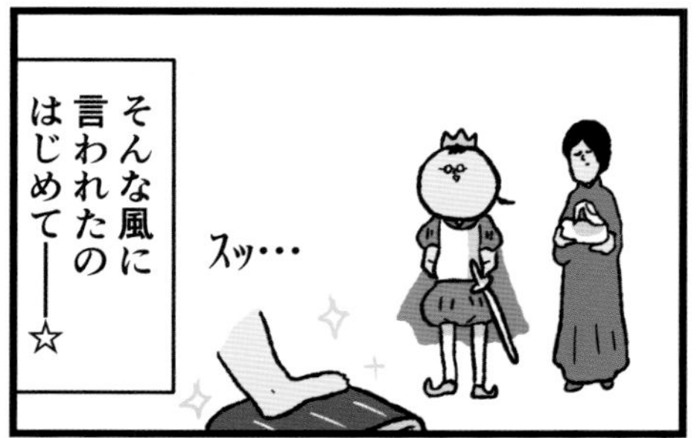
そんな風に言われたのはじめて――☆
スッ…

前置き長すぎ

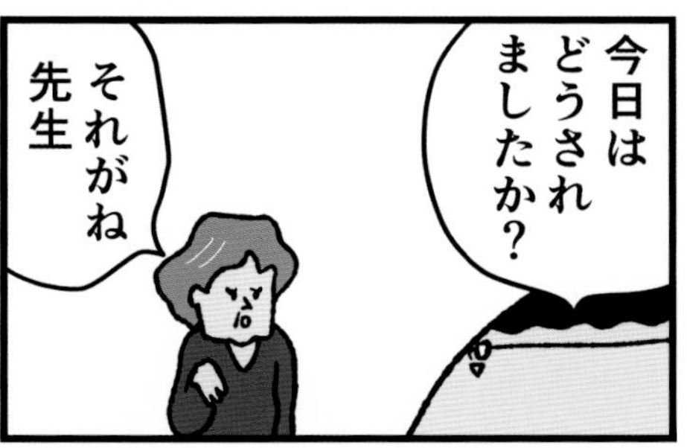
今日はどうされましたか?
それがね先生

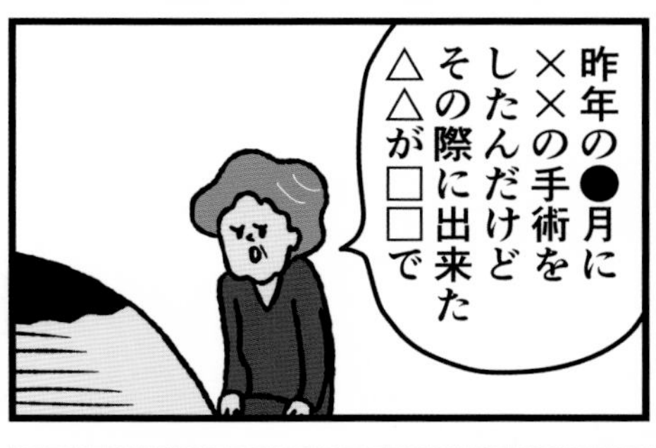
昨年の●月に××の手術をしたんだけどその際に出来た△△が□□で

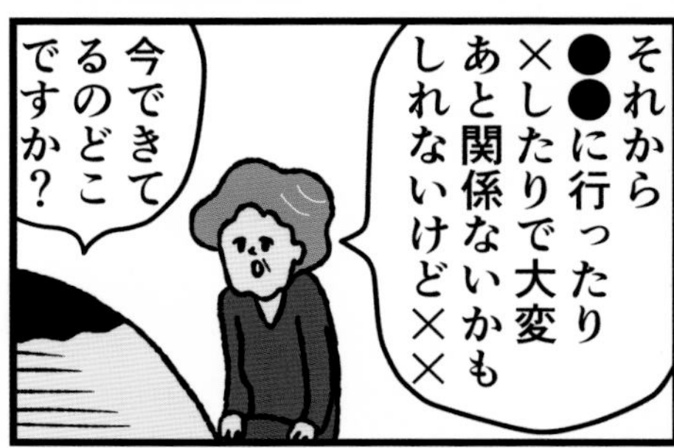
それから●●に行ったり×したりで大変あと関係ないかもしれないけど××
今できてるのどこですか?

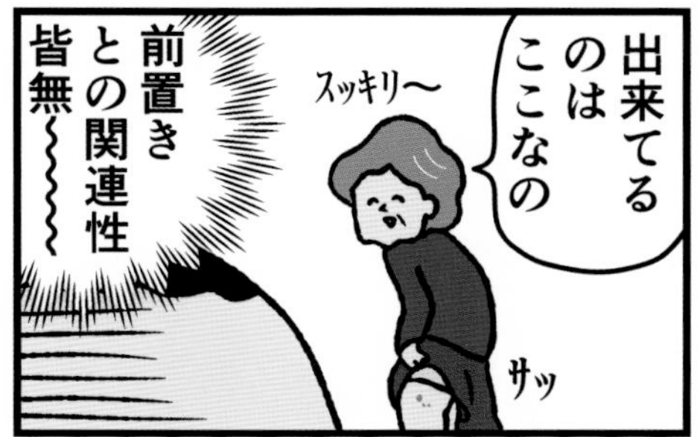
出来てるのはここなの
スッキリ〜
前置きとの関連性皆無〜〜〜〜
サッ

私に訊かれても…?

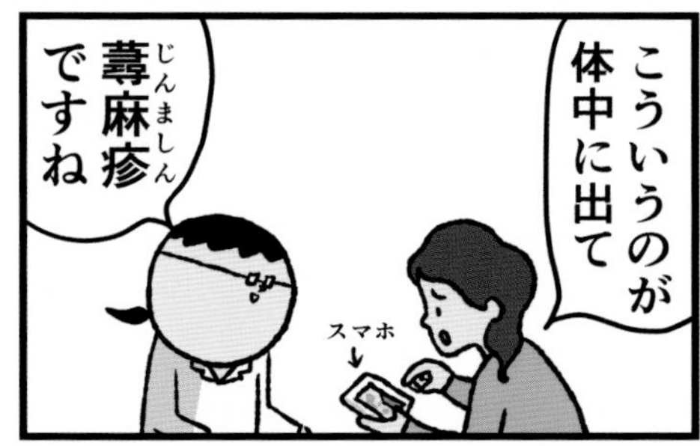
こういうのが体中に出て
蕁麻疹(じんましん)ですね
スマホ

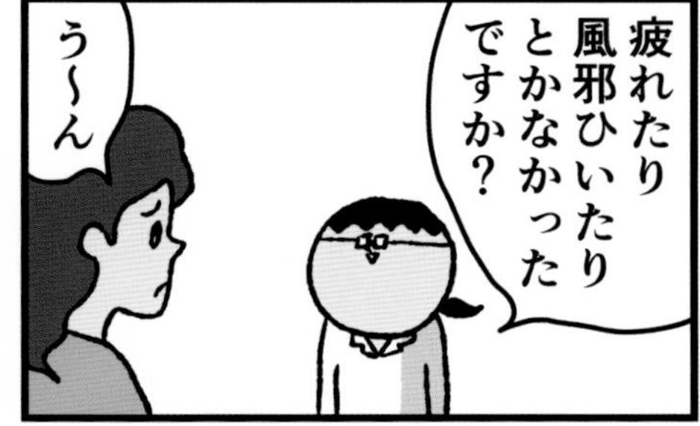
疲れたり風邪ひいたりとかなかったですか?
う〜ん

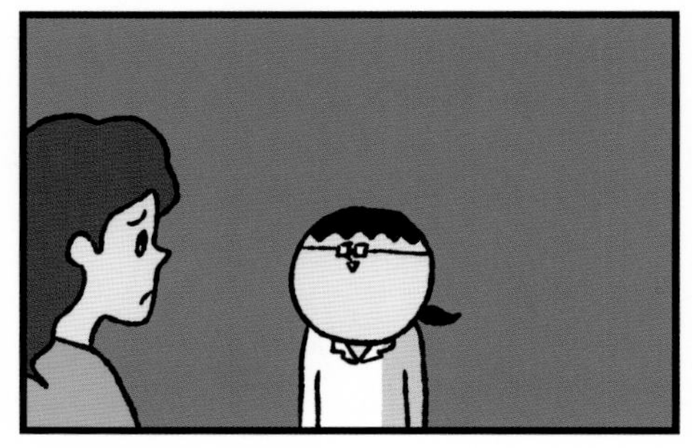

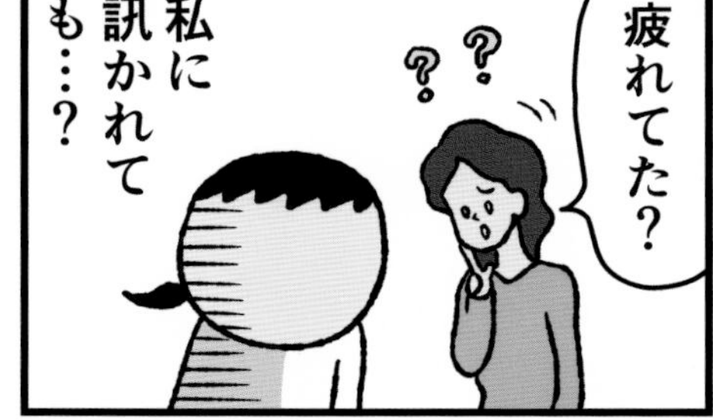
疲れてた?
私に訊かれても…?
??

そっちが心配

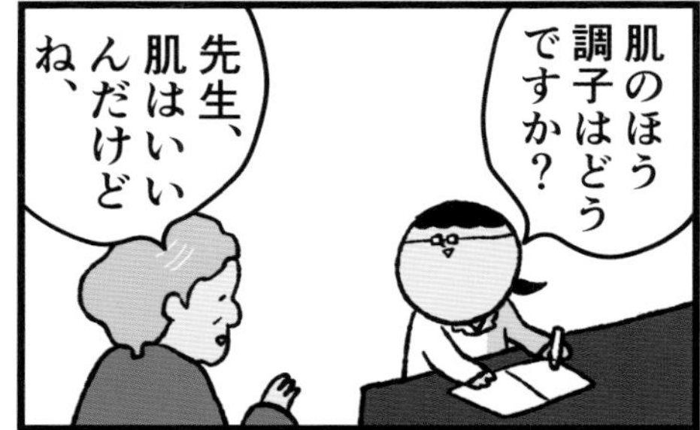
肌のほう調子はどうですか？
先生、肌はいいんだけどね、

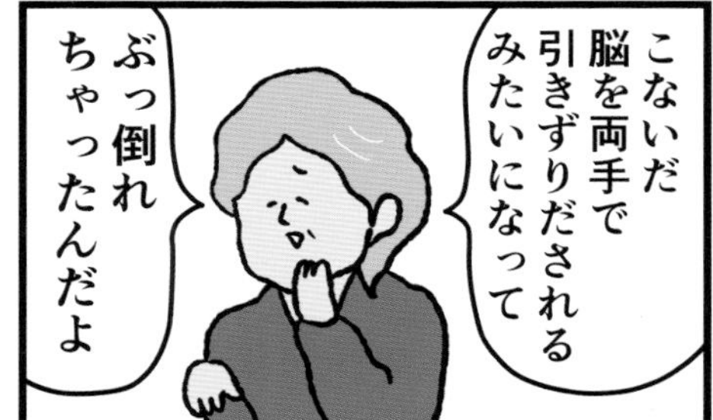
こないだ脳を両手で引きずりだされるみたいになって
ぶっ倒れちゃったんだよ

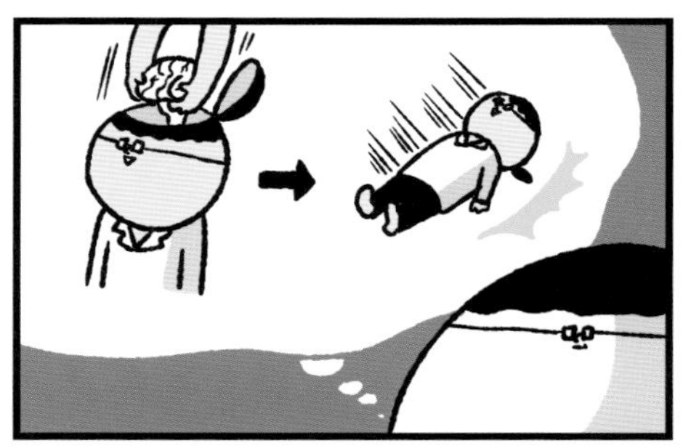

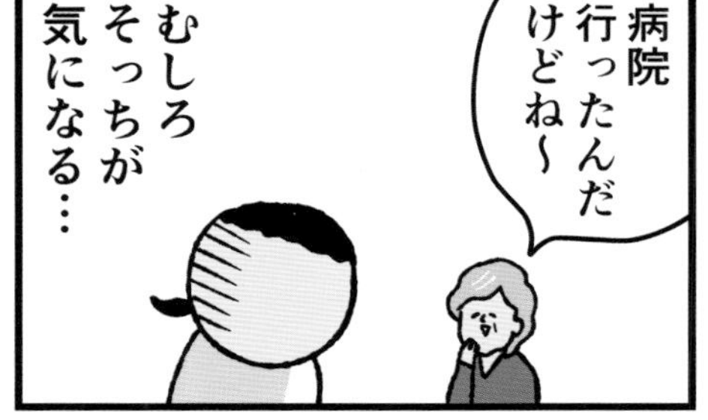
病院行ったんだけどね～
むしろそっちが気になる…

聞いてない

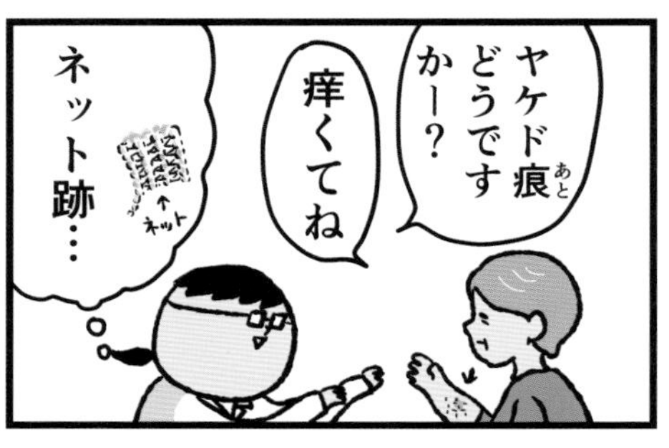
ヤケド痕（あと）どうですかー？
痒くてね
ネット跡…
ネット

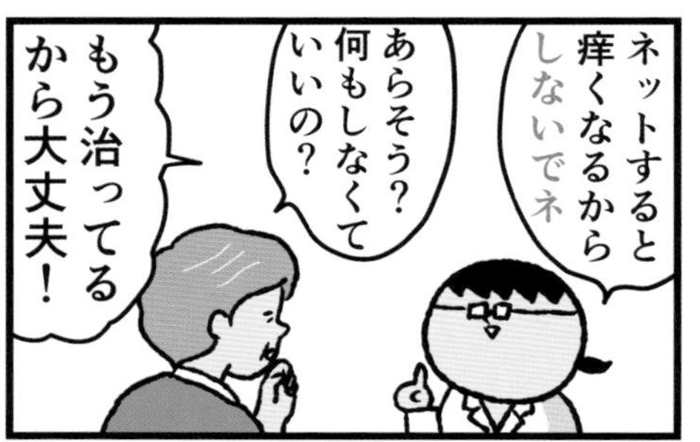
ネットすると痒くなるからしないでネ
あらそう？何もしなくていいの？
もう治ってるから大丈夫！

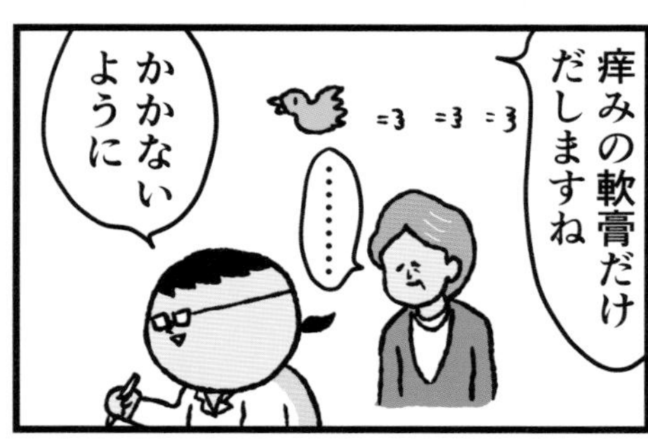
痒みの軟膏だけだしますね
かかないように
………

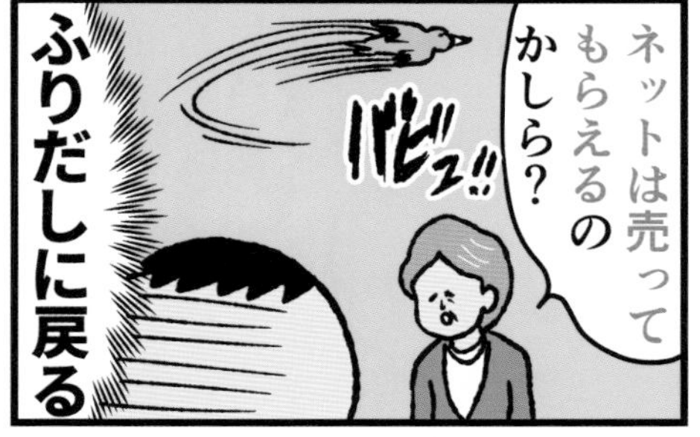
ネットは売ってもらえるのかしら？
バビュ!!
ふりだしに戻る

正解いただきました

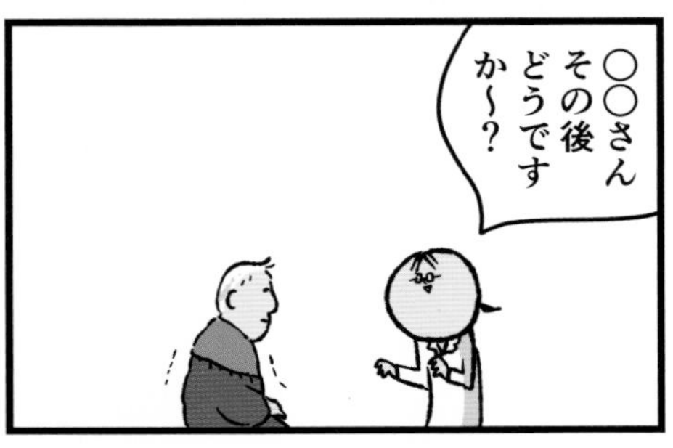

○○さん
その後
どうです
か〜？

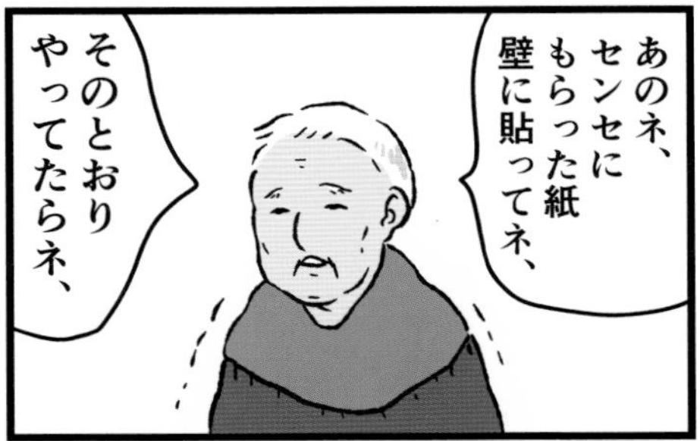

あのネ、
センセに
もらった紙
壁に貼ってネ、
そのとおり
やってたらネ、

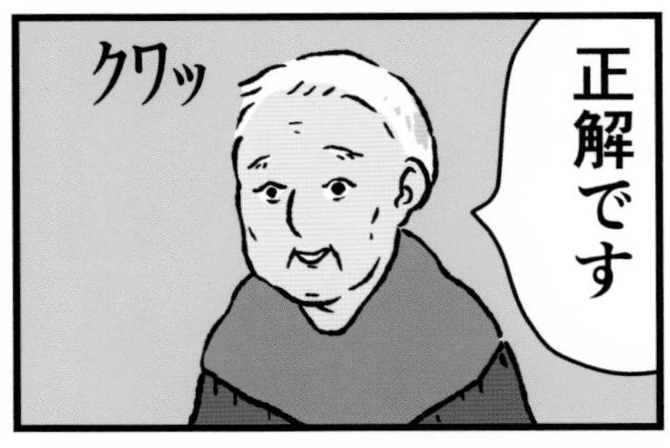

正解です
クワッ

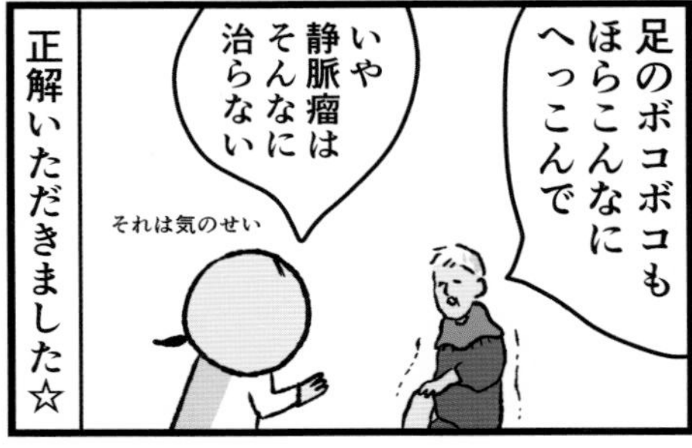

足のボコボコも
ほらこんなに
へっこんで
いや
静脈瘤は
そんなに
治らない
それは気のせい
正解いただきました☆

サービス満点

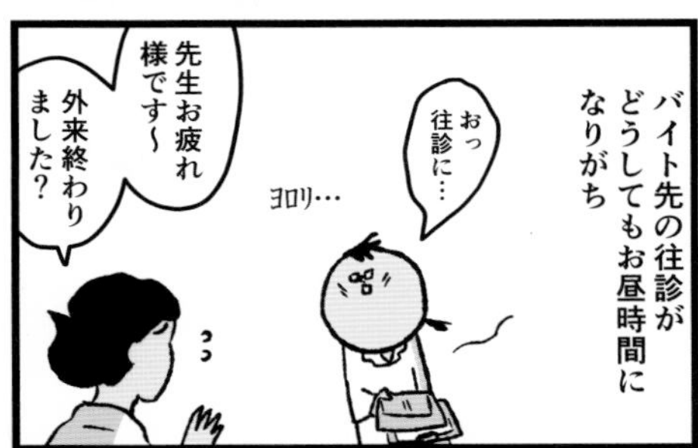

バイト先の往診が
どうしてもお昼時間に
なりがち
おっ
往診に…
ヨロリ…
先生お疲れ
様です〜
外来終わり
ました？

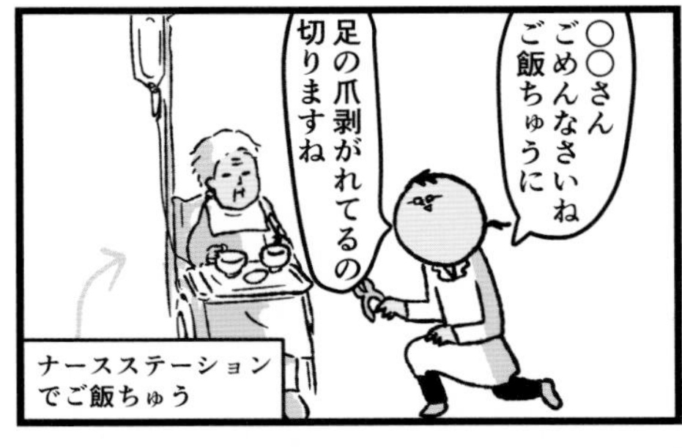

○○さん
ごめんなさいね
ご飯ちゅうに
足の爪剥がれてるの
切りますね
ナースステーション
でご飯ちゅう

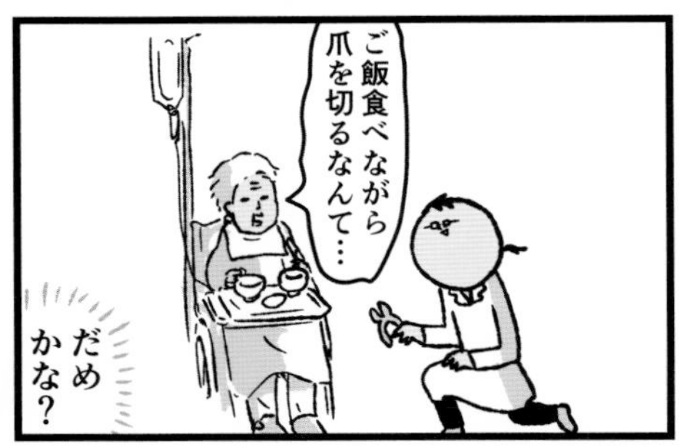

ご飯食べながら
爪を切るなんて…
だめ
かな？

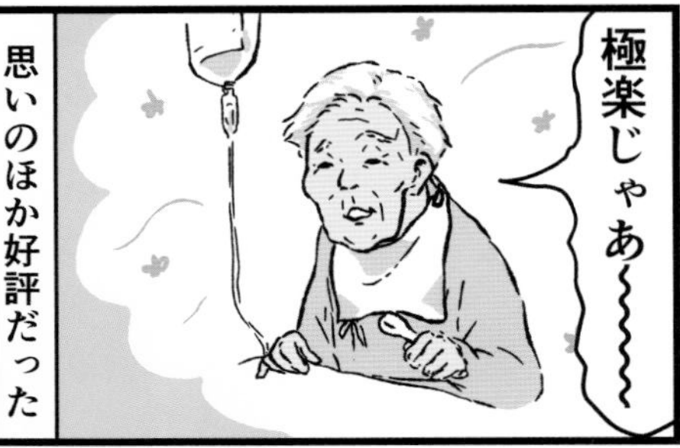

極楽じゃあ〜〜〜
思いのほか好評だった

女子高生もどき

丁寧なおじさん

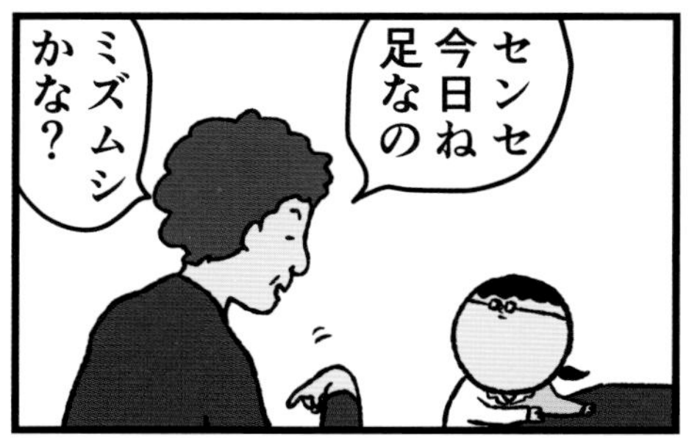
センセ
今日ね
足なの
ミズムシ
かな？

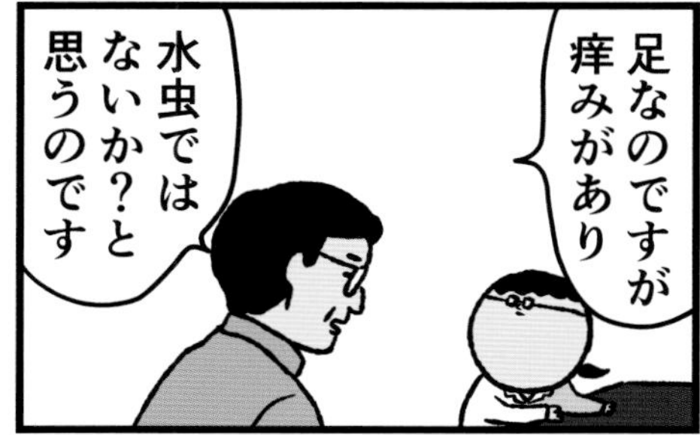
足なのですが
痒みがあり
水虫では
ないか？と
思うのです

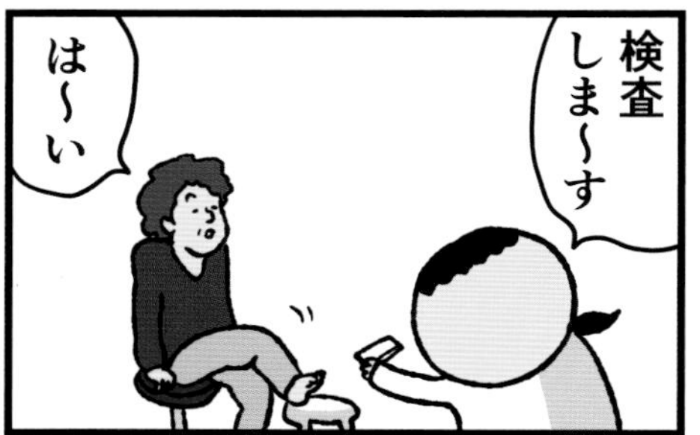
検査
しま～す
は～い

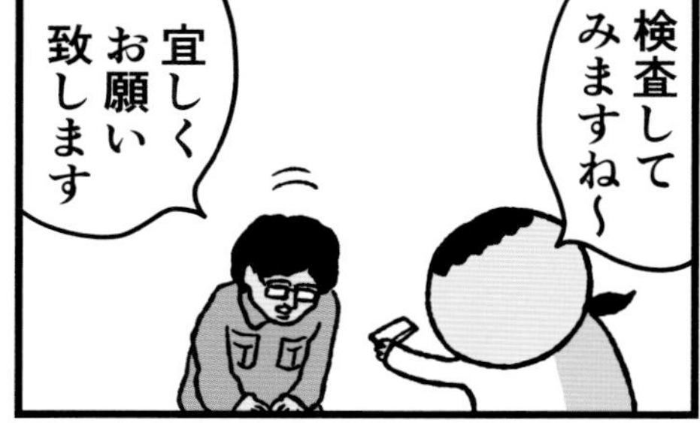
検査して
みますね～
宜しく
お願い
致します

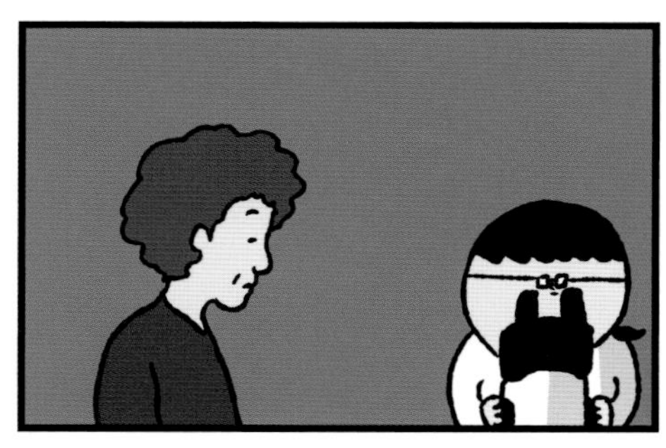

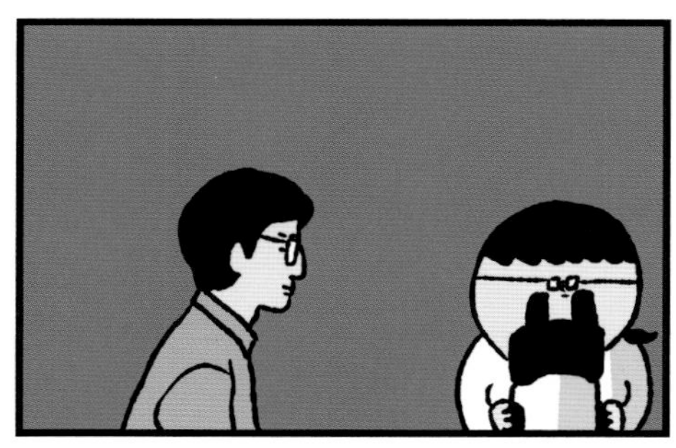

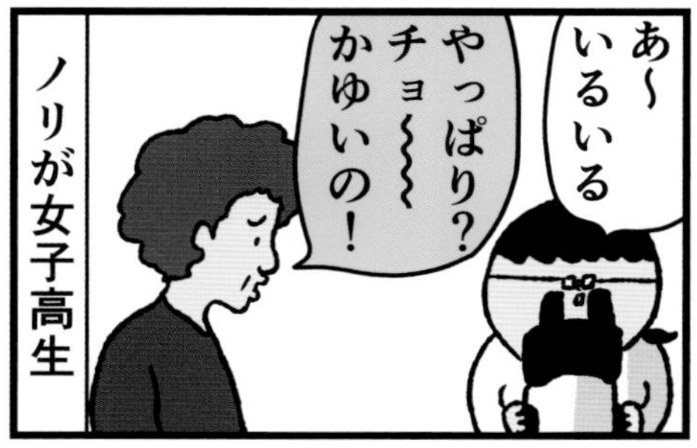
あ～
いるいる
やっぱり？
チョ～～～
かゆいの！
ノリが女子高生

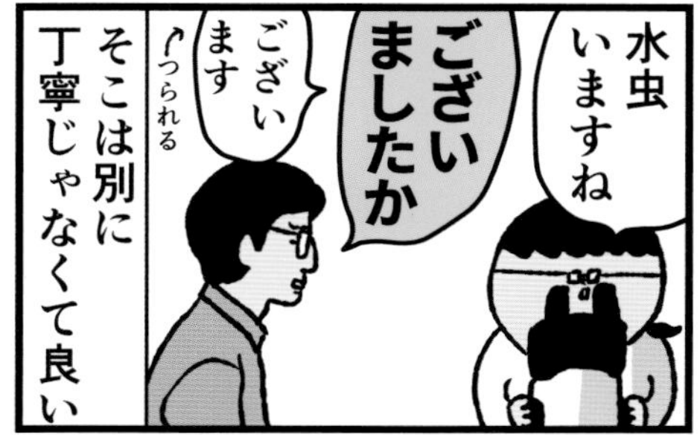
水虫
いますね
ござい
ましたか
ござい
ます
つられる
そこは別に
丁寧じゃなくて良い

遠慮しないで

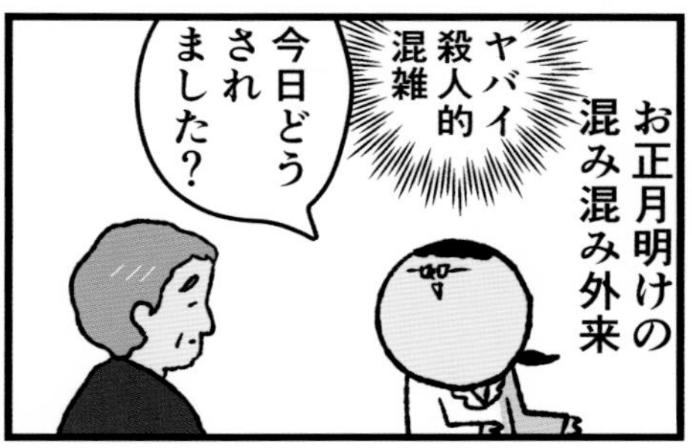
お正月明けの
混み混み外来
ヤバイ
殺人的
混雑
今日どう
され
ました？

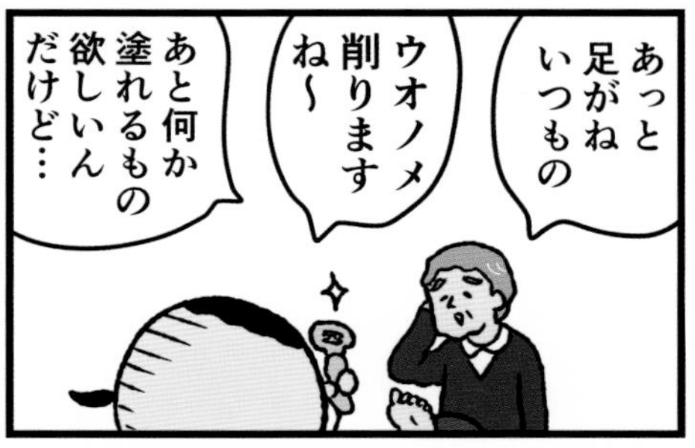
あっと
足がね
いつもの
ウオノメ
削りますね～
あと何か
塗れるもの
欲しいん
だけど…

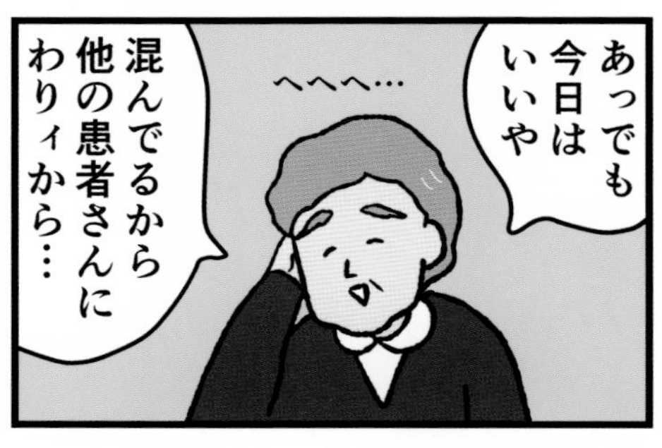
あっでも
今日は
いいや
へへへ…
混んでるから
他の患者さんに
わりィから…

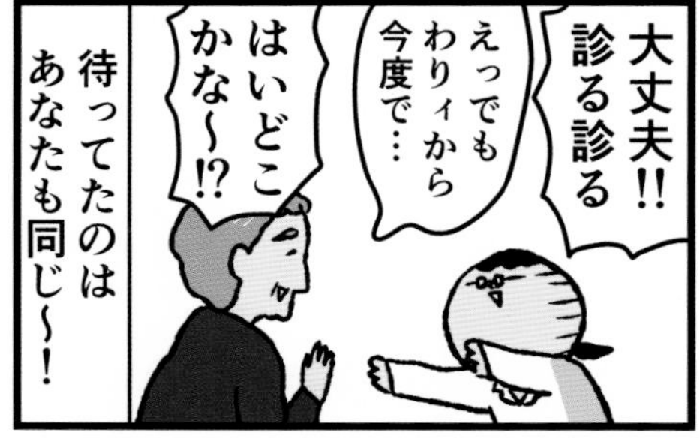
大丈夫!!
診る診る
えっでも
わりィから
今度で…
はいどこ
かな～!?
待ってたのは
あなたも同じ～！

何しに来た!?

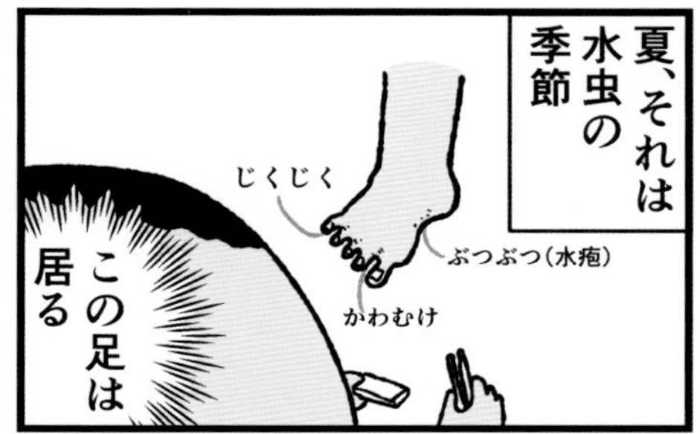
夏、それは
水虫の
季節
じくじく
ぶつぶつ（水疱）
かわむけ
この足は
居る

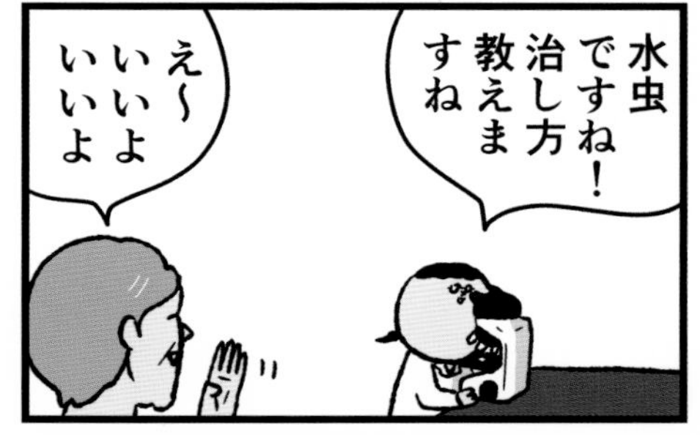
水虫
ですね！
治し方
教えま
すね
え～
いいよ
いいよ

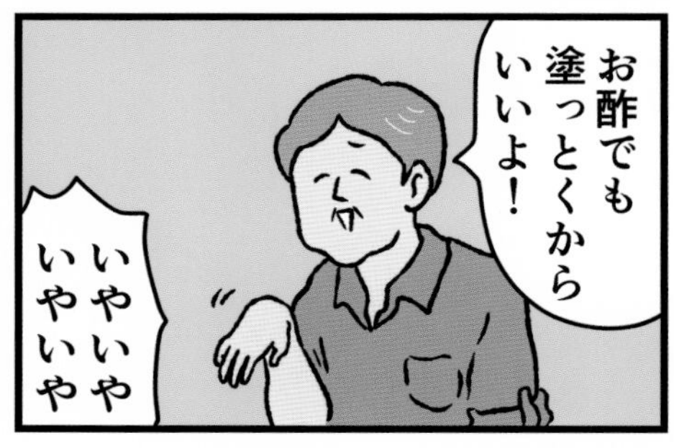
お酢でも
塗っとくから
いいよ！
いやいや
いやいや

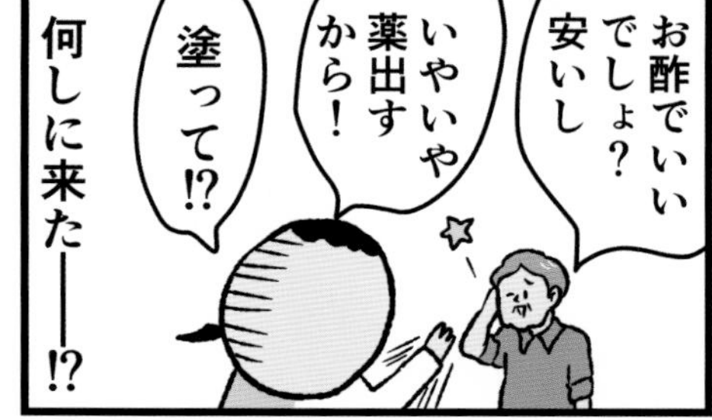
お酢でいい
でしょ？
安いし
いやいや
薬出す
から！
塗って!?
何しに来た――!?

何の虫ですか？

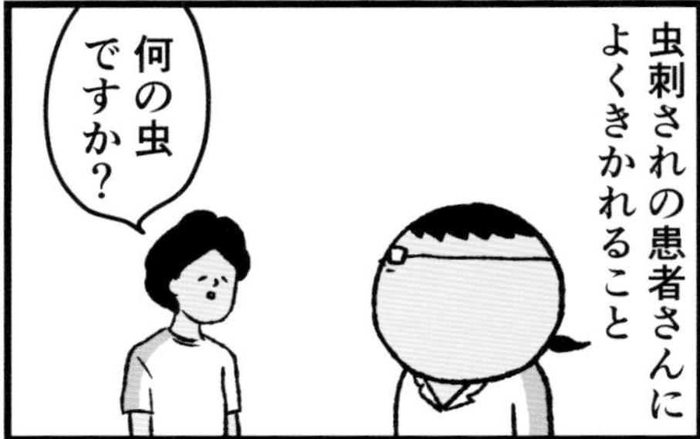
虫刺されの患者さんによくきかれること
何の虫ですか？

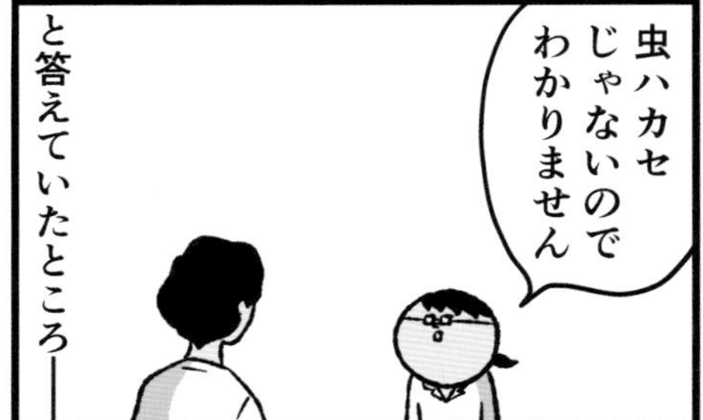
虫ハカセじゃないのでわかりません
と答えていたところ――

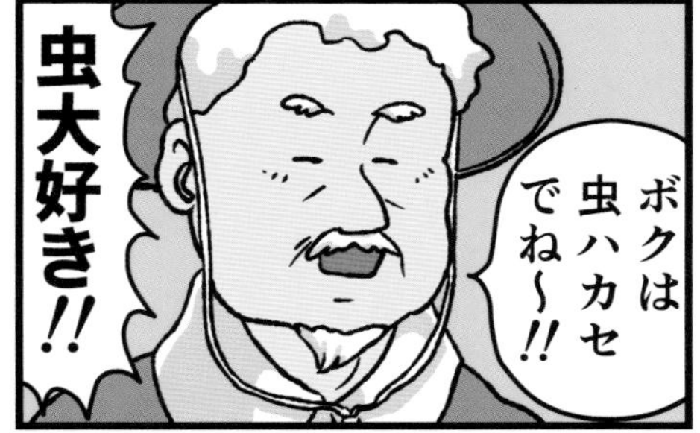
ボクは虫ハカセでね～!!
虫大好き!!

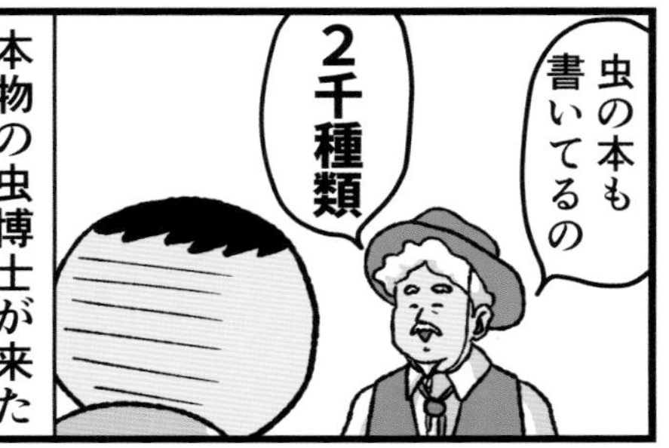
虫の本も書いてるの
2千種類
本物の虫博士が来た

この子

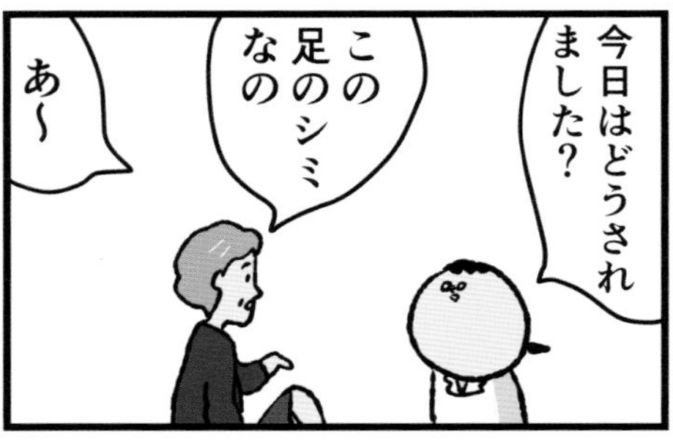
今日はどうされました？
この足のシミなの
あ～

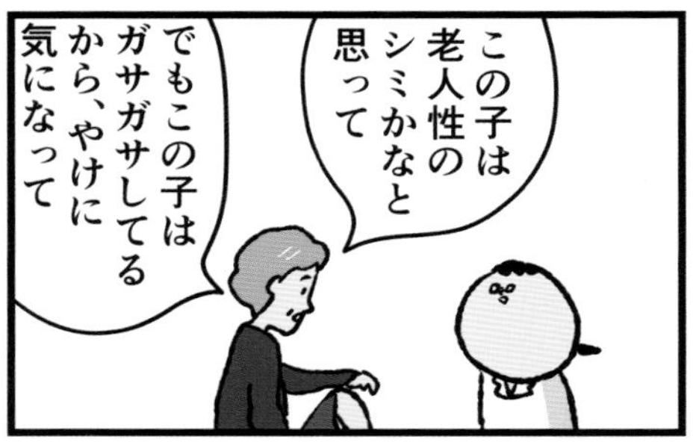
この子は老人性のシミかなと思って
でもこの子はガサガサしてるから、やけに気になって

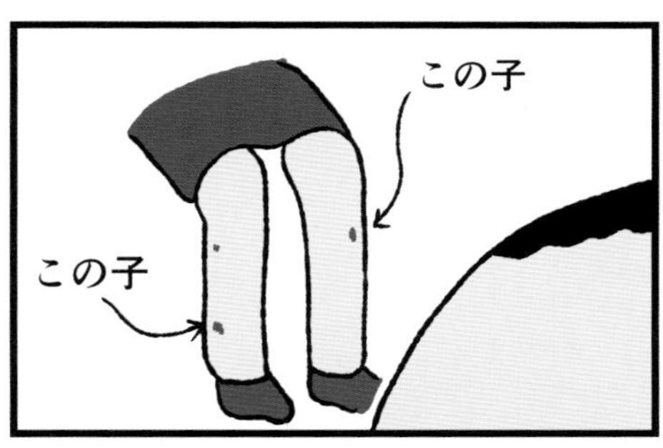
この子
この子

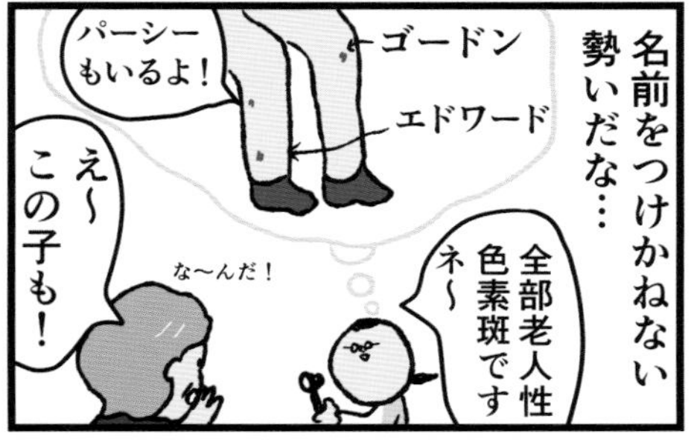
名前をつけかねない勢いだな…
ゴードン
エドワード
パーシーもいるよ！
全部老人性色素斑ですネ～
え～この子も！
な～んだ！

油断大敵

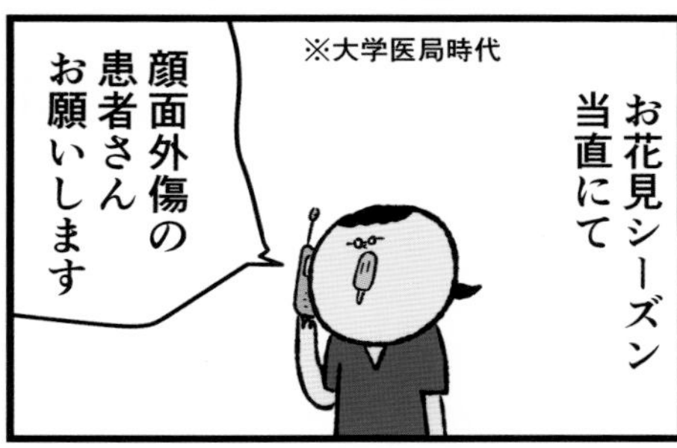
※大学医局時代
お花見シーズン当直にて
顔面外傷の患者さんお願いします

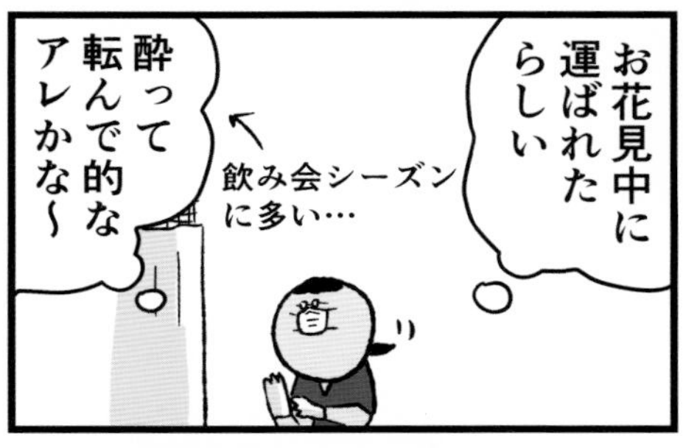
お花見中に運ばれたらしい
酔って転んで的なアレかな～
飲み会シーズンに多い…

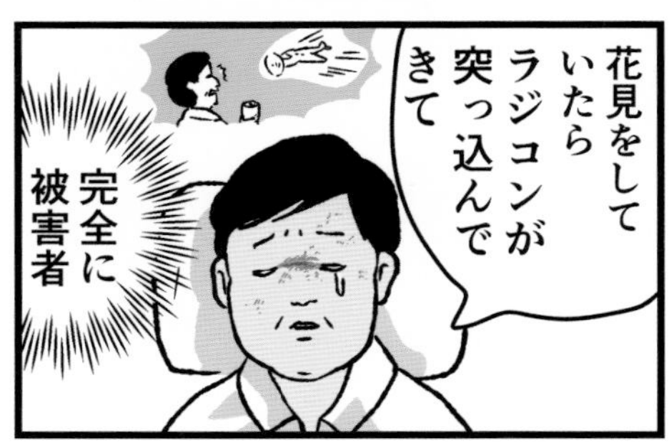
花見をしていたらラジコンが突っ込んできて
完全に被害者

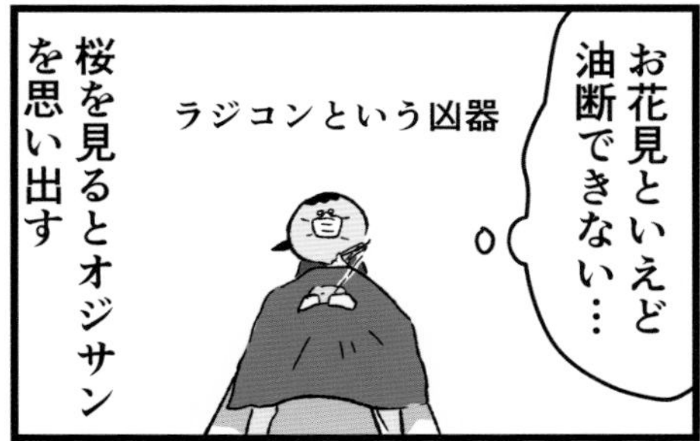
お花見といえど油断できない…
ラジコンという凶器
桜を見るとオジサンを思い出す

努力はわかるが…

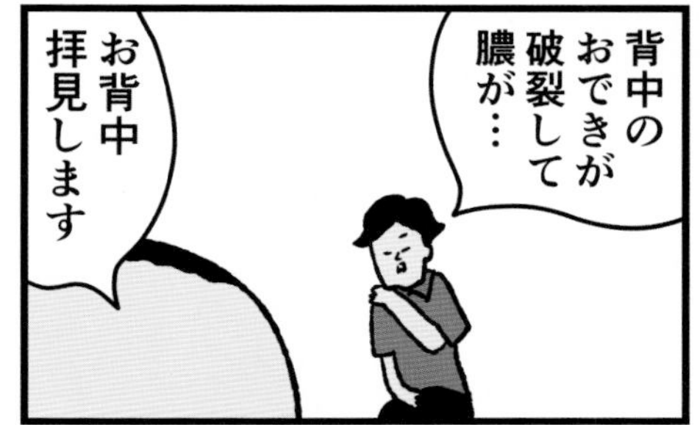
背中のおできが破裂して膿が…
お背中拝見します

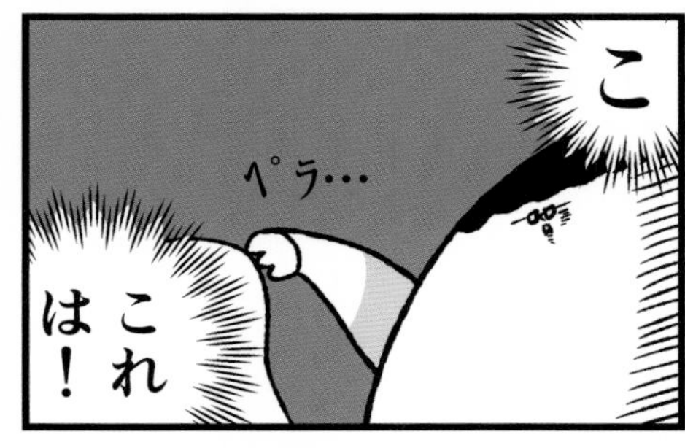
こ
ペラ…
これは！

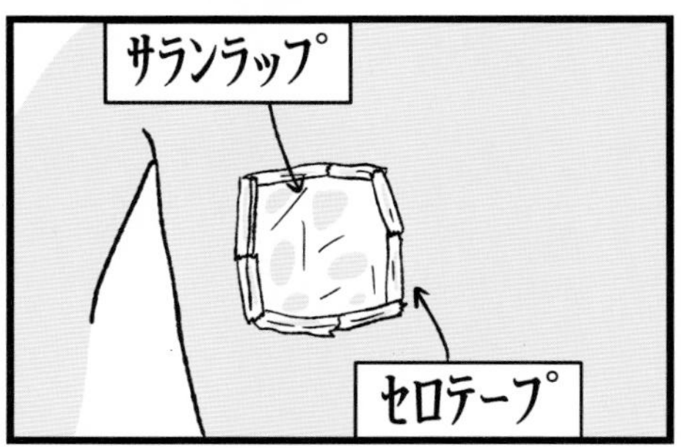
サランラップ
セロテープ

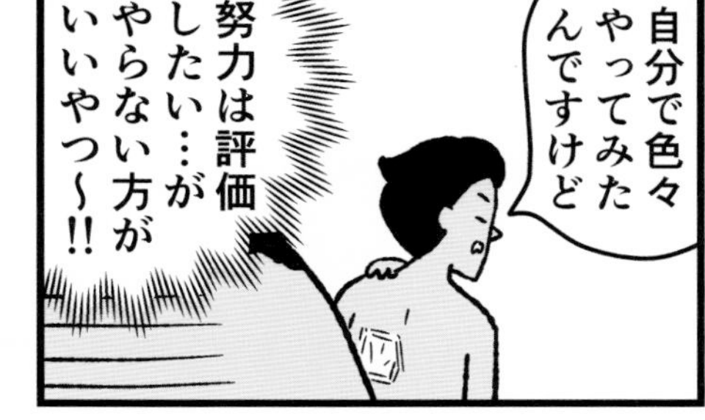
自分で色々やってみたんですけど
努力は評価したい…がやらない方がいいやつ～!!

耳が遠い患者さん①

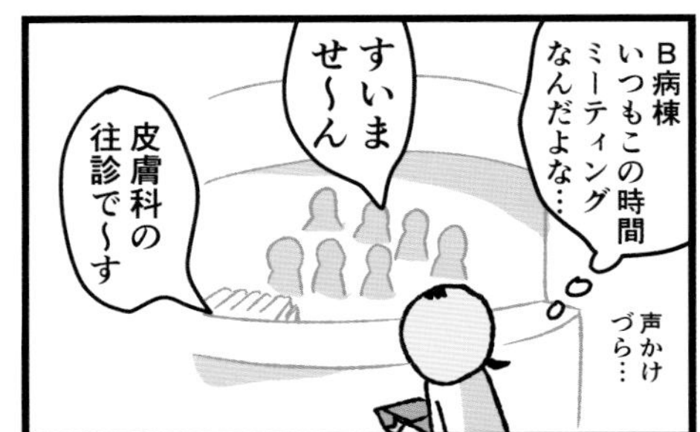
B病棟 いつもこの時間 ミーティング なんだよな…
声かけ づら…
すいま せ〜ん
皮膚科の 往診で〜す

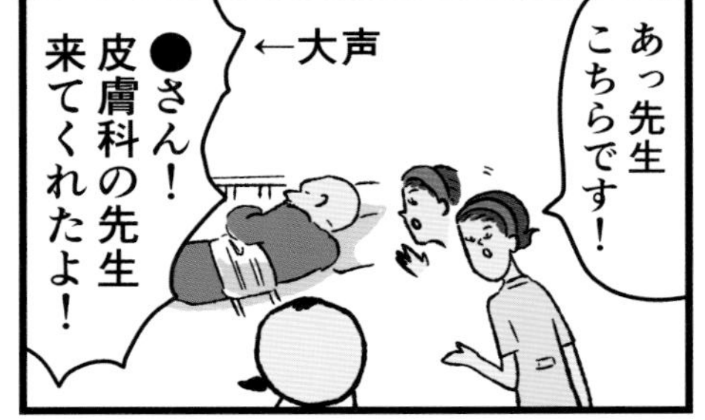
あっ先生 こちらです!
←大声
●さん! 皮膚科の先生 来てくれたよ!

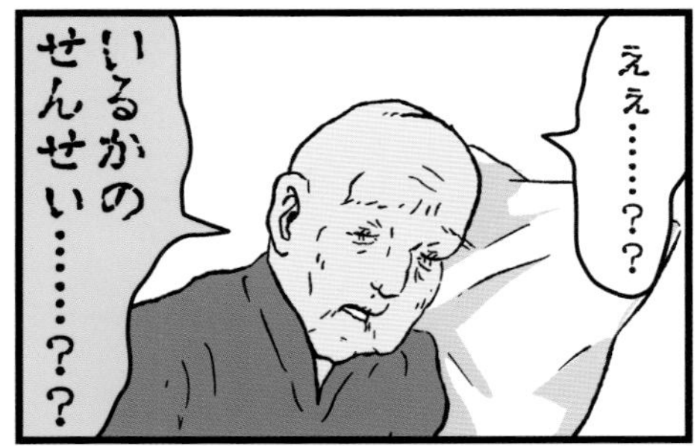
ええ……??
いるかの せんせい……??

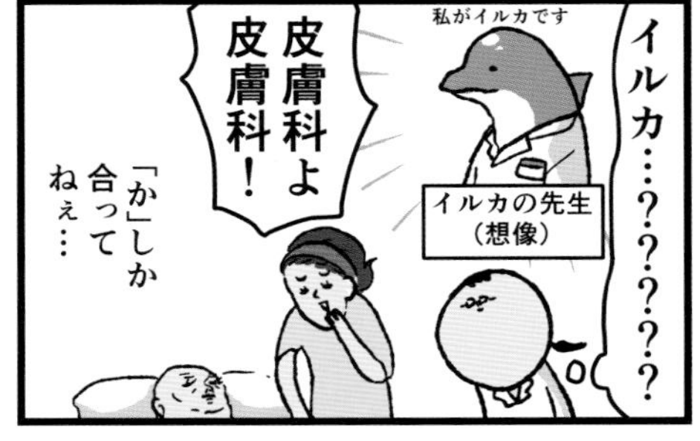
イルカ…?????
私がイルカです
皮膚科よ 皮膚科!
イルカの先生 (想像)
「か」しか 合って ねぇ…

耳が遠い患者さん②

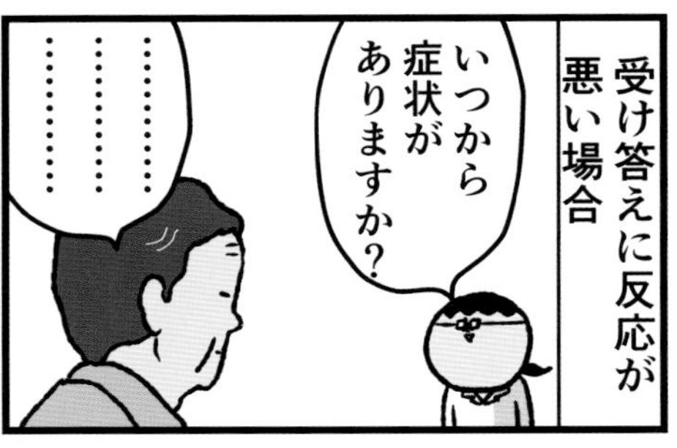
受け答えに反応が 悪い場合
いつから 症状が ありますか?
………

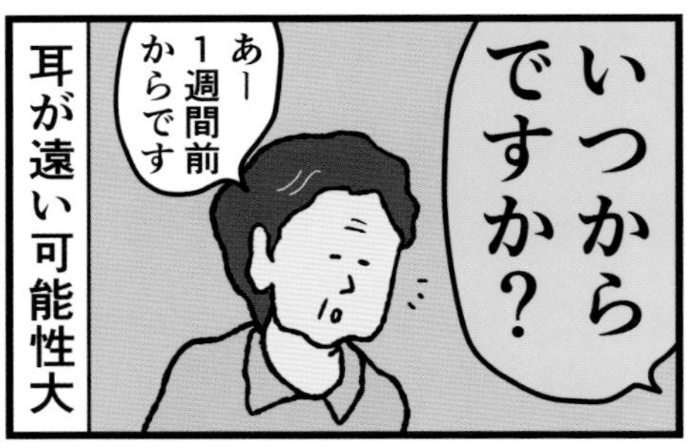
いつから ですか?
あー 1週間前 からです
耳が遠い可能性大

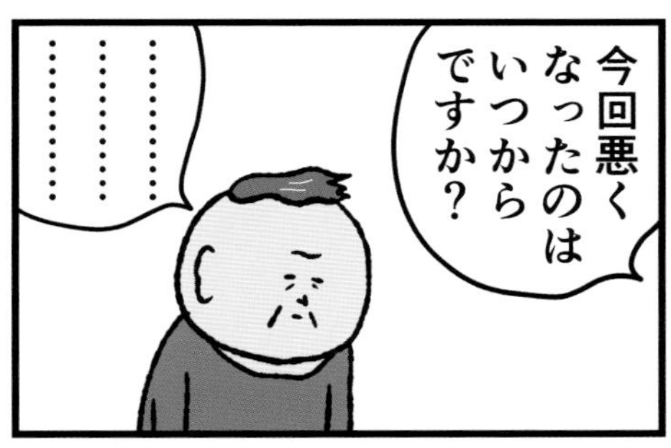
今回悪く なったのは いつから ですか?
………

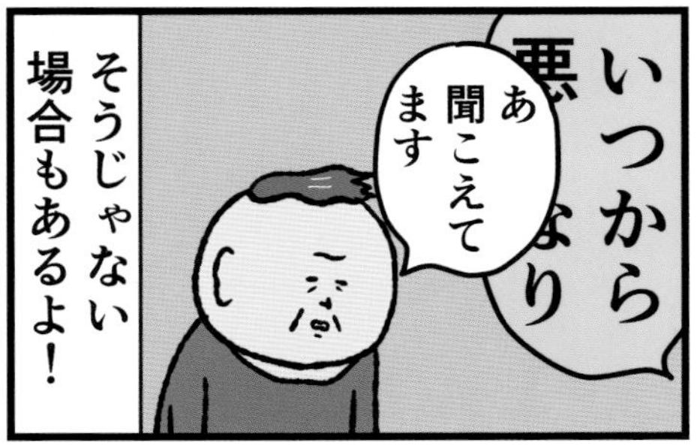
いつから 悪 り
あ 聞こえて ます
そうじゃない 場合もあるよ!

えぼじいちゃん

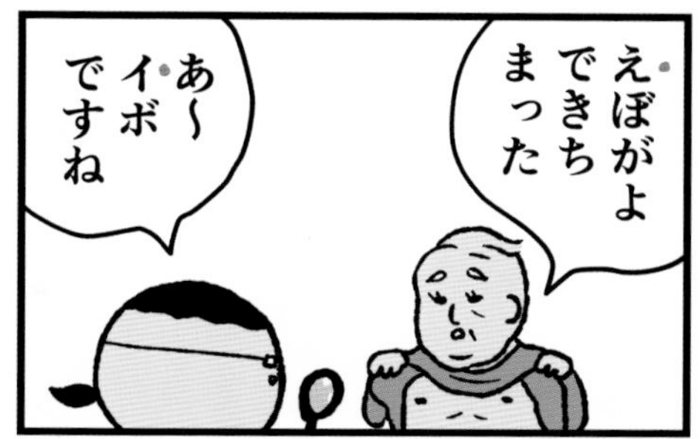
えぼがよできちまった
あ〜イボですね

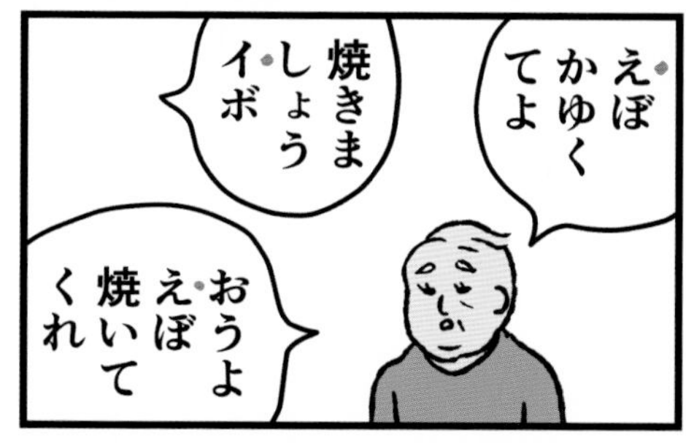
えぼかゆくてよ
焼きましょうイボ
おうよえぼ焼いてくれ

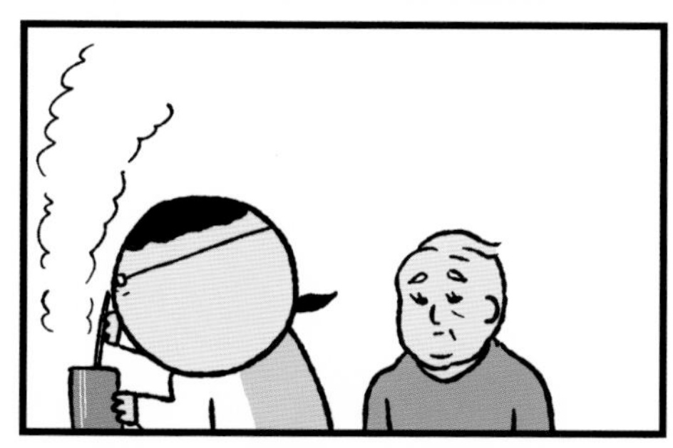

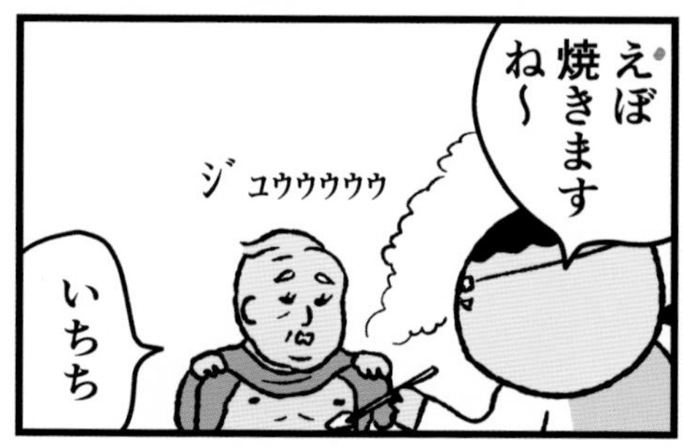
えぼ焼きますね〜
ジュウウウウウ
いちち

えぼじいちゃん後日談

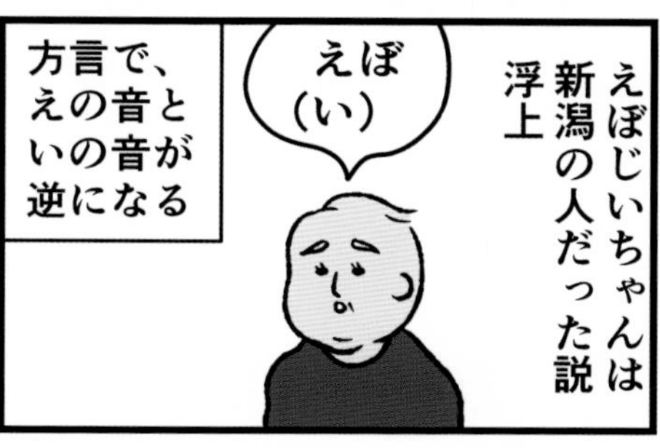
えぼじいちゃんは新潟の人だった説浮上
えぼ（い）
方言で、えの音といの音が逆になる

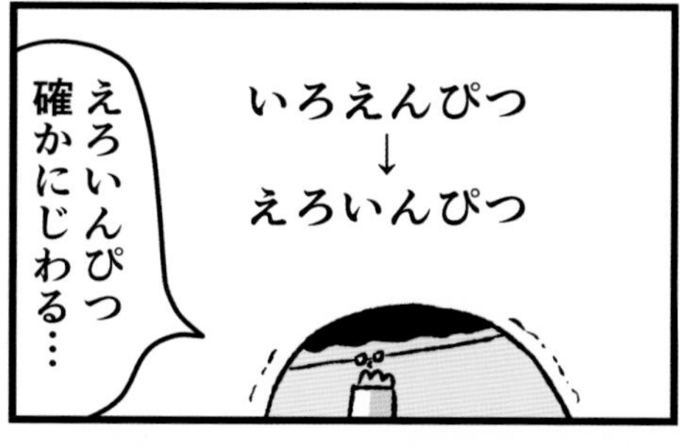
いろえんぴつ
↓
えろいんぴつ
えろいんぴつ確かにじわる…

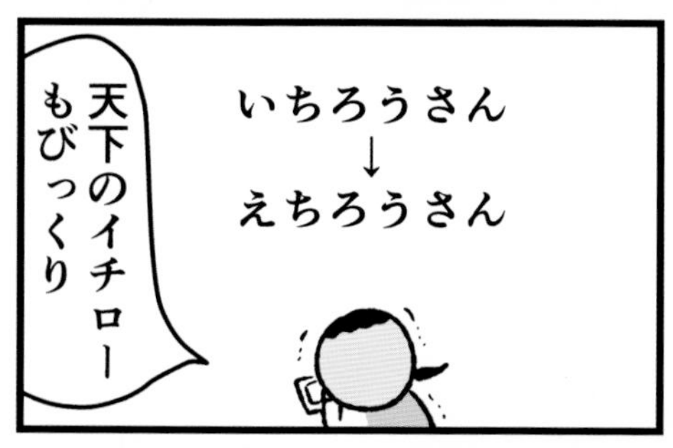
いちろうさん
↓
えちろうさん
天下のイチローもびっくり

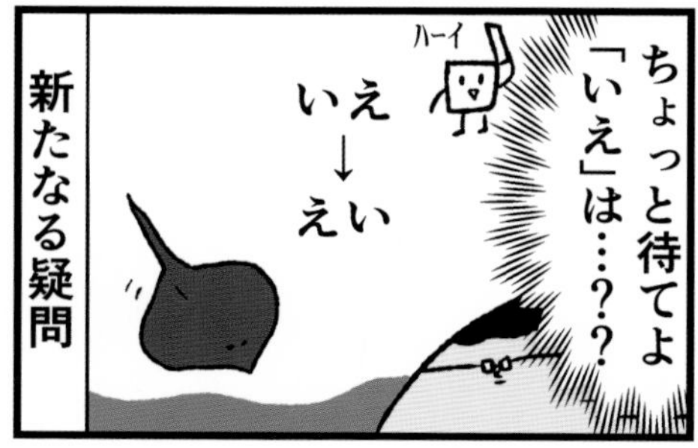
ちょっと待てよ「いえ」は…？？
ハーイ
いえ
↓
えい
新たなる疑問

病院の外来はなぜ混むのか

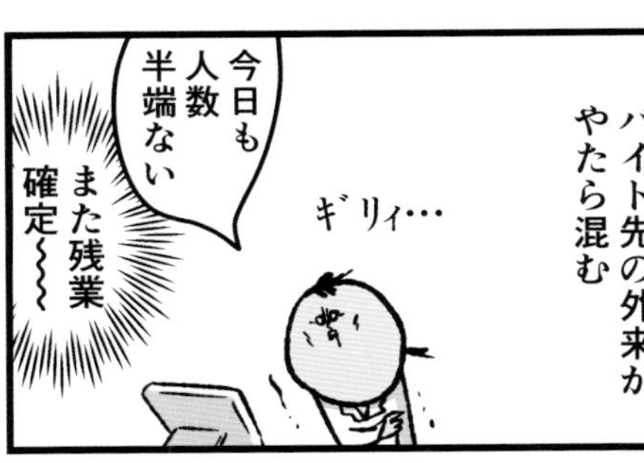
バイト先の外来がやたら混む
ギリィ…
今日も人数半端ない
また残業確定〜〜〜

○○さんにここの先生いいわよォ〜ってすすめられて!
恐縮です…
クチコミ経由

×曜日の先生あんまり合わなくて
なるほど…
不人気な曜日がある

なんか待ち合いが混んでるからイイ先生に違いないと思って!
日本人的発想!?
ラーメン屋の行列並ぶタイプ

外来はなぜ混むのか、考えてみた

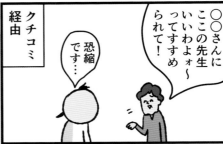

私は週1回、総合病院の皮膚科外来を担当している。自慢ではないが、私の担当する曜日は混雑することに定評（?）がある。なぜ混むのか、自分なりに考えてみた。

①性格のキツイ医師の担当する曜日が不人気のため。②再診の間隔が他の医師よりも短め。2〜4週おきに必ず再診をとるようにしている。③クチコミ経由で来院する患者がいる。④人が人を呼ぶ。行列に並ぶのと同じ心理で、外来の混雑ぶりに名医を期待し受診する人がいるらしいのだ。混雑しているのは単純に待ち人数が多い場合と、医師の診察がゆっくりな場合がある。後者については、診察が丁寧な場合と、ただ遅いだけの場合も。混雑だけで良医を見分けるのは難しい？

だんだん欲が出る

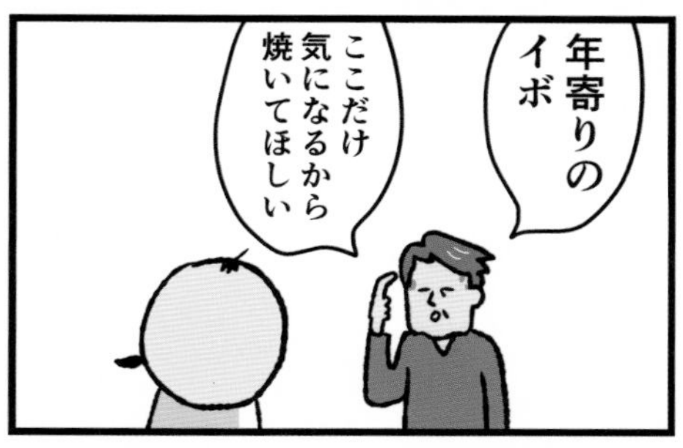
年寄りのイボ
ここだけ気になるから焼いてほしい

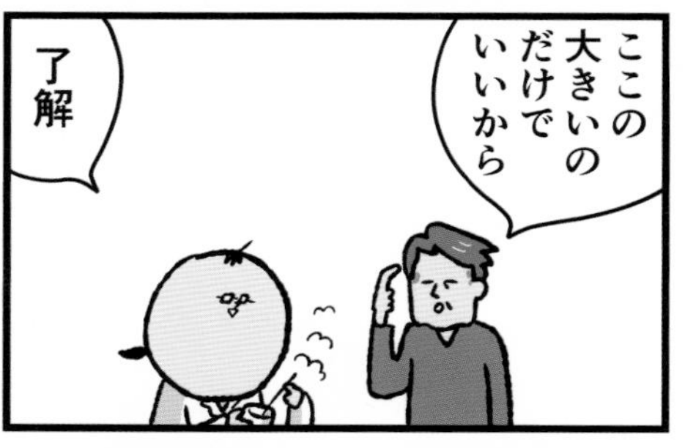
ここの大きいのだけでいいから
了解

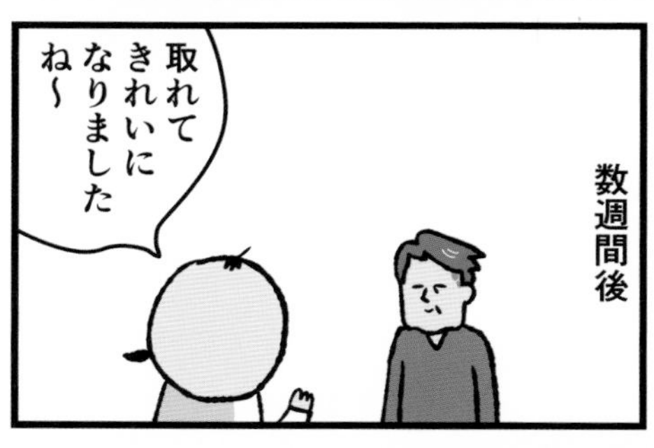
数週間後
取れてきれいになりましたね～

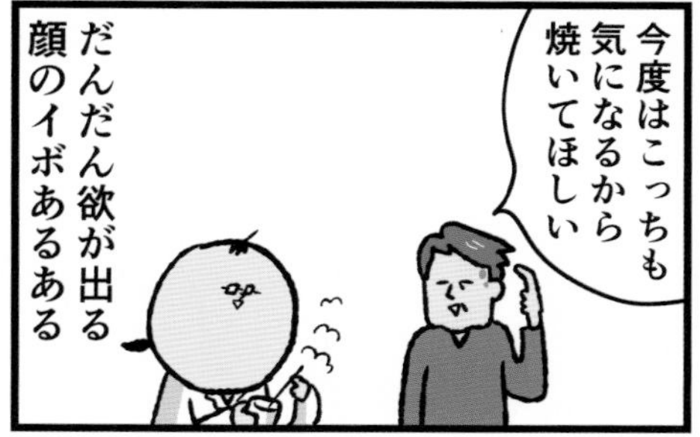
今度はこっちも気になるから焼いてほしい
だんだん欲が出る顔のイボあるある

大物が隠れていた

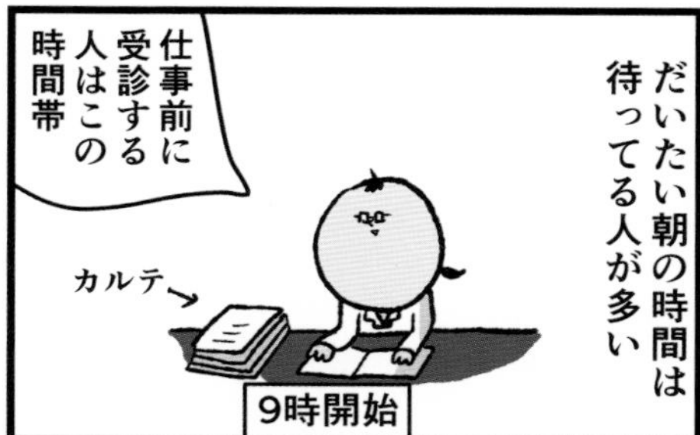
だいたい朝の時間は待ってる人が多い
仕事前に受診する人はこの時間帯
カルテ
9時開始

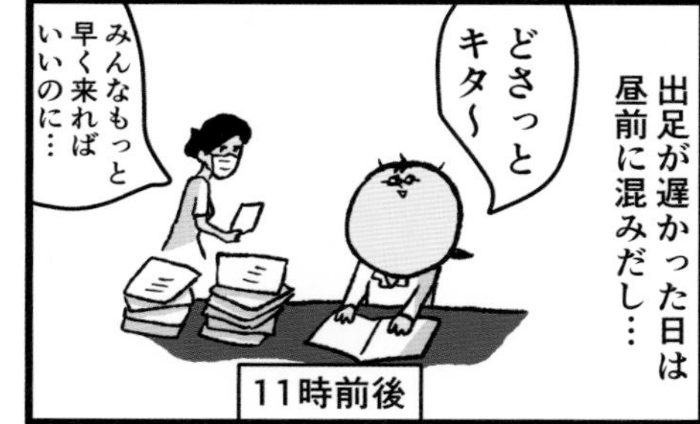
出足が遅かった日は昼前に混みだし…
どさっとキタ～
みんなもっと早く来ればいいのに…
11時前後

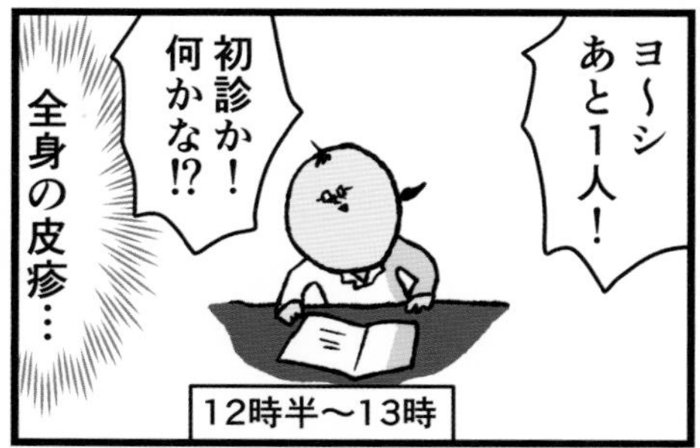
ヨ～シあと1人！
初診か！何かな!?
全身の皮疹…
12時半～13時

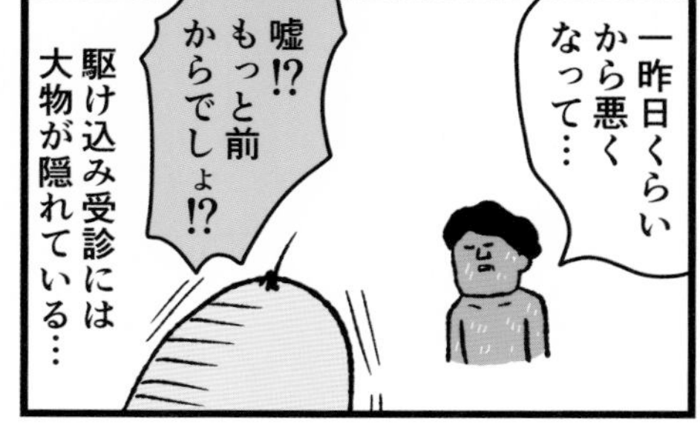
一昨日くらいから悪くなって…
嘘!?もっと前からでしょ!?
駆け込み受診には大物が隠れている…

ノリがいい患者さん

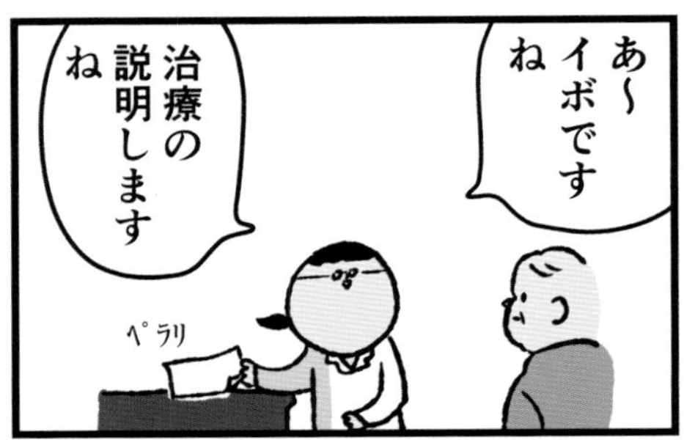
あ～イボですね
治療の説明しますね
ペラリ

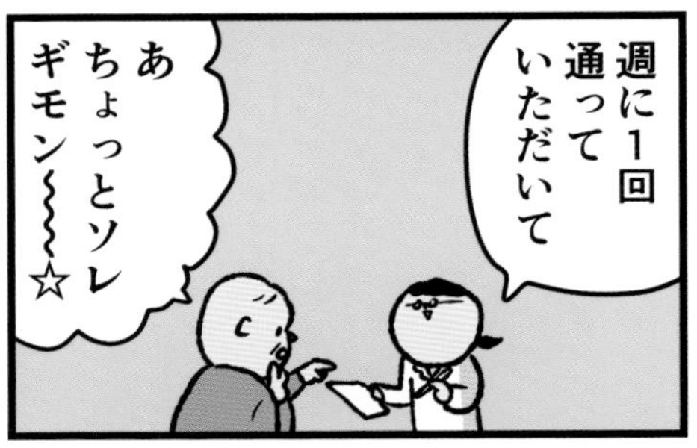
週に1回通っていただいて
あ ちょっとソレギモン～～～☆

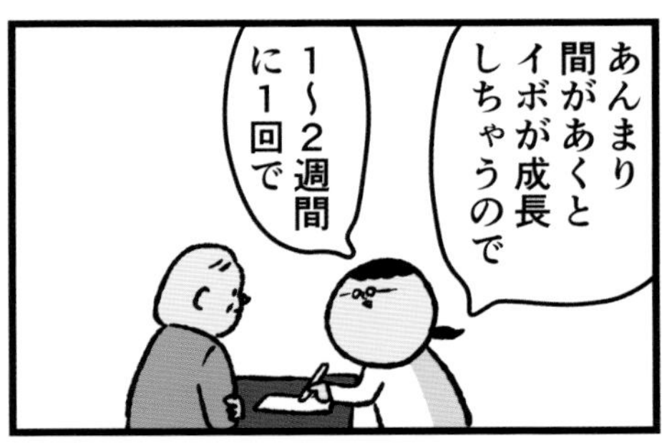
あんまり間があくとイボが成長しちゃうので
1～2週間に1回で

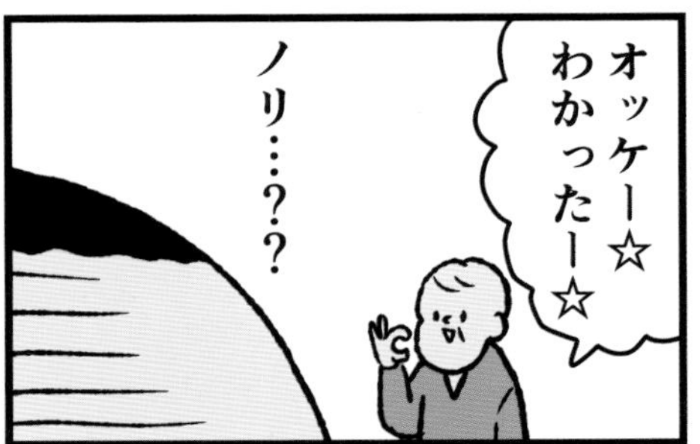
オッケー☆わかったー☆
ノリ…??

そういうものです

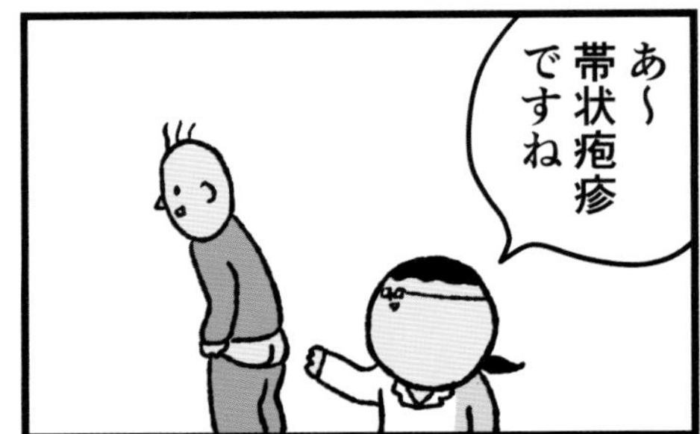
あ～帯状疱疹ですね

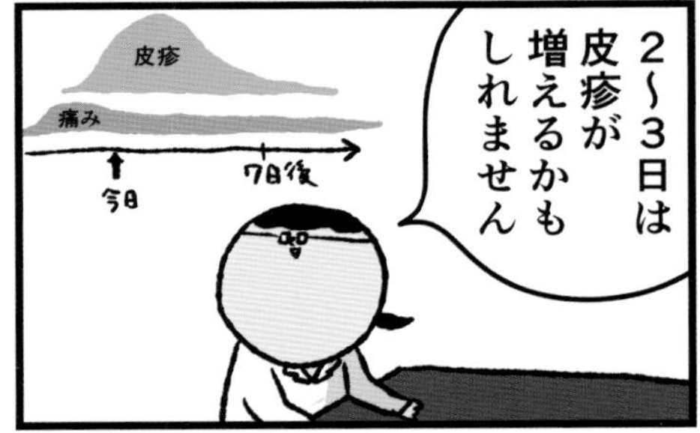
2～3日は皮疹が増えるかもしれません
皮疹
痛み
今日
7日後

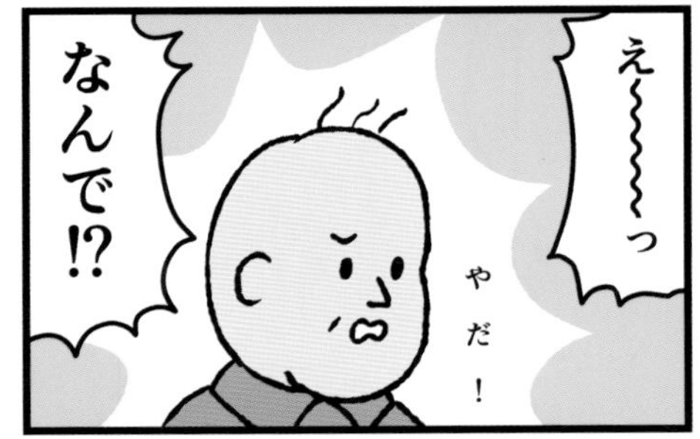
え～～～～っ
なんで!?
やだ!

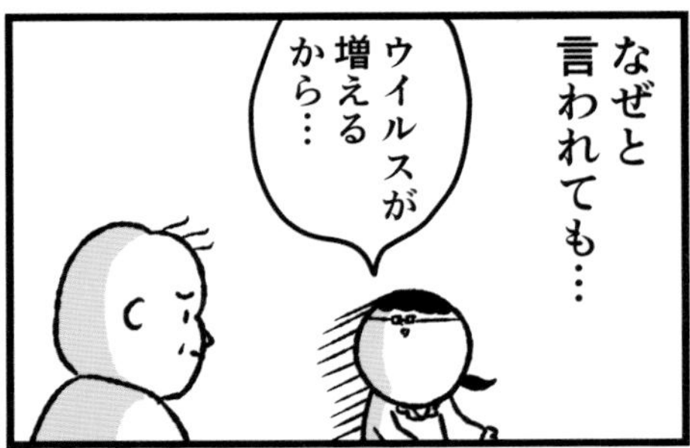
なぜと言われても…
ウイルスが増えるから…

お大事に

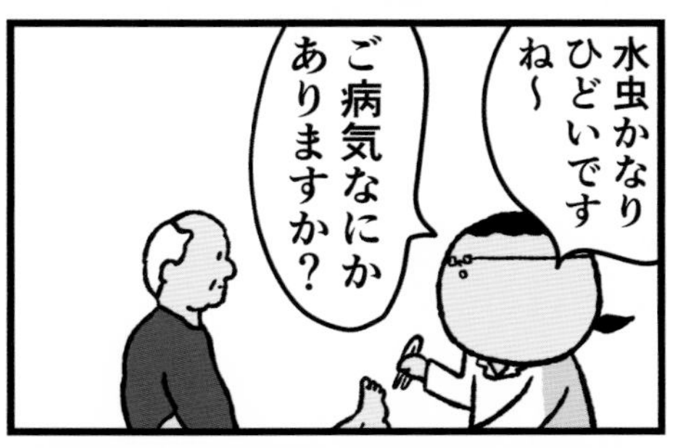
水虫かなりひどいですね～
ご病気なにかありますか？

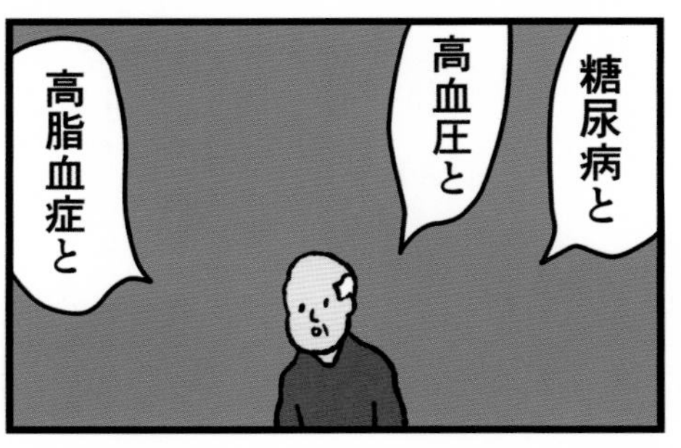
糖尿病と
高血圧と
高脂血症と

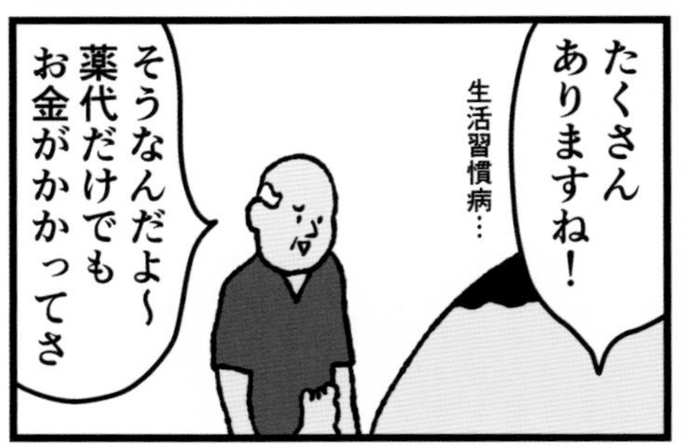
たくさんありますね！
生活習慣病…
そうなんだよ～薬代だけでもお金がかかってさ

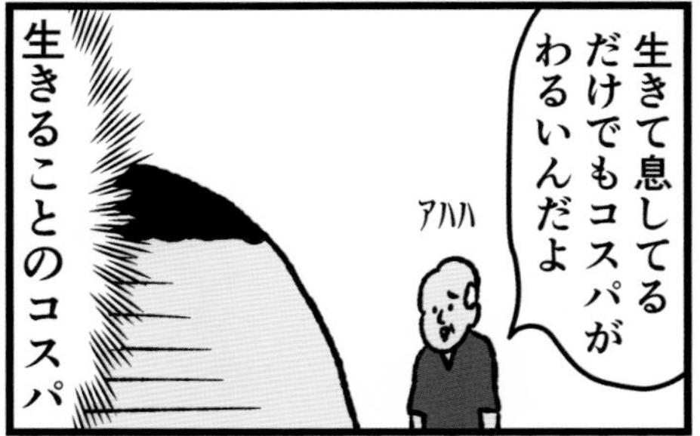
生きて息してるだけでもコスパがわるいんだよ
アハハ
生きることのコスパ

ボソッと一言

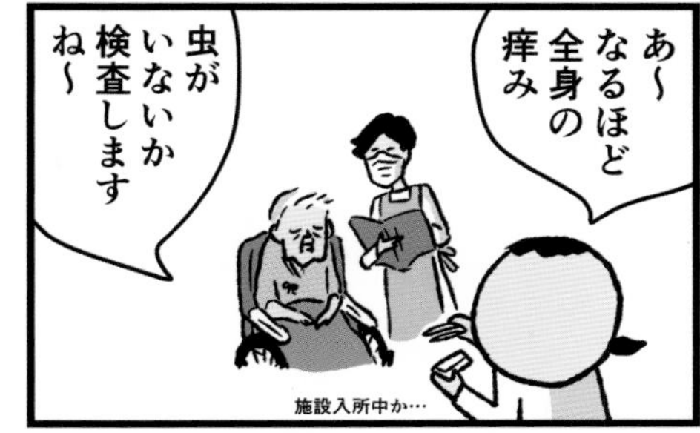
あ～なるほど全身の痒み
虫がいないか検査しますね～
施設入所中か…

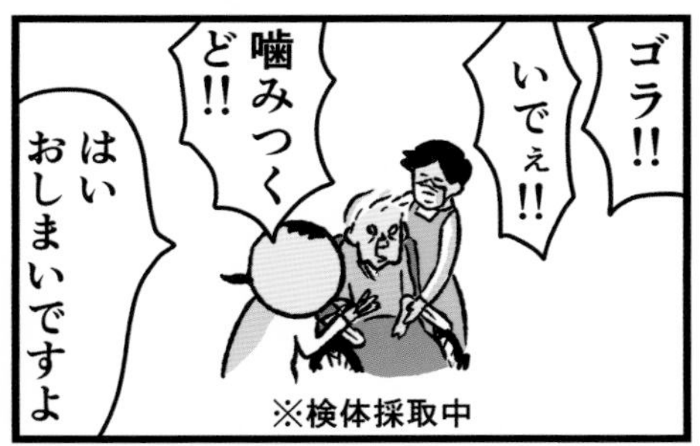
ゴラ!!
いでぇ!!
噛みつくど!!
はいおしまいですよ
※検体採取中

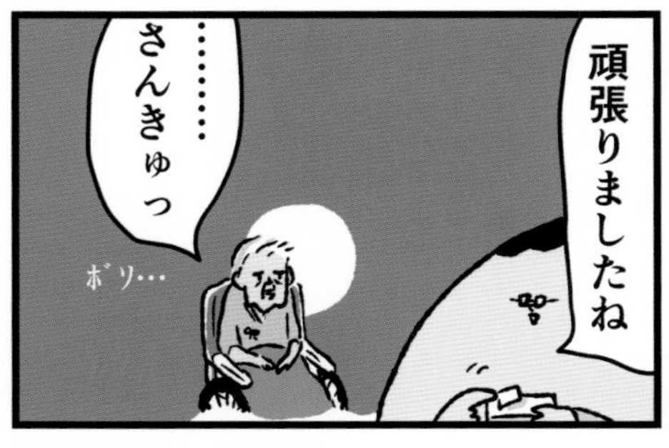
頑張りましたね
……さんきゅっ
ボソ…

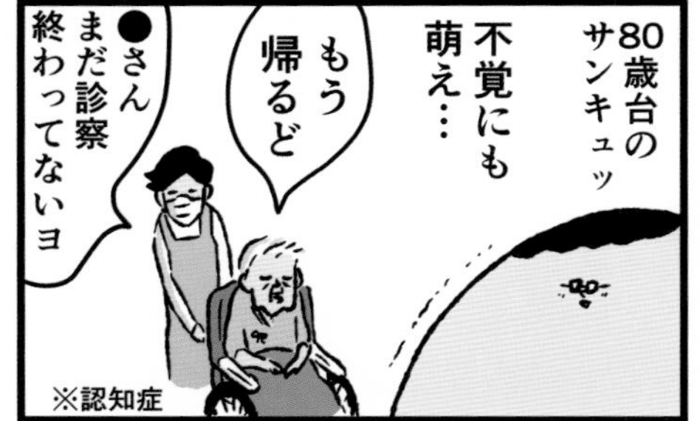
80歳台のサンキュッ
不覚にも萌え…
もう帰るど
●さんまだ診察終わってないヨ
※認知症

問診票がおんなじ

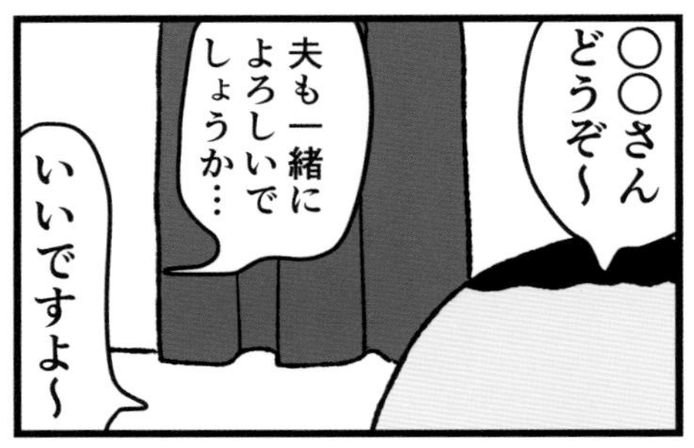

○○さん どうぞ〜
夫も一緒によろしいでしょうか…
いいですよ〜

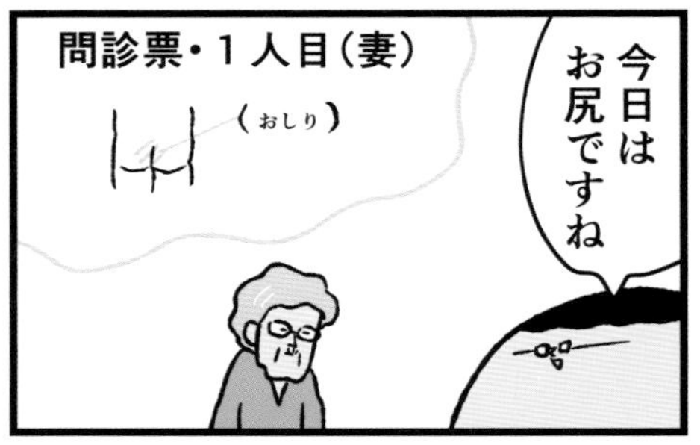

今日はお尻ですね
問診票・1人目（妻）
（おしり）

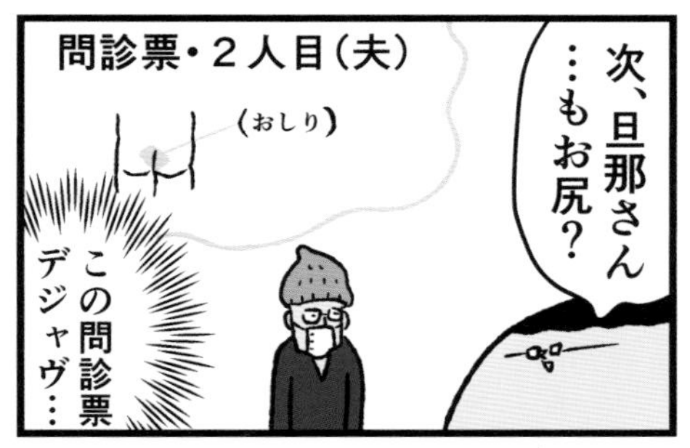

次、旦那さん …もお尻？
問診票・2人目（夫）
（おしり）
この問診票デジャヴ…

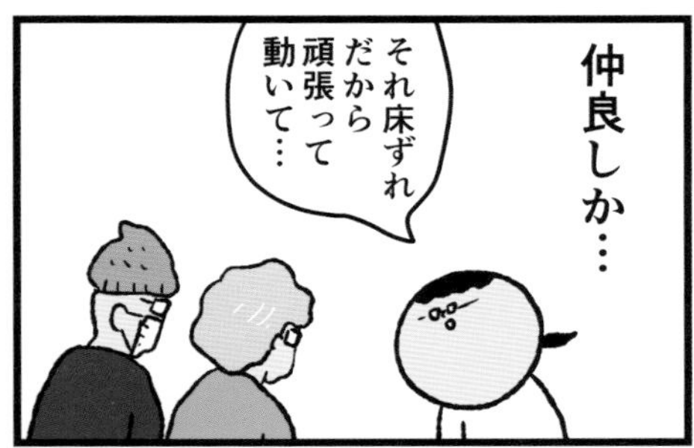

仲良しか…
それ床ずれだから頑張って動いて…

問診票が読めない

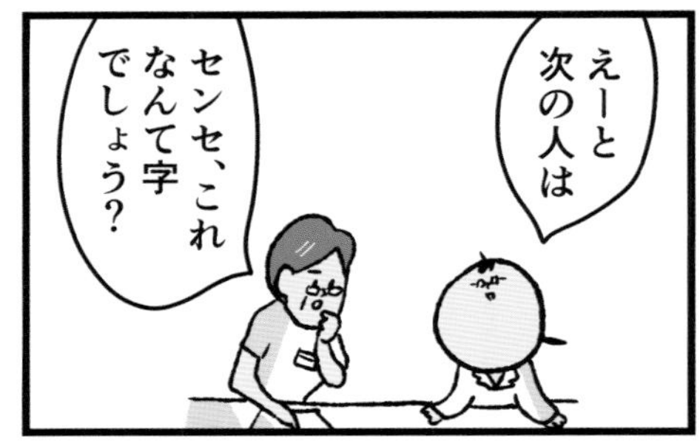

えーと次の人は
センセ、これなんて字でしょう？

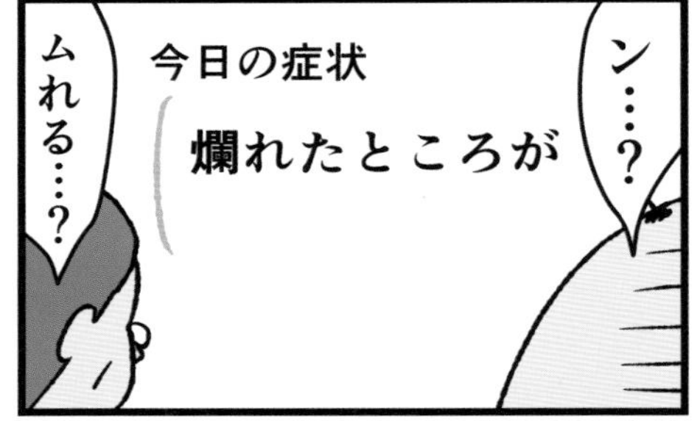

ン…？
今日の症状
爛れたところが
ムれる…？

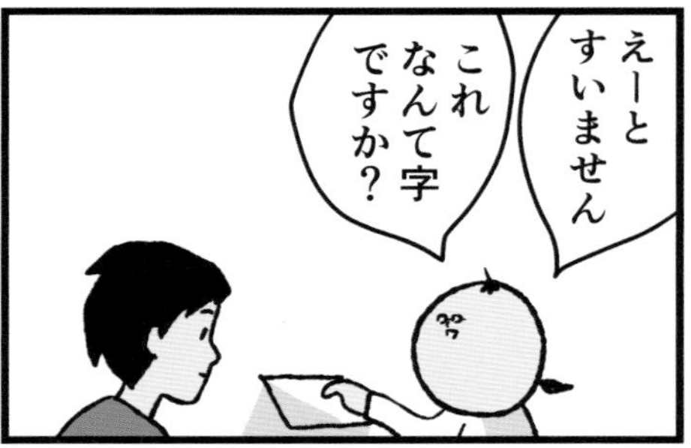

えーとすいません
これなんて字ですか？

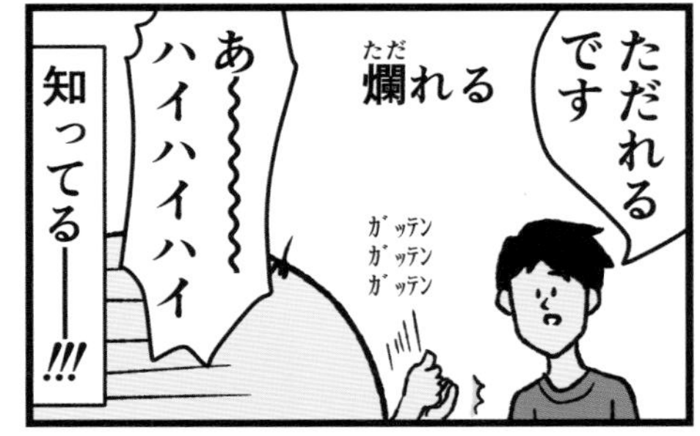

ただれるです
爛れる
あ〜〜〜〜ハイハイハイ
知ってる——!!!
ガッテン ガッテン ガッテン

問診票おもろすぎ

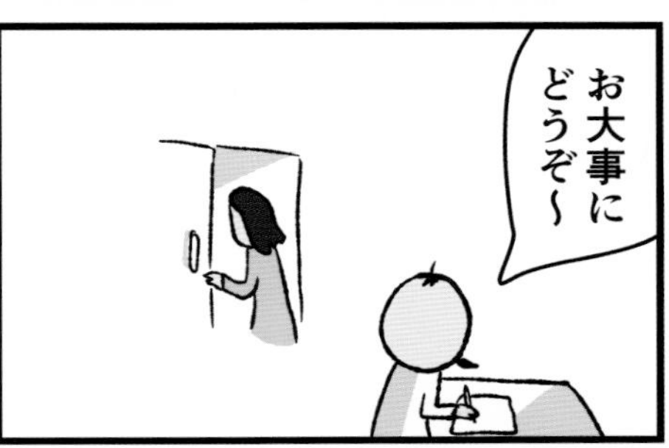
お大事にどうぞ〜

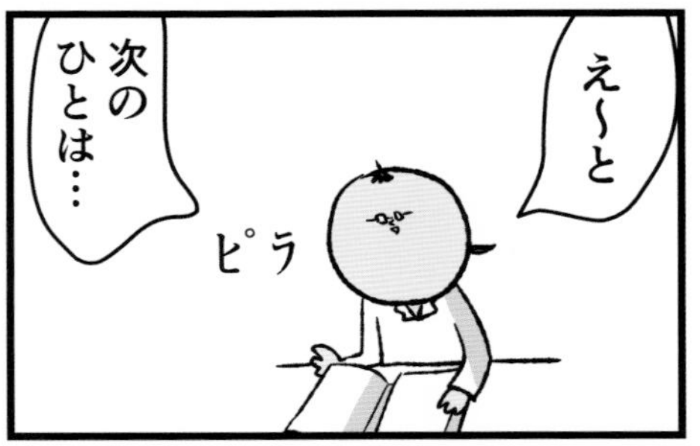
え〜と
次のひとは…
ピラ

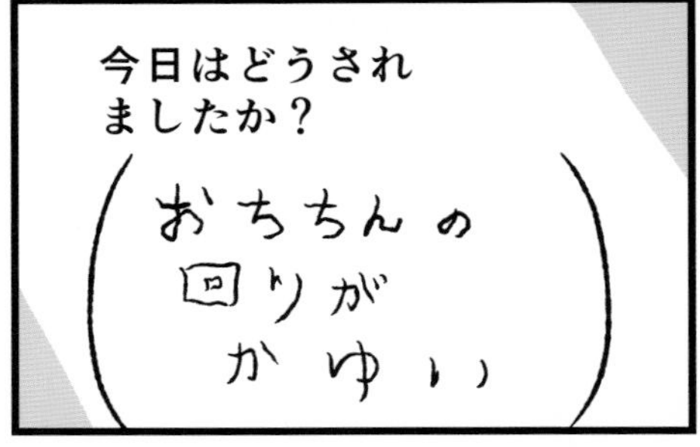
今日はどうされましたか？
おちちんの回りがかゆい

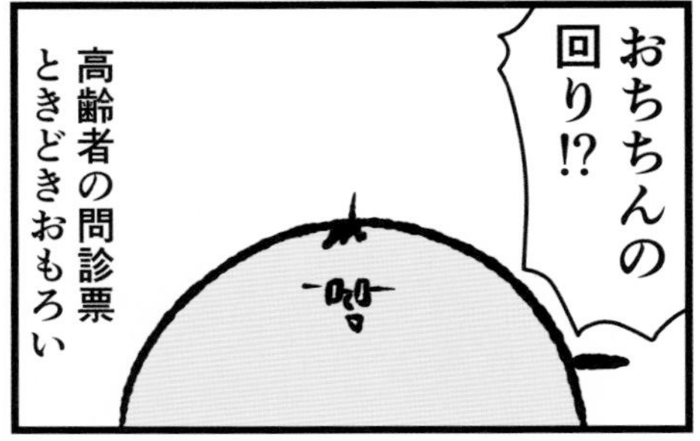
おちちんの回り!?
高齢者の問診票ときどきおもろい

問診票の職業欄

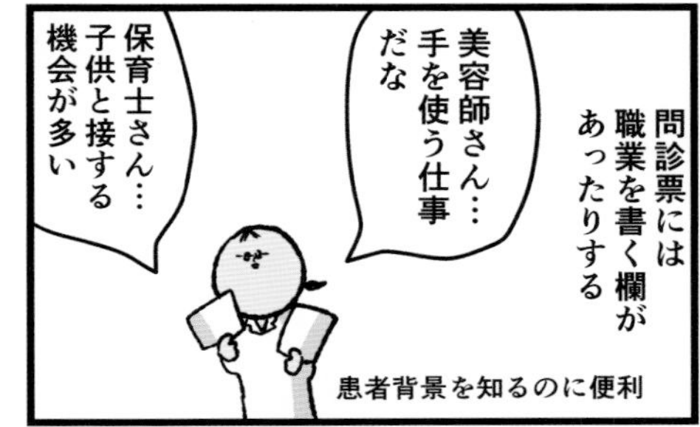
問診票には職業を書く欄があったりする
美容師さん…手を使う仕事だな
保育士さん…子供と接する機会が多い
患者背景を知るのに便利

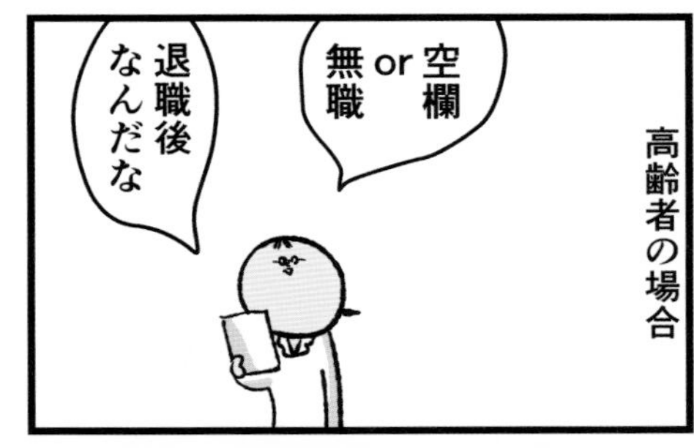
高齢者の場合
空欄 or 無職
退職後なんだな

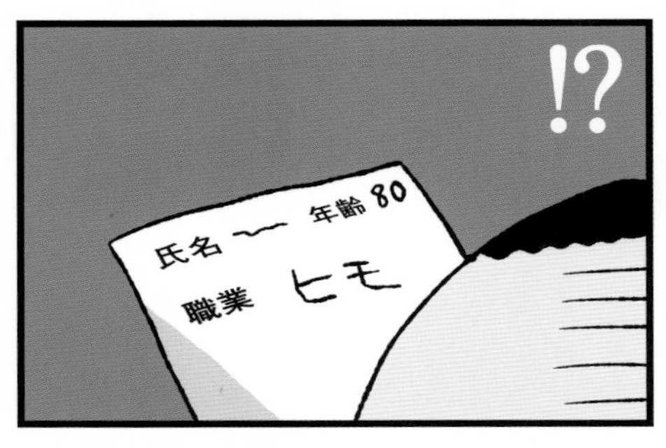
!?
氏名〜〜 年齢 80
職業 ヒモ

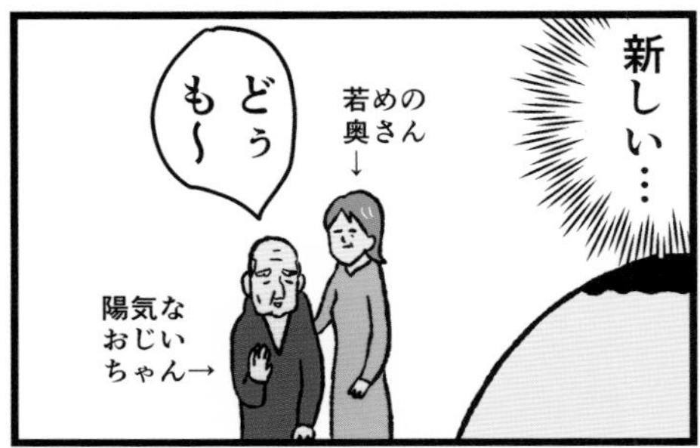
新しい…
若めの奥さん↓
どぅも〜
陽気なおじいちゃん→

医者もときどき怖い

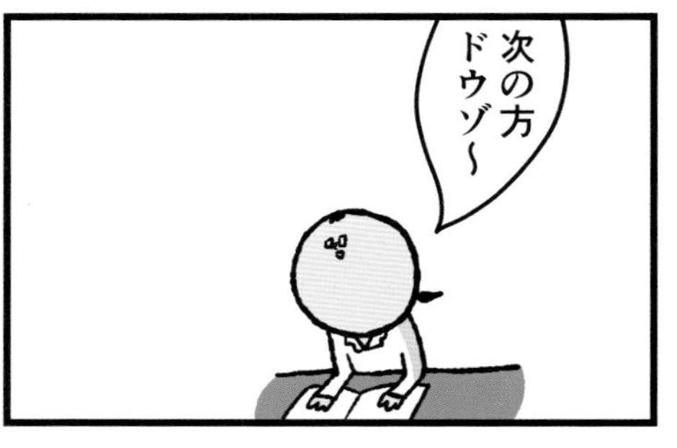
次の方
ドウゾ～

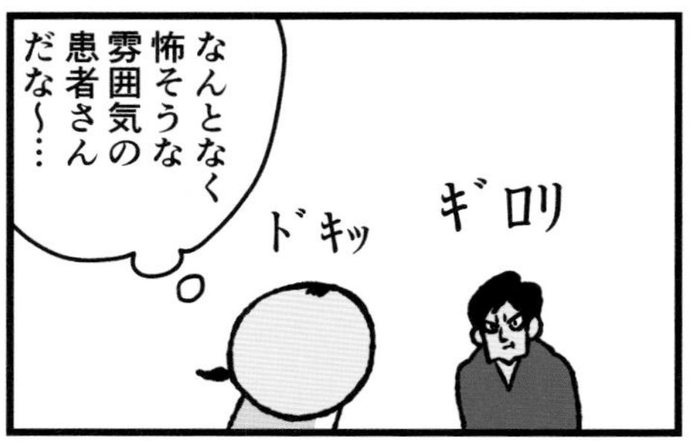
ギロリ
ドキッ
なんとなく
怖そうな
雰囲気の
患者さん
だな～…

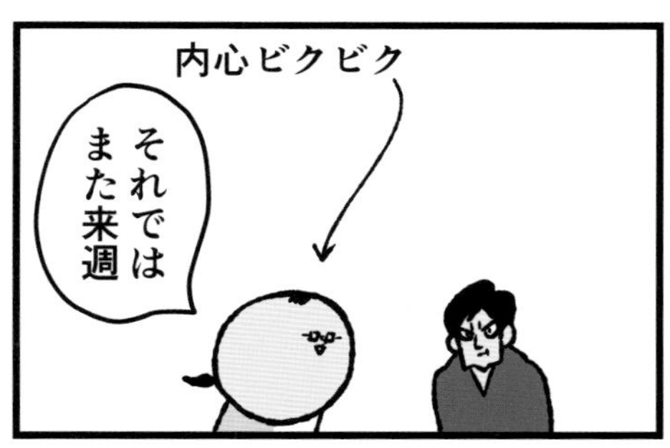
内心ビクビク
それでは
また来週

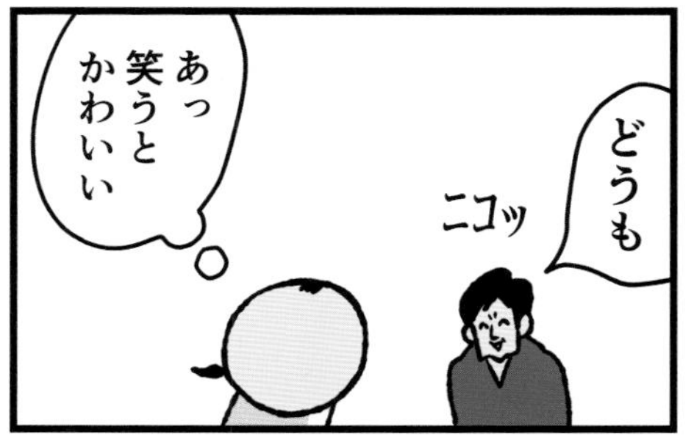
どうも
ニコッ
あっ
笑うと
かわいい

医者は怖くない

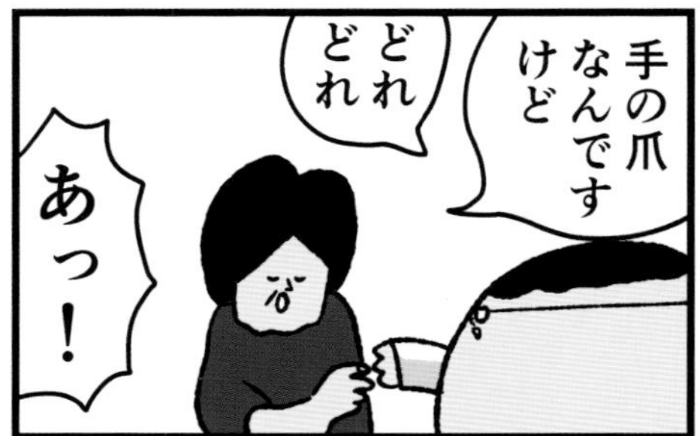
手の爪
なんです
けど
どれ
どれ
あっ！

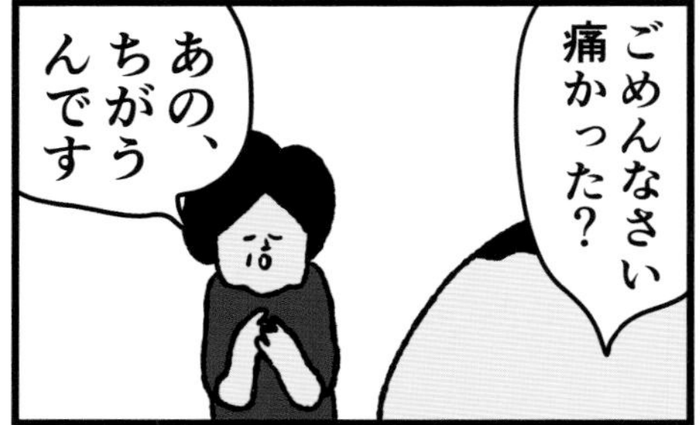
ごめんなさい
痛かった？
あの、
ちがう
んです

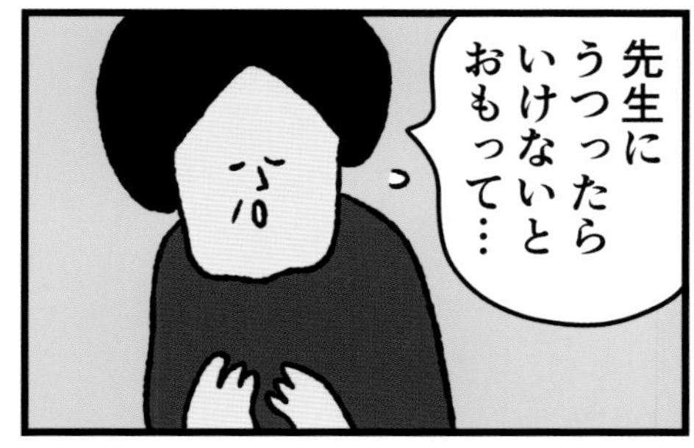
先生に
うつったら
いけないと
おもって…

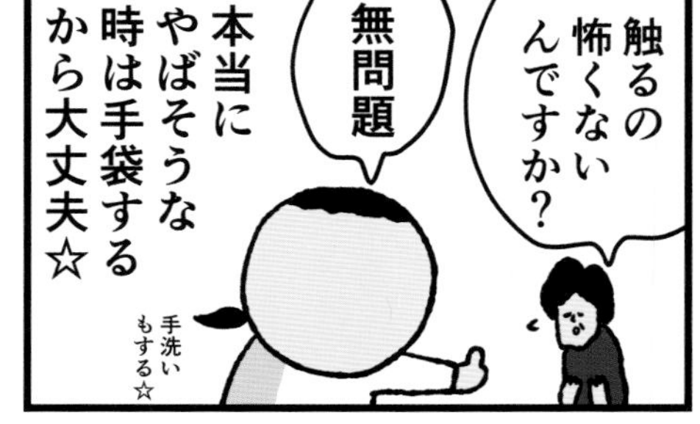
触るの
怖くない
んですか？
無問題
本当に
やばそうな
時は手袋する
から大丈夫☆
手洗い
もする☆

医者だって人間

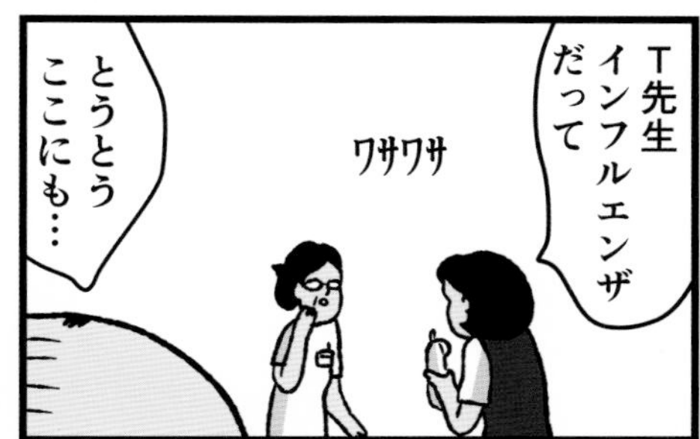
T先生
インフルエンザ
だって
ワサワサ
とうとう
ここにも…

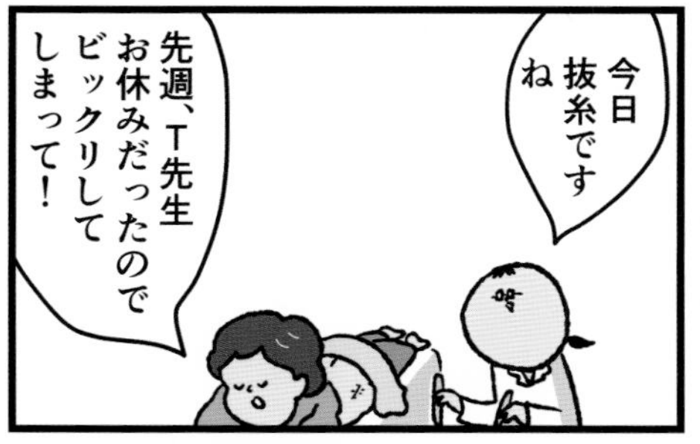
今日
抜糸です
ね
先週、T先生
お休みだったので
ビックリして
しまって!

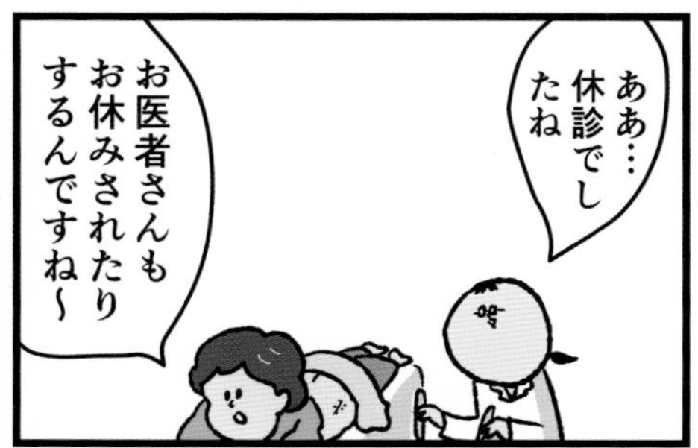
ああ…
休診でし
たね
お医者さんも
お休みされたり
するんですね〜

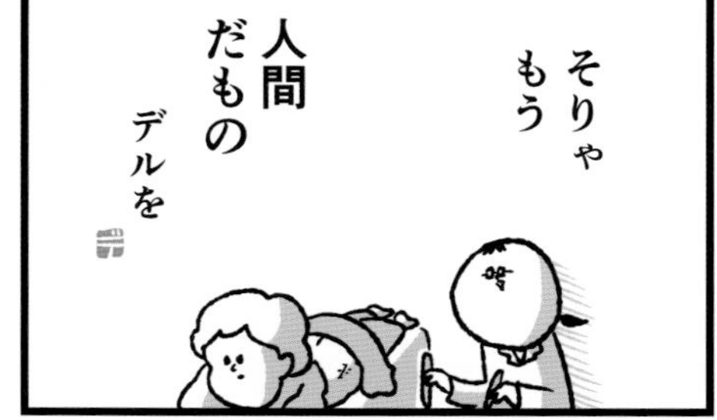
そりゃ
もう
人間
だもの
デルを

医者の下心

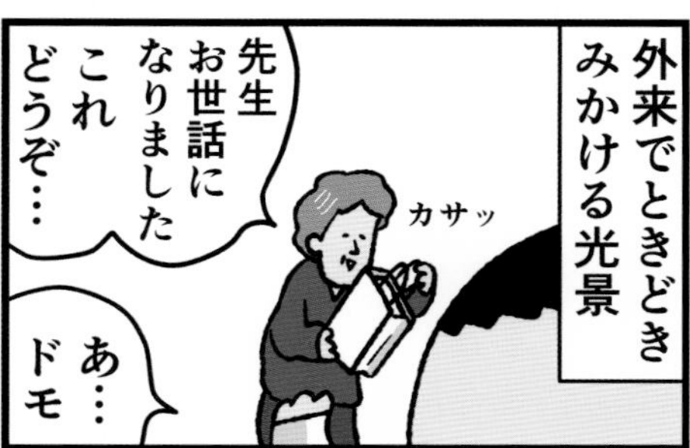
外来でときどき
みかける光景
先生
お世話に
なりました
これ
どうぞ…
カサッ
あ…
ドモ

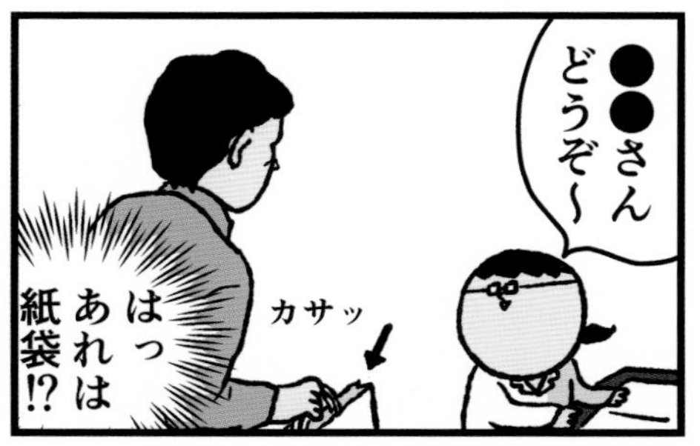
●●さん
どうぞ〜
カサッ
はっ
あれは
紙袋!?

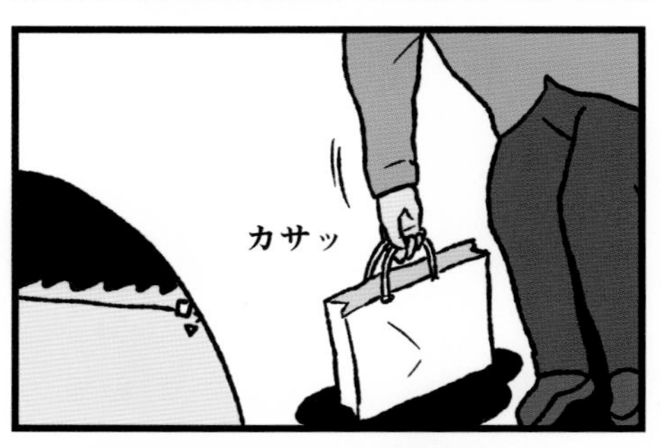
カサッ

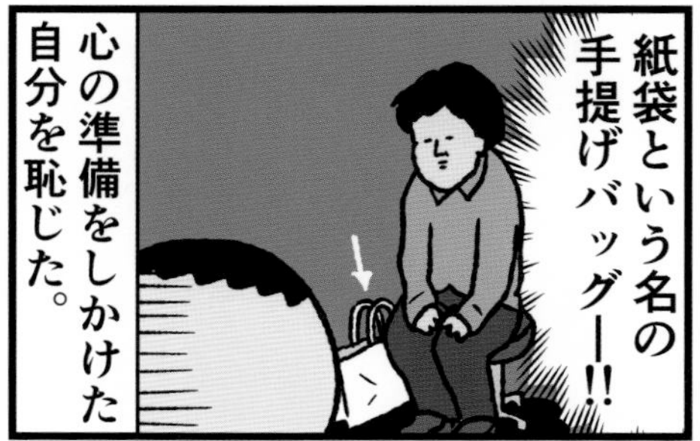
紙袋という名の
手提げバッグー!!
心の準備をしかけた
自分を恥じた。

頭皮の診察にありがち

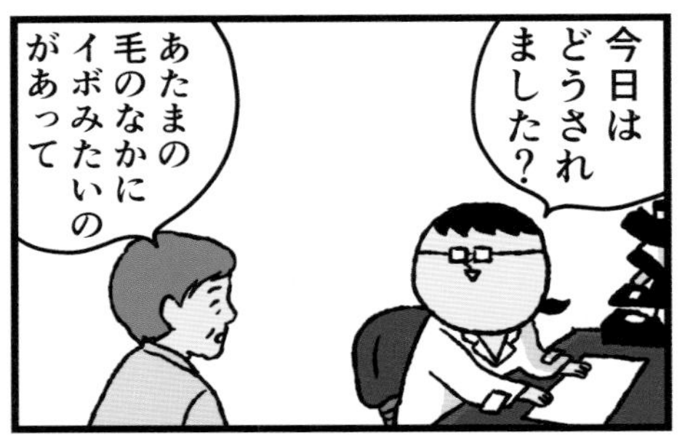
今日はどうされました？
あたまの毛のなかにイボみたいのがあって

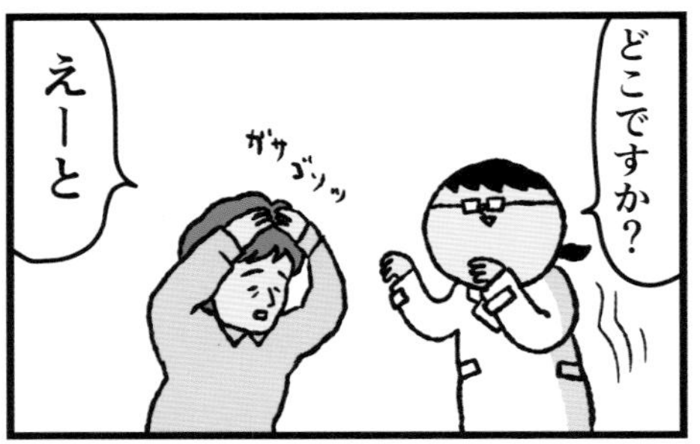
どこですか？
ガサゴソッ
えーと

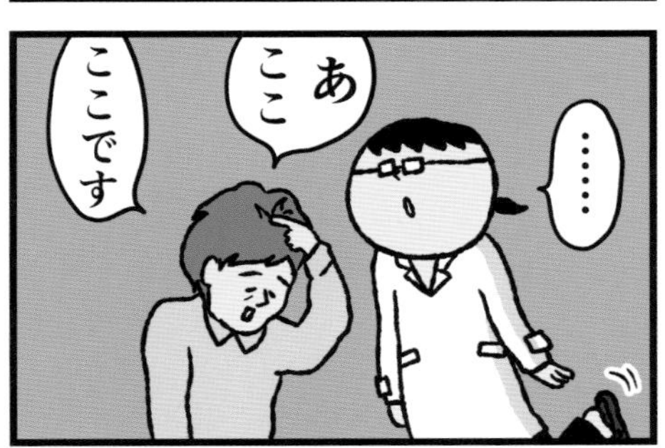
あここ
ここです
……

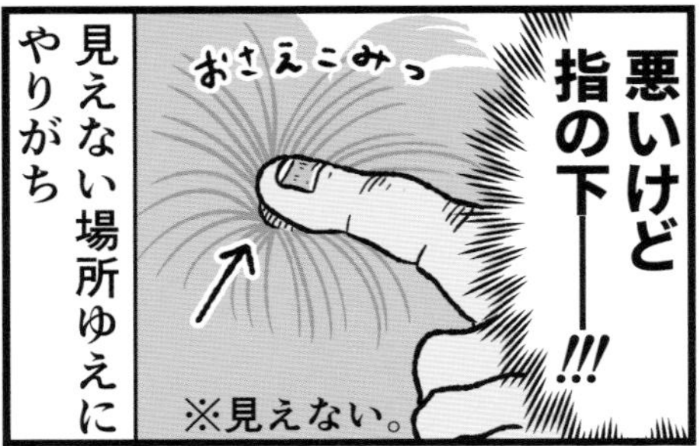
悪いけど指の下ーーー!!!
おさえこみっ
※見えない。
見えない場所ゆえにやりがち

女性の顔の診察にありがち

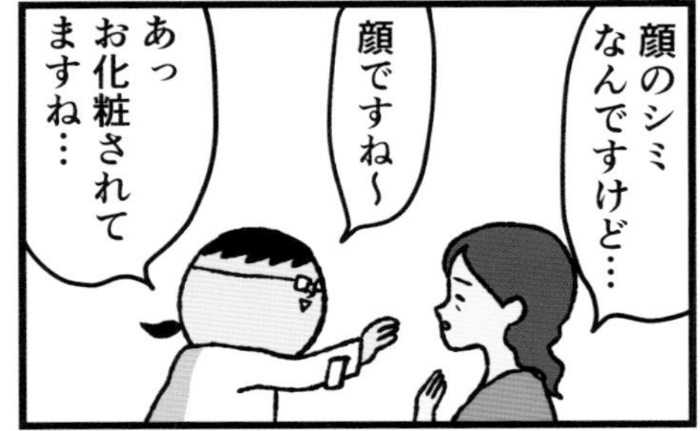
顔のシミなんですけど…
顔ですね〜
あっお化粧されてますね…

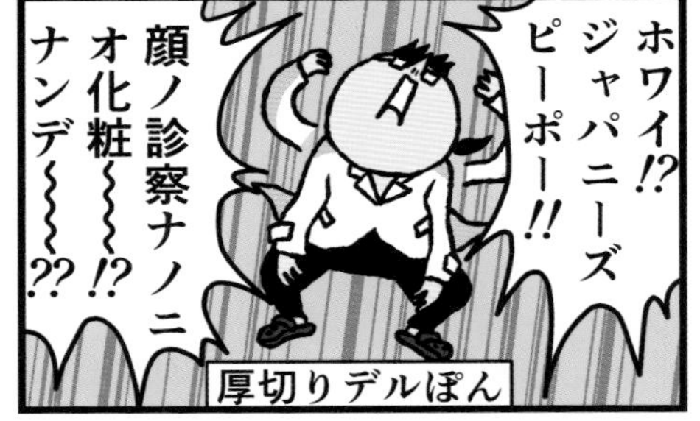
ホワイ!?ジャパニーズピーポー!!
顔ノ診察ナノニオ化粧〜〜〜!?ナンデ〜〜〜??
厚切りデルぽん

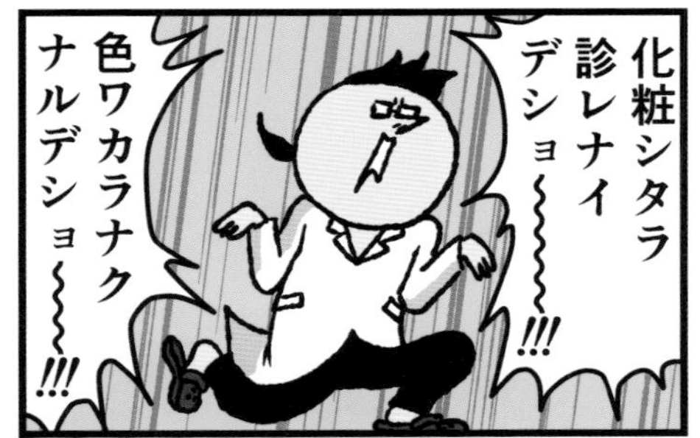
化粧シタラ診レナイデショ〜〜〜〜!!!
色ワカラナクナルデショ〜〜〜!!!

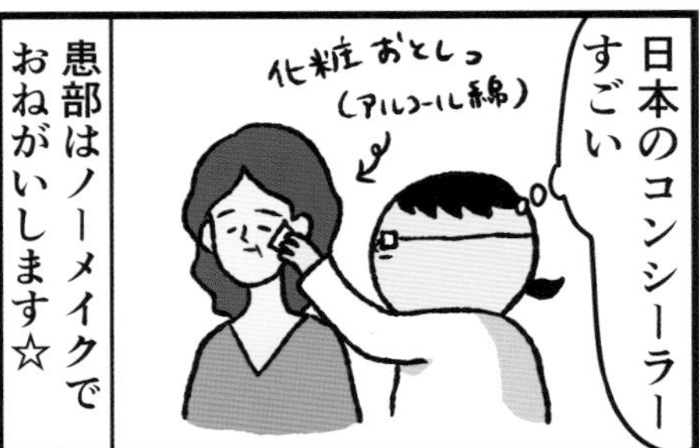
日本のコンシーラーすごい
化粧おとしっ（アルコール綿）
患部はノーメイクでおねがいします☆

休み明けの外来にありがち

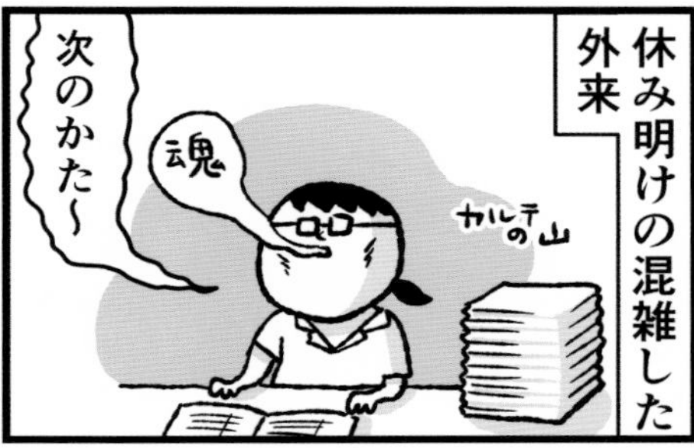

休み明けの混雑した外来
次のかた～
魂
カルテの山

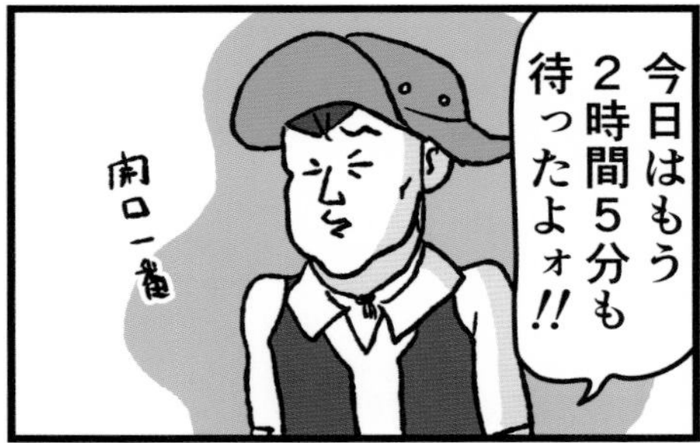

今日はもう2時間5分も待ったよォ!!
開口一番

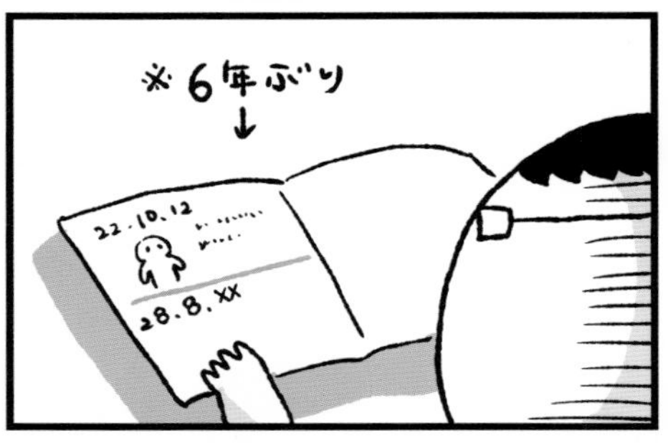

※6年ぶり
22.10.12
28.8.XX

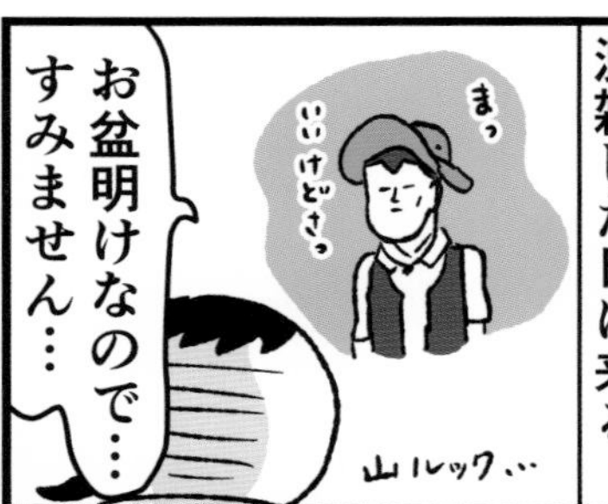

たまにしか来ない人に限ってなぜか混雑した日に来るー
お盆明けなので…すみません…
まっ
いいけどさっ
山ルック…

年末の救急にありがち

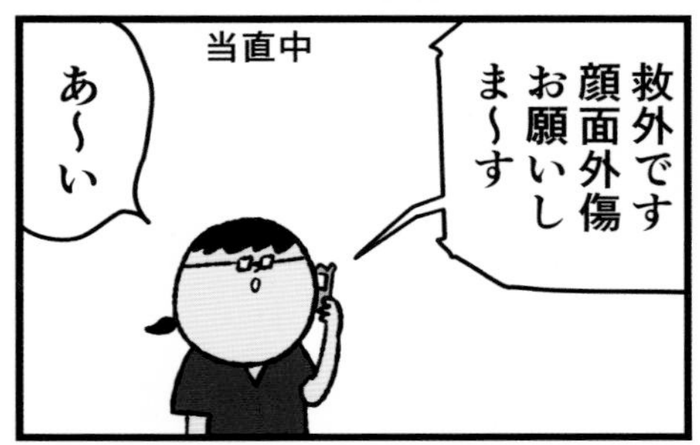

当直中
救外です顔面外傷お願いしま～す
あ～い

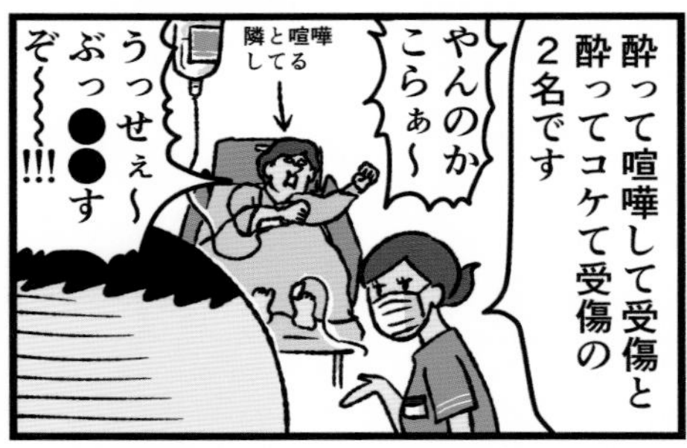

酔って喧嘩して受傷と酔ってコケて受傷の2名です
やんのかこらぁ～
隣と喧嘩してる
うっせぇ～ぶっ●●すぞ～～!!!

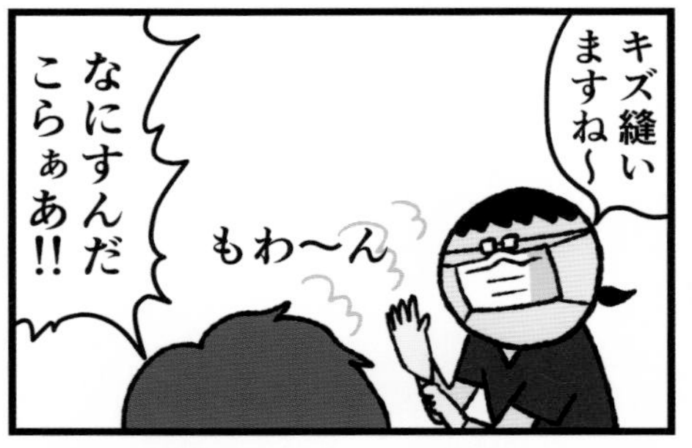

キズ縫いますね～
もわ～ん
なにすんだこらぁあ!!

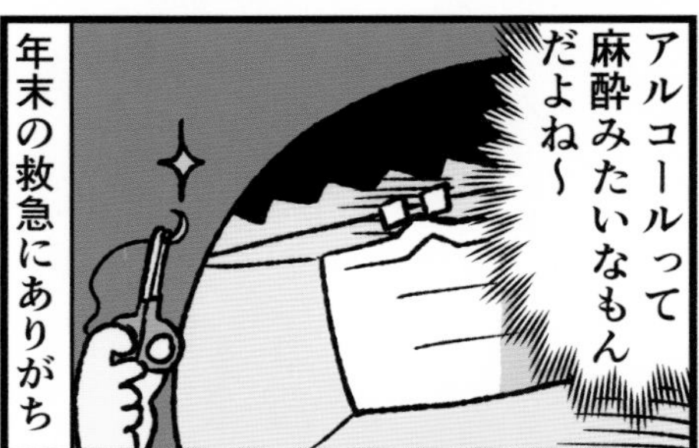

アルコールって麻酔みたいなもんだよね～
年末の救急にありがち

言葉の壁①

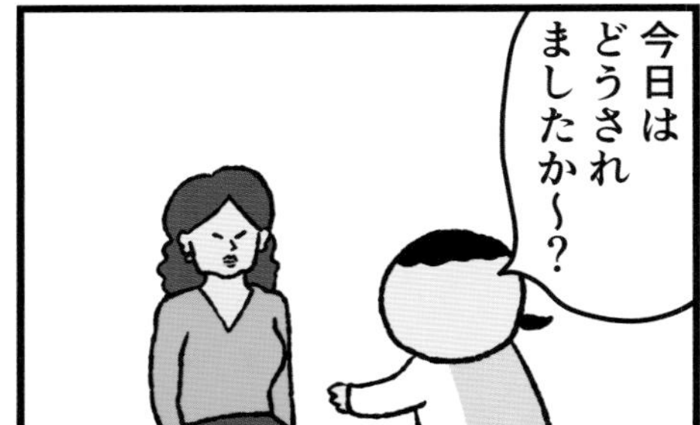
今日は
どうされ
ましたか〜？

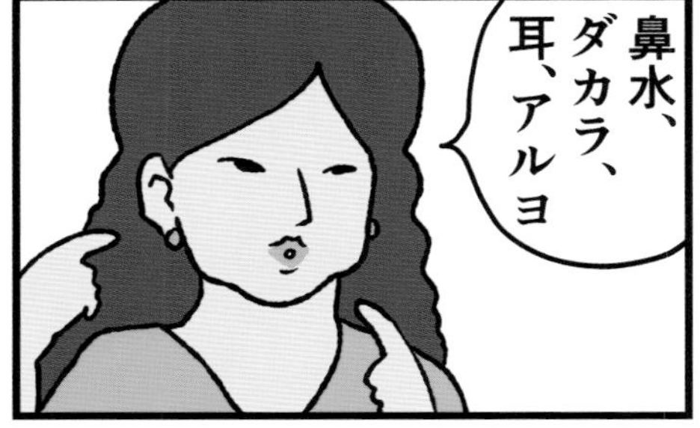
鼻水、
ダカラ、
耳、アルヨ

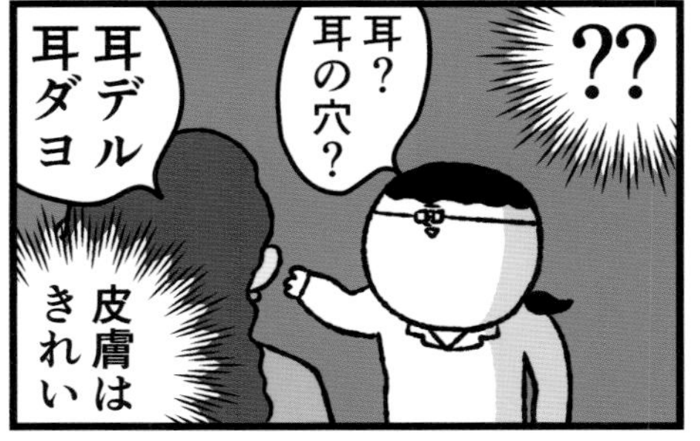
？？
耳？
耳の穴？
耳デル
耳ダヨ
皮膚は
きれい

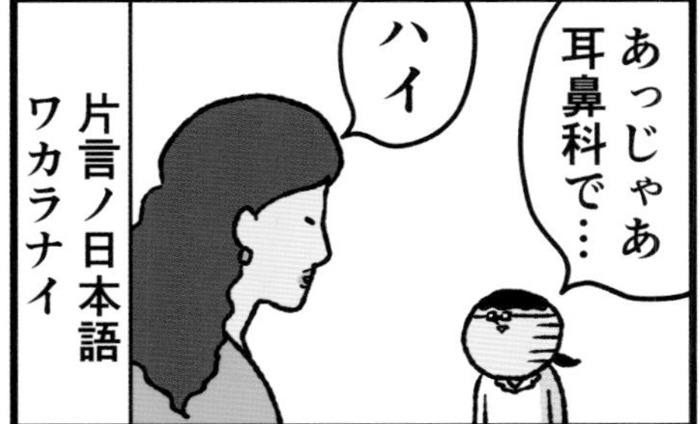
あっじゃあ
耳鼻科で…
ハイ
片言ノ日本語
ワカラナイ

言葉の壁②

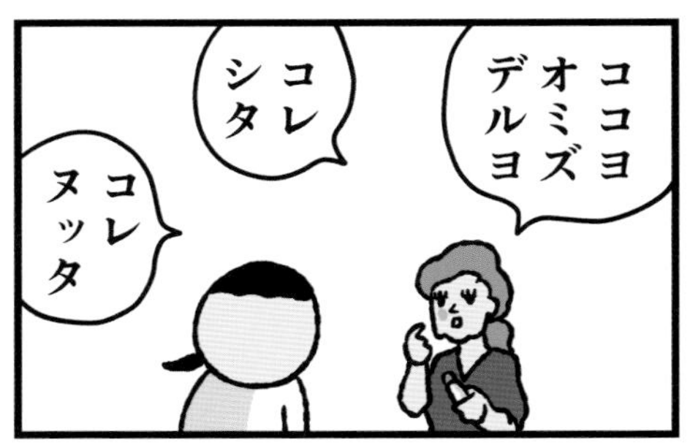
ココヨ
オミズ
デルヨ
コレ
シタ
コレ
ヌッタ

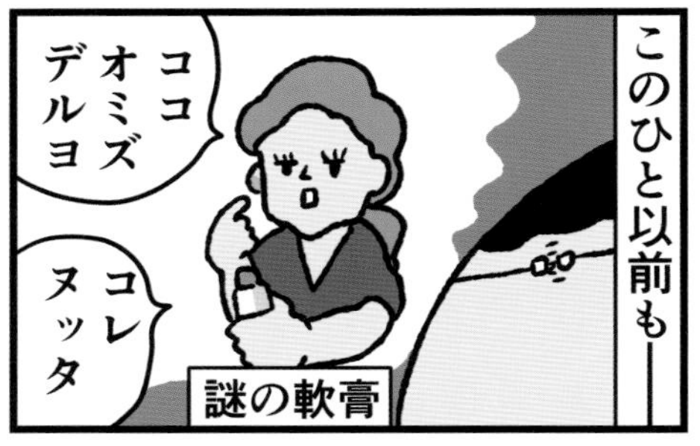
このひと以前も——
ココ
オミズ
デルヨ
コレ
ヌッタ
謎の軟膏

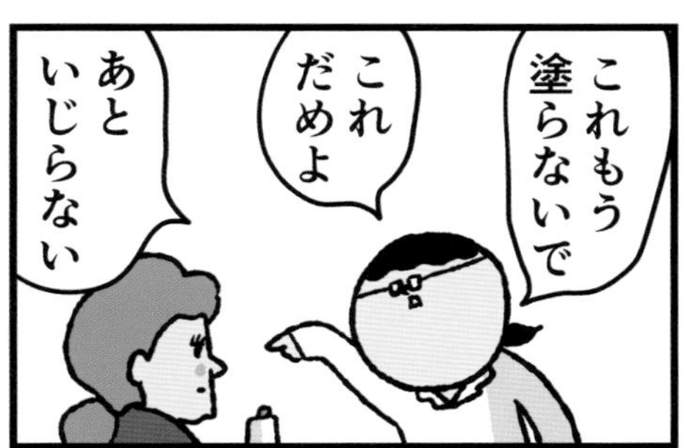
これもう
塗らないで
これ
だめよ
あと
いじらない

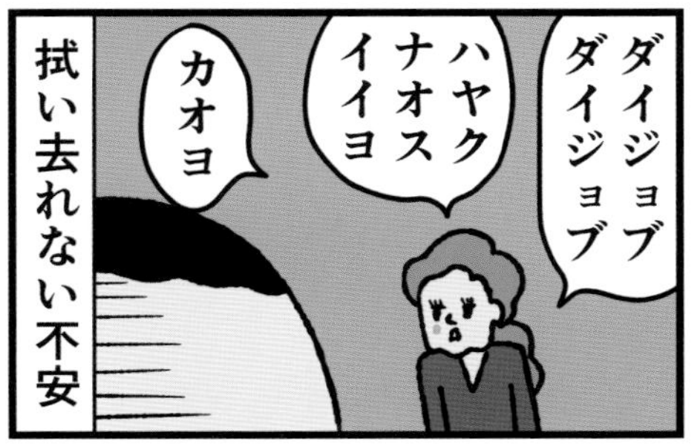
ダイジョブ
ダイジョブ
ハヤク
ナオス
イイヨ
カオヨ
拭い去れない不安

通じてなかった!?

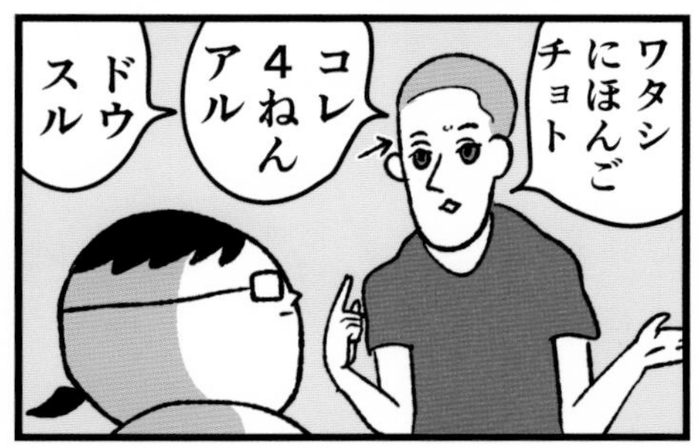
ワタシ
にほんご
チョト
コレ
4ねん
アル
ドウ
スル

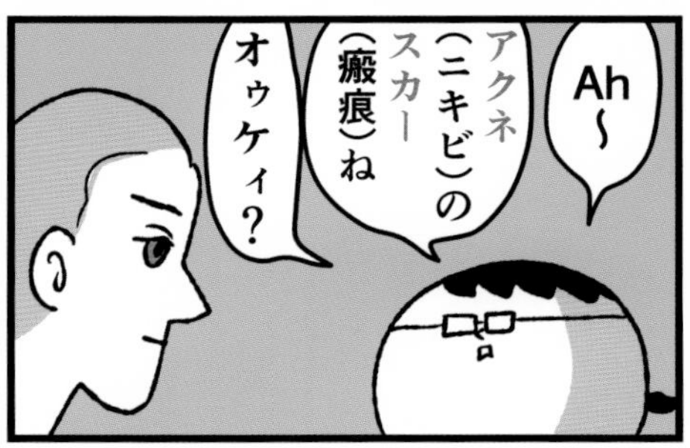
Ah〜
アクネ
（ニキビ）の
スカー
（瘢痕）ね
オゥケィ?

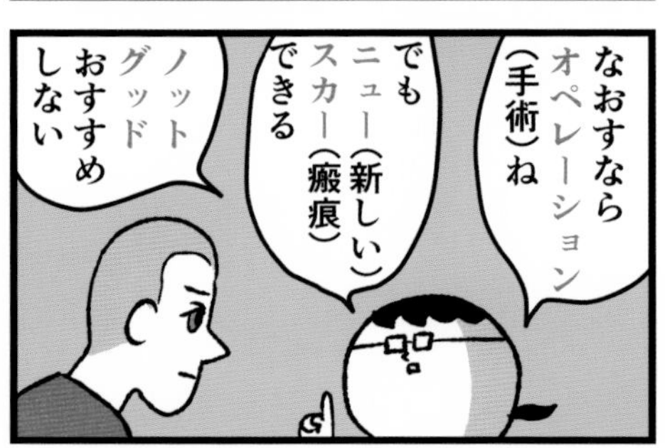
なおすなら
オペレーション
（手術）ね
でも
ニュー（新しい）
スカー（瘢痕）
できる
ノット
グッド
おすすめ
しない

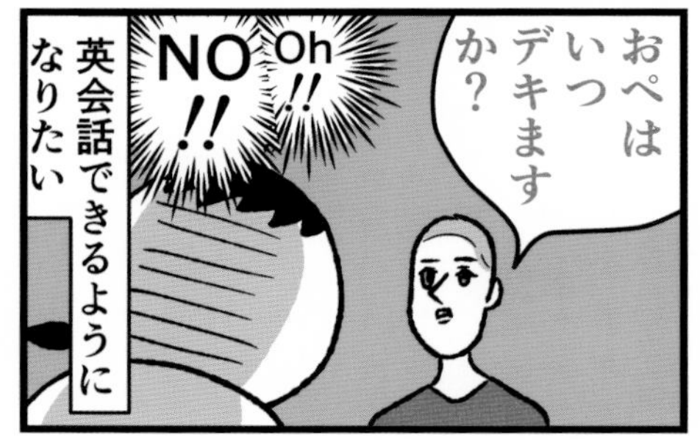
おペは
いつ
デキます
か?
Oh!!
NO!!
英会話できるように
なりたい

ありがたい裏切り

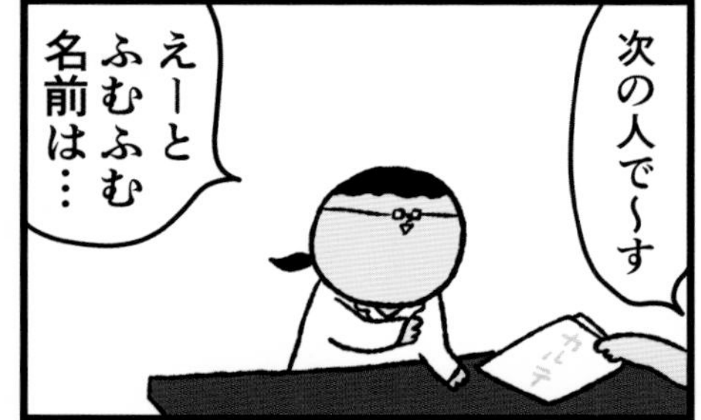
次の人で〜す
えーと
ふむふむ
名前は…
カルテ

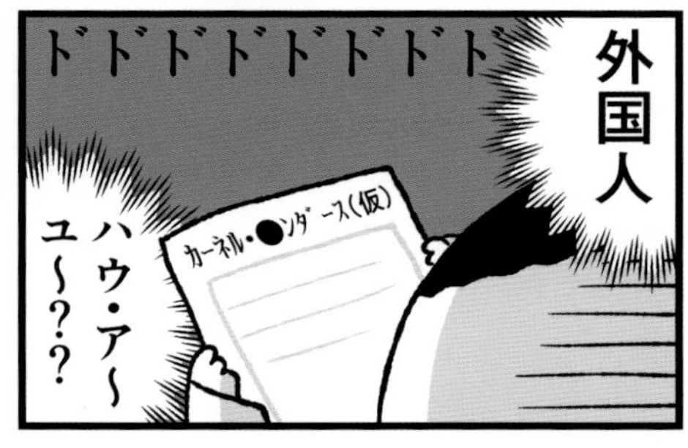
外国人
ドドドドドドドド
カーネル・●ンダース（仮）
ハウ・ア〜
ユ〜?-?

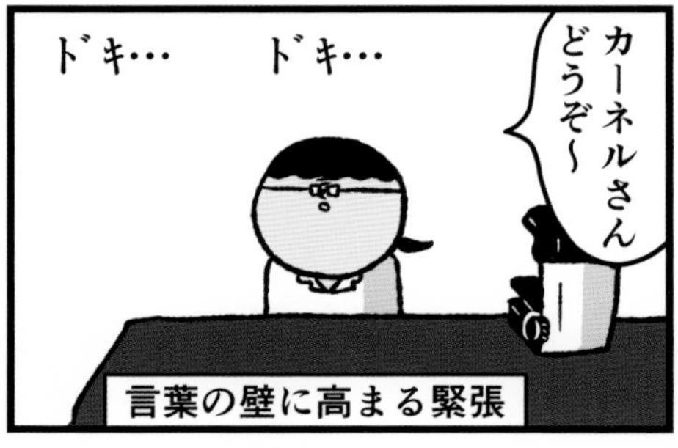
カーネルさん
どうぞ〜
ドキ…
ドキ…
言葉の壁に高まる緊張

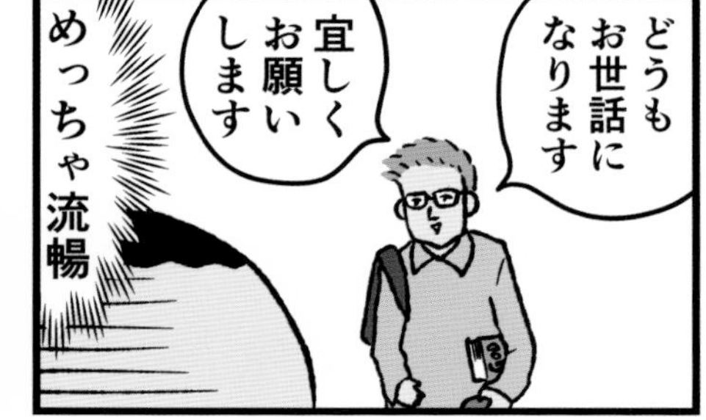
どうも
お世話に
なります
宜しく
お願い
します
めっちゃ流暢

かわいすぎるお子さん

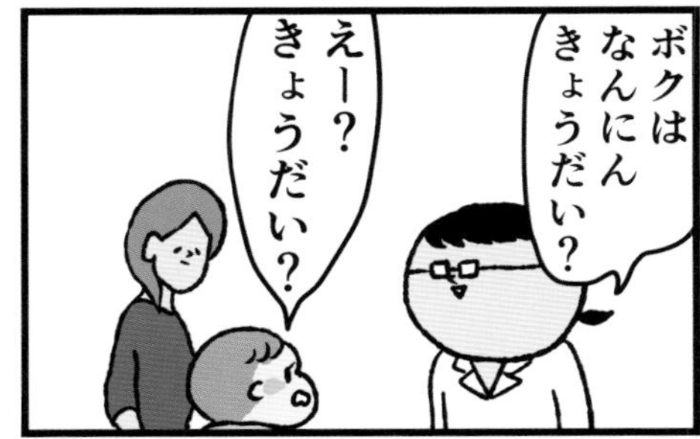
ボクはなんにんきょうだい？
えー？きょうだい？

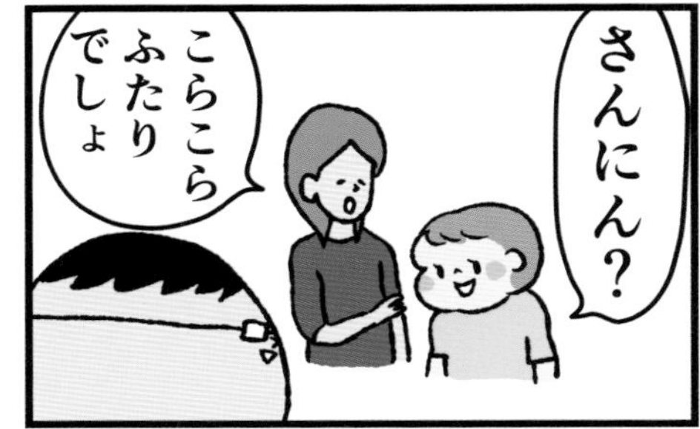
さんにん？
こらこらふたりでしょ

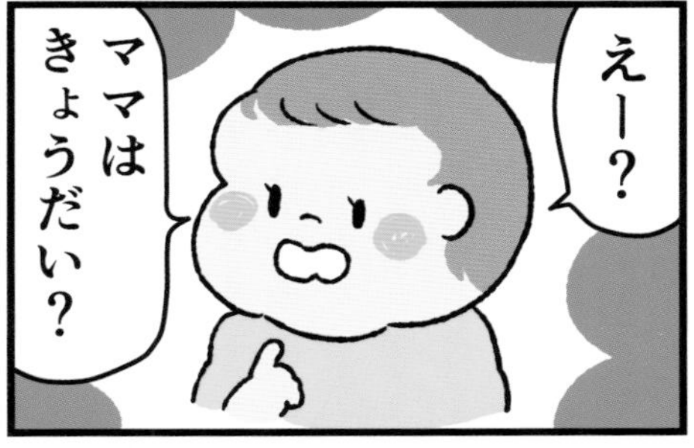
えー？
ママはきょうだい？

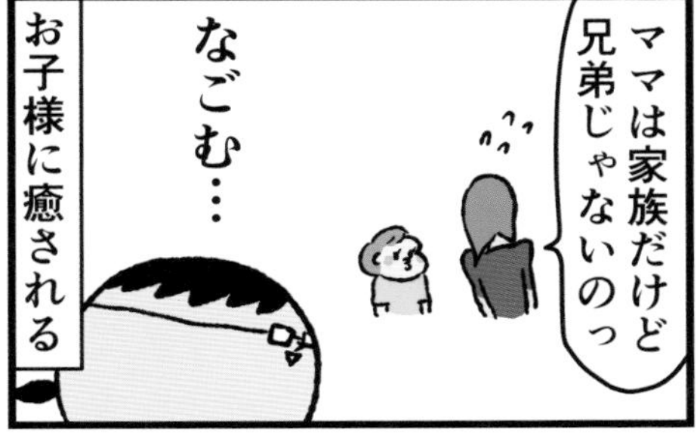
ママは家族だけど兄弟じゃないのっ
なごむ…
お子様に癒される

律儀なお子さん

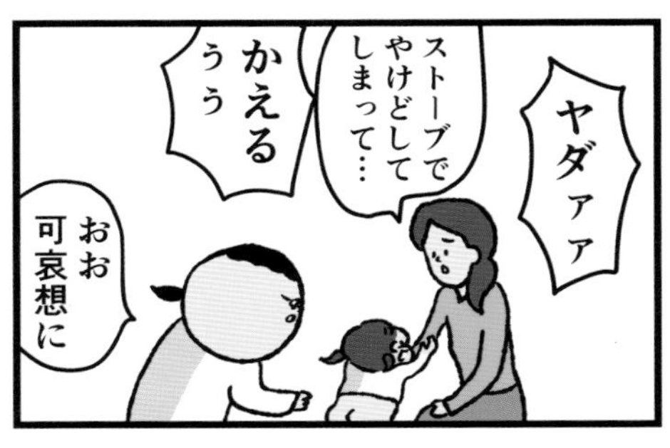
ヤダァァ
ストーブでやけどしてしまって…
かえるぅぅ
おお可哀想に

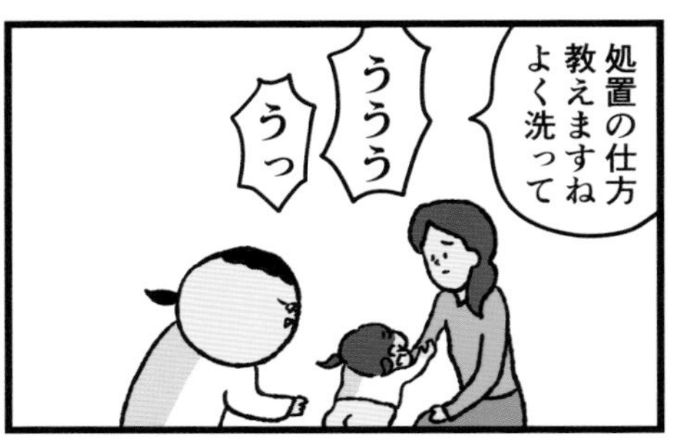
処置の仕方教えますねよく洗って
ううう
うっ

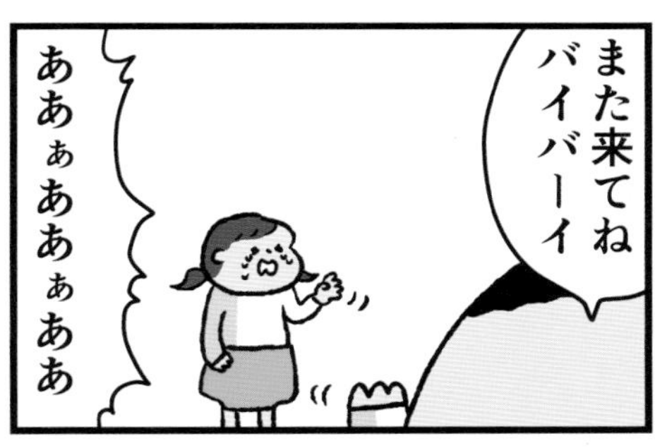
また来てねバイバーイ
ああぁああぁああ

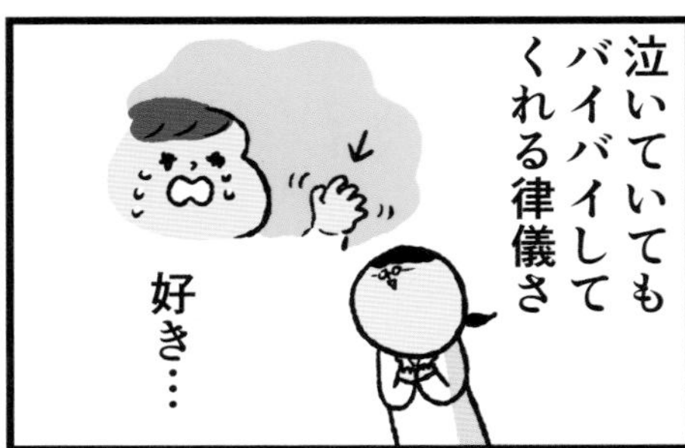
泣いていてもバイバイしてくれる律儀さ
好き…

下ネタ好きのお子さん

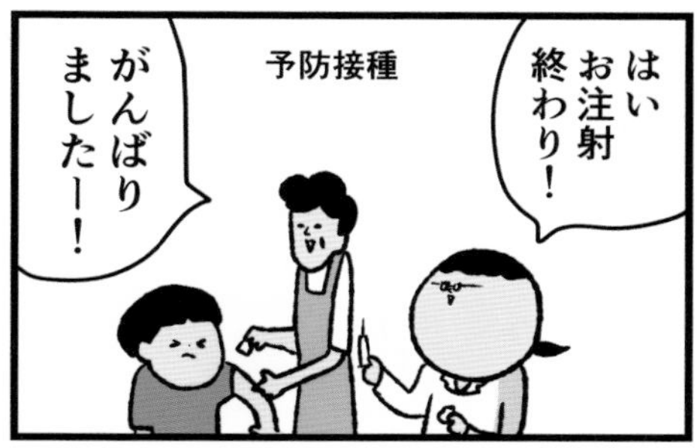

はい
お注射
終わり！
予防接種
がんばり
ましたー！

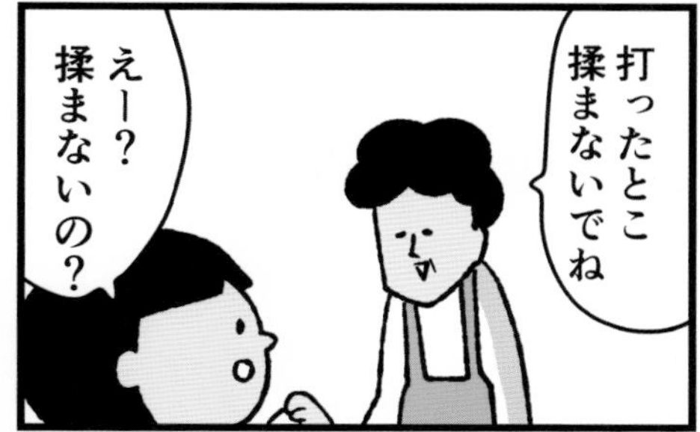

打ったとこ
揉まないでね
えー？
揉まないの？

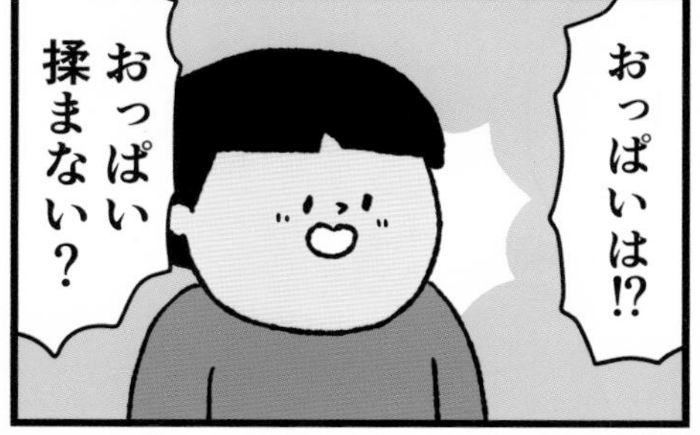

おっぱいは!?
おっぱい
揉まない？

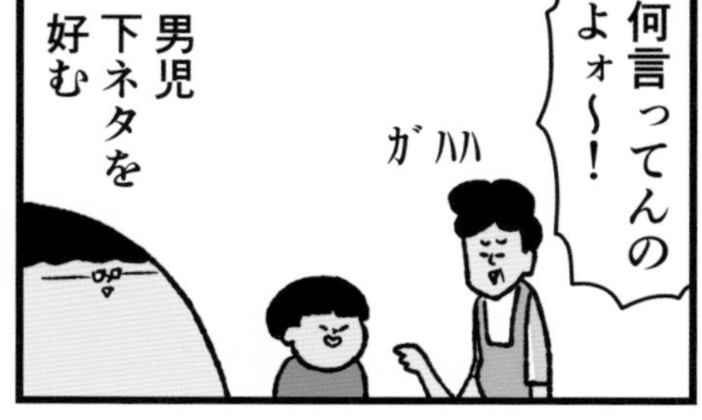

何言ってんの
よォ～！
ガハハ
男児
下ネタを
好む

おしゃまなお子さん

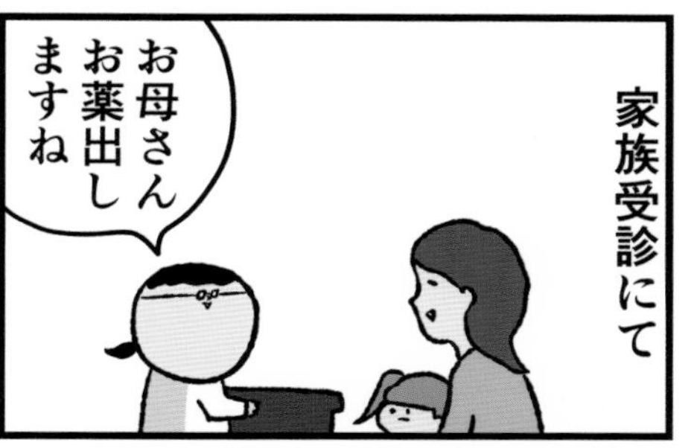

家族受診にて
お母さん
お薬出し
ますね

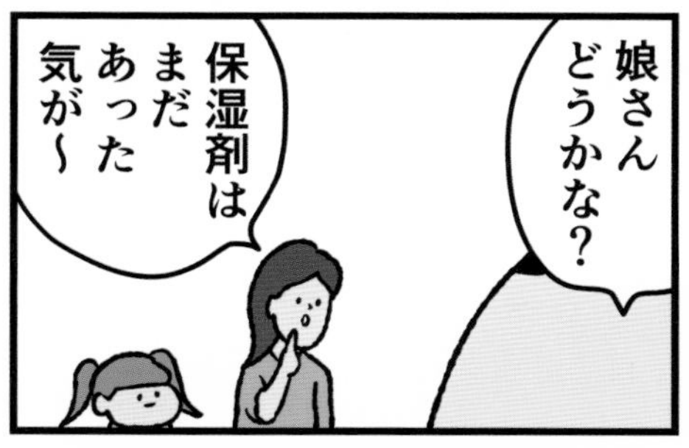

娘さん
どうかな？
保湿剤は
まだ
あった
気が～

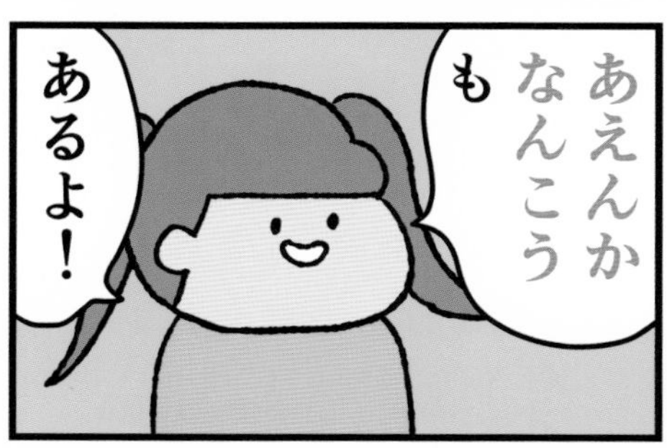

あえんか
なんこう
も
あるよ！

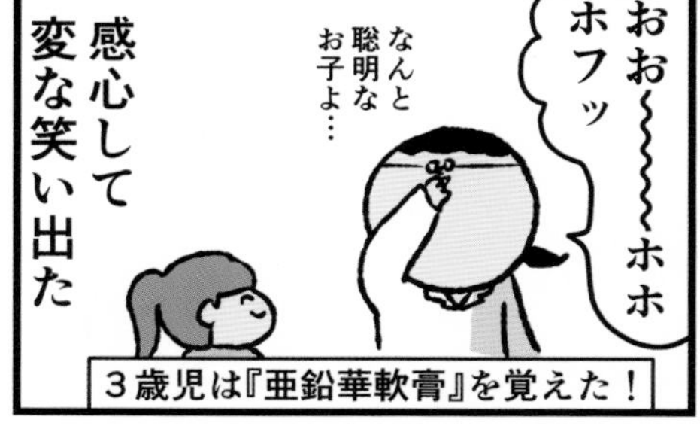

おお～～～～ホホ
ホフッ
なんと
聡明な
お子よ…
感心して
変な笑い出た
3歳児は『亜鉛華軟膏』を覚えた！

「これ塗ってました」

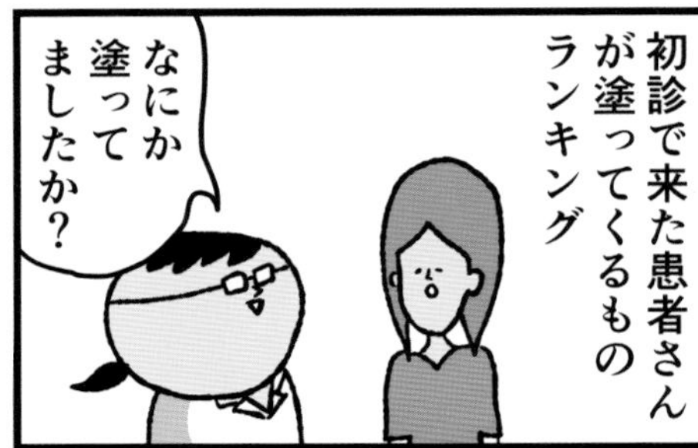

初診で来た患者さんが塗ってくるものランキング
なにか塗ってましたか？

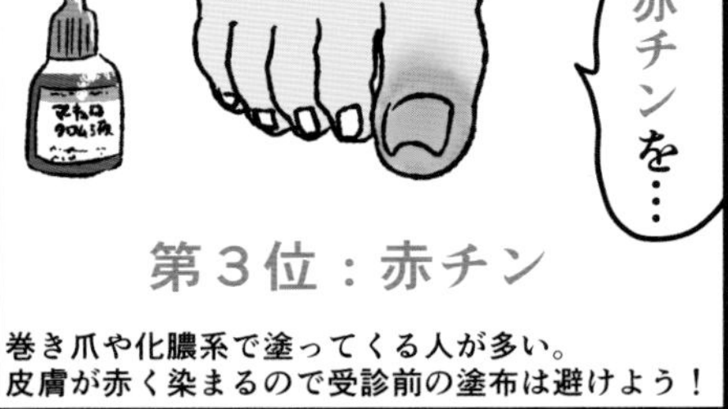

赤チンを・・・
第３位：赤チン
巻き爪や化膿系で塗ってくる人が多い。
皮膚が赤く染まるので受診前の塗布は避けよう！

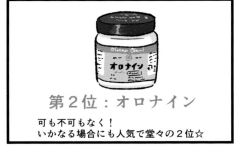

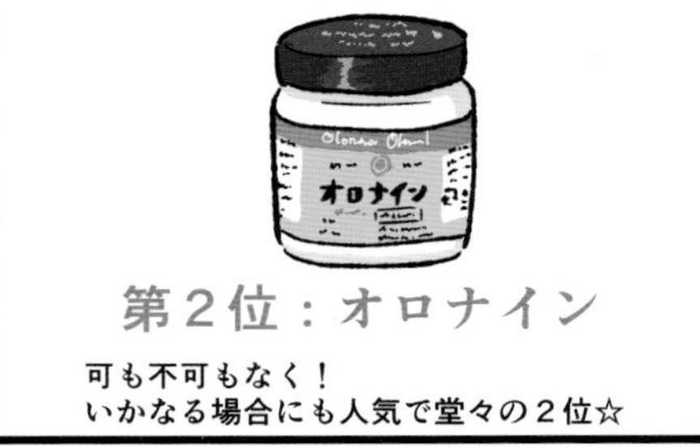

オロナイン
第２位：オロナイン
可も不可もなく！
いかなる場合にも人気で堂々の２位☆

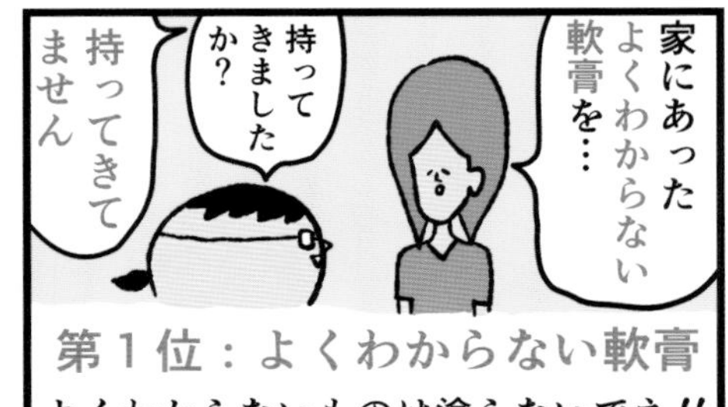

家にあったよくわからない軟膏を・・・
持ってきましたか？
持ってきてません
第１位：よくわからない軟膏
よくわからないものは塗らないでネ!!

「お背中見せてください」

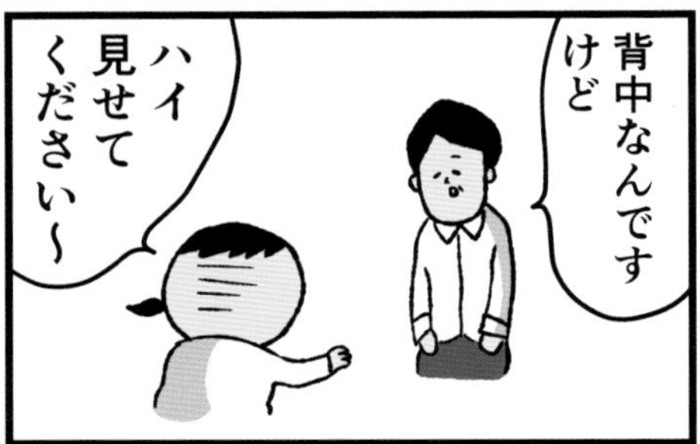

背中なんですけど
ハイ見せてくださいー

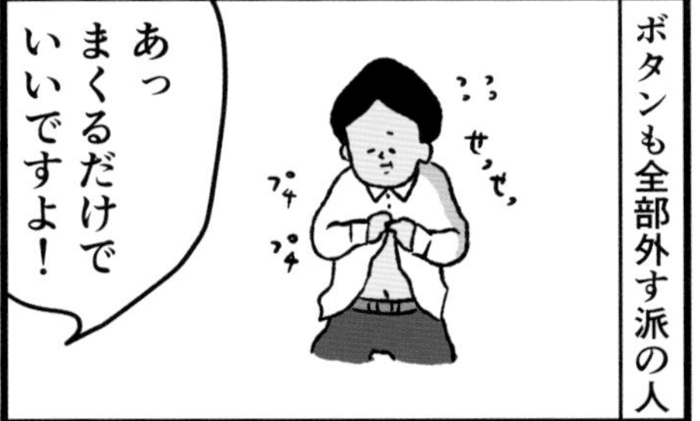

ボタンも全部外す派の人
せっせっ
プチ
プチ
あっまくるだけでいいですよ！

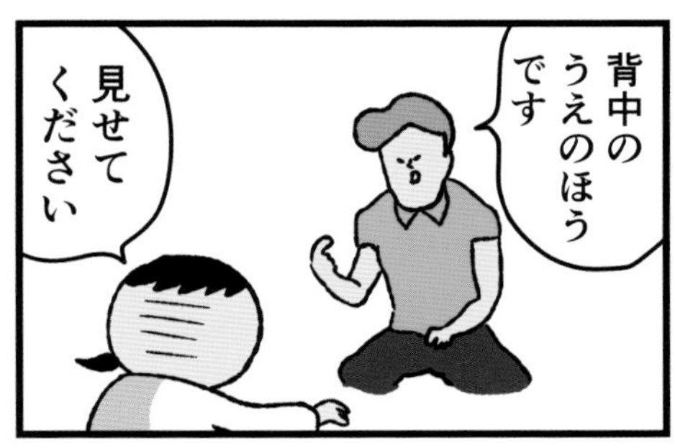

背中のうえのほうです
見せてください

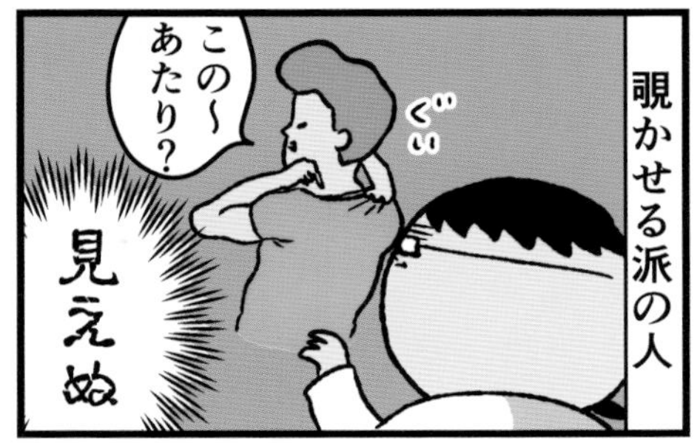

覗かせる派の人
この〜あたり？
ぐい
見えぬ

強そうな病名選手権

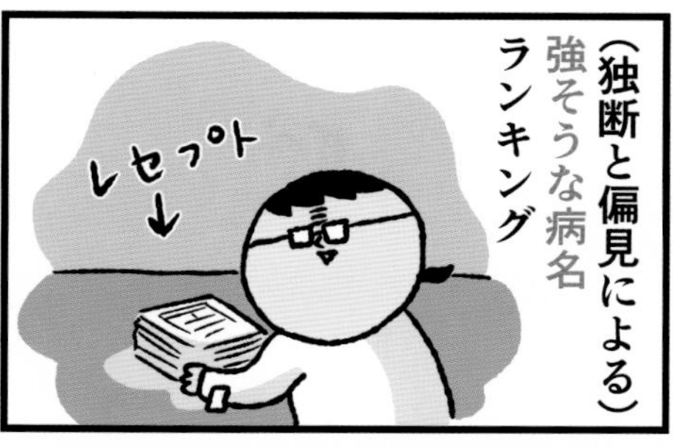

強そうな病名ランキング
(独断と偏見による)
レセプト

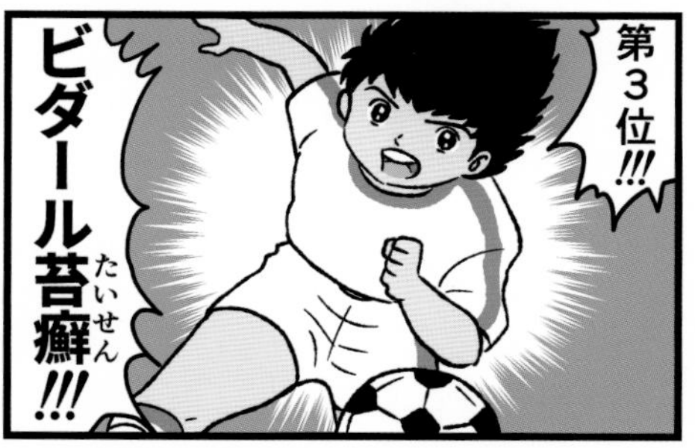

第3位!!!
ビダール苔癬(たいせん)!!!

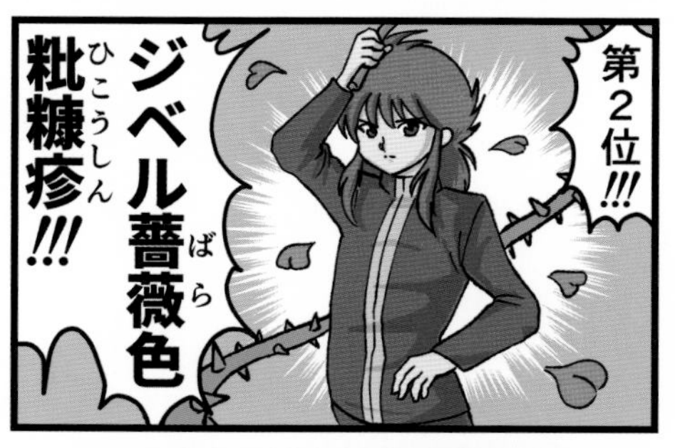

第2位!!!
ジベル薔薇色(ばら)粃糠疹(ひこうしん)!!!

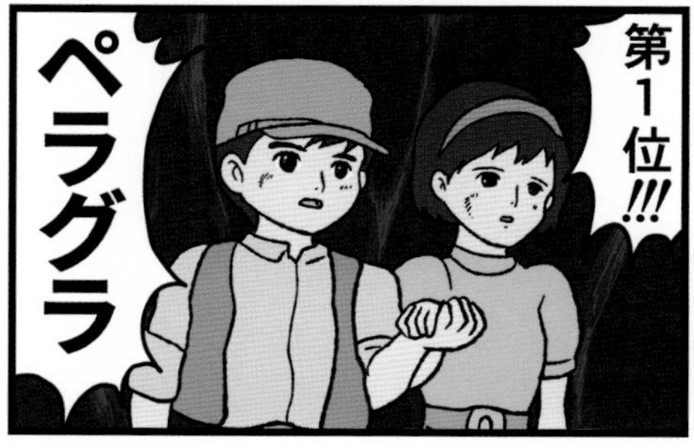

第1位!!!
ペラグラ

予報接種にみる腕の出し方

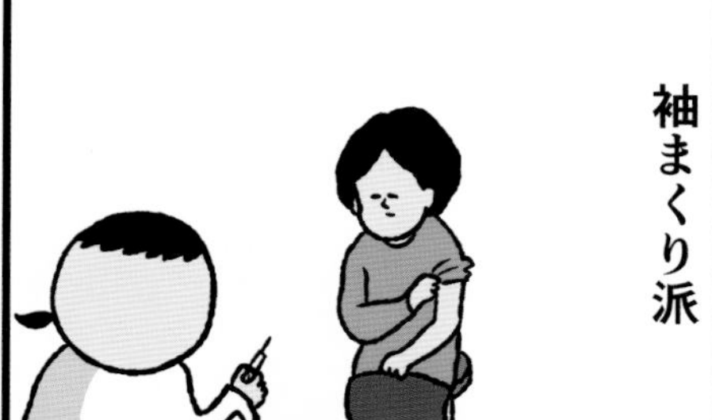

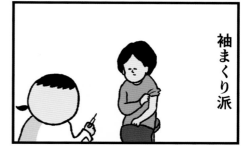

袖まくり派

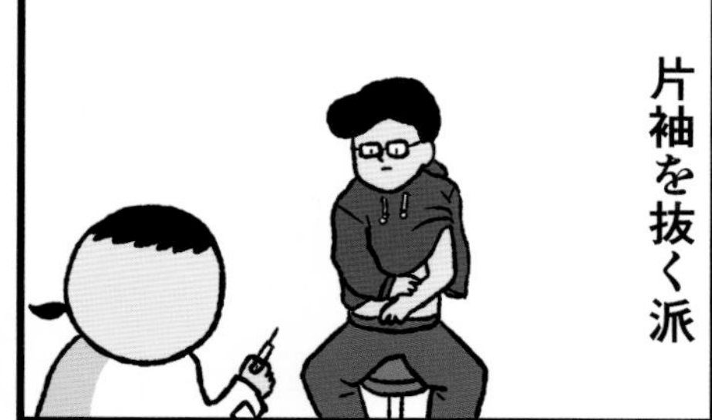

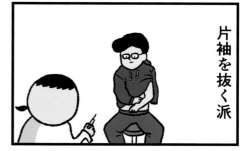

片袖を抜く派

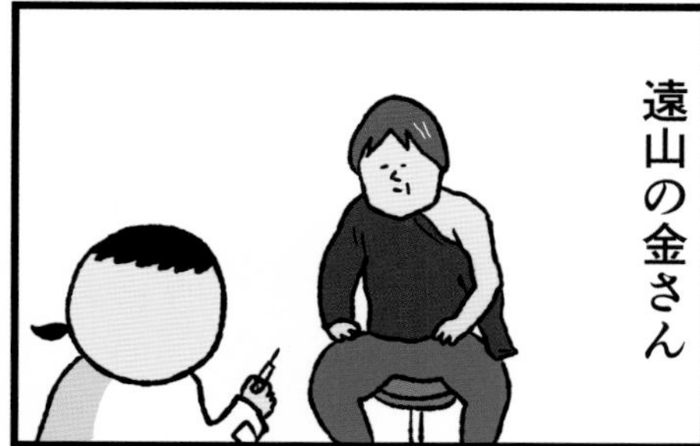

遠山の金さん

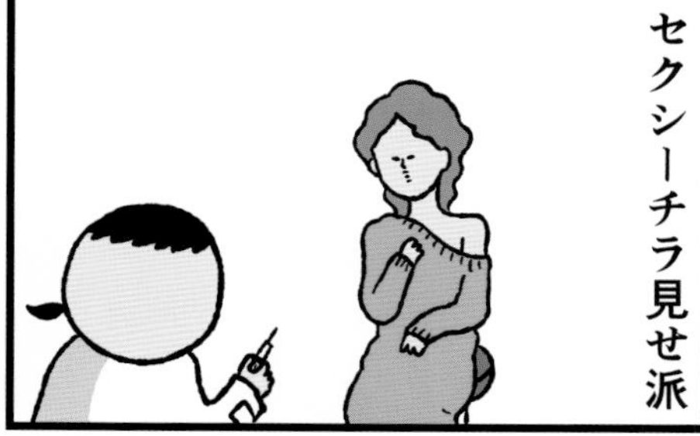

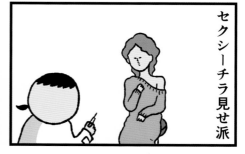

セクシーチラ見せ派

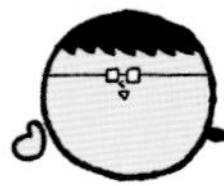

「ビダール苔癬」は、痒みが強く、皮膚が分厚くなる慢性湿疹。「ジベル薔薇色粃糠疹」は、ばら色の紅斑が全身にクリスマスツリー状に出現する皮膚疾患。「ペラグラ」とは、ナイアシン(ビタミンＢ３)が欠乏することで、皮膚炎や下痢、認知症を起こす疾患。

軟膏がなくなるパターン

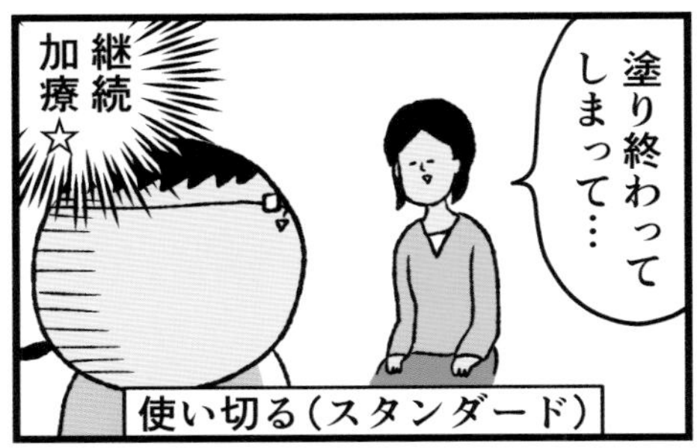
塗り終わってしまって…
継続加療☆
使い切る（スタンダード）

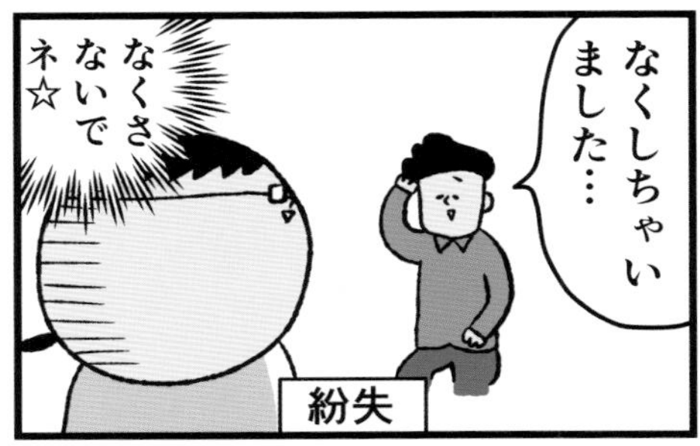
なくしちゃいました…
なくさないでネ☆
紛失

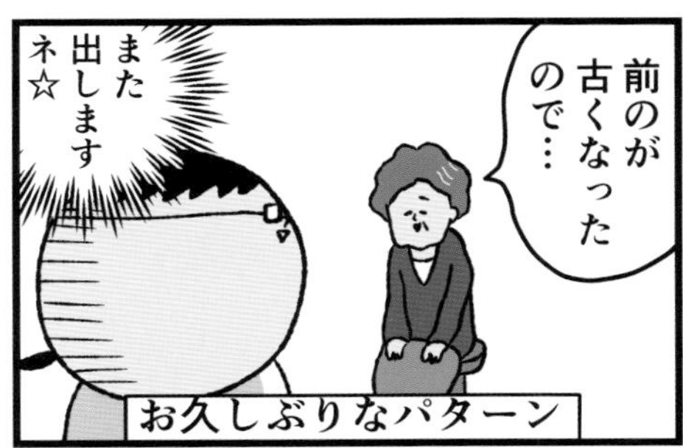
前のが古くなったので…
また出しますネ☆
お久しぶりなパターン

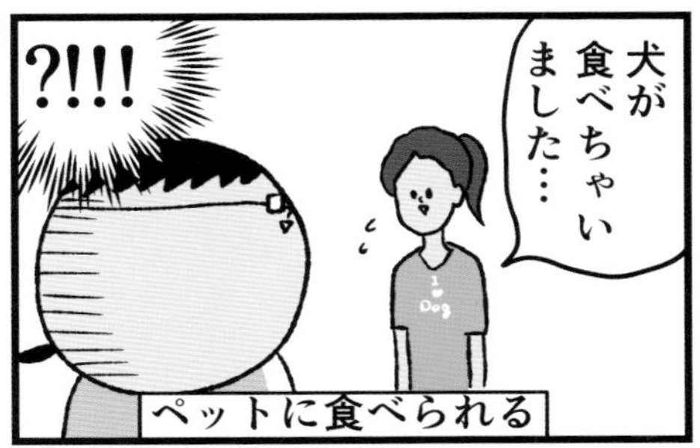
犬が食べちゃいました…
?!!!
ペットに食べられる

皮膚科のお仕事

お岩さんもびっくり

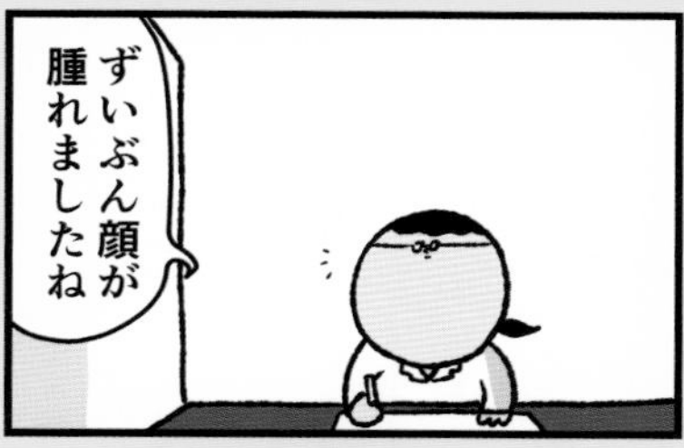
ずいぶん顔が腫れましたね

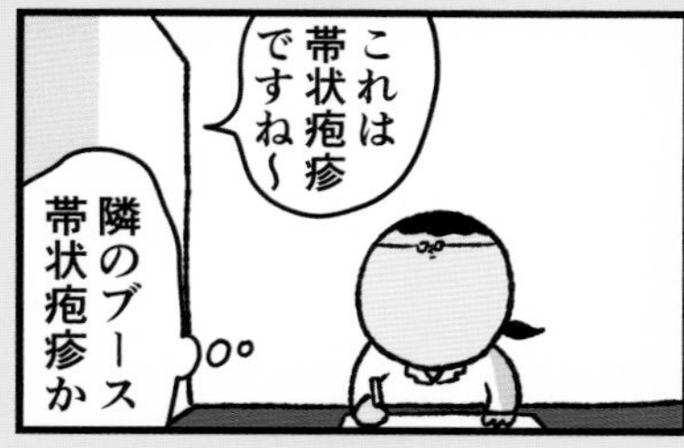
これは帯状疱疹ですね〜
隣のブース帯状疱疹か

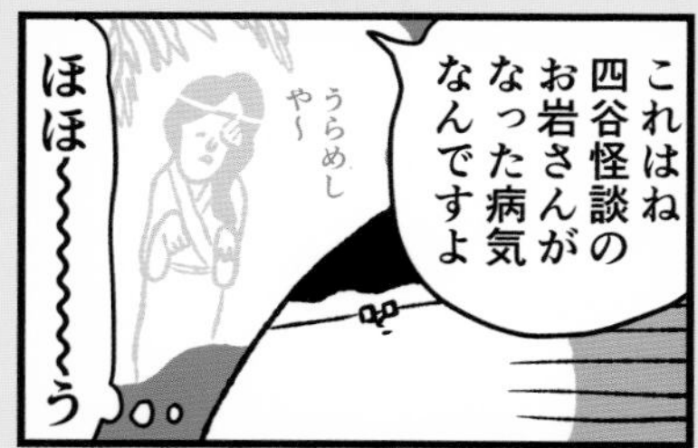
これはね四谷怪談のお岩さんがなった病気なんですよ
うらめしや〜
ほほ〜〜〜〜〜う

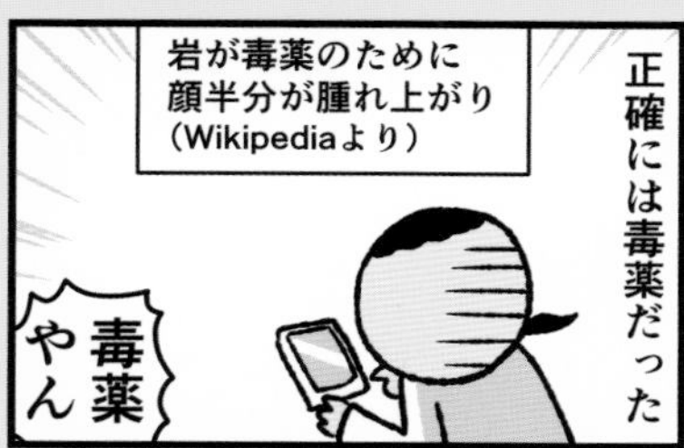
正確には毒薬だった
岩が毒薬のために顔半分が腫れ上がり（Wikipediaより）
毒薬やん

水虫の四季

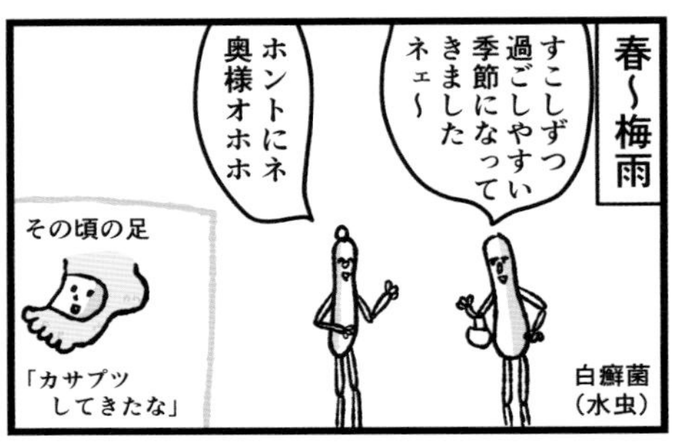
春～梅雨
すこしずつ過ごしやすい季節になってきましたネェ～
ホントにネ奥様オホホ
白癬菌（水虫）
その頃の足
「カサプツしてきたな」

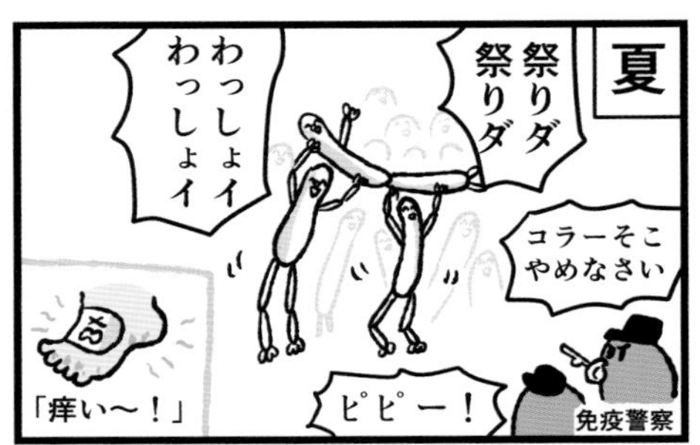
夏
祭りダ祭りダ
わっしょイわっしょイ
コラーそこやめなさい
ピピー！
免疫警察
「痒い～！」

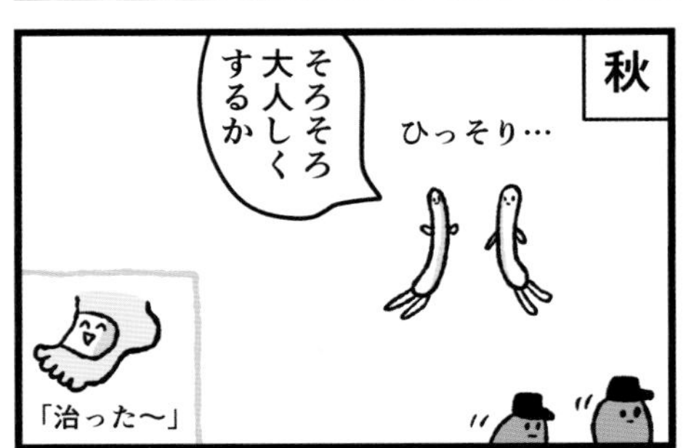
秋
そろそろ大人しくするか
ひっそり…
「治った～」

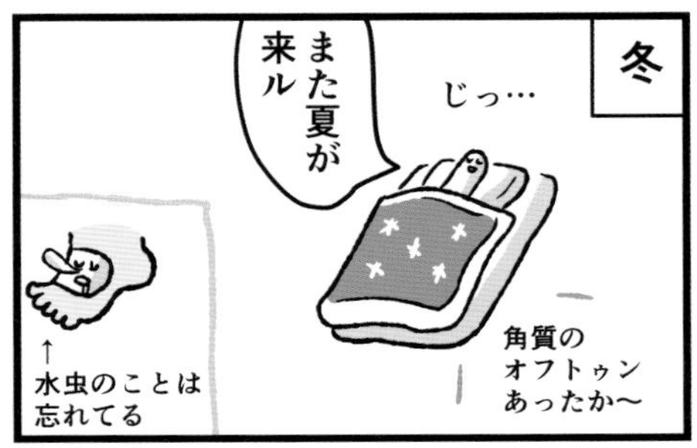
冬
また夏が来ル
じっ…
角質のオフトゥンあったか～
↑
水虫のことは忘れてる

水虫の夏がやってきた

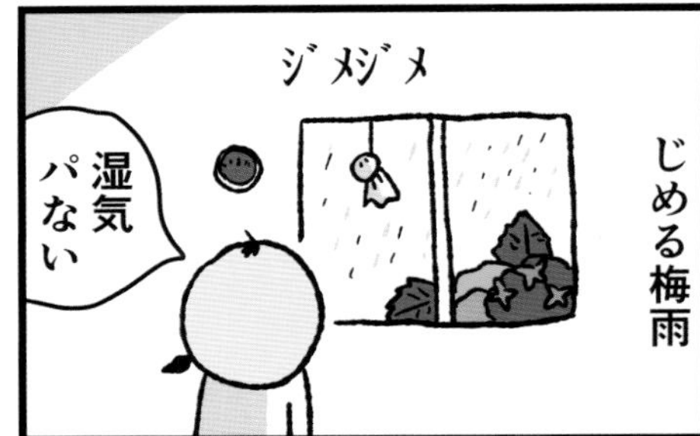
じめる梅雨
ジメジメ
湿気パない

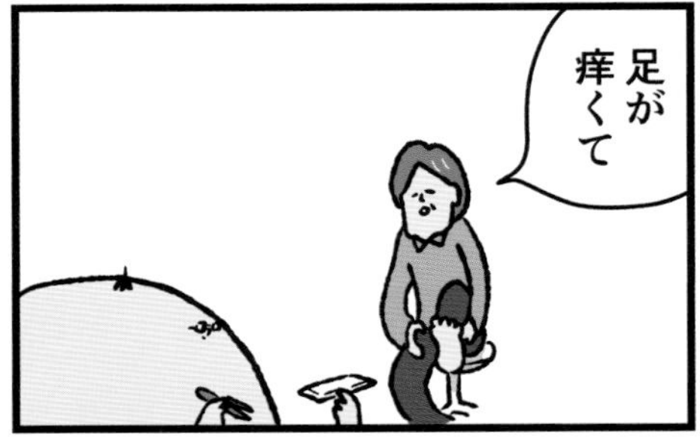
足が痒くて

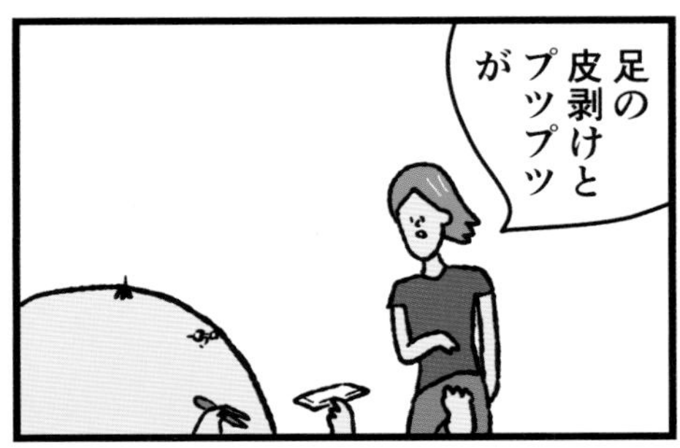
足の皮剥けとプツプツが

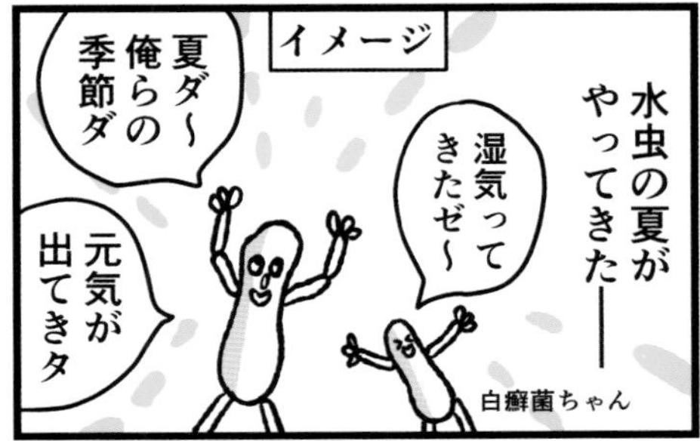
イメージ
水虫の夏がやってきた――
夏ダ～俺らの季節ダ
湿気ってきたゼ～
元気が出てきタ
白癬菌ちゃん

水虫菌かく語りき

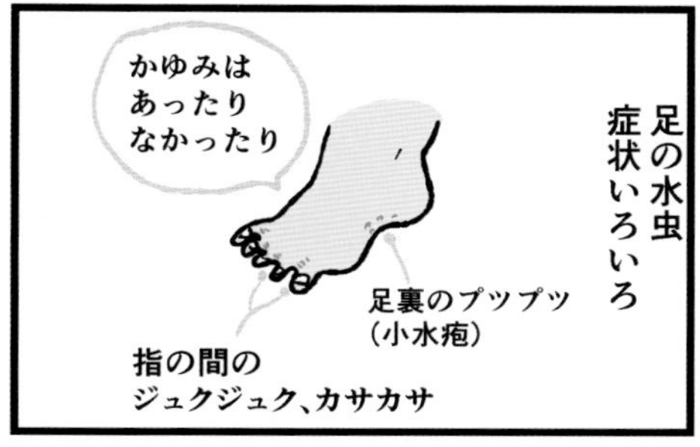

足の水虫症状いろいろ
かゆみはあったりなかったり
足裏のプツプツ（小水疱）
指の間のジュクジュク、カサカサ

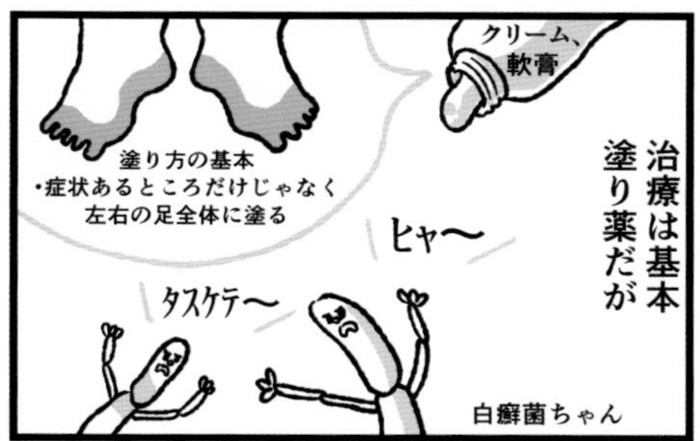

治療は基本塗り薬だが
クリーム、軟膏
塗り方の基本
・症状あるところだけじゃなく左右の足全体に塗る
ヒャ〜
タスケテ〜
白癬菌ちゃん

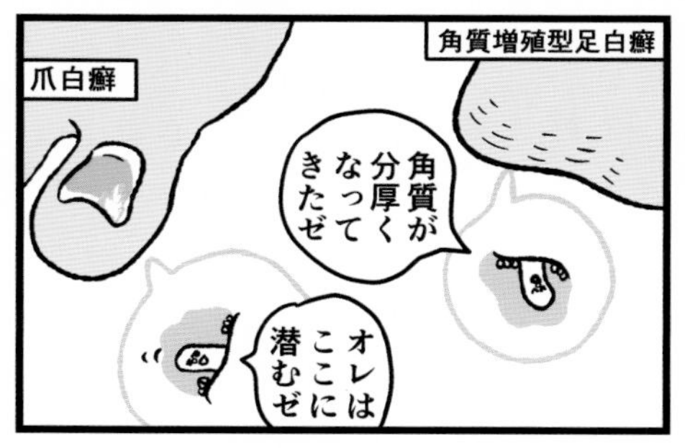

角質増殖型足白癬
爪白癬
角質が分厚くなってきたぜ
オレはここに潜むぜ

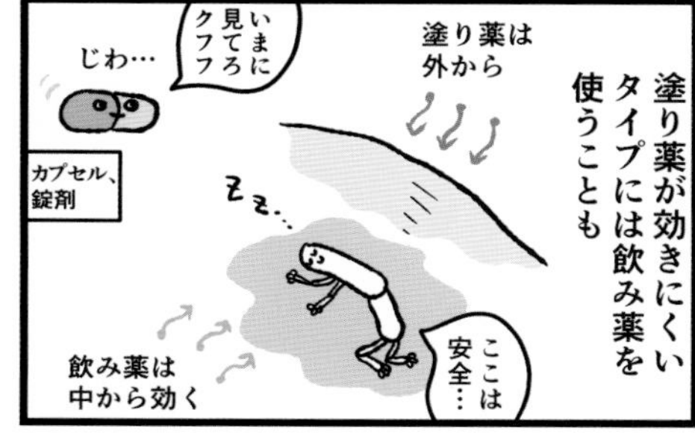

塗り薬が効きにくいタイプには飲み薬を使うことも
いまに見てろクフフ
じわ…
カプセル、錠剤
塗り薬は外から
Zz…
飲み薬は中から効く
ここは安全…

水虫治療中の床掃除

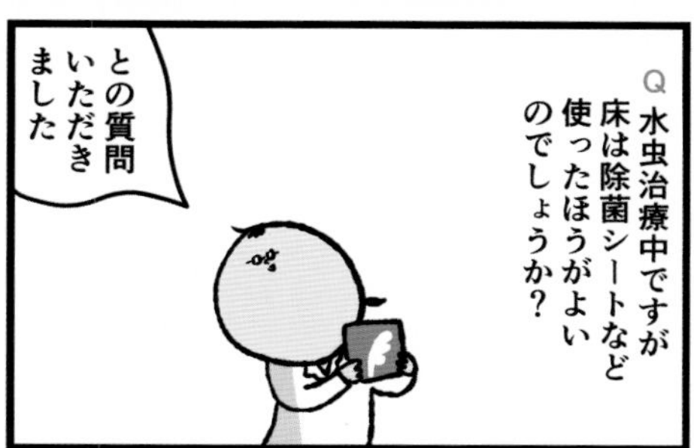

Q 水虫治療中ですが床は除菌シートなど使ったほうがよいのでしょうか？
との質問いただきました

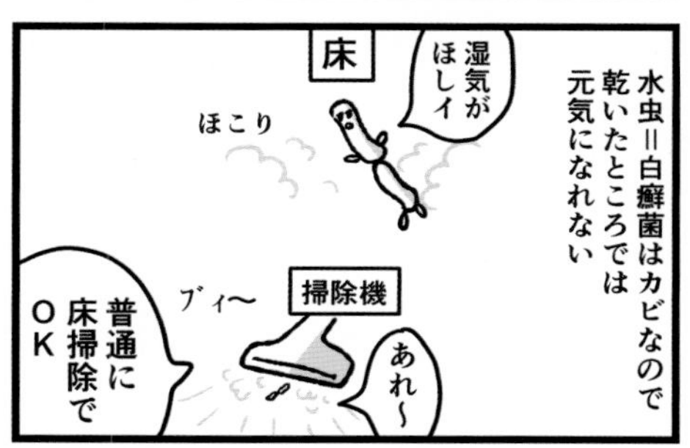

水虫＝白癬菌はカビなので乾いたところでは元気になれない
床
湿気がほしイ
ほこり
掃除機
ブィ〜
あれ〜
普通に床掃除でOK

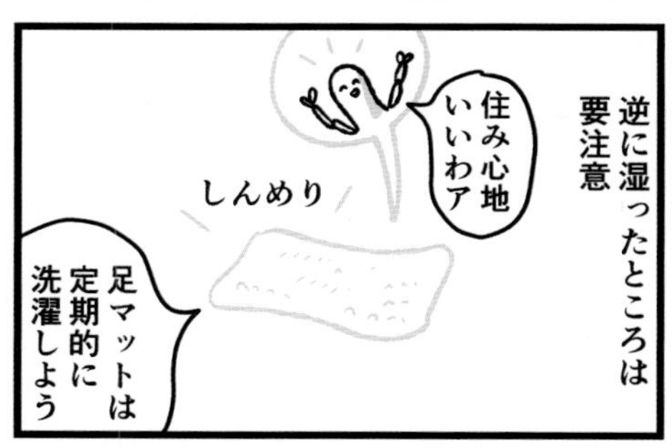

逆に湿ったところは要注意
住み心地いいわア
しんめり
足マットは定期的に洗濯しよう

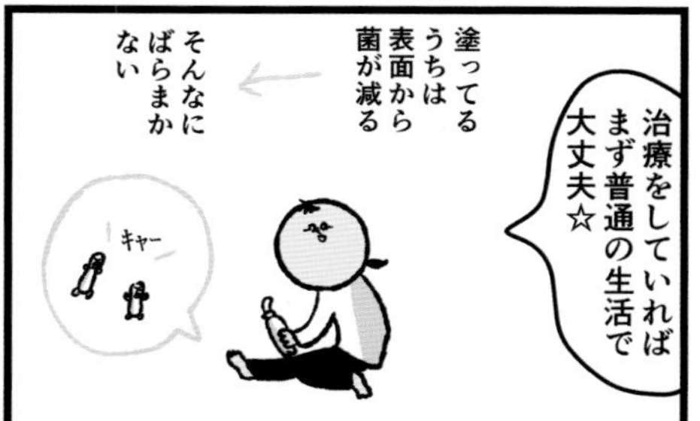

治療をしていればまず普通の生活で大丈夫☆
塗ってるうちは表面から菌が減る
そんなにばらまかない
キャー

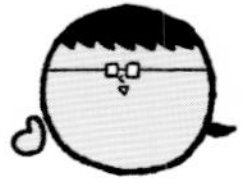

足の水虫は①足の指の間がジュクジュクする②足の裏に小さい水ぶくれができる③足の皮が厚くなる（かゆみなどは少ない）の３タイプがある。よくある①と②は塗り薬が有効だけど、③や爪水虫は外用薬が浸透しにくい場所に菌がいるので、塗り薬では治りにくい場合があるよ。

爪水虫はところてん式で

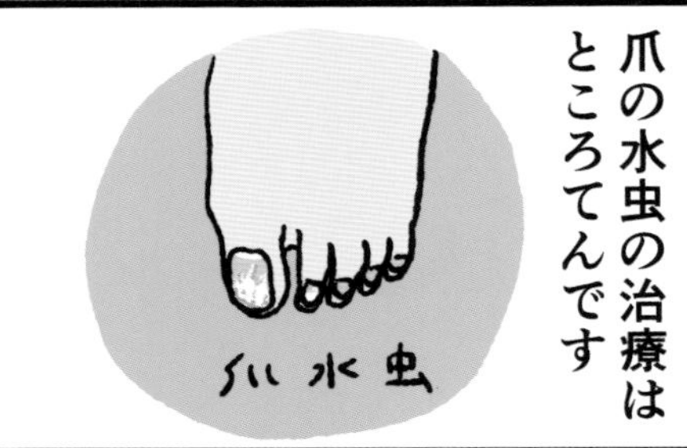
爪の水虫の治療は
ところてんです
爪水虫

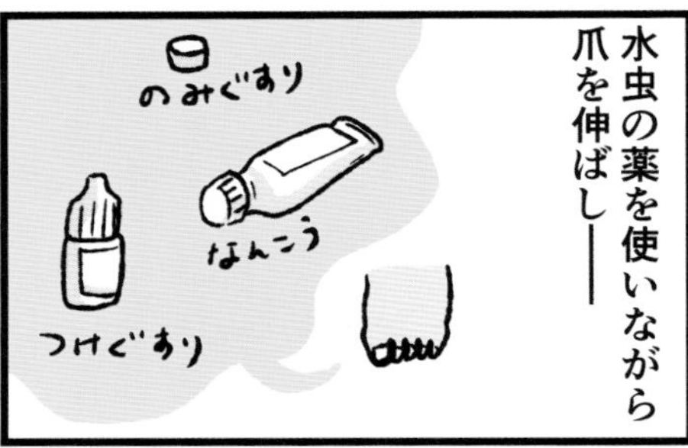
水虫の薬を使いながら
爪を伸ばし――
のみぐすり
なんこう
つけぐすり

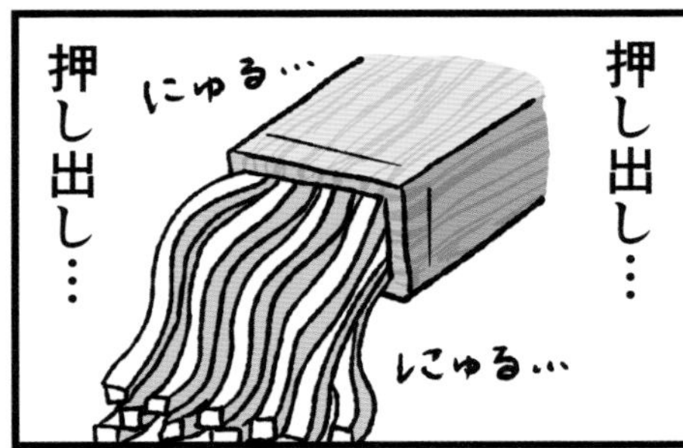
押し出し…
押し出し…
にゅる…
にゅる…

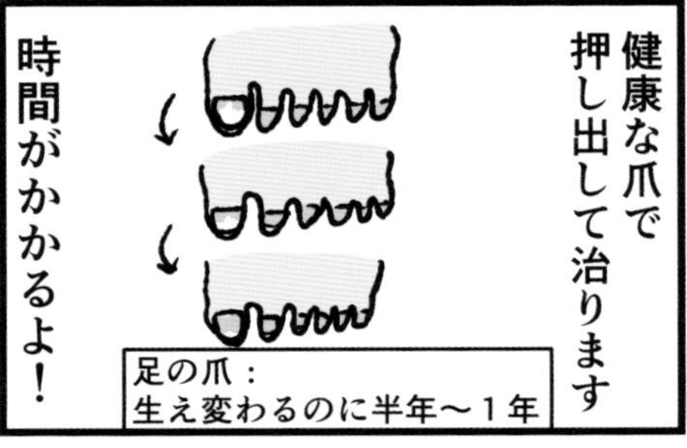
健康な爪で
押し出して治ります
時間がかかるよ！
足の爪：
生え変わるのに半年～１年

似て非なる

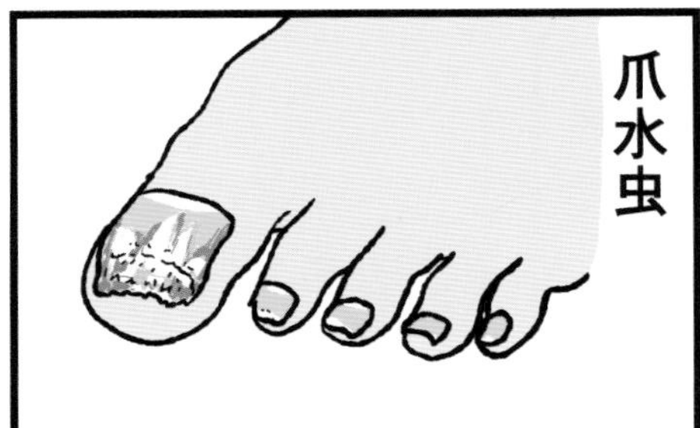
爪水虫

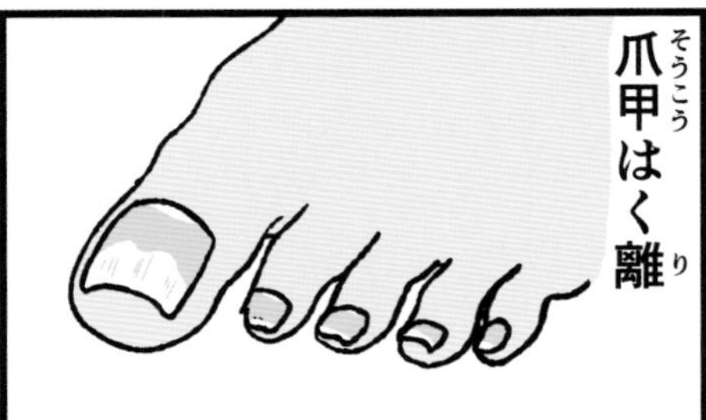
爪甲はく離

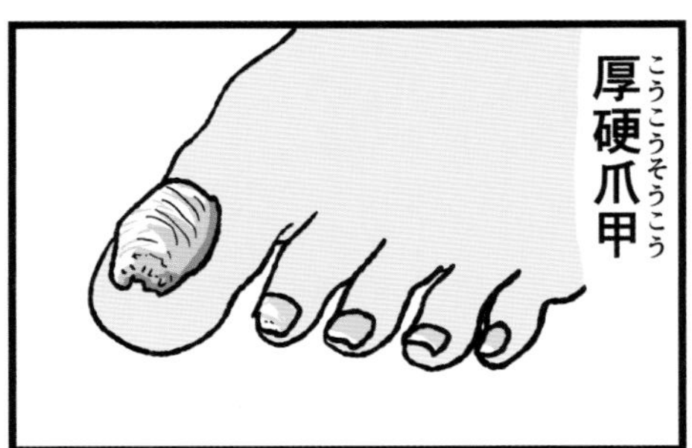
厚硬爪甲

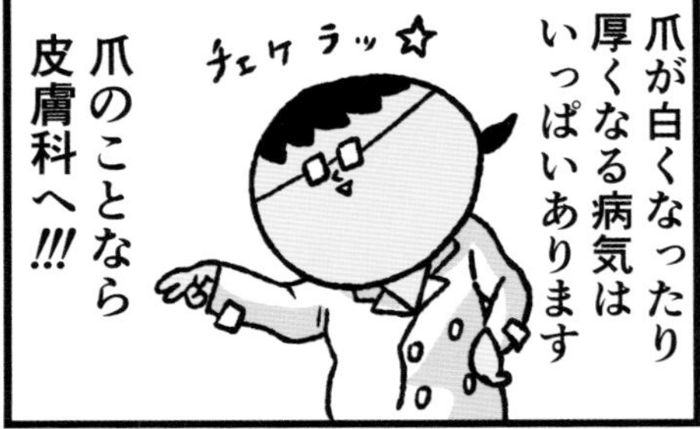
爪が白くなったり
厚くなる病気は
いっぱいあります
爪のことなら
皮膚科へ!!!
チェケラッ☆

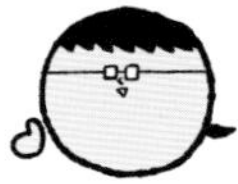

爪の一部が不自然な形に真っ白、部分的に黄色・黒・なんか汚い、ボロボロ崩れるのが「爪水虫」。はっきり縁のある薄い白で、剥がれた！って形なのが「爪甲はく離」。爪全体が分厚く硬い、全体が灰色っぽく濁ってる、なかなか伸びないのが「厚硬爪甲」で中高年に多いよ。

水虫受診の意外な落とし穴

皮膚科外来で相談の多い、足の水虫。「市販薬を塗っても治らなくて」と意を決し来院する患者が多いのだが、ここでその市販薬が問題となる。水虫の診察では、まず顕微鏡検査をおこない、水虫の菌がいるかどうかを確認する。しかし市販薬を塗っていると、検査が陰性になってしまうため、薬を中止してから、もう一度受診する必要がある。お互い、二度手間だ。自己判断で水虫の薬を塗っている人は皮膚科を受診する時、2～3週間ほど休薬期間を設けるとよい。

じつは他科の医師にも意外と知られていないらしく、検査もしないまま抗真菌薬を処方する医師が後をたたない。善意のはずの処方が、その後の治療の妨げとなっている。

クスリ塗って来たらダメー

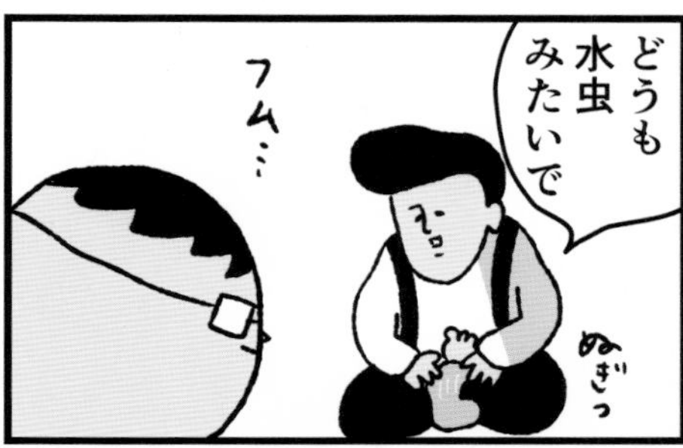
どうも水虫みたいで
フム…
ぬぎっ

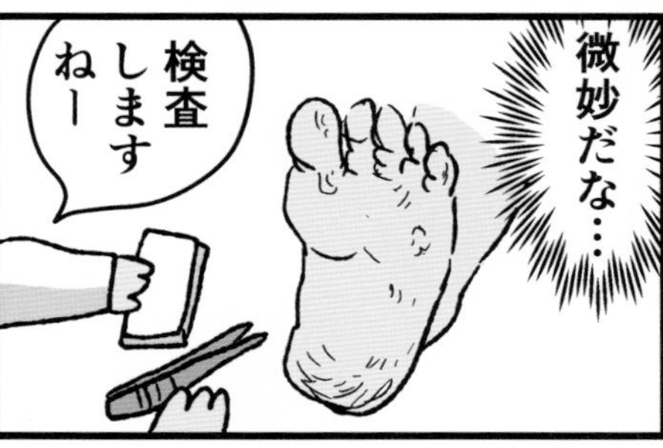
微妙だな…
検査しますねー

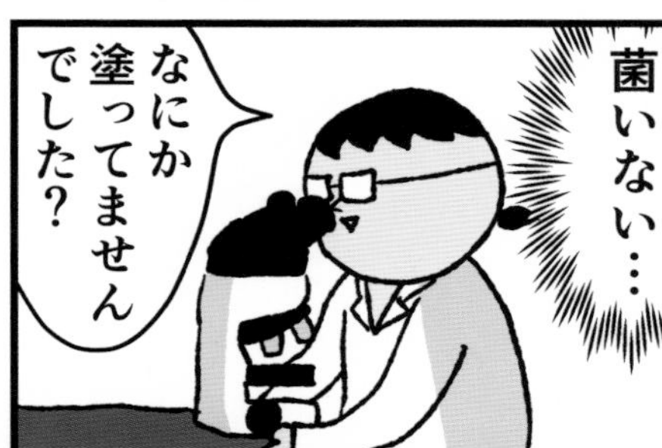
菌いない…
なにか塗ってませんでした？

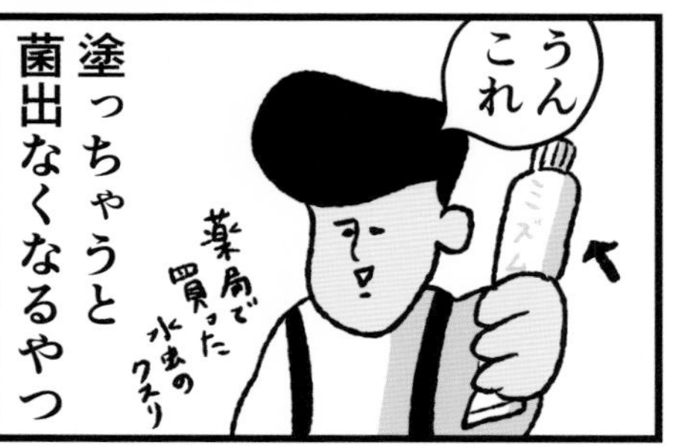
うんこれ
塗っちゃうと菌出なくなるやつ
薬局で買った水虫のクスリ

いろんなイボ

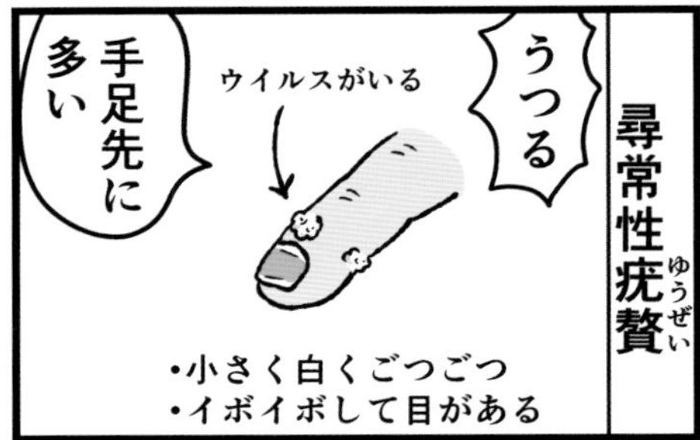
尋常性疣贅（ゆうぜい）
うつる
ウイルスがいる
手足先に多い
•小さく白くごつごつ
•イボイボして目がある

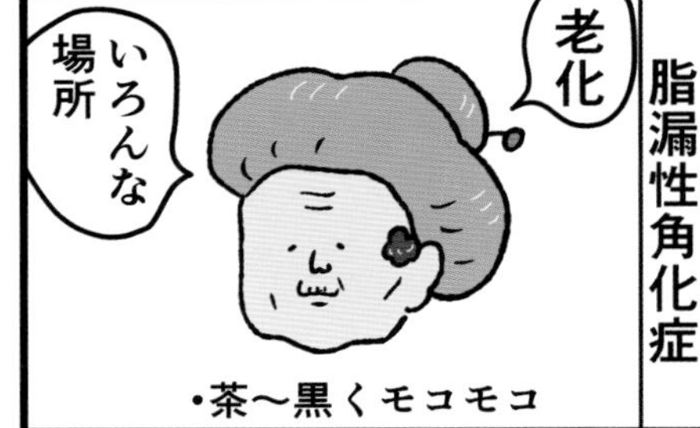
脂漏性角化症（しろうせい）
老化
いろんな場所
•茶〜黒くモコモコ

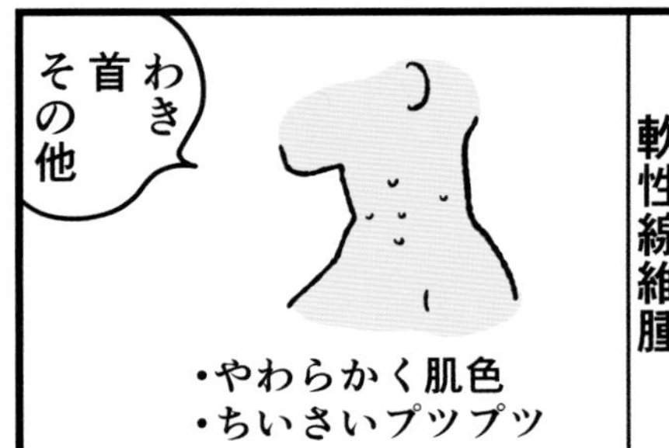
軟性線維腫（せんいしゅ）
わき
首
その他
•やわらかく肌色
•ちいさいプツプツ

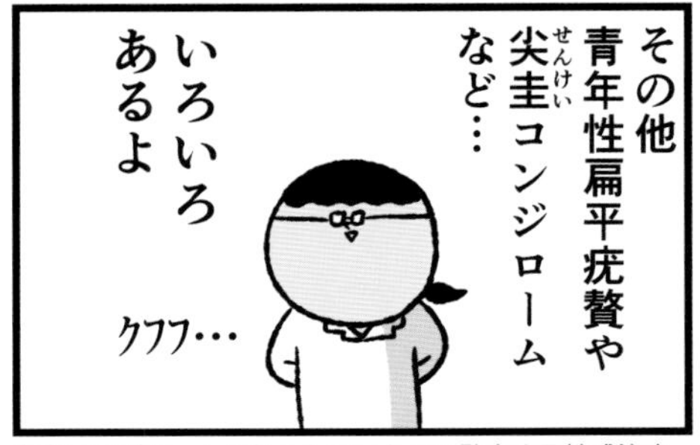
その他
青年性扁平疣贅や
尖圭（せんけい）コンジローム
など…
いろいろあるよ
クフフ…

尖圭コンジローム：ウイルスによって発症する性感染症

液体窒素はメチャ痛い

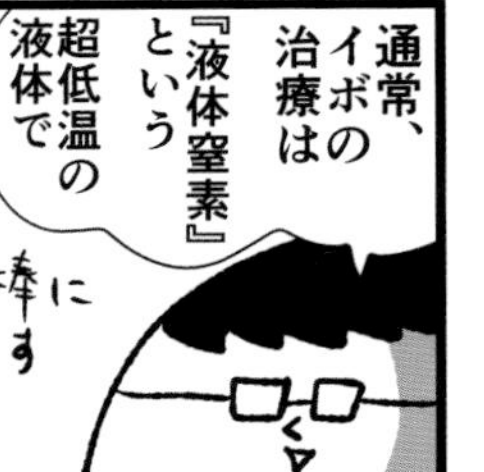
通常、イボの治療は『液体窒素』という超低温の液体で
ヤケドさせて取るのが主体です
ジュゥウ
綿棒にひたす
焼く
デル豆知識

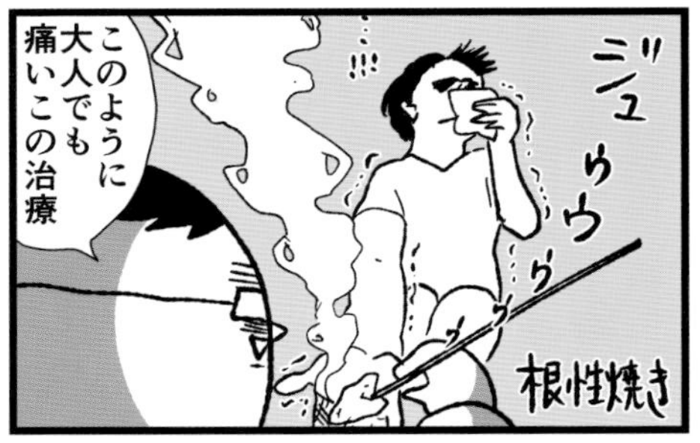
このように大人でも痛いこの治療
ジュゥウゥ
…!!!
根性焼き

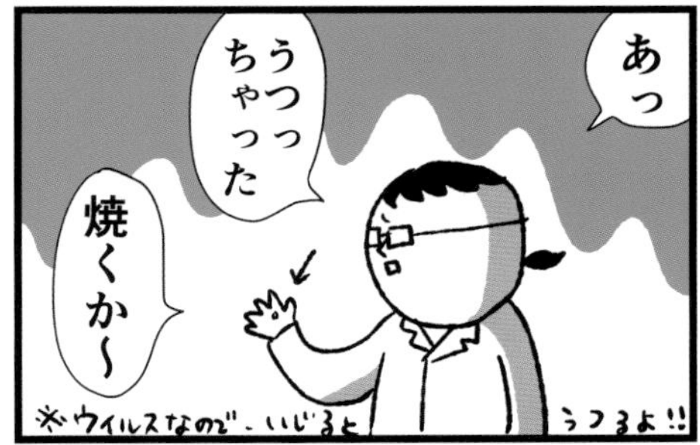
あっ
うつっちゃった
焼くか〜
※ウイルスなので、いじると
うつるよ!!

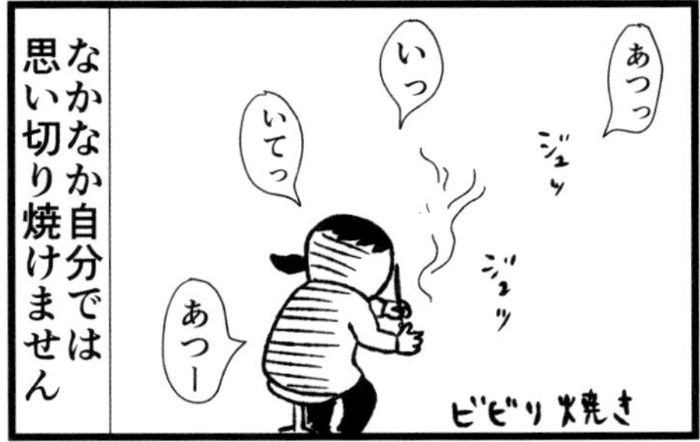
なかなか自分では思い切り焼けません
あつっ
いっ
いてっ
ジュッ
ジュッ
あつー
ビビリ焼き

イボの焼き方、教えます

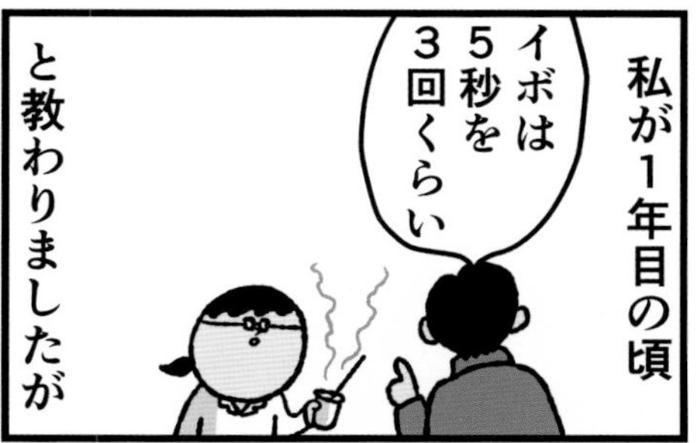

私が1年目の頃
イボは5秒を3回くらい
と教わりましたが

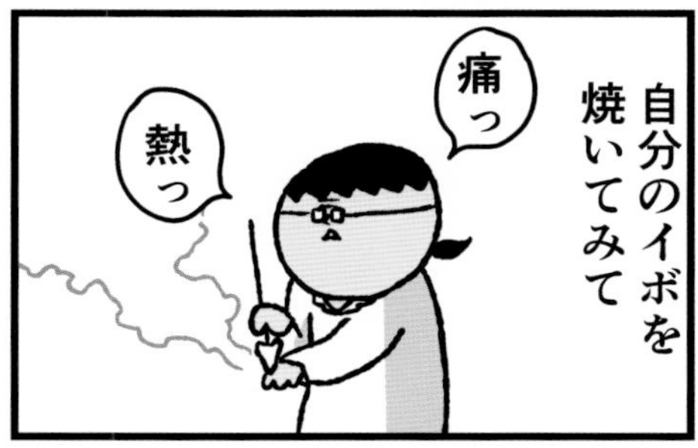

自分のイボを焼いてみて
痛っ
熱っ

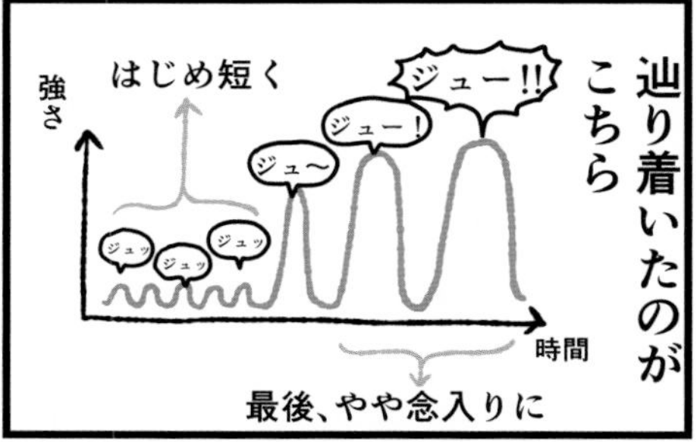

辿り着いたのがこちら
強さ
はじめ短く
ジュッ
ジュッ
ジュッ
ジュ〜
ジュー！
ジュー!!
時間
最後、やや念入りに

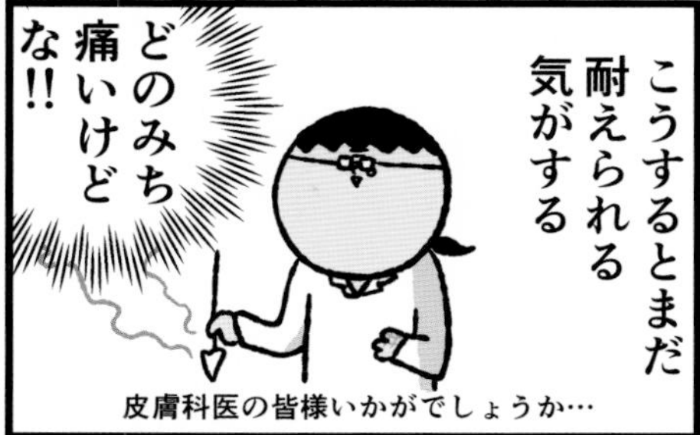

こうするとまだ耐えられる気がする
どのみち痛いけどな!!
皮膚科医の皆様いかがでしょうか…

イボ焼きは美味しそう？

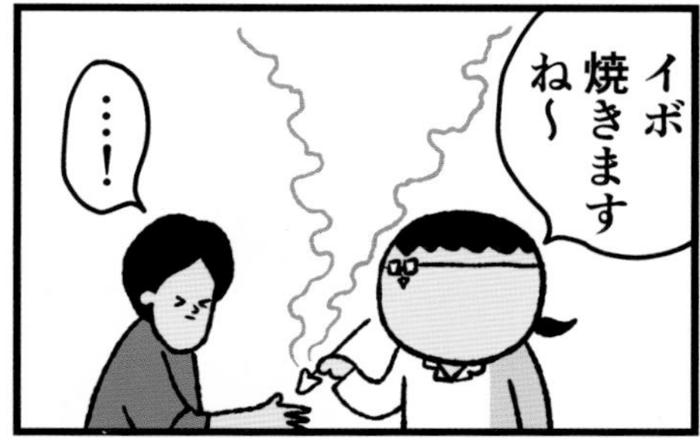

イボ焼きますね〜
…！

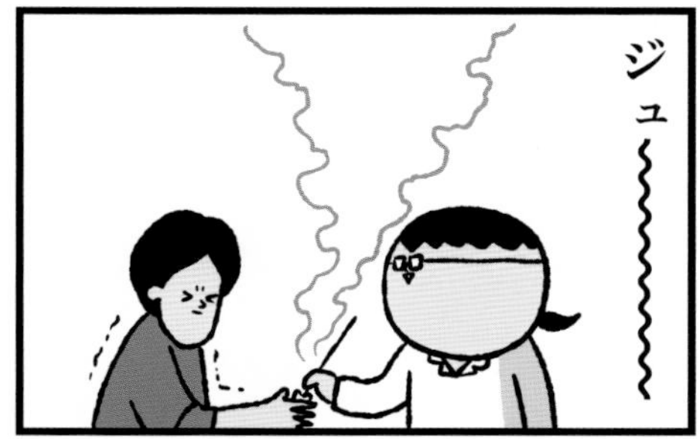

ジュ〜〜〜〜〜

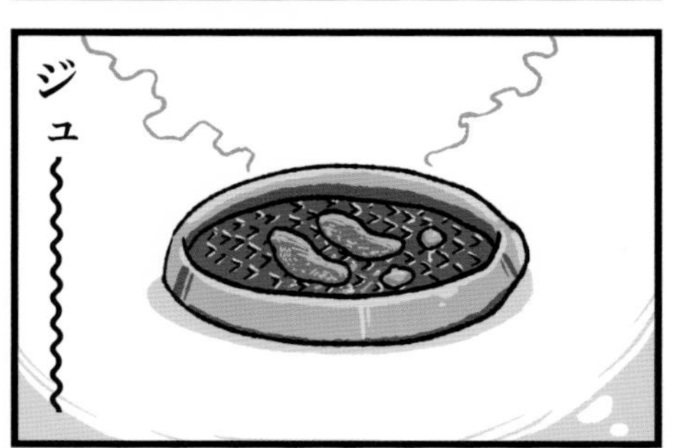

ジュ〜〜〜〜〜

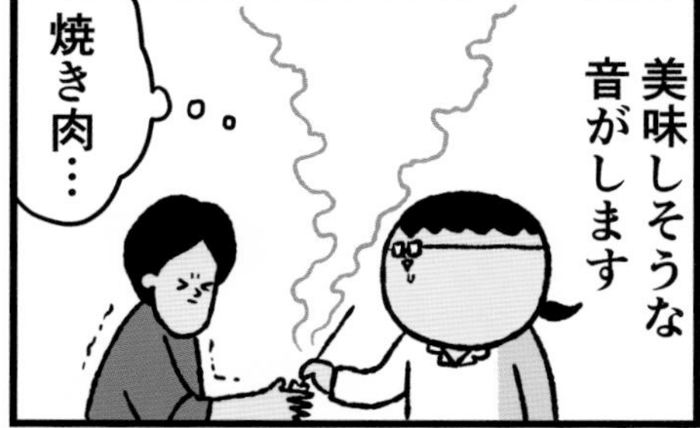

美味しそうな音がします
焼き肉…

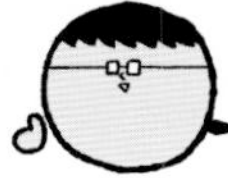

イボはイボでもいろいろあるよ。白くてツブツブした、特に手足にできるイボはうつるから要注意！　イボの指で鼻くそほじると鼻の穴にもできるよ〜。あとのイボは加齢や紫外線でできる良性のものが多い。陰部にできたイボは一度、病院に行きましょう!!

治療後ケンケンの法則

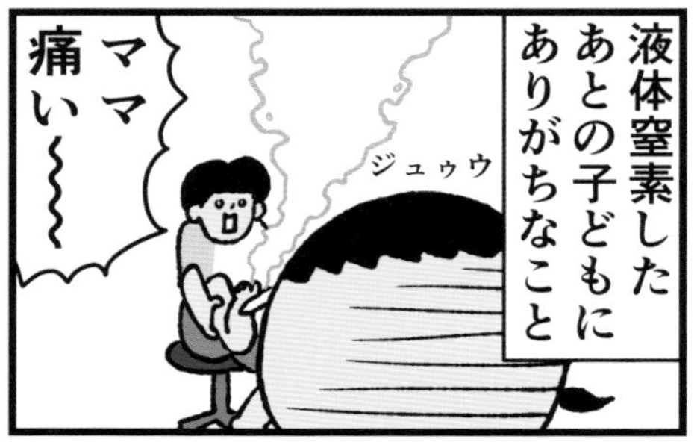
液体窒素したあとの子どもにありがちなこと
ジュゥウ
ママ痛い〜〜〜

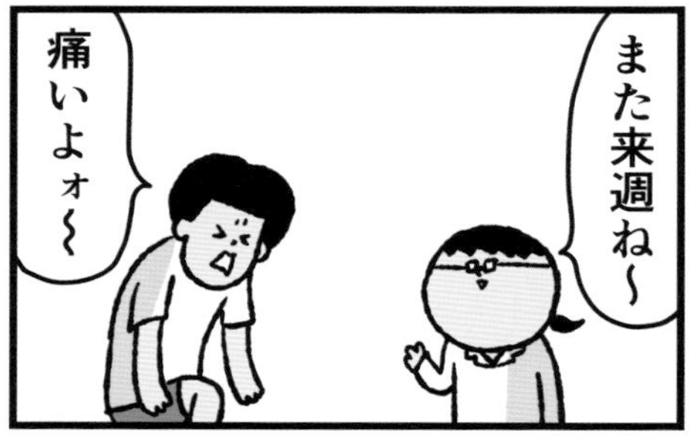
また来週ね〜
痛いよォ〜

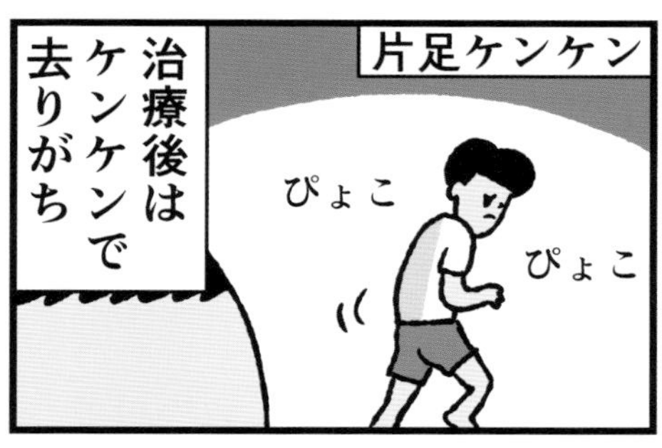
片足ケンケン
治療後はケンケンで去りがち
ぴょこ
ぴょこ

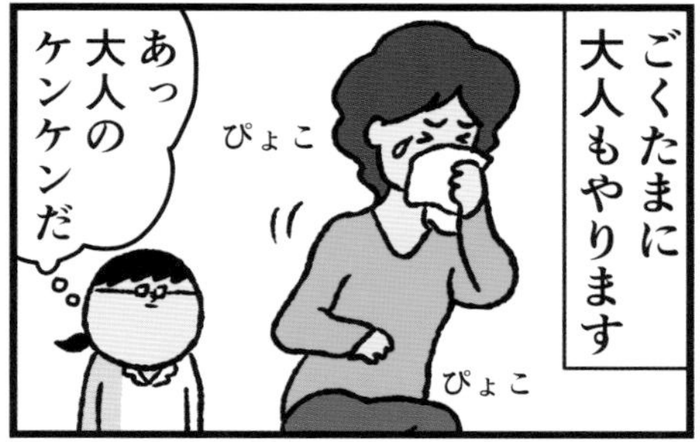
ごくたまに大人もやります
あっ大人のケンケンだ
ぴょこ
ぴょこ

液体窒素の耐え方4種

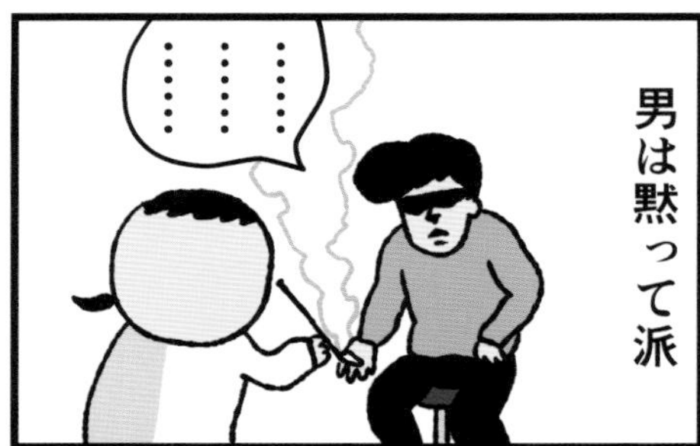
男は黙って派
………

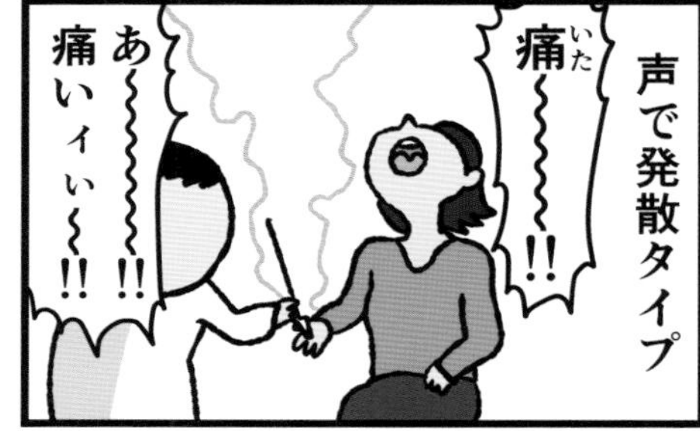
声で発散タイプ
痛〜〜〜!!
あ〜〜〜!!
痛いィぃ〜!!

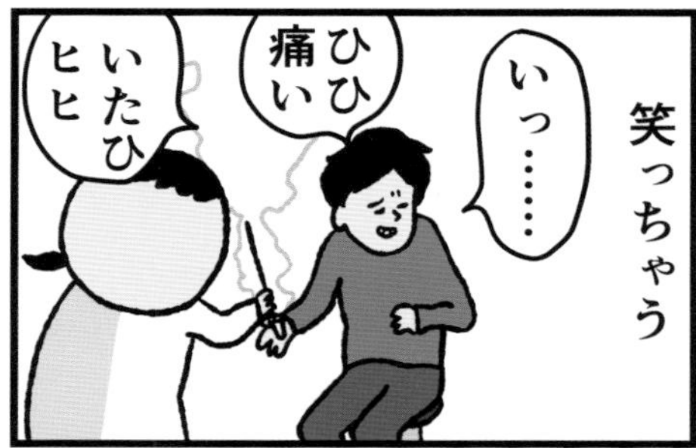
笑っちゃう
いっ……
ひひ痛い
いたひヒヒ

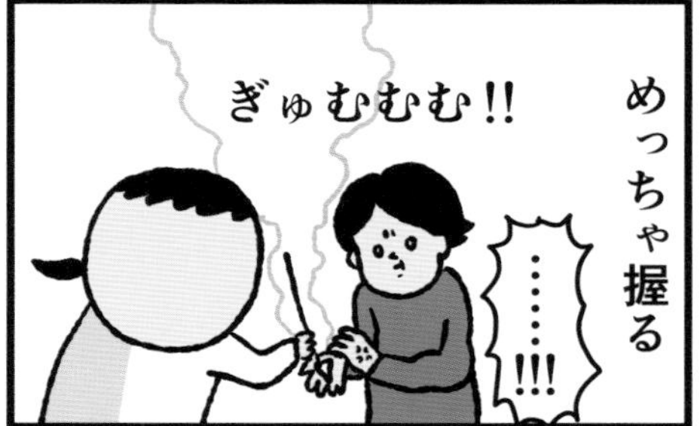
めっちゃ握る
ぎゅむむむ!!
……!!!

コブの取り方、教えます

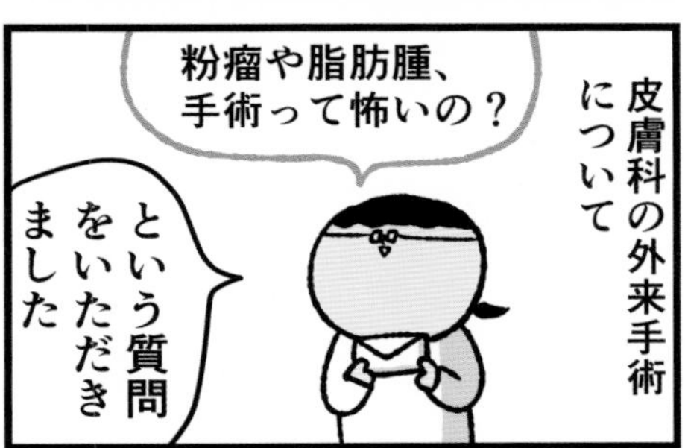
皮膚科の外来手術について
粉瘤や脂肪腫、手術って怖いの？
という質問をいただきました

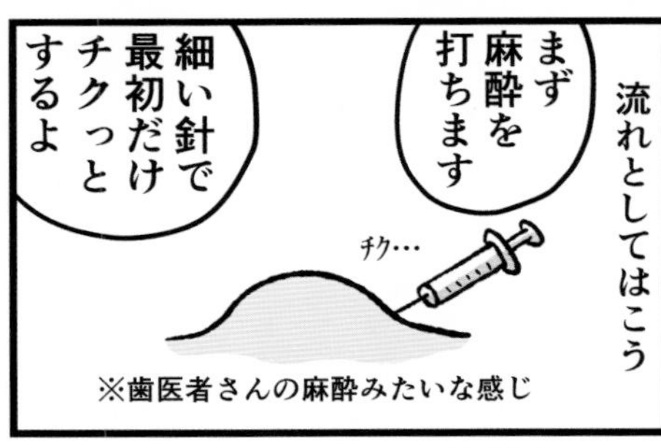
流れとしてはこう
まず麻酔を打ちます
細い針で最初だけチクっとするよ
チク…
※歯医者さんの麻酔みたいな感じ

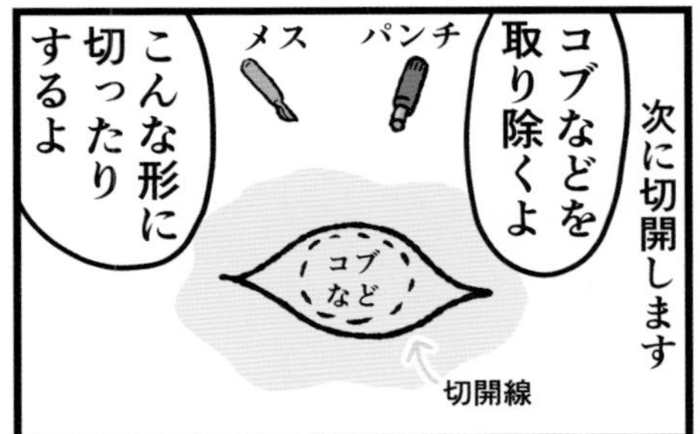
次に切開します
コブなどを取り除くよ
メス
パンチ
こんな形に切ったりするよ
コブなど
切開線

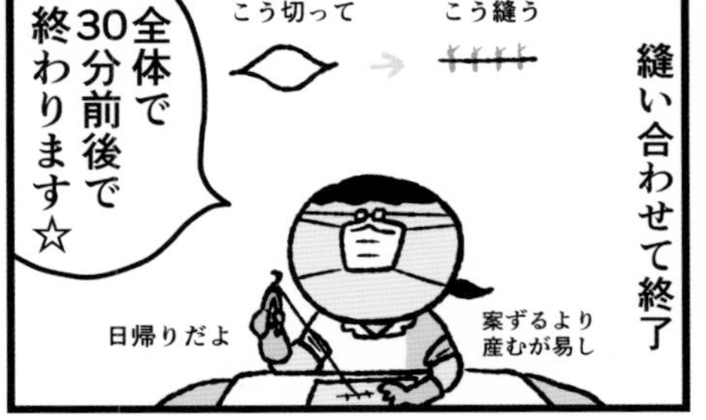
縫い合わせて終了
こう切って
こう縫う
全体で30分前後で終わります☆
日帰りだよ
案ずるより産むが易し

いろんなコブ

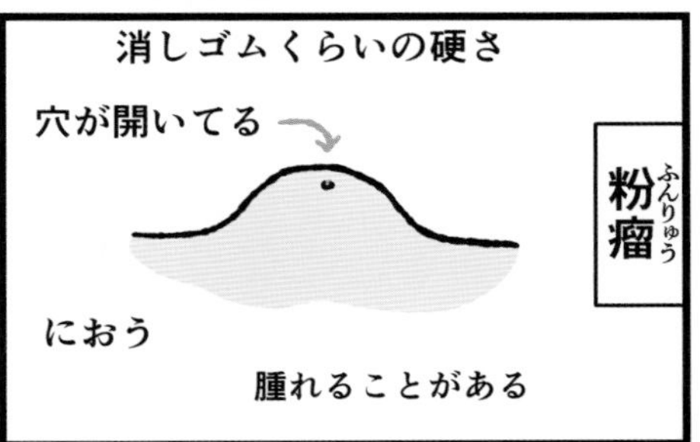
粉瘤（ふんりゅう）
消しゴムくらいの硬さ
穴が開いてる
におう
腫れることがある

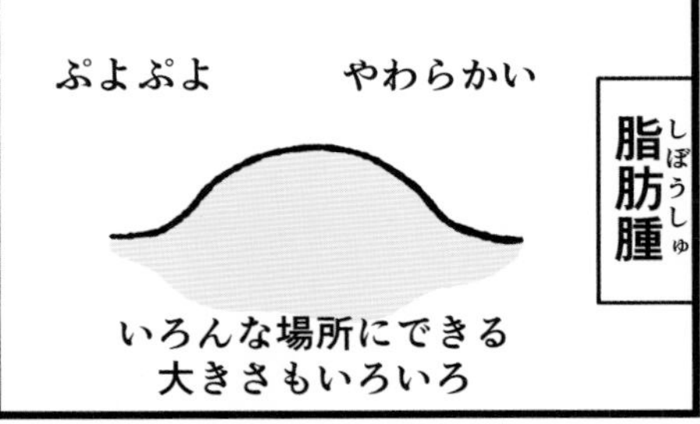
脂肪腫（しぼうしゅ）
ぷよぷよ
やわらかい
いろんな場所にできる
大きさもいろいろ

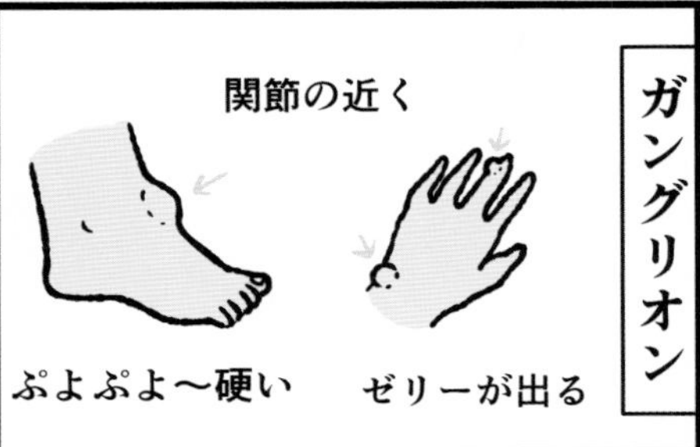
ガングリオン
関節の近く
ぷよぷよ〜硬い
ゼリーが出る

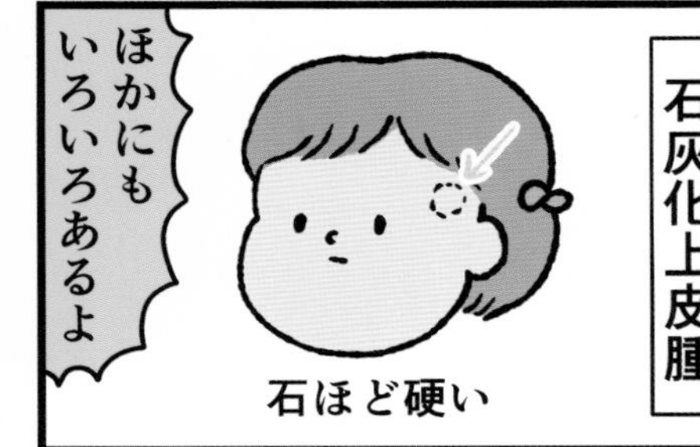
石灰化上皮腫（せっかいかじょうひしゅ）
ほかにもいろいろあるよ
石ほど硬い

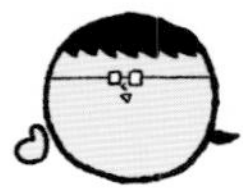

コブの中で一番多いのが粉瘤。1センチ以下から化膿して10センチ以上になるものまで。背中・顔・首・足・膝や足の裏・腕などいろんな場所にできる。どこかしらに穴があいていて、そこから白い物が出てきて臭う。良性だけど化膿することがあるので、気になる人は取るべし。

タコ、ウオノメ、イボ

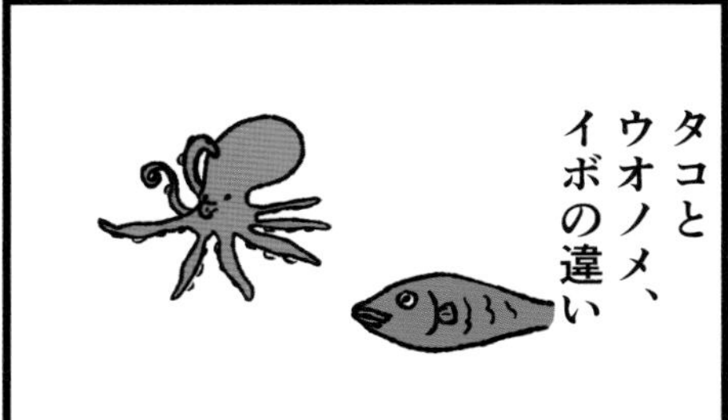
タコと
ウオノメ、
イボの違い

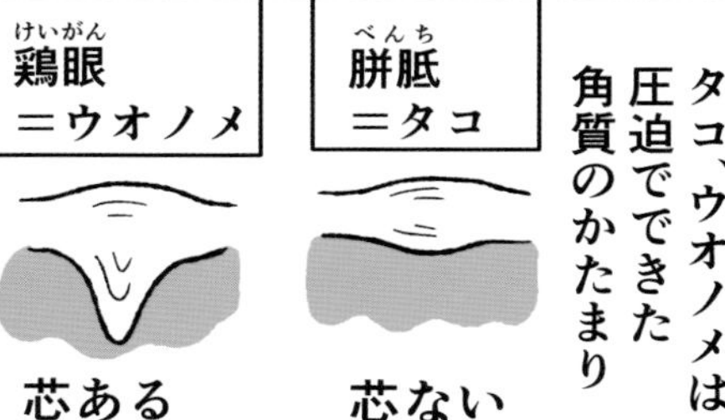
タコ、ウオノメは
圧迫でできた
角質のかたまり
胼胝（べんち）
＝タコ
鶏眼（けいがん）
＝ウオノメ
芯ない
芯ある

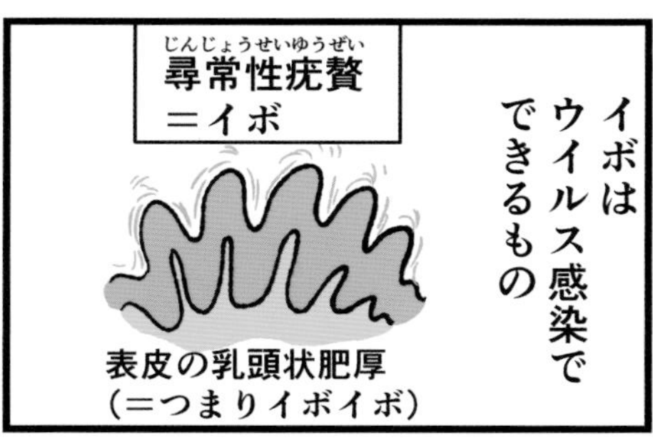
イボは
ウイルス感染で
できるもの
尋常性疣贅（じんじょうせいゆうぜい）
＝イボ
表皮の乳頭状肥厚
（＝つまりイボイボ）

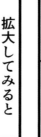

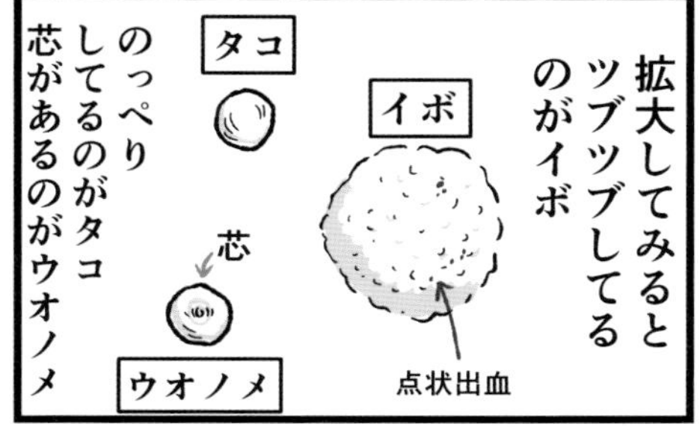
拡大してみると
ツブツブしてる
のがイボ
イボ
点状出血
タコ
芯
ウオノメ
のっぺり
してるのがタコ
芯があるのがウオノメ

ウオノメの話

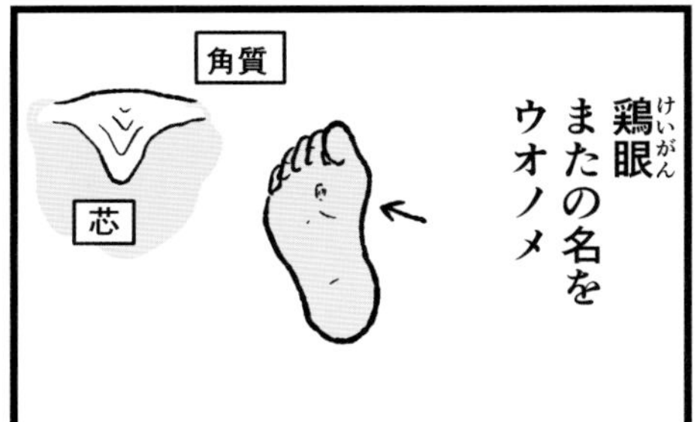
鶏眼（けいがん）
またの名を
ウオノメ
角質
芯

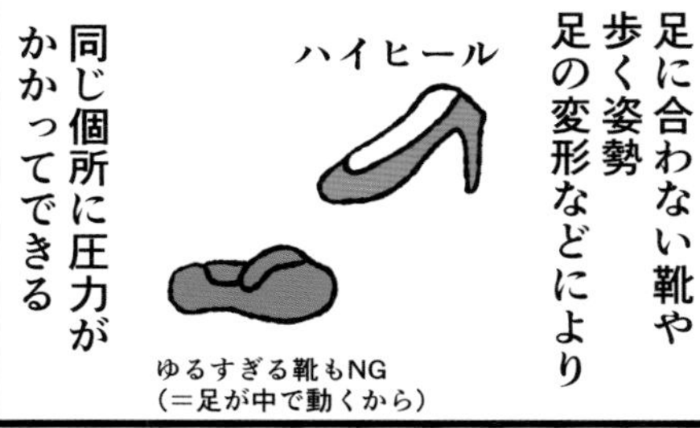
足に合わない靴や
歩く姿勢
足の変形などにより
同じ個所に圧力が
かかってできる
ハイヒール
ゆるすぎる靴もNG
（＝足が中で動くから）

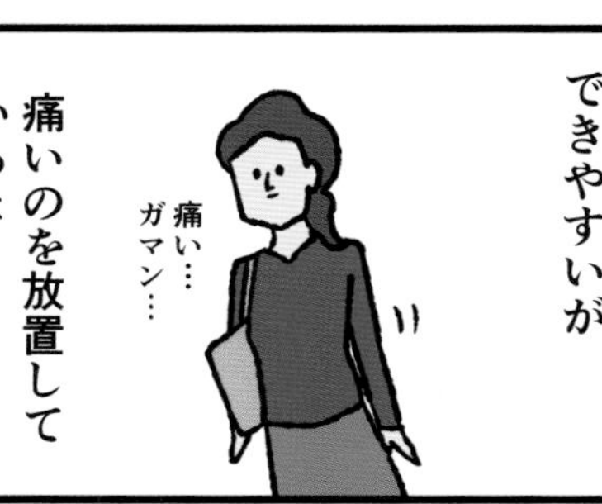
下に骨がある部分に
できやすいが
痛いのを放置して
いると
痛い…
ガマン…

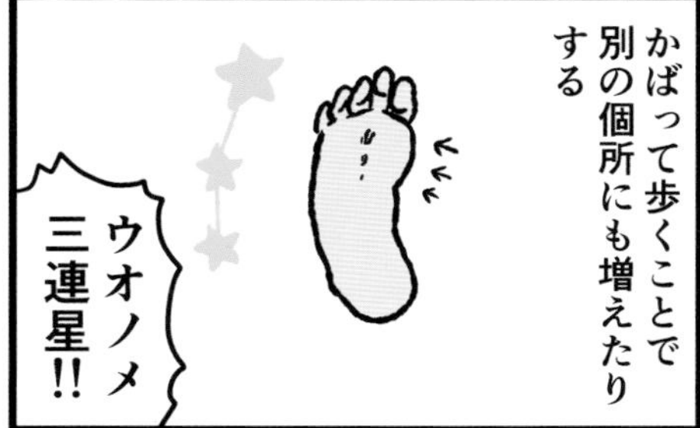
かばって歩くことで
別の個所にも増えたり
する
ウオノメ
三連星!!

若き日の失敗①

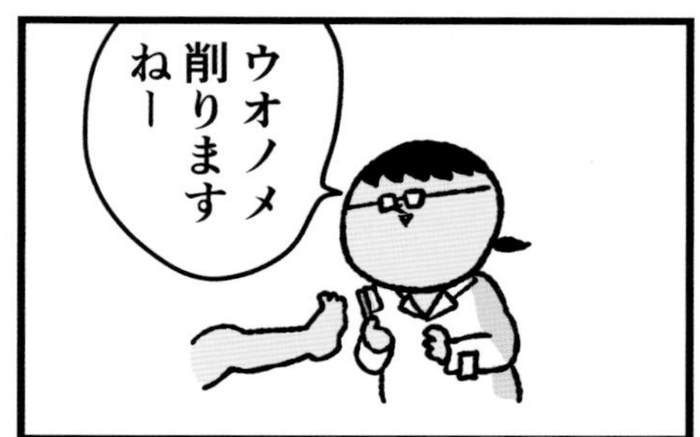
ウオノメ削りますねー

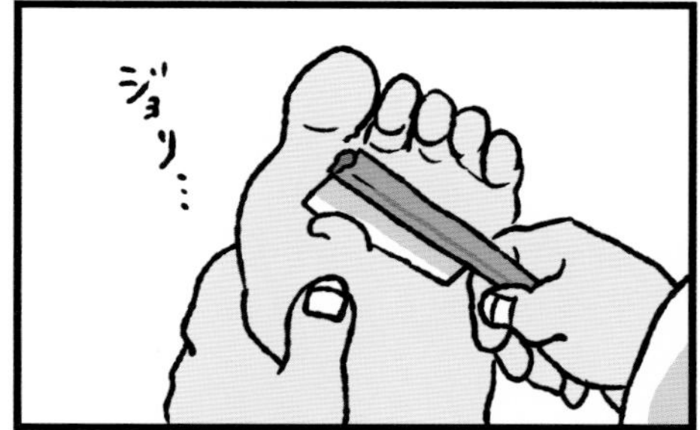
ジョリ…

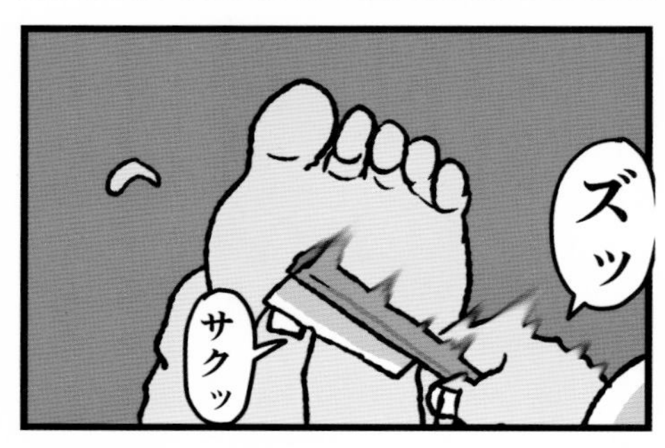
ズッ
サクッ

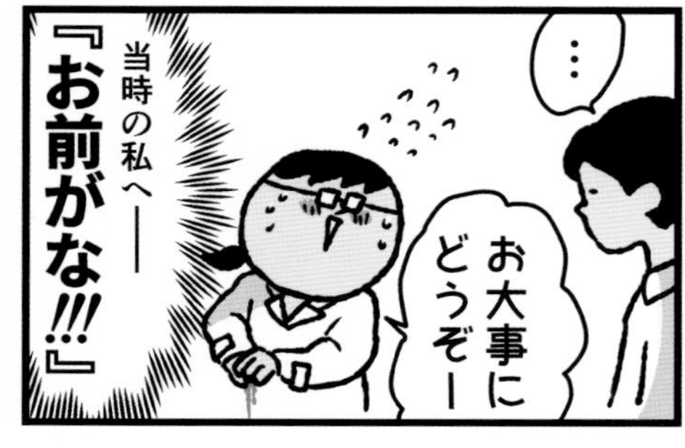
…
お大事にどうぞー
当時の私へ──
『お前がな!!!』

若き日の失敗②

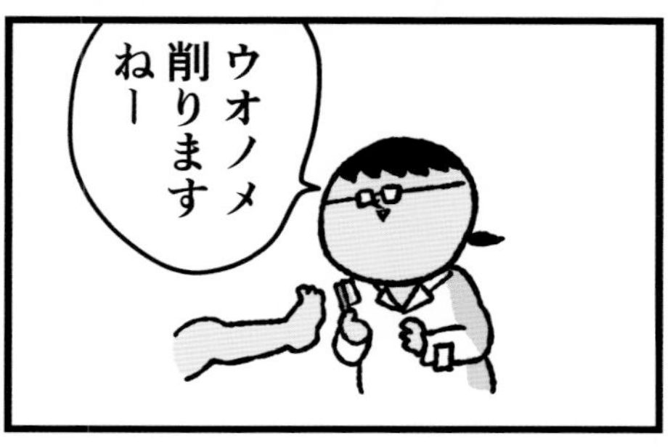
ウオノメ削りますねー

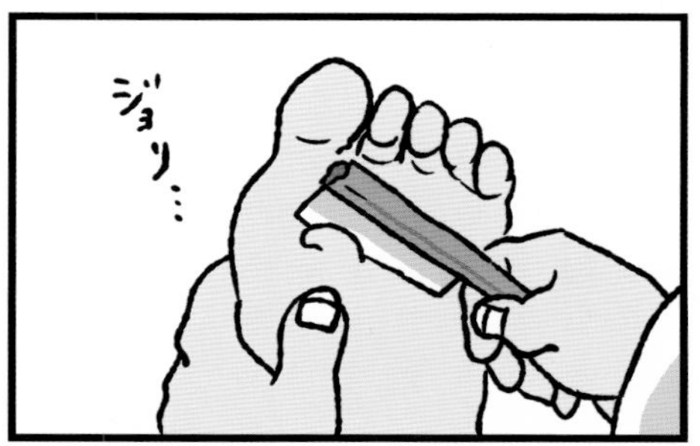
ジョリ…

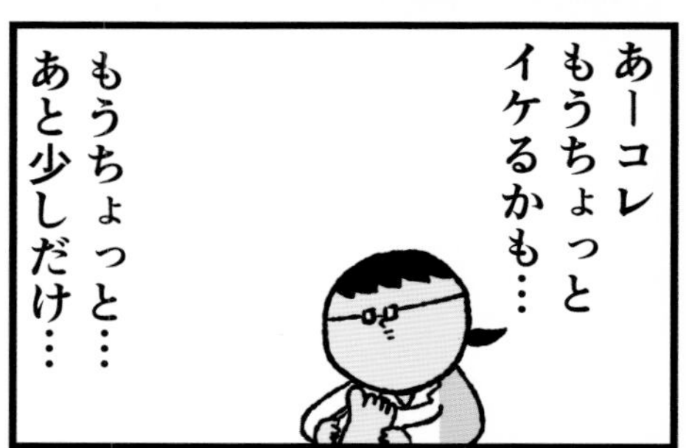
あーコレもうちょっとイケるかも…
もうちょっと…あと少しだけ…

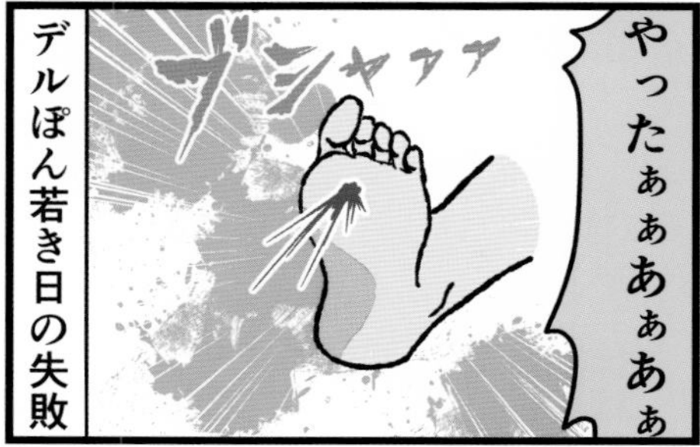
やったぁぁあぁあぁ
ブシャアア
デルぽん若き日の失敗

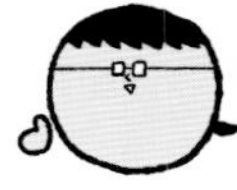

足の裏にウオノメができると、無意識にその部分をかばって歩き、反対側の足などに新しくできたりすることも。治療は定期的に芯を削って取ること。そして背筋を伸ばして足の裏全体で歩き、足にあった靴を履く。意識的に足の指をグー・チョキ・パーと広げる運動もいいよ!!

水いぼの話

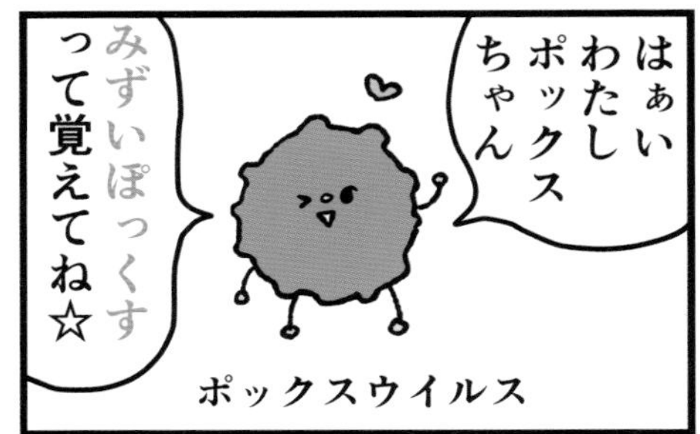
はぁい
わたし
ポックス
ちゃん
みずいぽっくすって覚えてね☆
ポックスウイルス

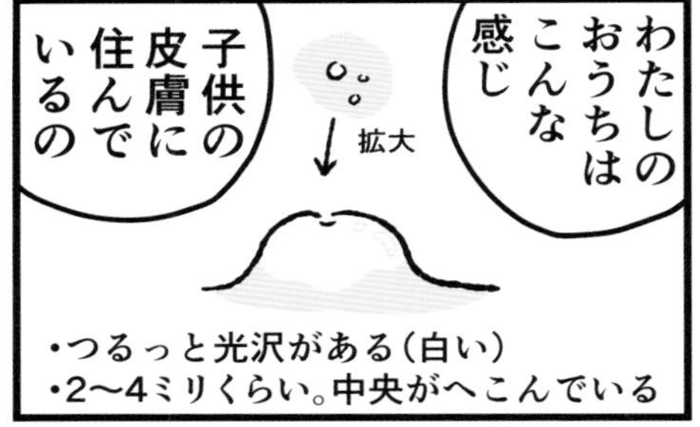
わたしのおうちはこんな感じ
子供の皮膚に住んでいるの
拡大
•つるっと光沢がある（白い）
•2〜4ミリくらい。中央がへこんでいる

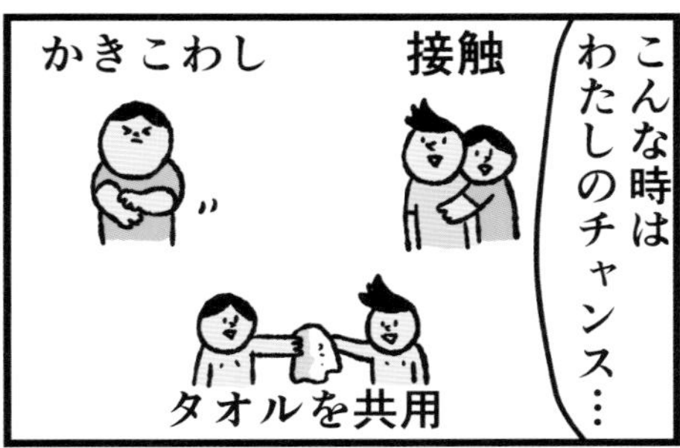
こんな時はわたしのチャンス…
接触
かきこわし
タオルを共用

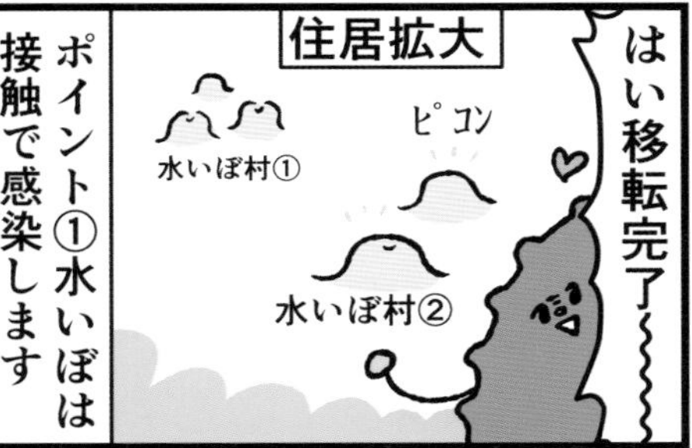
はい移転完了〜〜
住居拡大
ピコン
水いぼ村①
水いぼ村②
ポイント①水いぼは接触で感染します

水いぼは自然に治る

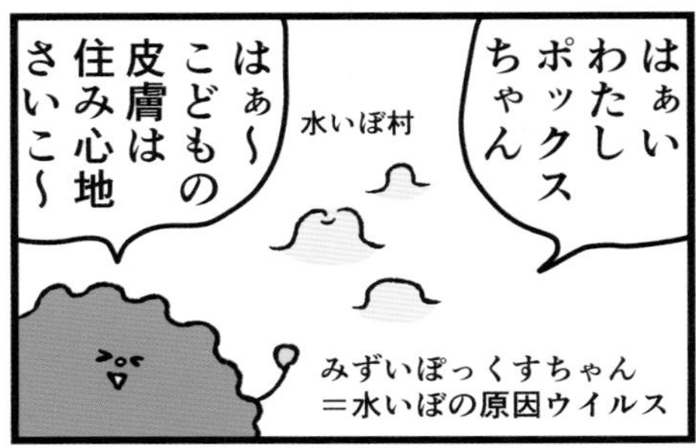
はぁい
わたし
ポックス
ちゃん
はぁ〜こどもの皮膚は住み心地さいこ〜
水いぼ村
みずいぼっくすちゃん
＝水いぼの原因ウイルス

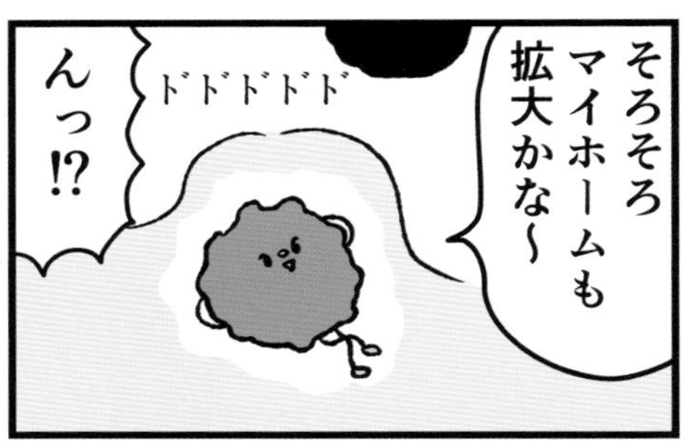
そろそろマイホームも拡大かな〜
ドドドドド
んっ!?

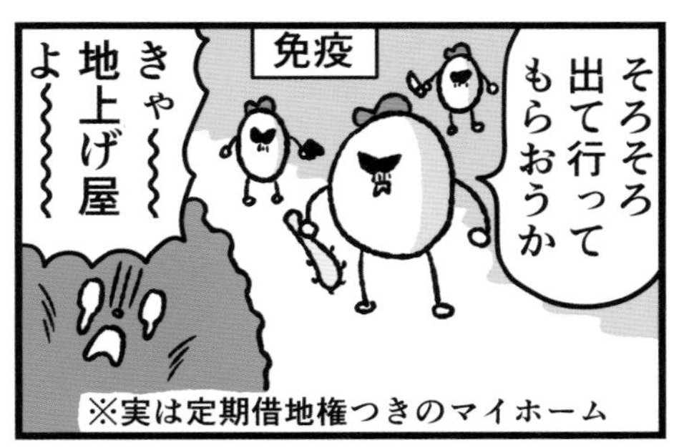
そろそろ出て行ってもらおうか
免疫
きゃ〜〜〜地上げ屋よ〜〜〜
※実は定期借地権つきのマイホーム

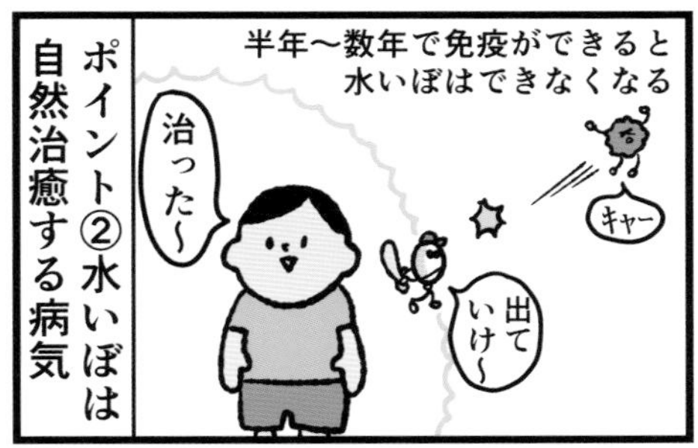
半年〜数年で免疫ができると
水いぼはできなくなる
治った〜
キャー
出ていけ〜
ポイント②水いぼは自然治癒する病気

水いぼの何が困るか

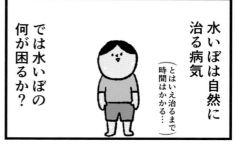

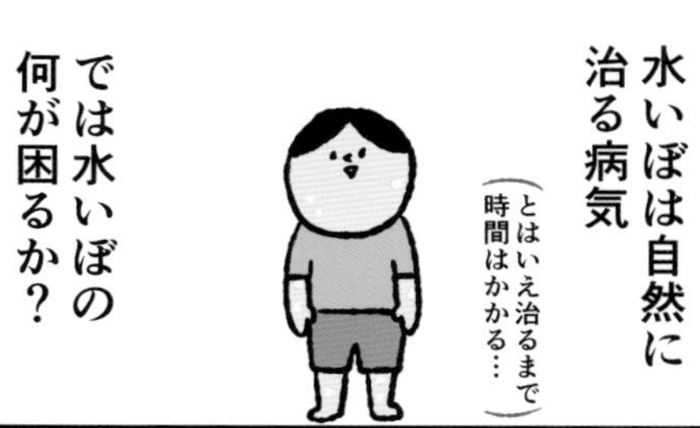
水いぼは自然に治る病気
（とはいえ治るまで時間はかかる…）
では水いぼの何が困るか？

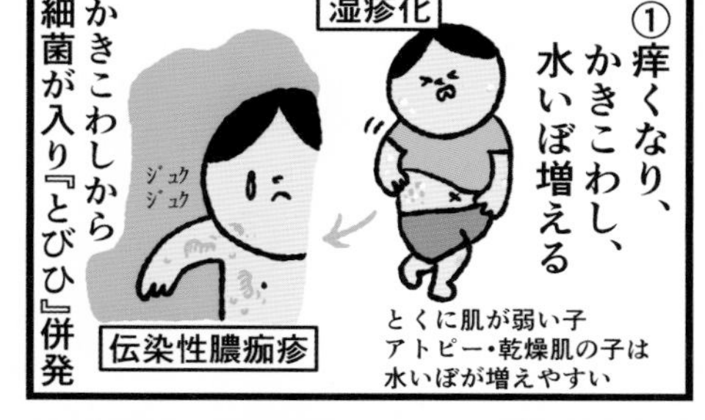
①痒くなり、かきこわし、水いぼ増える
湿疹化
かきこわしから細菌が入り『とびひ』併発
ジュクジュク
伝染性膿痂疹
とくに肌が弱い子
アトピー・乾燥肌の子は
水いぼが増えやすい

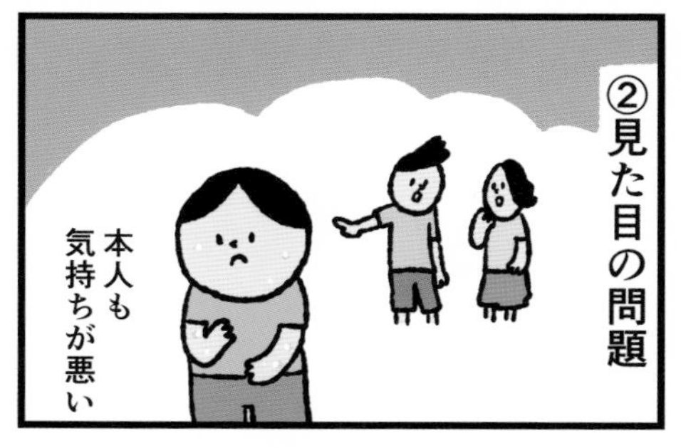
②見た目の問題
本人も気持ちが悪い

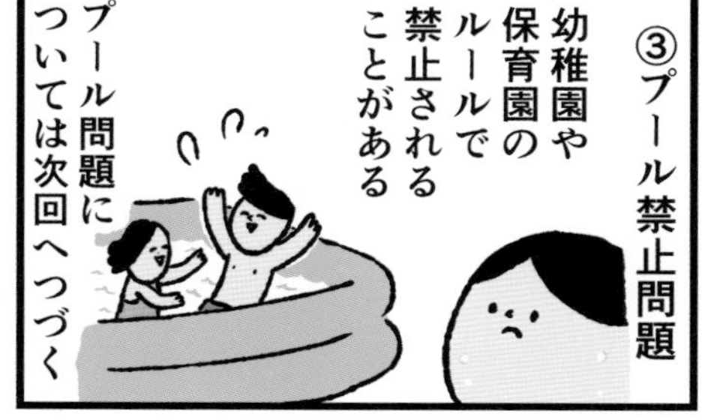
③プール禁止問題
幼稚園や保育園のルールで禁止されることがある
プール問題については次回へつづく

水いぼとプール

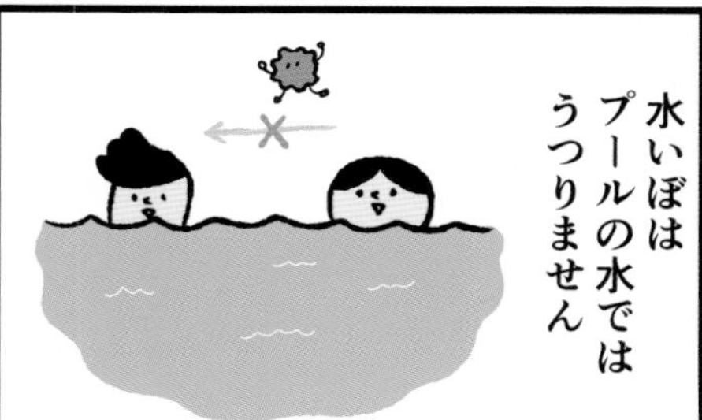
水いぼはプールの水ではうつりません

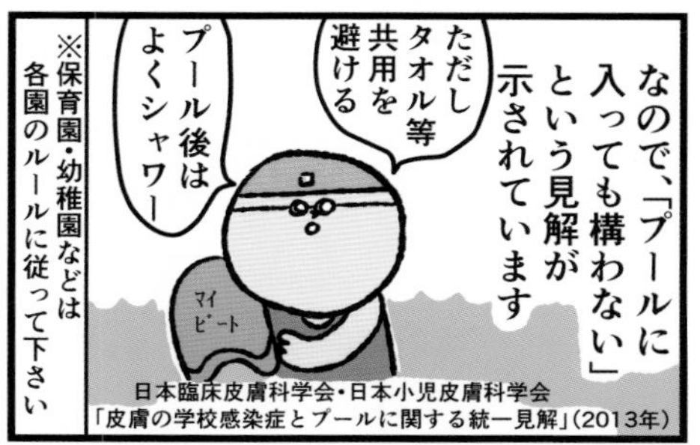
なので、「プールに入っても構わない」という見解が示されています
ただしタオル等共用を避ける
プール後はよくシャワー
マイビート
日本臨床皮膚科学会・日本小児皮膚科学会
「皮膚の学校感染症とプールに関する統一見解」(2013年)
※保育園・幼稚園などは各園のルールに従って下さい

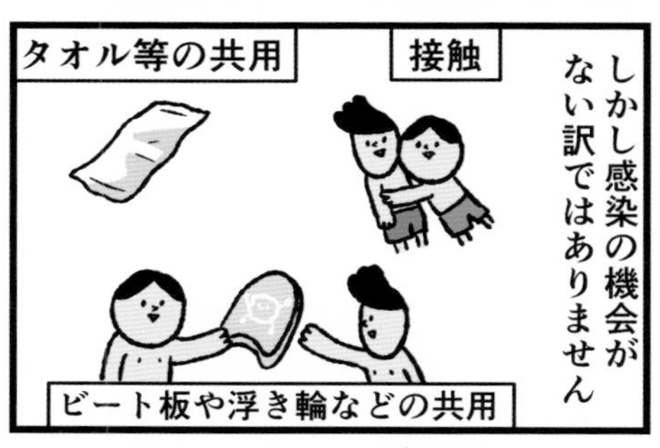
しかし感染の機会がない訳ではありません
タオル等の共用
接触
ビート板や浮き輪などの共用

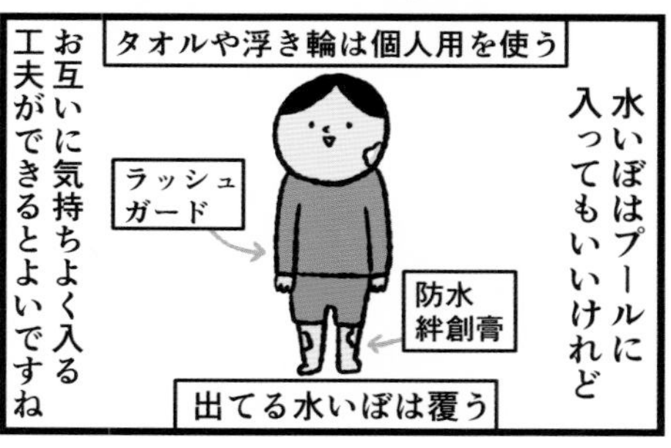
水いぼはプールに入ってもいいけれど
タオルや浮き輪は個人用を使う
ラッシュガード
防水絆創膏
出てる水いぼは覆う
お互いに気持ちよく入る工夫ができるとよいですね

本当に「じんましん」？

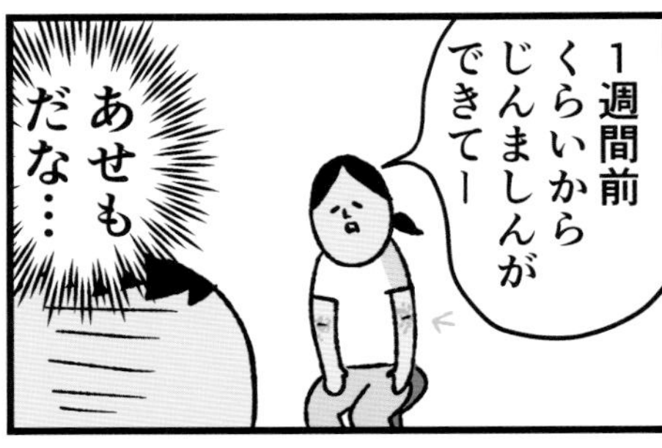
1週間前くらいからじんましんができてー
あせもだな…

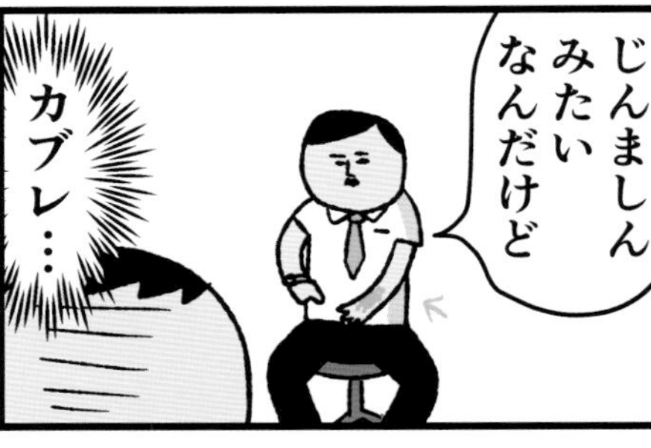
じんましんみたいなんだけど
カブレ…

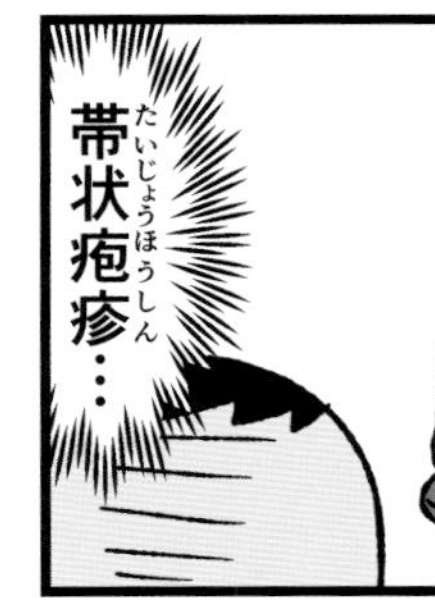
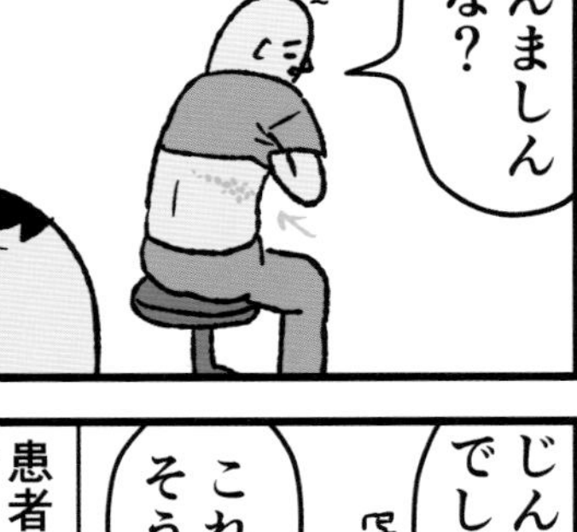
じんましんかな？
帯状疱疹…
じんましんでしょうか
写真とってきました…
スマホ
これはそう！
ビシィ
患者さんの言う「じんましん」の半分くらいは蕁麻疹じゃない

何でもかんでも、じんましん

「じんましん」という言葉は魔法のような響きがあるのか、患者さんの自己申告にやたら使われる。これがくせもので、意外や「じんましん」でないことが多い。似たような症状を呈するものに「あせも」「カブレ」「帯状疱疹」がある。

「あせも」は、体幹や肘・膝の内側など、汗をかきやすい部分に現れ、赤くて痒みがある。「カブレ」はあせもよりもみずみずしい湿疹で、ときに水ぶくれや皮むけを伴う。「帯状疱疹」は、ピリピリとした痛みのあとに小さな水疱が帯状に現れるのが特徴である。「じんましん」はこのどれとも異なり、蚊に刺されたような赤い盛りあがった発疹が地図状に広がり、場所を変えながら出たり消えたりするのが特徴だ。

蕁麻疹に気づいたら

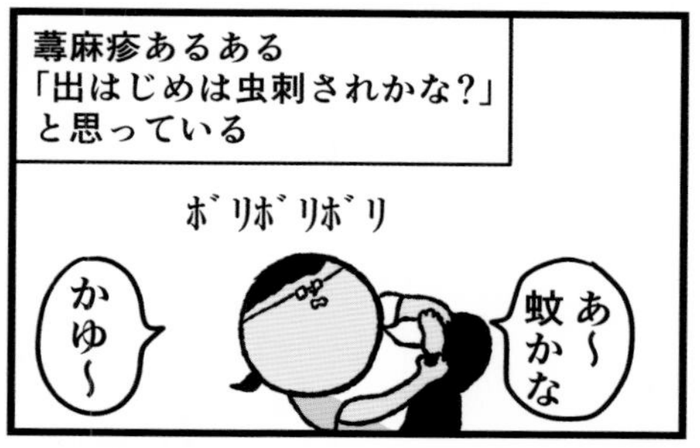
蕁麻疹あるある
「出はじめは虫刺されかな？」
と思っている
ボリボリボリ
かゆ～
あ～
蚊かな

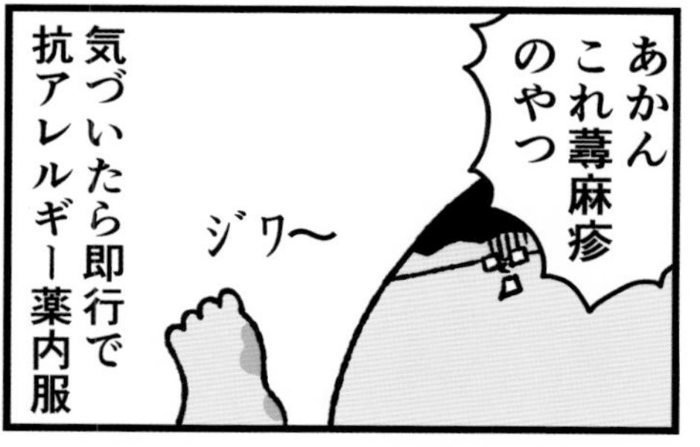
あかん
これ蕁麻疹
のやつ
ジワ～
気づいたら即行で
抗アレルギー薬内服

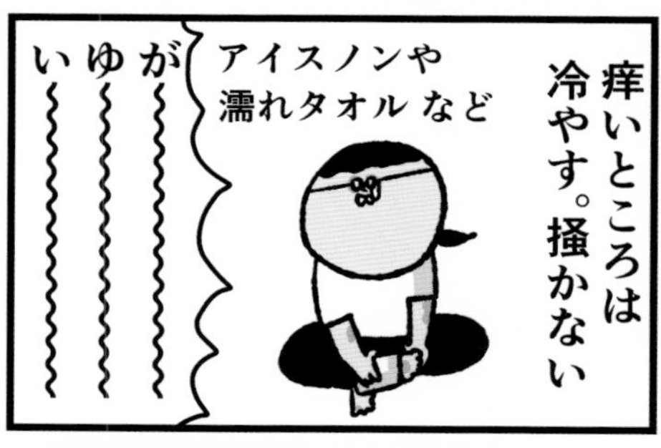
痒いところは
冷やす。掻かない
アイスノンや
濡れタオル など
が～～
ゆ～～
い～～

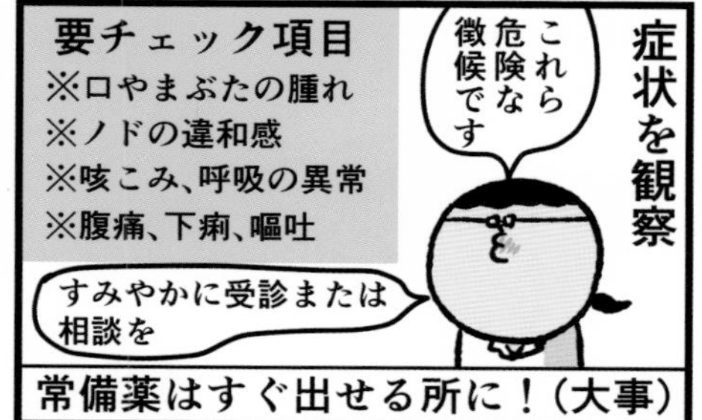
症状を観察
これら
危険な
徴候です
要チェック項目
※口やまぶたの腫れ
※ノドの違和感
※咳こみ、呼吸の異常
※腹痛、下痢、嘔吐
すみやかに受診または
相談を
常備薬はすぐ出せる所に！（大事）

写真を撮ってきました

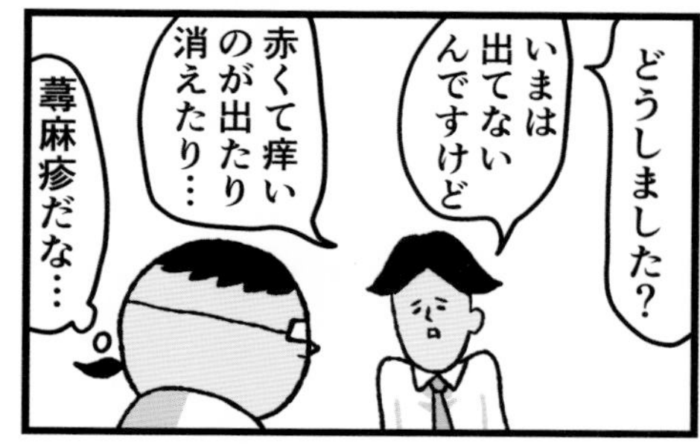
どうしました？
いまは
出てない
んですけど
赤くて痒い
のが出たり
消えたり…
蕁麻疹だな…

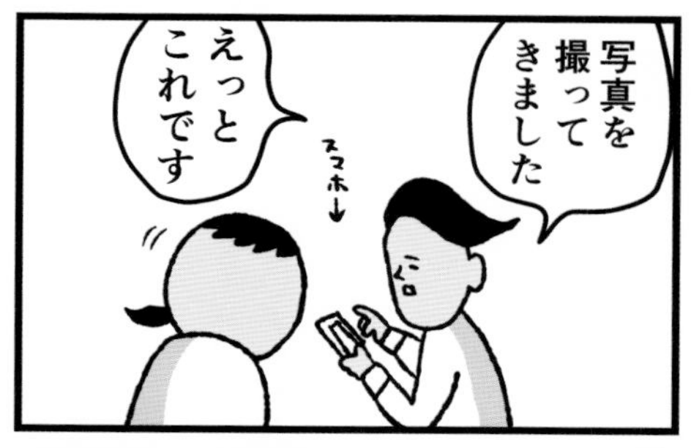
写真を
撮って
きました
えっと
これです
スマホ↓

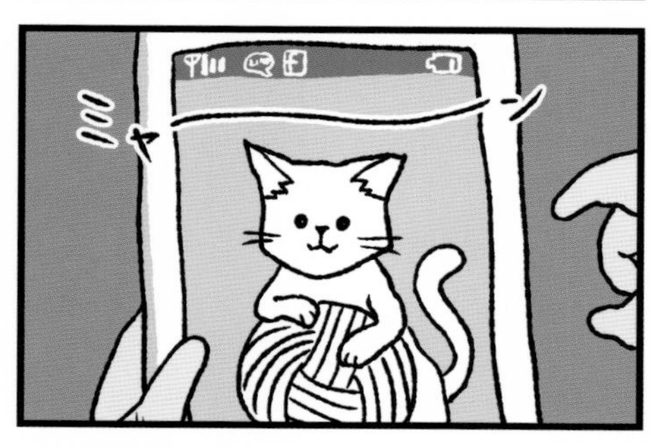
ミャ――ン

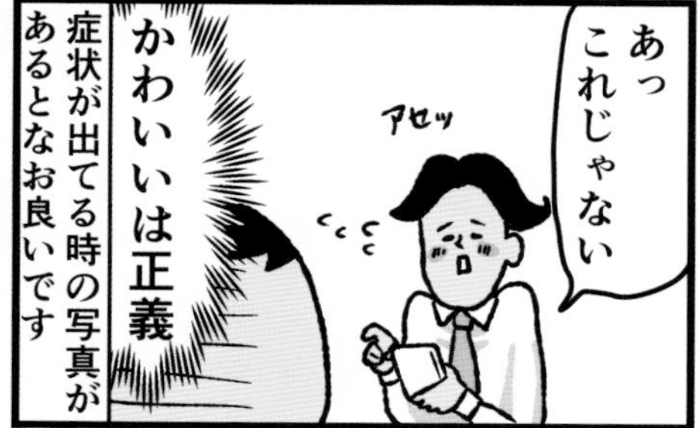
あっ
これじゃない
アセッ
かわいいは正義
症状が出てる時の写真が
あるとなお良いです

帯状疱疹いろいろ

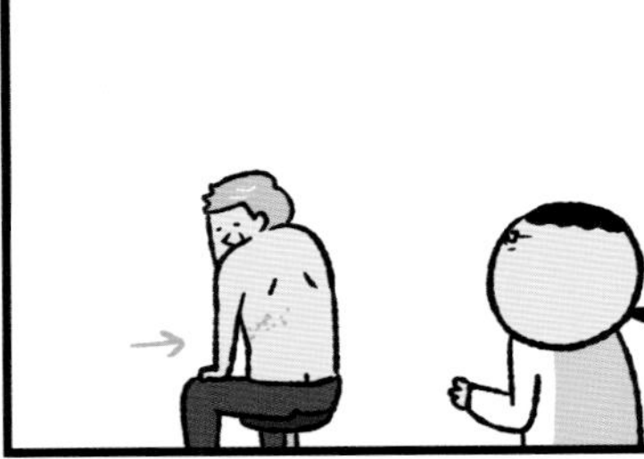

体に出た帯状疱疹

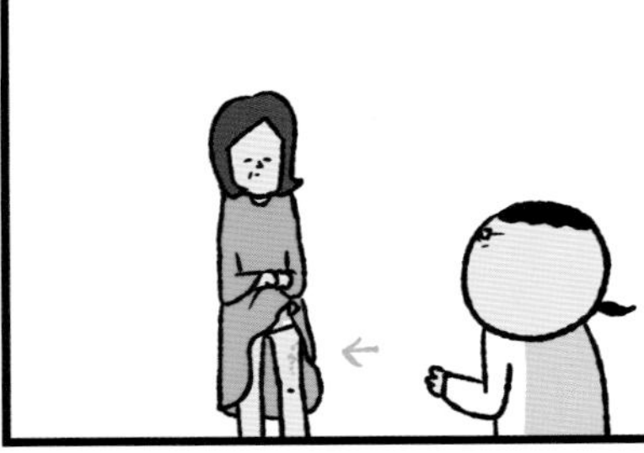

足に出た帯状疱疹

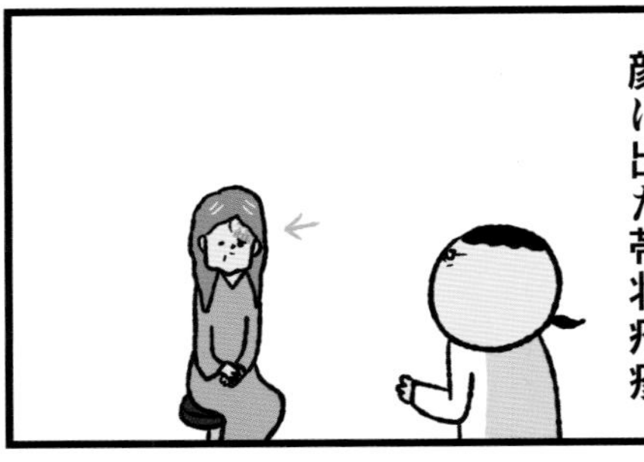

顔に出た帯状疱疹

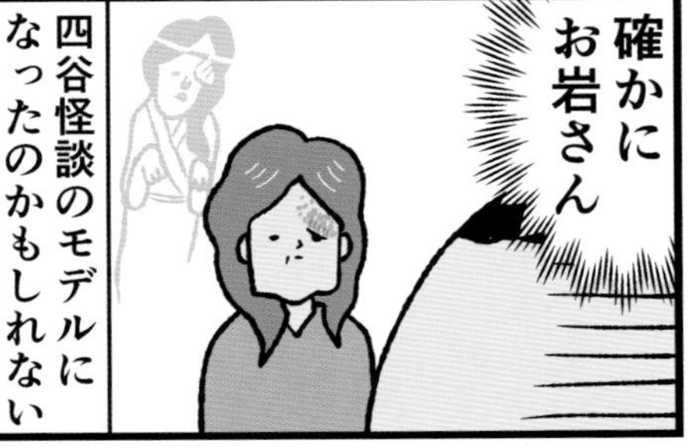

確かにお岩さん
四谷怪談のモデルになったのかもしれない

謎の帯状疱疹デー

帯状疱疹の原因ウイルスは

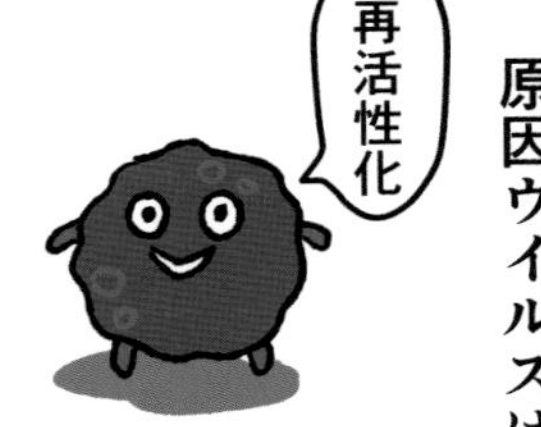

再活性化
水痘帯状疱疹ウイルス

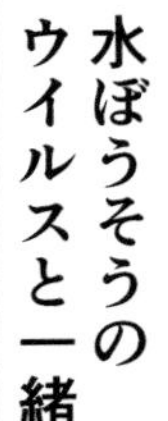

水ぼうそうのウイルスと一緒

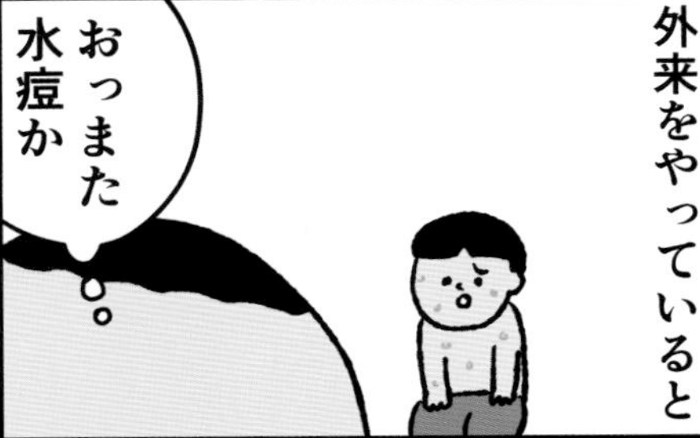

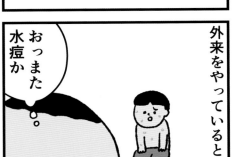

外来をやっていると
おっまた水痘か

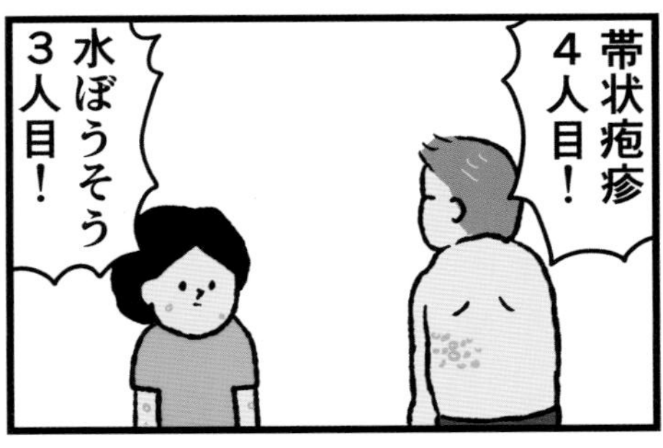

帯状疱疹4人目！
水ぼうそう3人目！

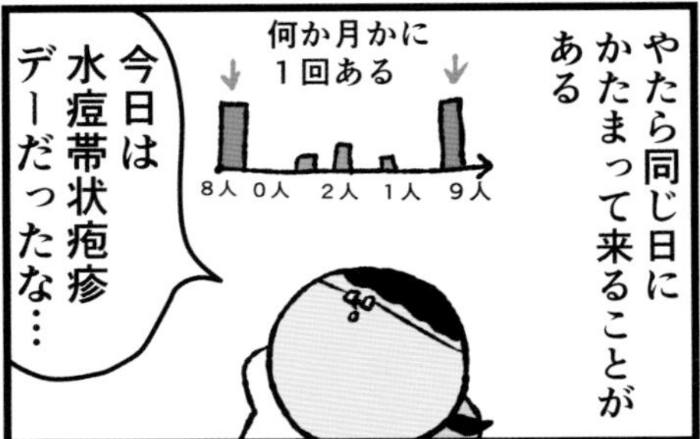

やたら同じ日にかたまって来ることがある
何か月かに1回ある
8人 0人 2人 1人 9人
今日は水痘帯状疱疹デーだったな…

自分だと意外にわからない

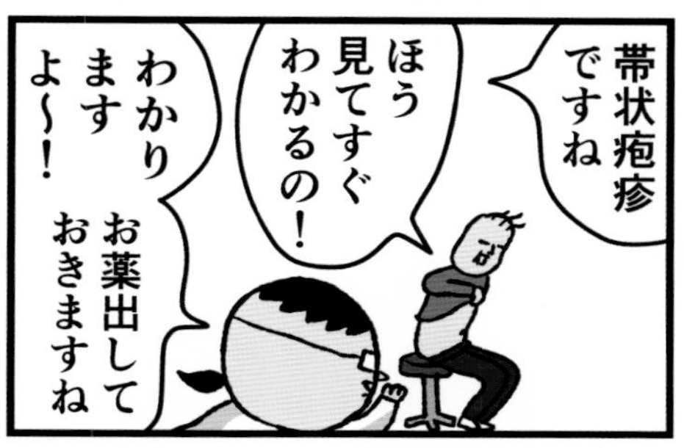
帯状疱疹ですね
ほう見てすぐわかるの!
わかりますよ～!
お薬出しておきますね

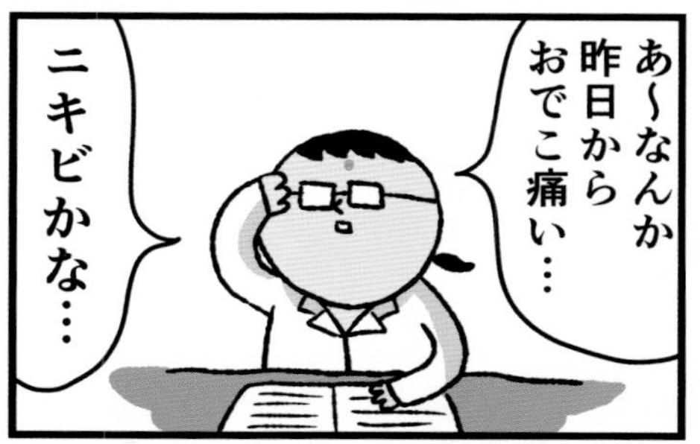
あ～なんか昨日からおでこ痛い…
ニキビかな…

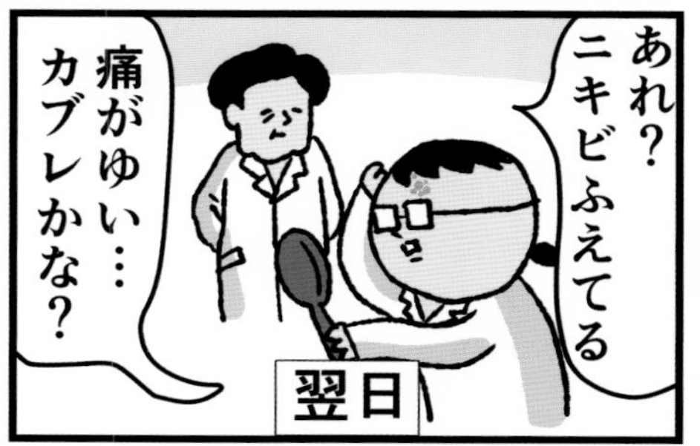
あれ?ニキビふえてる
痛がゆい…カブレかな?
翌日

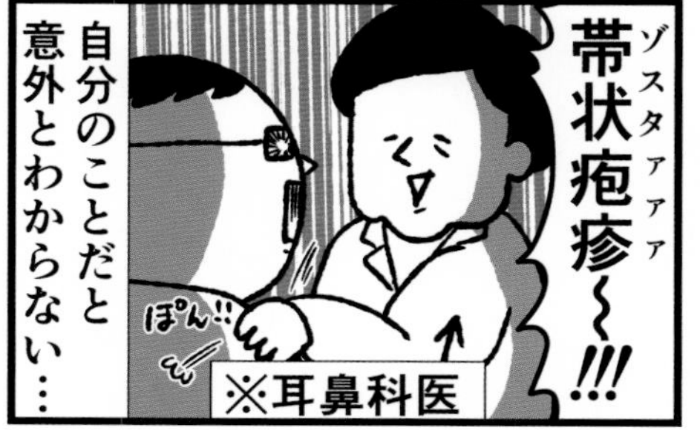
ゾスタァァァ
帯状疱疹～～!!!
自分のことだと意外とわからない…
ぽん!!
※耳鼻科医

帯状疱疹でよくある

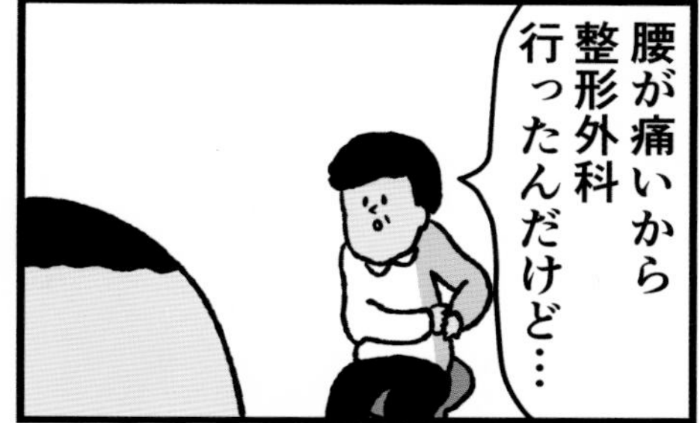
腰が痛いから整形外科行ったんだけど…

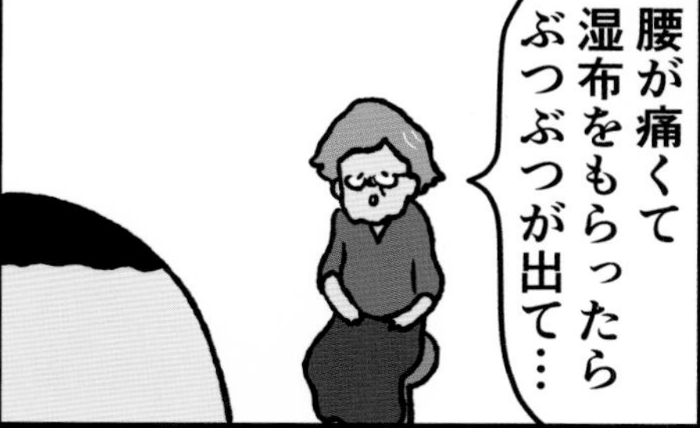
腰が痛くて湿布をもらったらぶつぶつが出て…

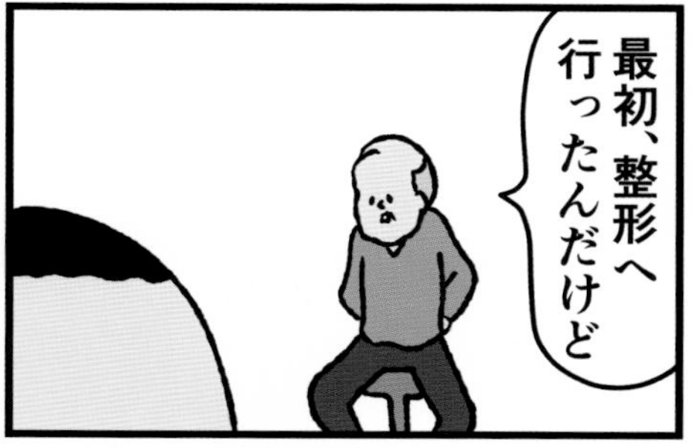
最初、整形へ行ったんだけど

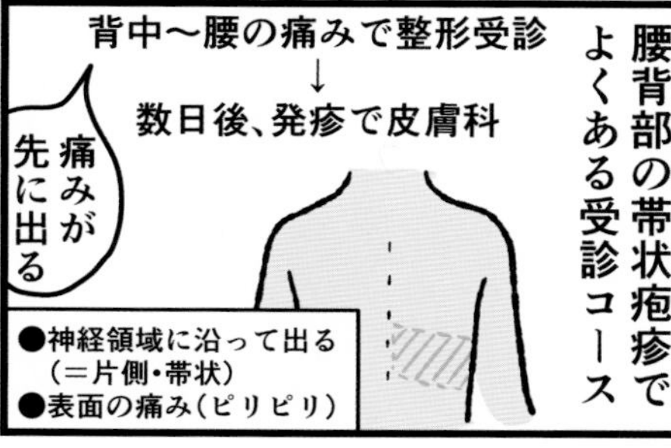
腰背部の帯状疱疹でよくある受診コース
背中～腰の痛みで整形受診
↓
数日後、発疹で皮膚科
痛みが先に出る
●神経領域に沿って出る
(＝片側・帯状)
●表面の痛み(ピリピリ)

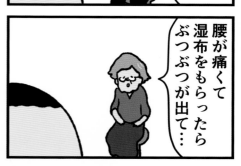

分厚い爪を切るときは

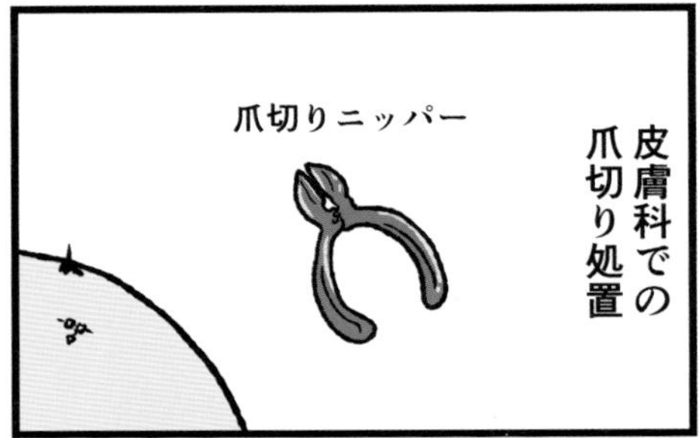
皮膚科での
爪切り処置
爪切りニッパー

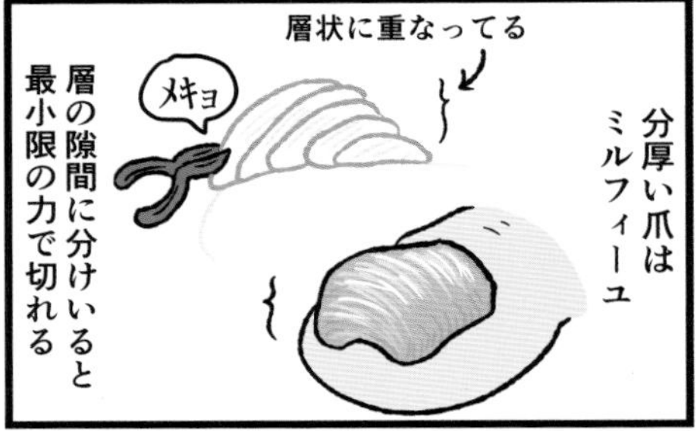
分厚い爪は
ミルフィーユ
層状に重なってる
メキョ
層の隙間に分けいると
最小限の力で切れる

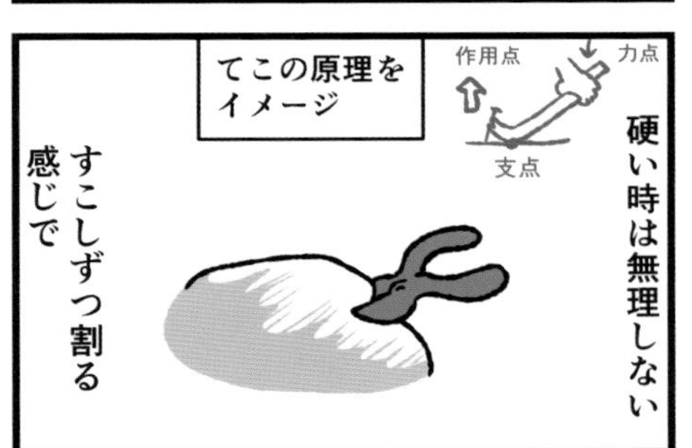
硬い時は無理しない
てこの原理を
イメージ
作用点
力点
支点
すこしずつ割る
感じで

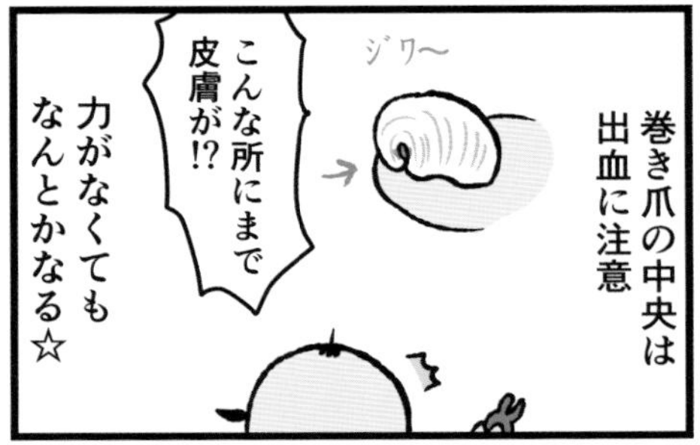
巻き爪の中央は
出血に注意
ジワ〜
こんな所にまで
皮膚が!?
力がなくても
なんとかなる☆

高齢者の爪問題

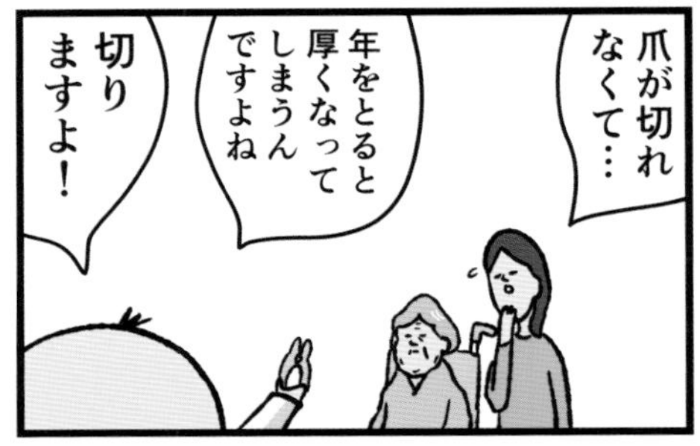
爪が切れ
なくて…
年をとると
厚くなって
しまうん
ですよね
切り
ますよ!

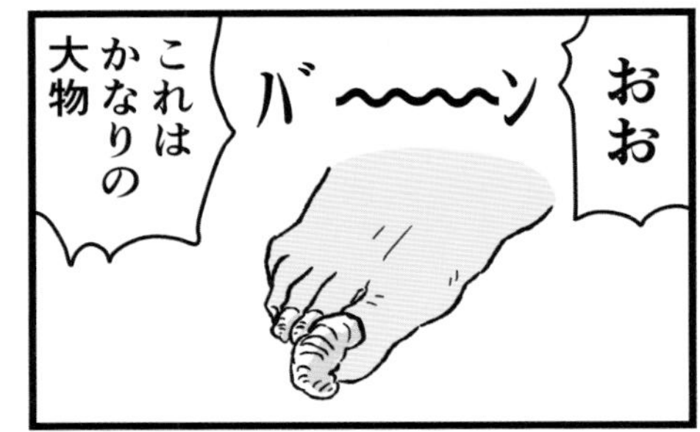
おお
バ〜〜〜ン
これは
かなりの
大物

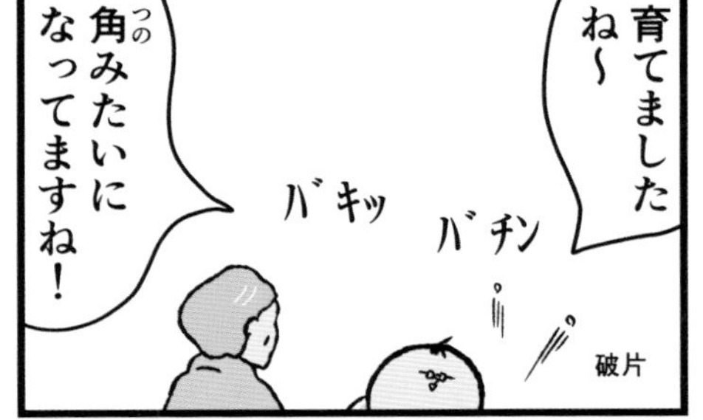
育てました
ね〜
角みたいに
なってますね!
バキッ
バチン
破片

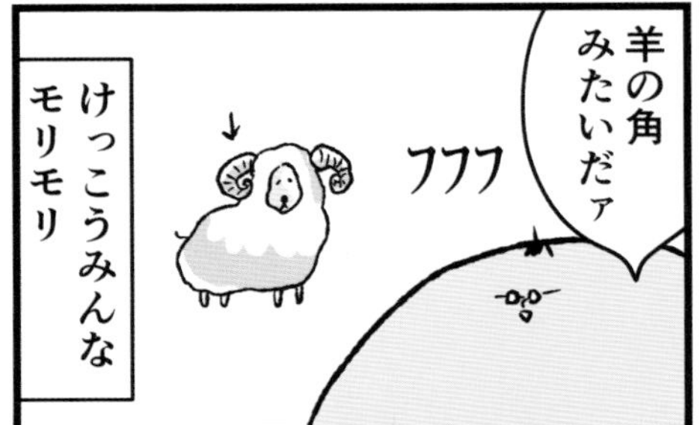
羊の角
みたいだァ
フフフ
けっこうみんな
モリモリ

皮膚科医の誇り

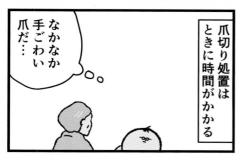

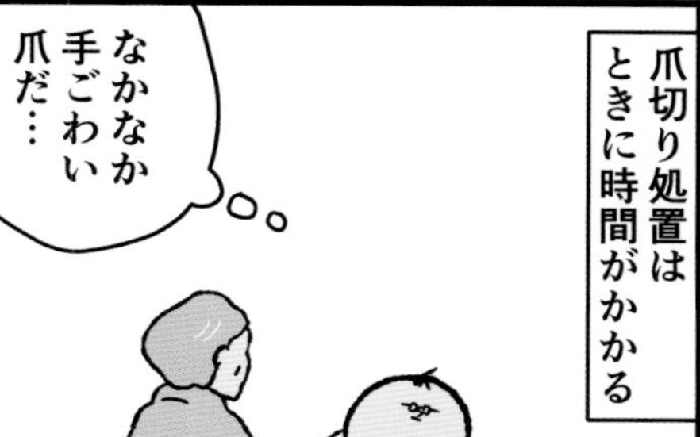
爪切り処置は
ときに時間がかかる
なかなか
手ごわい
爪だ…

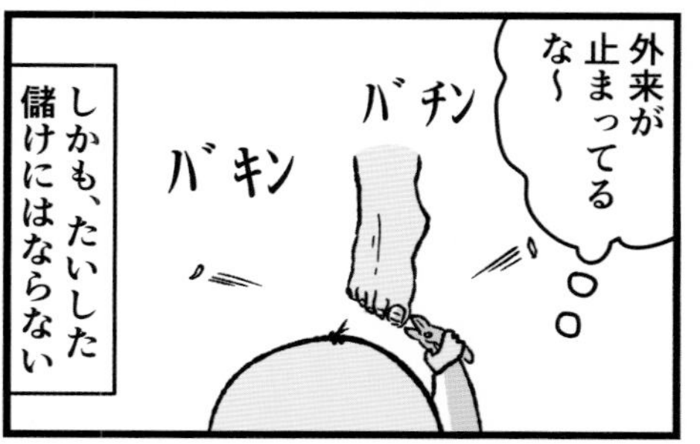
外来が
止まってる
な～
バチン
バキン
しかも、たいした
儲けにはならない

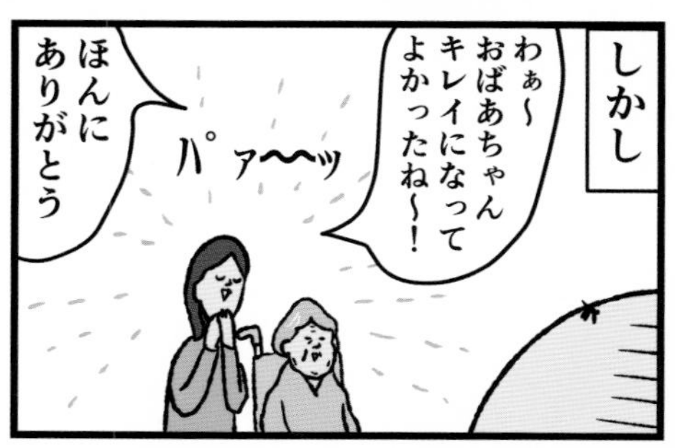
しかし
わぁ～
おばあちゃん
キレイになって
よかったね～！
パァ～～ッ
ほんに
ありがとう

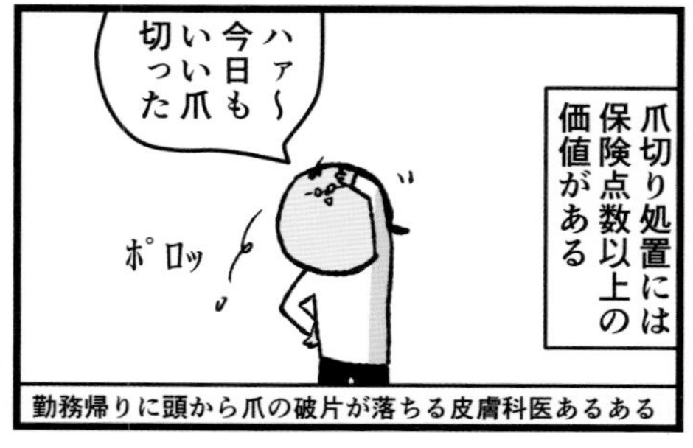
爪切り処置には
保険点数以上の
価値がある
ハァ～
今日も
いい爪
切った
ポロッ
勤務帰りに頭から爪の破片が落ちる皮膚科医あるある

爪切ります!!

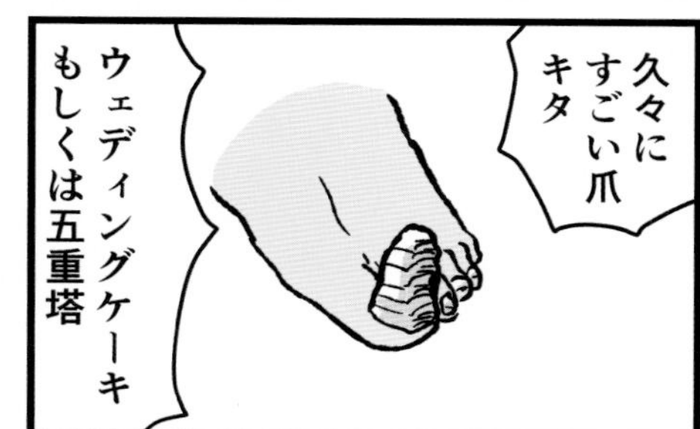
久々に
すごい爪
キタ
ウェディングケーキ
もしくは五重塔

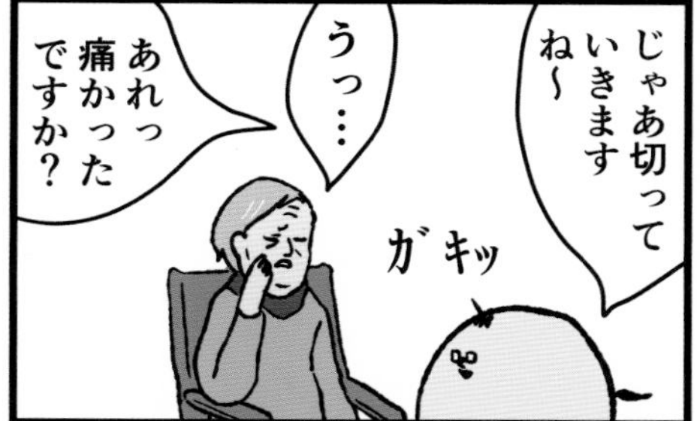
じゃあ切って
いきます
ね～
ガキッ
うっ…
あれっ
痛かった
ですか？

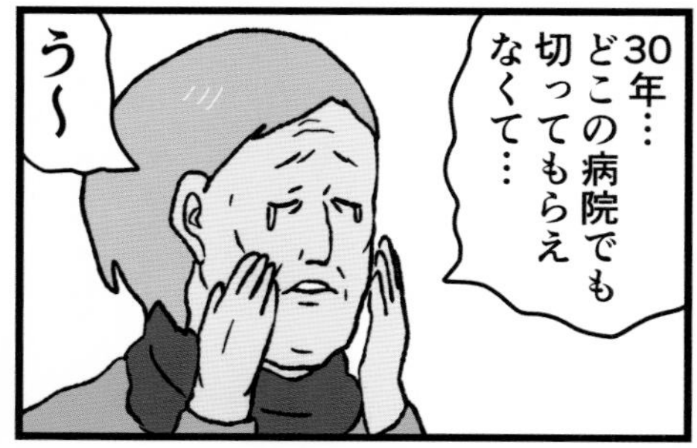
30年…
どこの病院でも
切ってもらえ
なくて…
う～

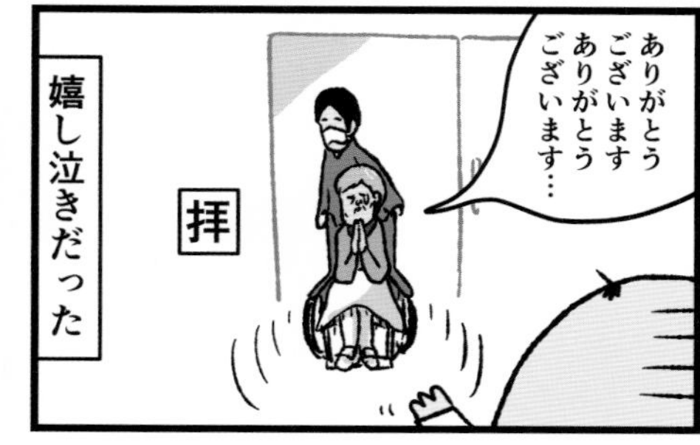
嬉し泣きだった
ありがとう
ございます
ありがとう
ございます…
拝

皮膚科医の名折れ

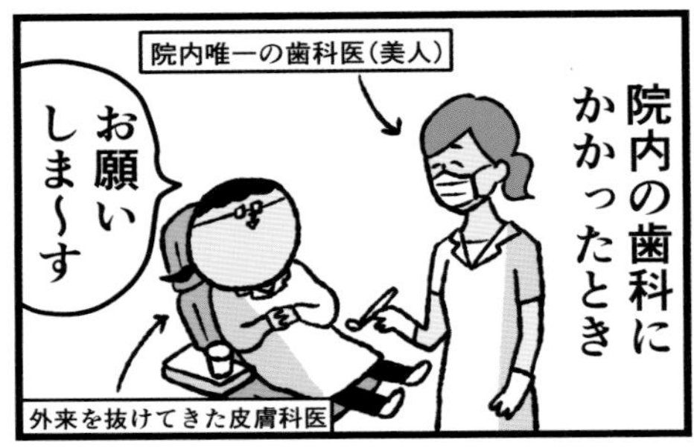
院内の歯科にかかったとき
院内唯一の歯科医(美人)
お願いしま〜す
外来を抜けてきた皮膚科医

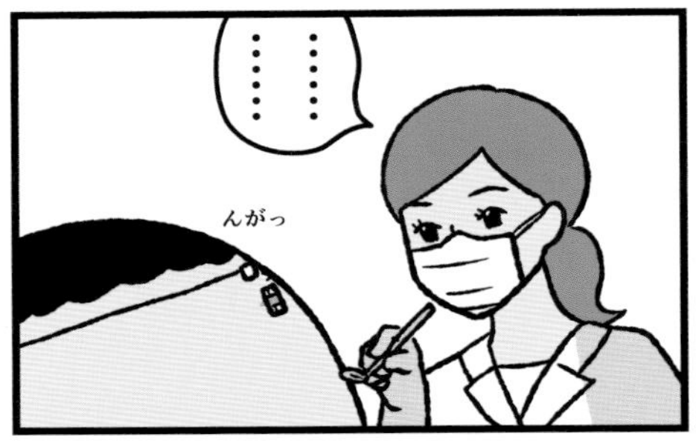
……
んがっ

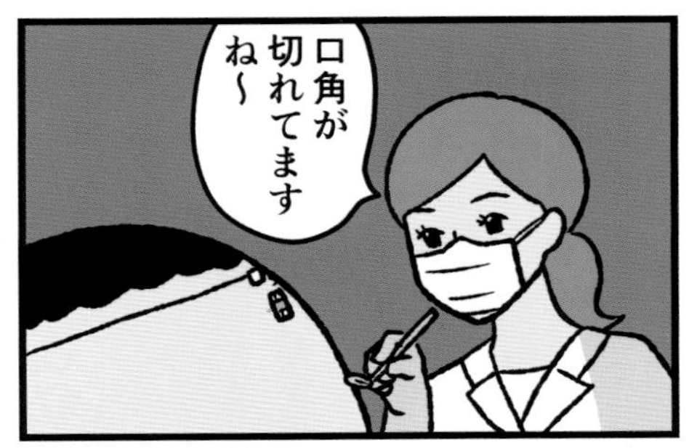
口角が切れてますね〜

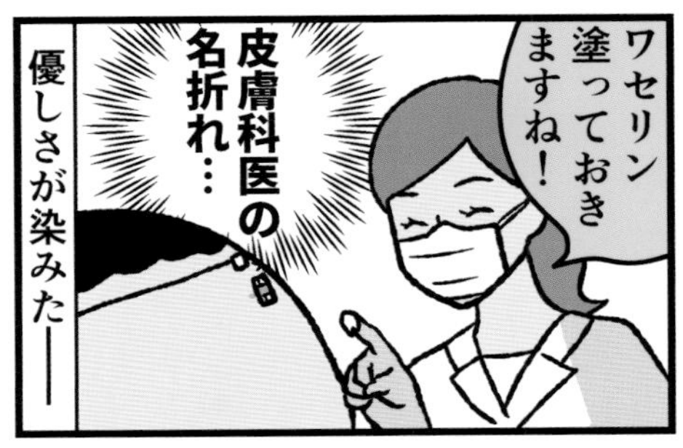
ワセリン塗っておきますね!
皮膚科医の名折れ…
優しさが染みた——

華麗なる(!?)医者の世界

皮膚科医たるもの

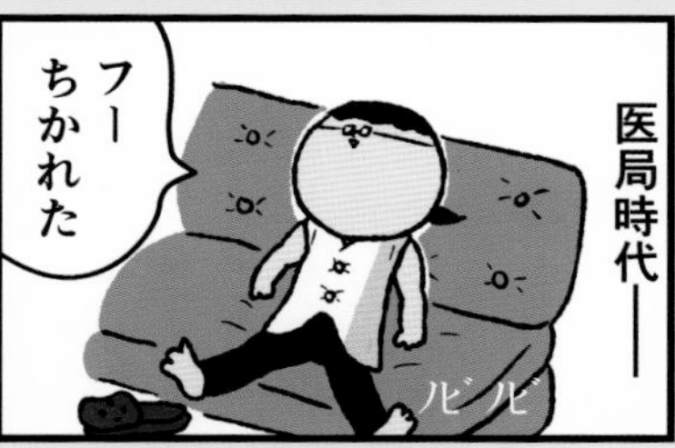
医局時代——
フーちかれた
ノビノビ

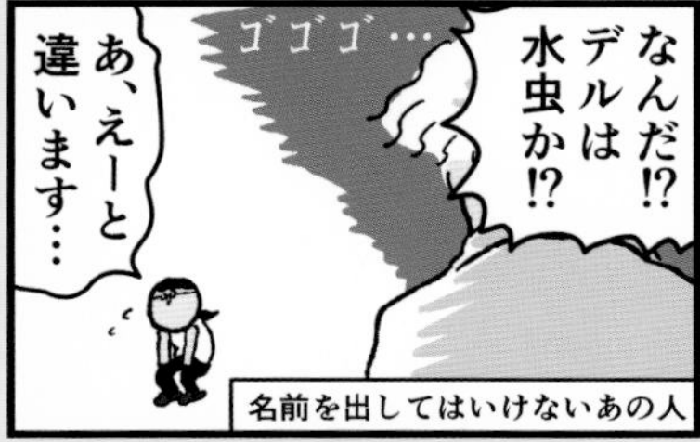
なんだ!?デルは水虫か!?
ゴゴゴ…
あ、えーと違います…
名前を出してはいけないあの人

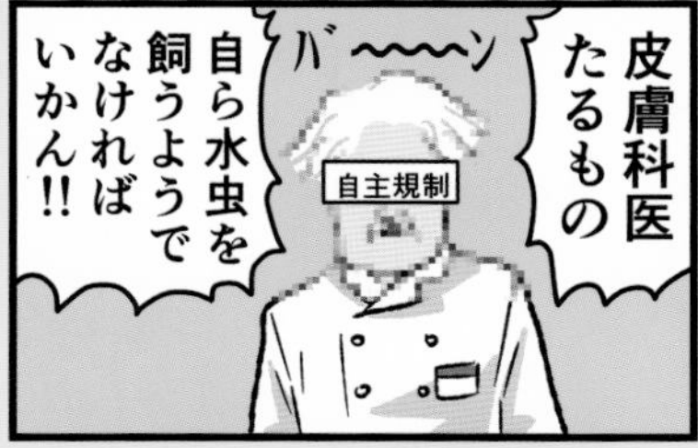
皮膚科医たるもの
バ〜〜〜ン
自ら水虫を飼うようでなければいかん!!
自主規制

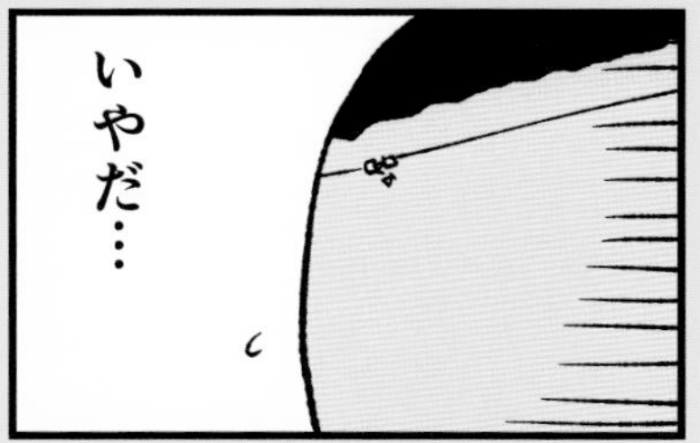
いやだ…

医師名言集①

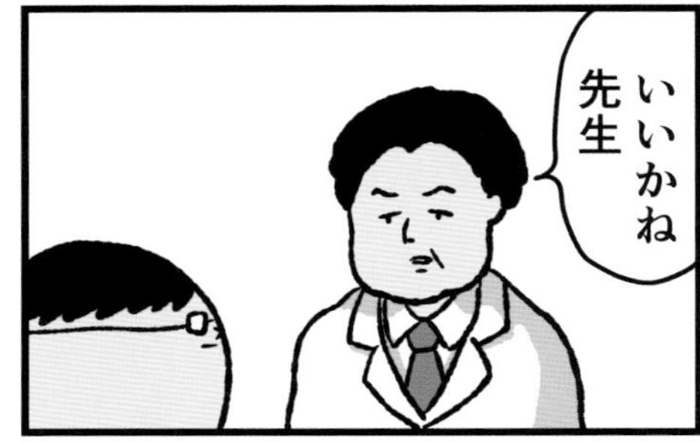
いいかね
先生

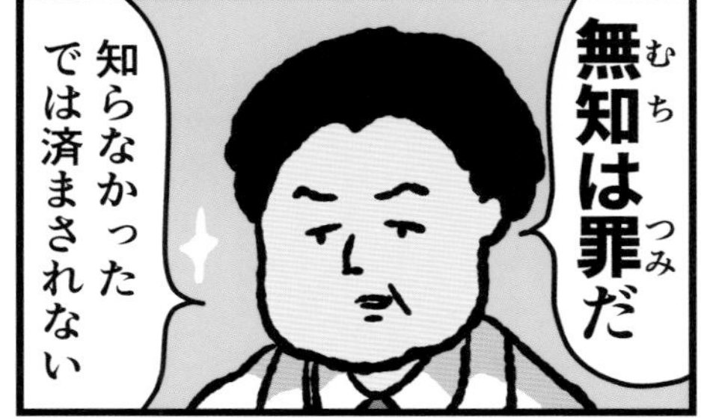
無知（むち）は罪（つみ）だ
知らなかった
では済まされない

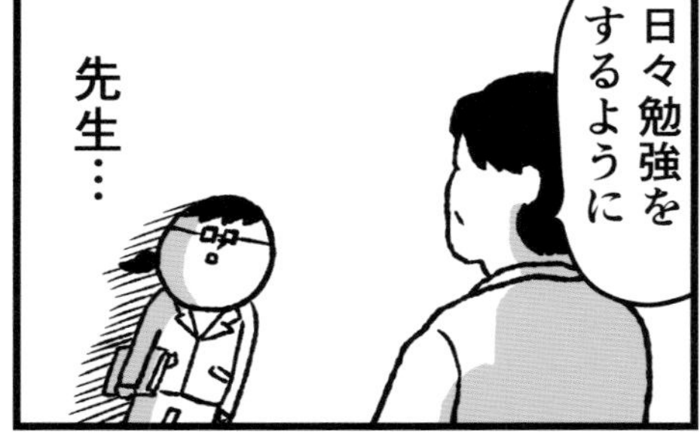
日々勉強を
するように
先生…

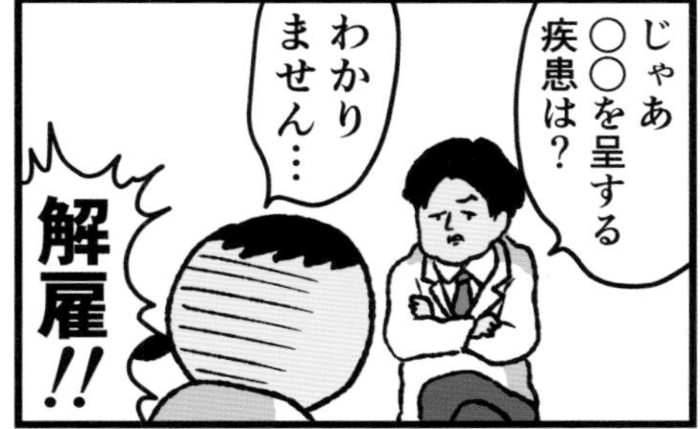
じゃあ
○○を呈する
疾患は？
わかり
ません…
解雇!!

医師名言集②

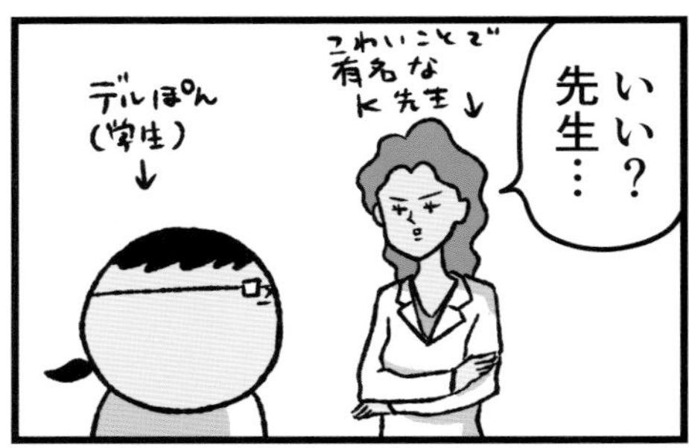
いい？
先生…
こわいことで
有名な
K先生↓
デルぽん
(学生)
↓

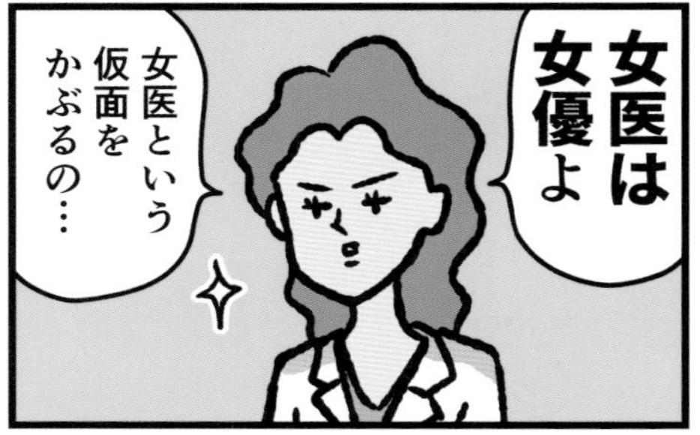
女医は
女優よ
女医という
仮面を
かぶるの…

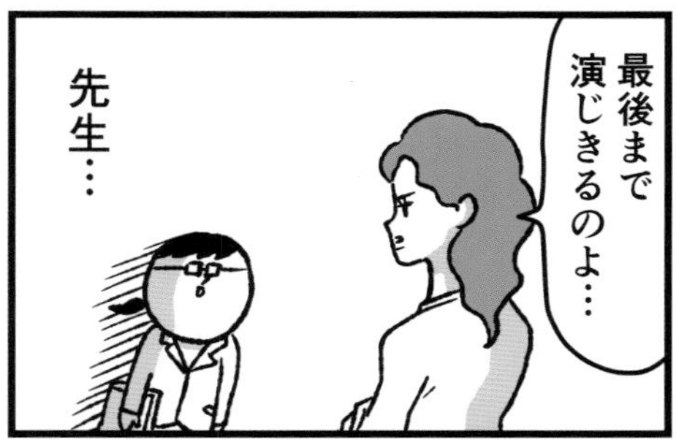
最後まで
演じきるのよ…
先生…

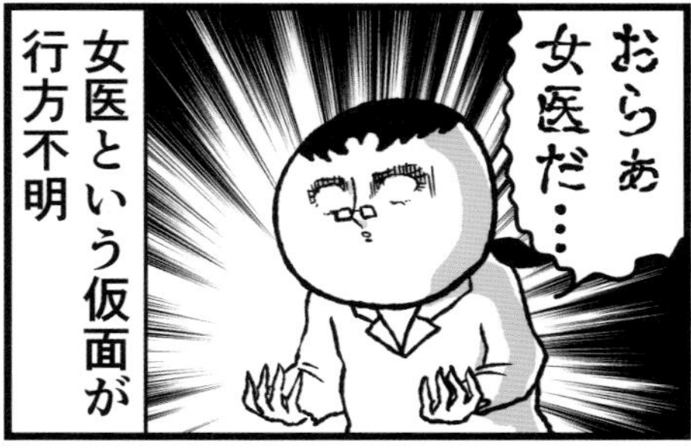
おらぁ
女医だ…
女医という仮面が
行方不明

医師名言集③

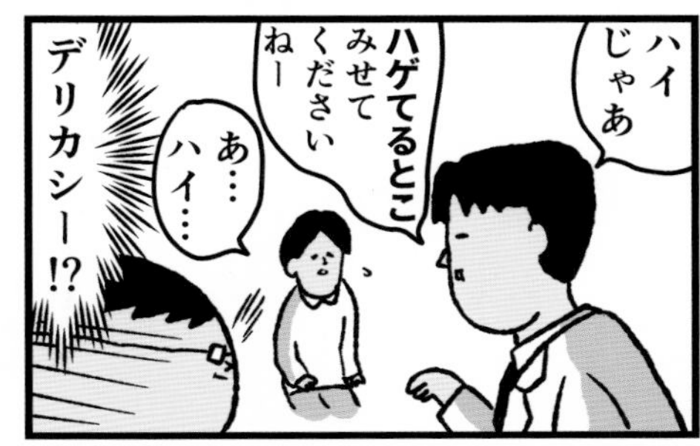

ハイじゃあ
ハゲてるとこみせてくださいねー
あ…ハイ…
デリカシー!?

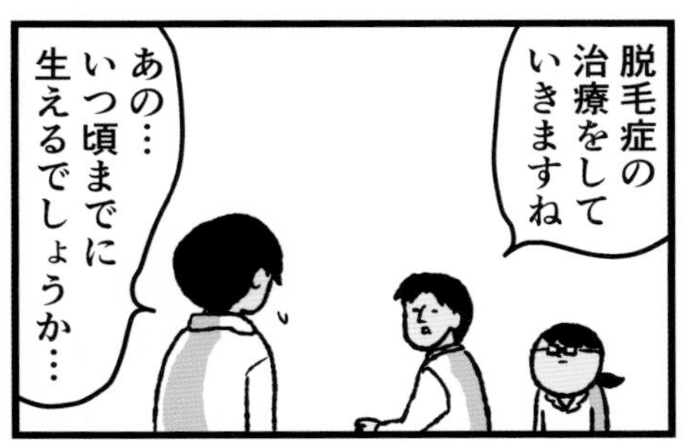

脱毛症の治療をしていきますね
あの…いつ頃までに生えるでしょうか…

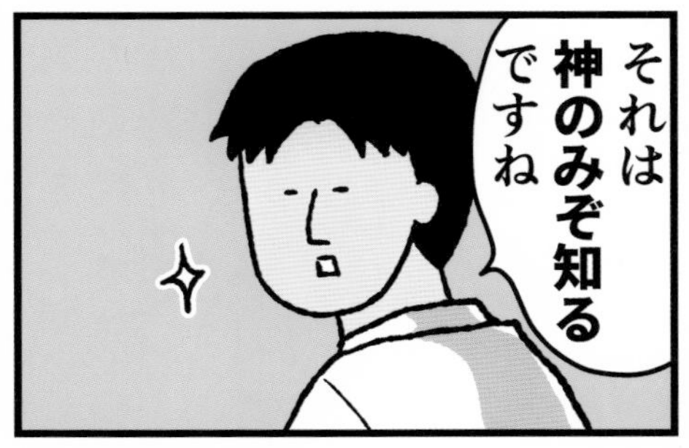

それは神のみぞ知るですね

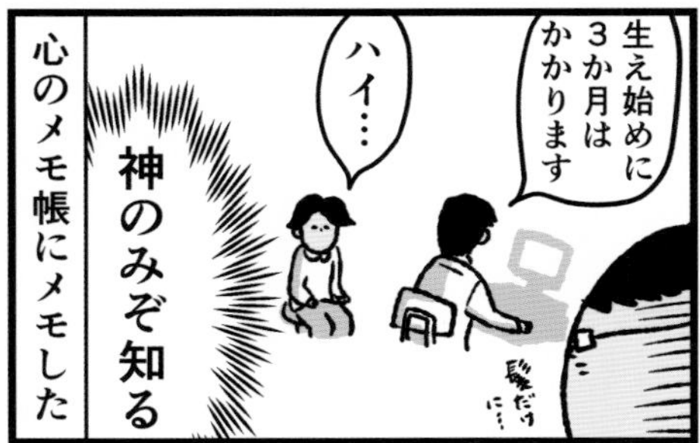

生え始めに3か月はかかります
ハイ…
神のみぞ知る
心のメモ帳にメモした
髪だけに…

医師名言集④

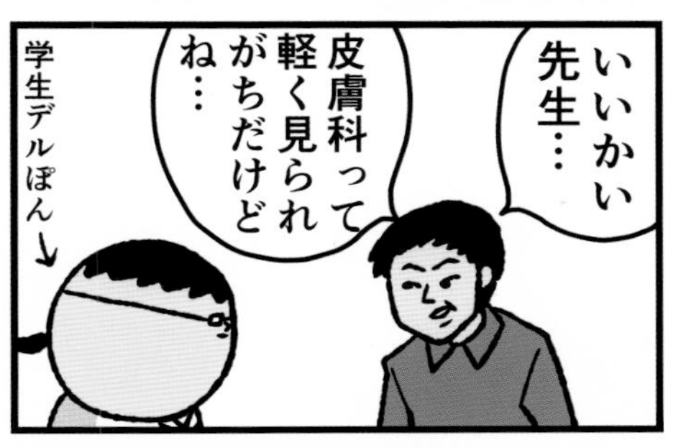

いいかい先生…
皮膚科って軽く見られがちだけどね…
学生デルぽん

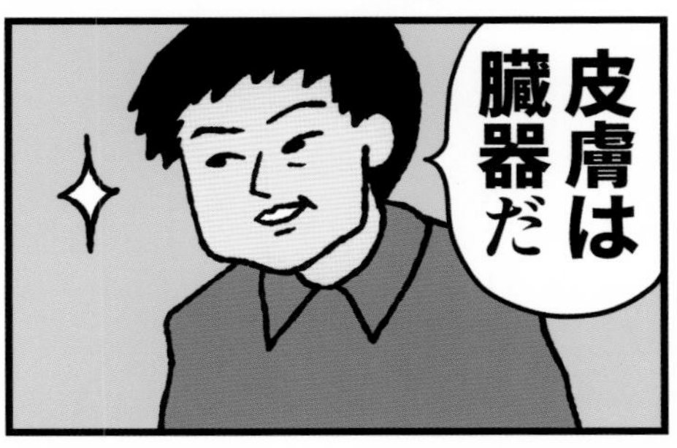

皮膚は臓器だ

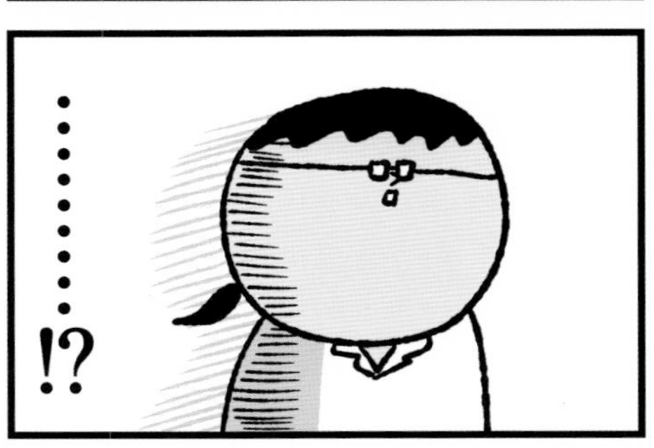

………!?

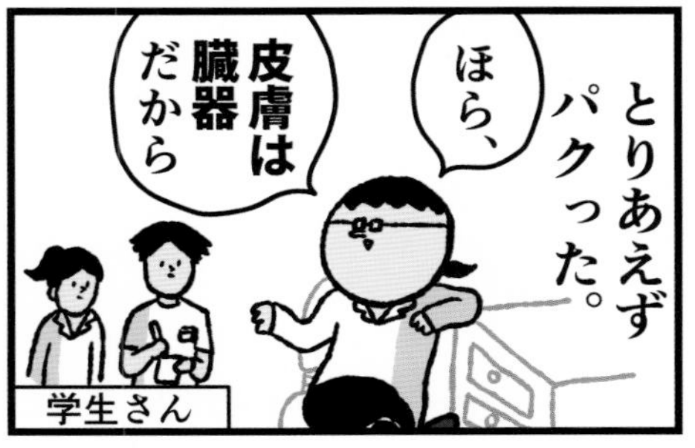

とりあえずパクった。
ほら、
皮膚は臓器だから
学生さん

皮膚科の飲み会

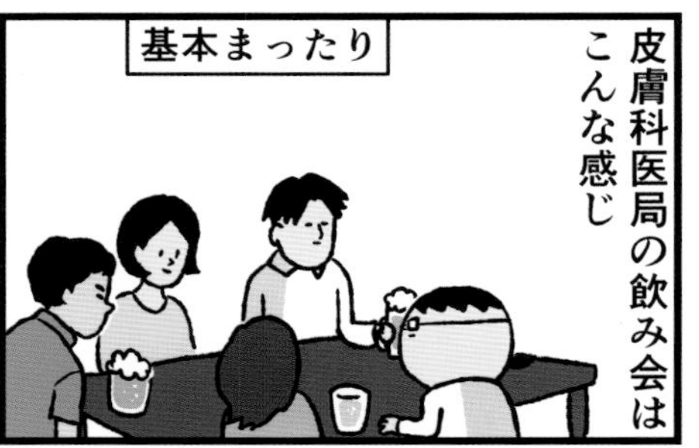
皮膚科医局の飲み会はこんな感じ
基本まったり

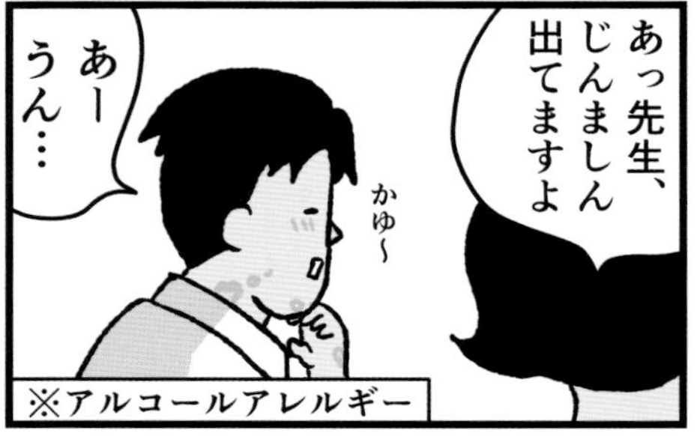
あっ先生、じんましん出てますよ
かゆ～
あーうん…
※アルコールアレルギー

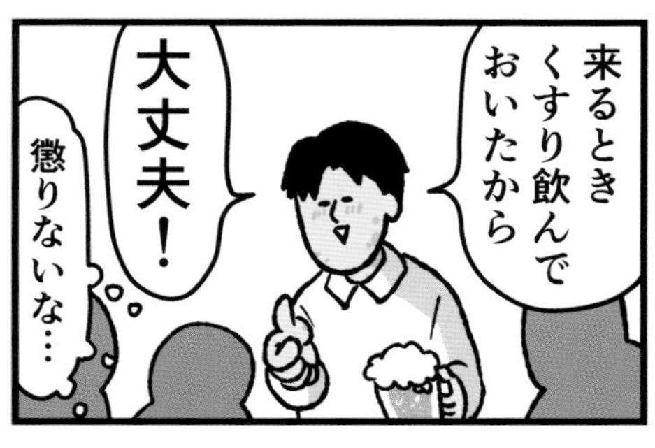
来るときくすり飲んでおいたから
大丈夫！
懲りないな…

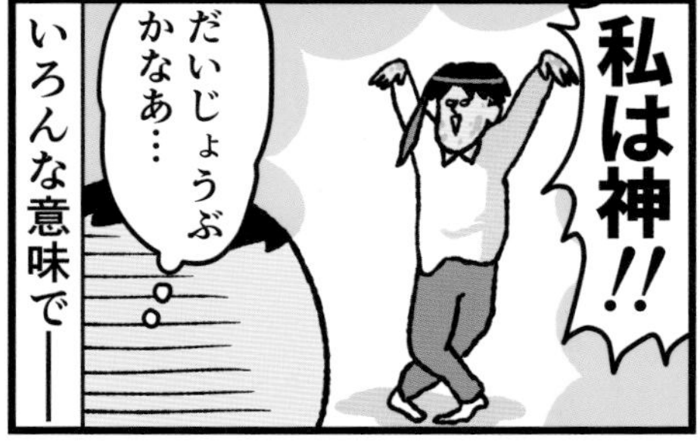
私は神!!
だいじょうぶかなあ…
いろんな意味で――

患者さんも負けてない

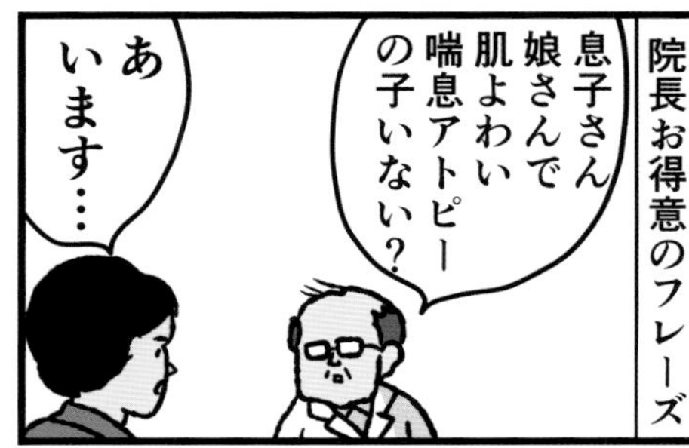
院長お得意のフレーズ
息子さん娘さんで肌よわい喘息アトピーの子いない？
あいます…

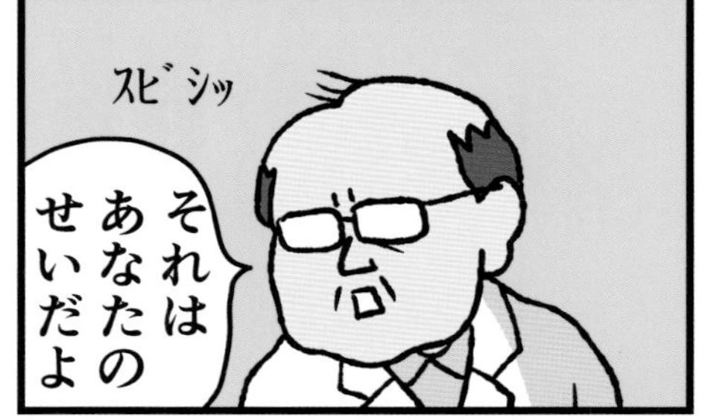
ズビシッ
それはあなたのせいだよ

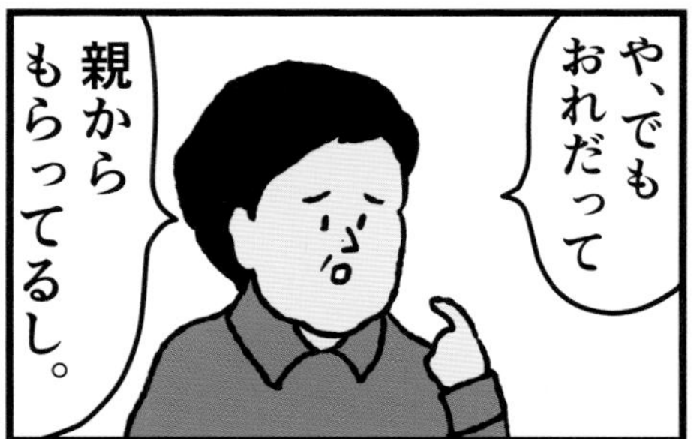
や、でもおれだって
親からもらってるし。

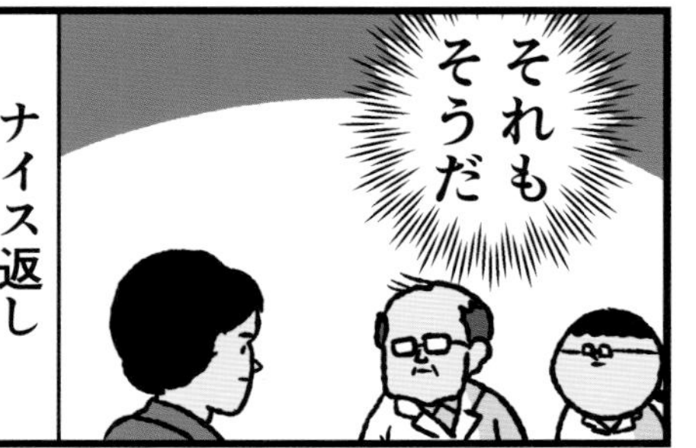
ナイス返し
それもそうだ

内科の飲み会

リハビリ科の飲み会

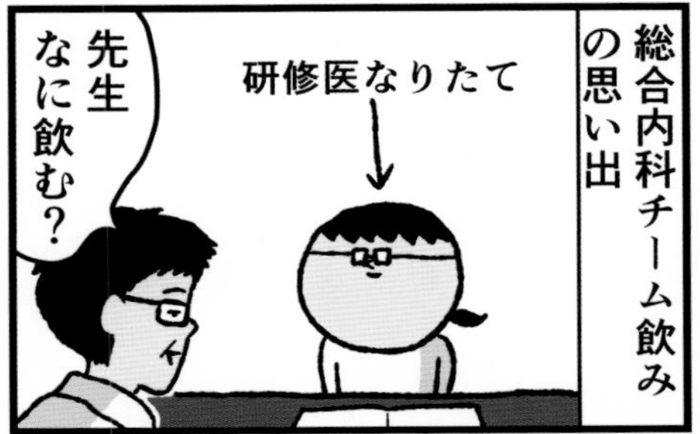
総合内科チーム飲みの思い出
研修医なりたて
先生なに飲む？

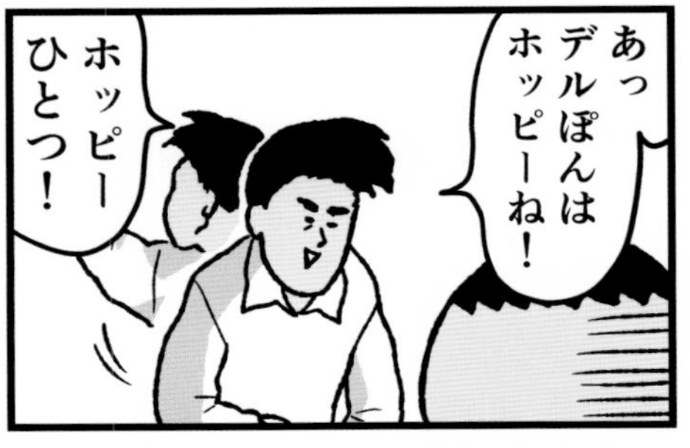
あっデルぽんはホッピーね！
ホッピーひとつ！

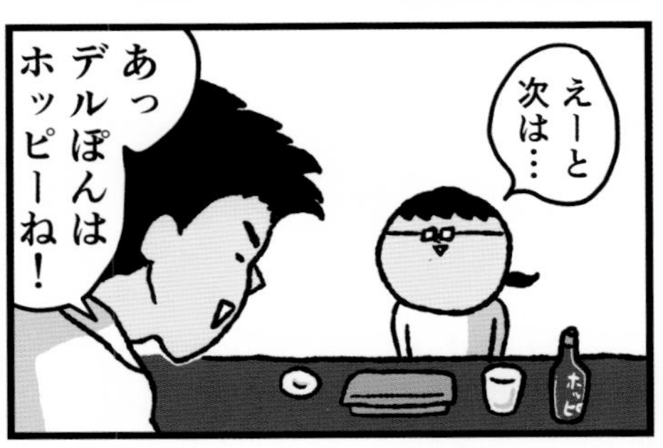
えーと次は…
あっデルぽんはホッピーね！

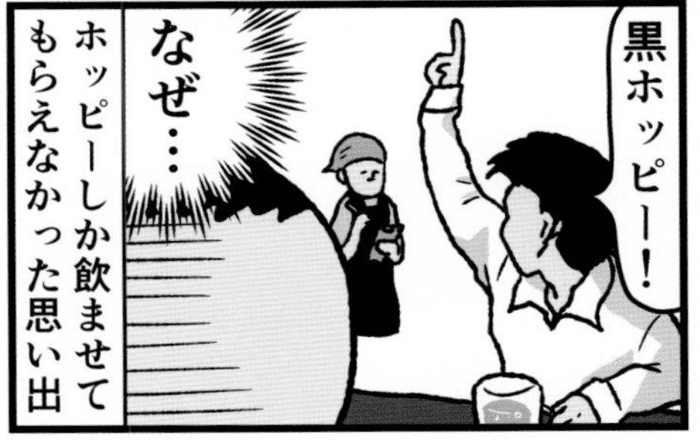
黒ホッピー！
なぜ…
ホッピーしか飲ませてもらえなかった思い出

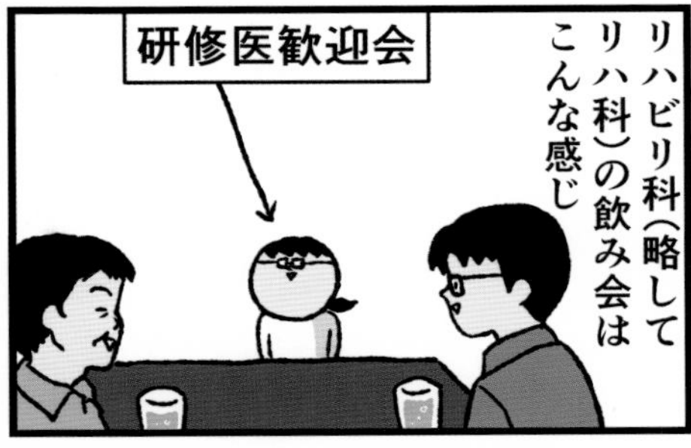
リハビリ科（略してリハ科）の飲み会はこんな感じ
研修医歓迎会

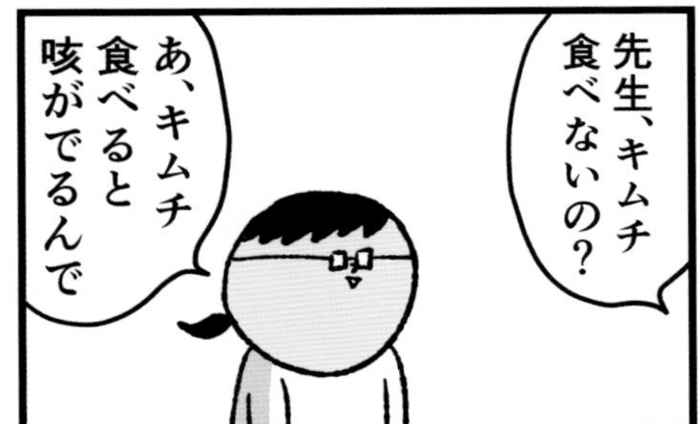
先生、キムチ食べないの？
あ、キムチ食べると咳がでるんで

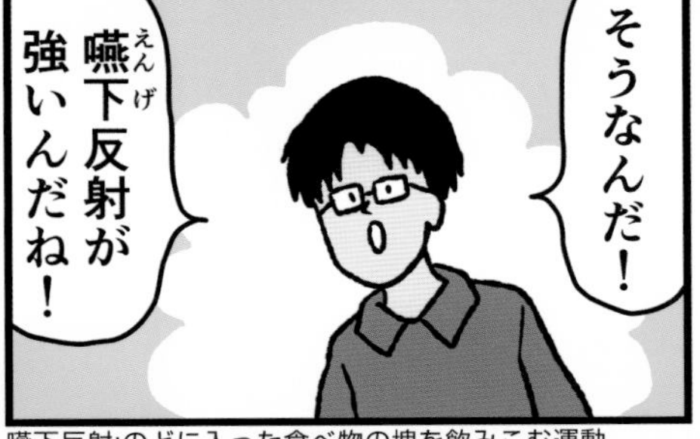
そうなんだ！
嚥下反射が強いんだね！

嚥下反射：のどに入った食べ物の塊を飲みこむ運動

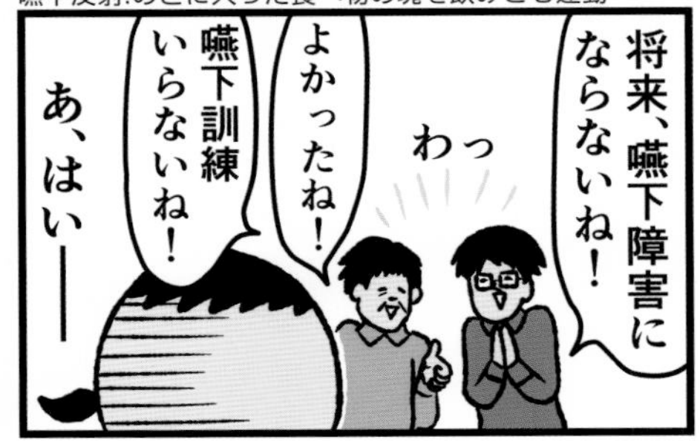
将来、嚥下障害にならないね！
よかったね！
嚥下訓練いらないね！
わっ
あ、はい――

病院実習の思い出

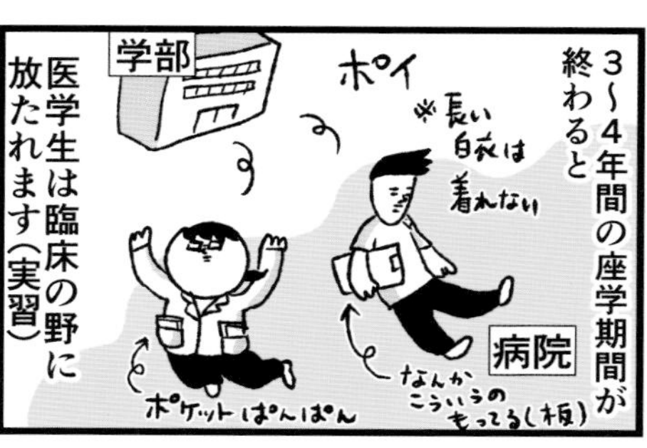
3~4年間の座学期間が終わると
ポイ
※長い白衣は着れない
病院
なんかこういうのもってる(板)
ポケットぱんぱん
学部
医学生は臨床の野に放たれます(実習)

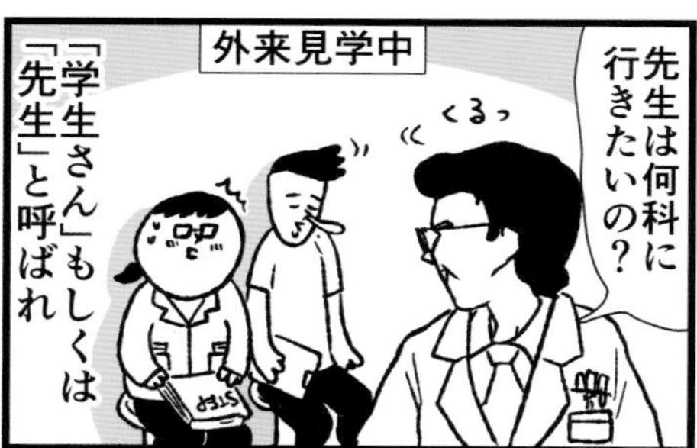
外来見学中
先生は何科に行きたいの?
くるっ
「学生さん」もしくは「先生」と呼ばれ

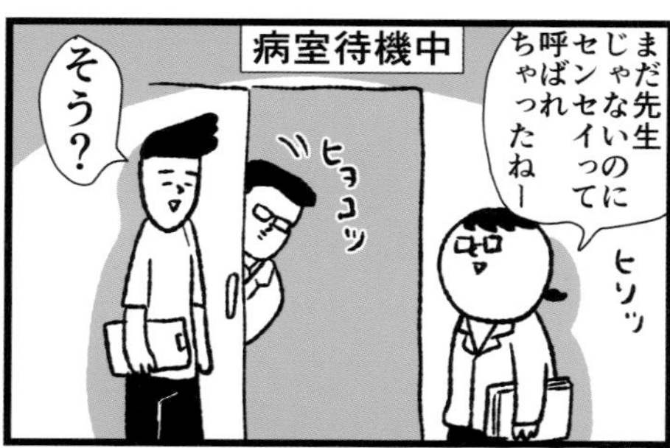
病室待機中
まだ先生じゃないのにセンセイって呼ばれちゃったねー
ヒソッ
ヒョコッ
そう?

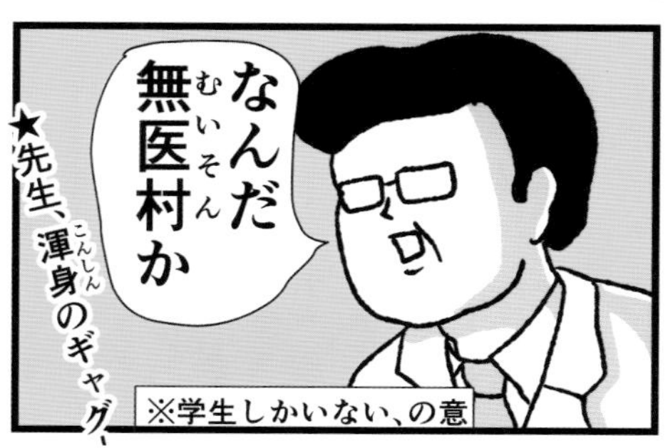
なんだ無医村(むいそん)か
★先生、渾身(こんしん)のギャグ
※学生しかいない、の意

医師になるのは長い道のりなのだ

医学部は6年間ある。前半では主に座学で基礎的な医学知識を学び、後半になると病院実習を交えながら臨床的な知識を深めていく。病院実習では指導医につき、患者への接し方や診察・処置の様子を見学する。科によっては実際に患者を問診し、簡単な診察の補助を行うことも。医学部を無事、卒業し、医師国家試験に通れば、晴れて研修医の仲間入り。2年間の研修期間のあいだはさまざまな科を回り(これをローテートと呼ぶ)、下働きをしながら勉強。そしてローテートも終盤にさしかかる研修医2年目の夏~秋頃にかけて、入局する医局(専門科)を決める。医学部に入って9年目でようやく、専門科の医師としての生活がスタートするのだ。

KY

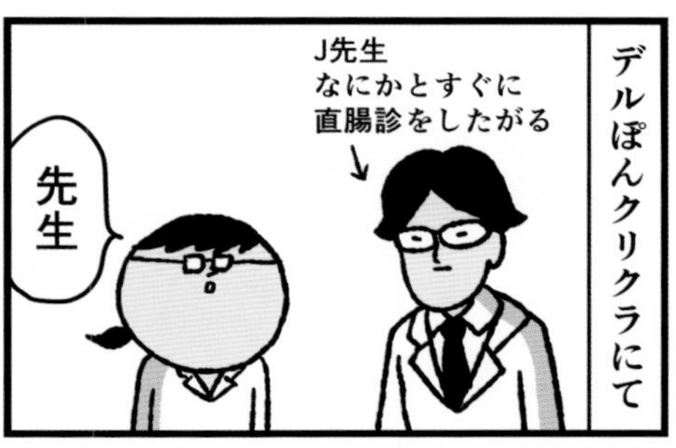
デルぽんクリクラにて
J先生
なにかとすぐに
直腸診をしたがる
先生

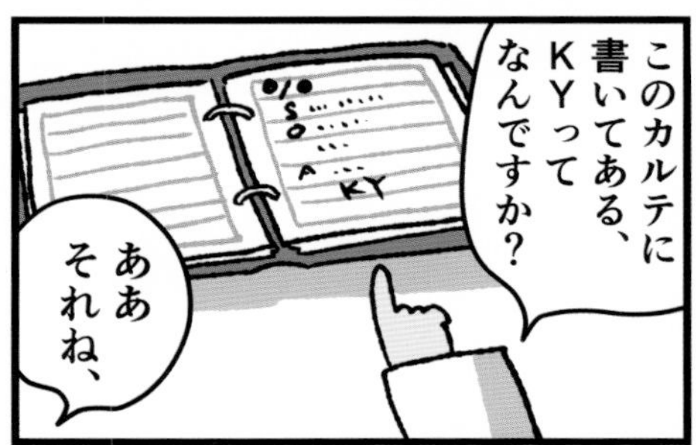
このカルテに
書いてある、
KYって
なんですか？
ああ
それね、
KY

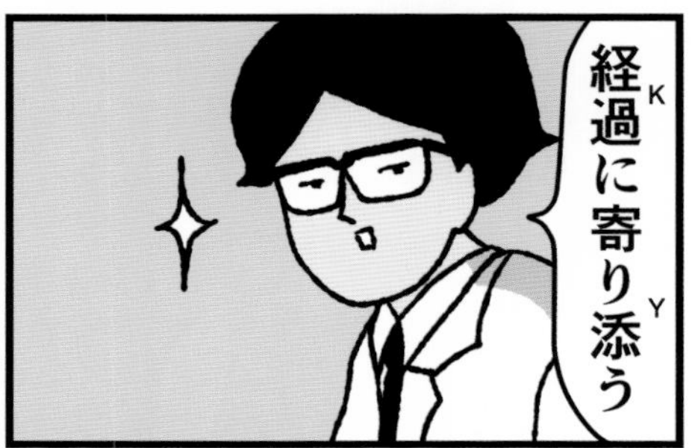
経過に寄り添う
K
Y

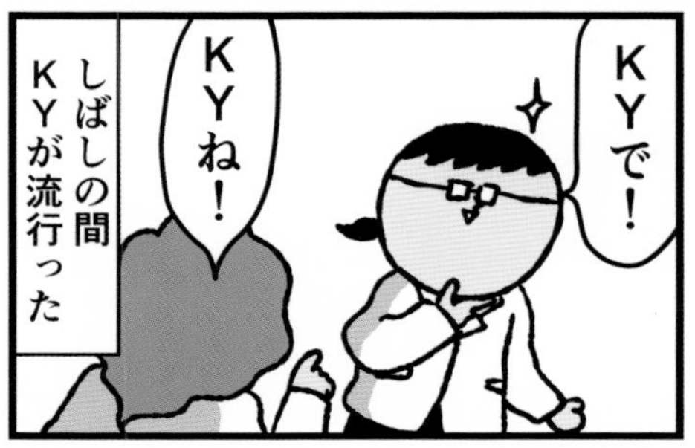
KYで！
KYね！
しばしの間
KYが流行った

いまだに謎

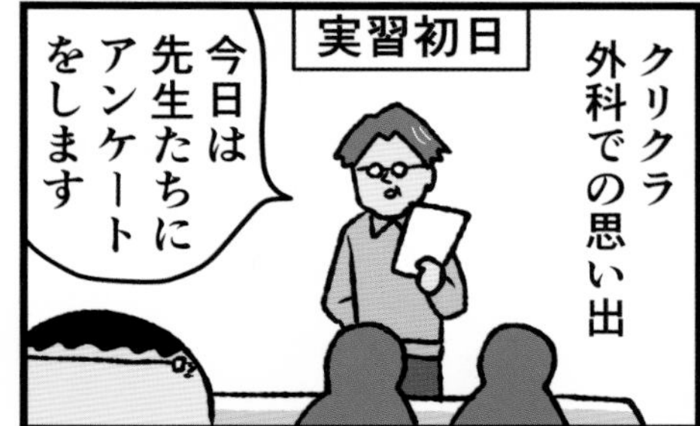
クリクラ
外科での思い出
実習初日
今日は
先生たちに
アンケート
をします

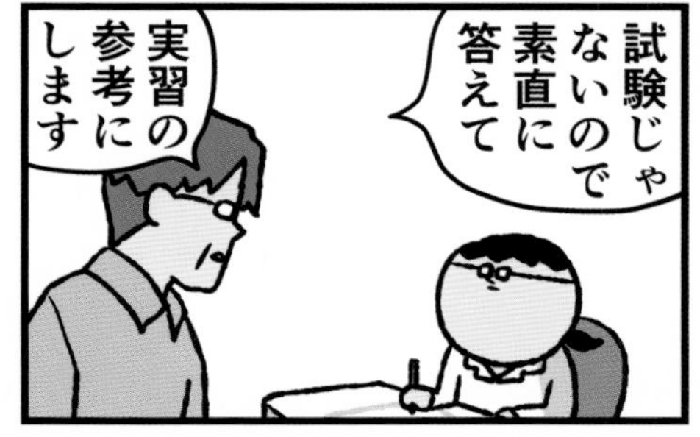
試験じゃ
ないので
素直に
答えて
実習の
参考に
します

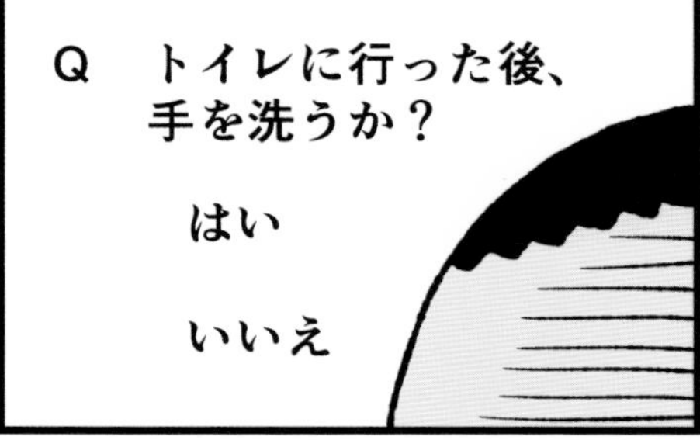
Q　トイレに行った後、
手を洗うか？
はい
いいえ

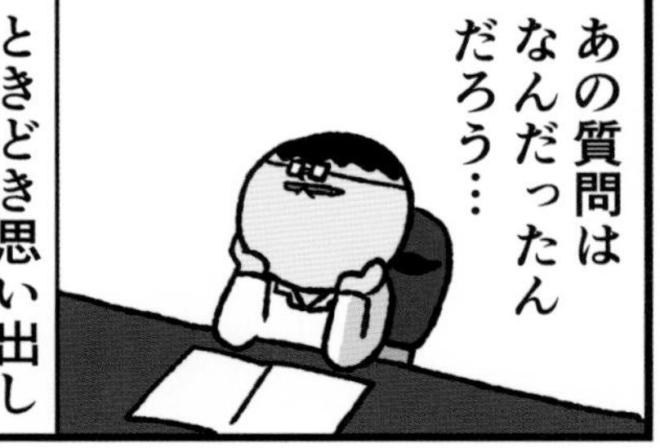
あの質問は
なんだったん
だろう…
ときどき思い出し
てはモヤる

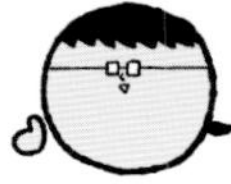

クリクラというのは病院実習のことで、正式名称は「クリニカルクラークシップ」。臨床（クリニカル）現場で、学生も診療チームの一員として（クラークは事務員の意味）治療に参加しながら学ぶ、参加型実習のこと。大学によっては病院実習をポリクリと呼ぶところもあるよ。

女医はつらいよ

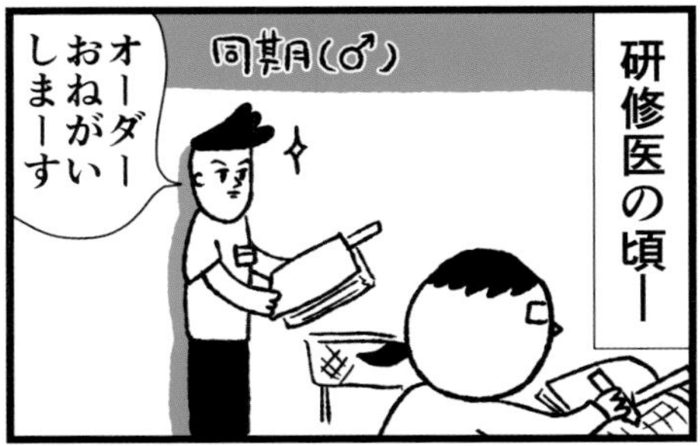
研修医の頃――
同期(♂)
オーダーおねがいしまーす

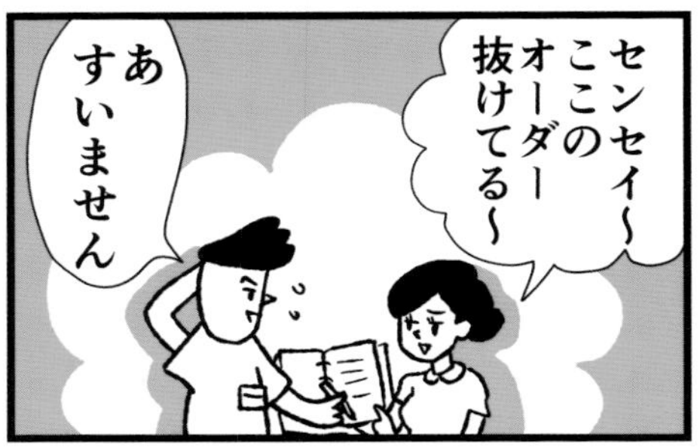
センセイ〜ここのオーダー抜けてる〜
あすいません

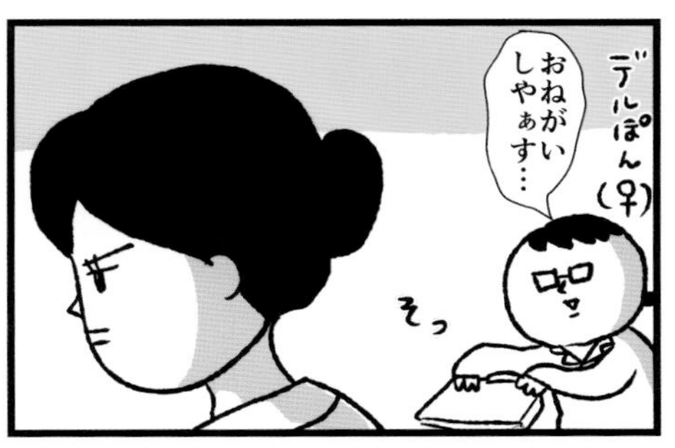
デルぽん(♀)
おねがいしゃぁす…
そっ

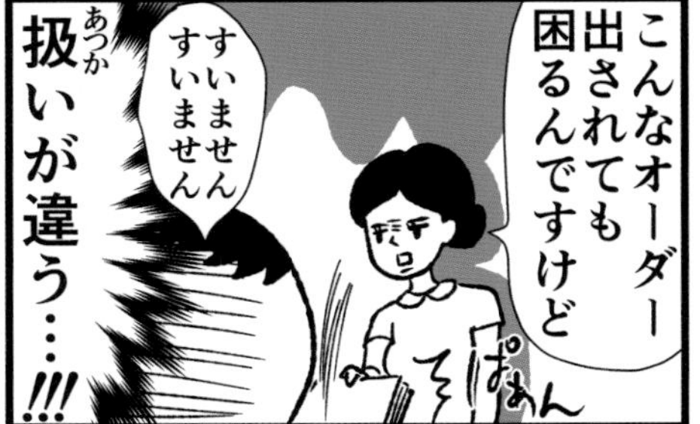
こんなオーダー出されても困るんですけど
すいませんすいません
扱(あつか)いが違う…!!!
ばぁん

ナイスガッツ!!!

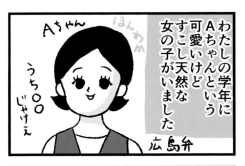

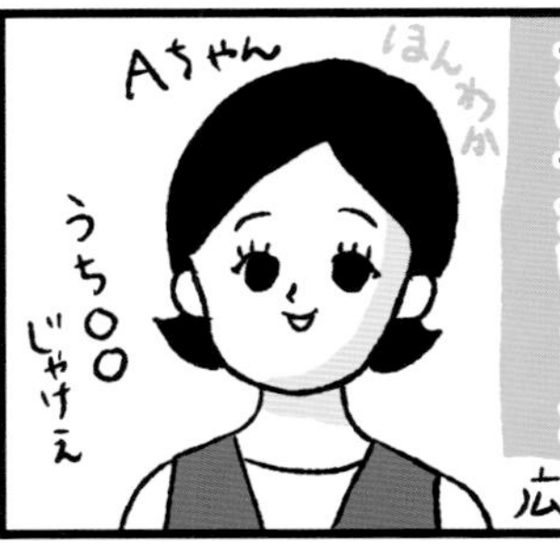
わたしの学年にAちゃんという可愛いけどすこし天然な女の子がいました
Aちゃん
ほんわか
うち○○じゃけえ
広島弁

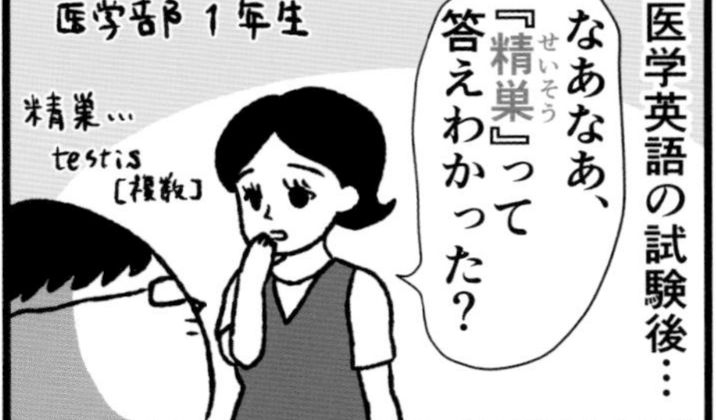
医学英語の試験後…
医学部1年生
なあなあ、『精巣(せいそう)』って答えわかった?
精巣…
testis[複数]

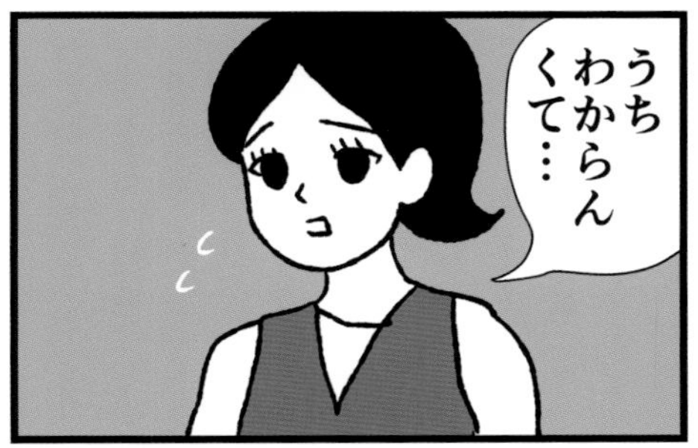
うちわからんくて…

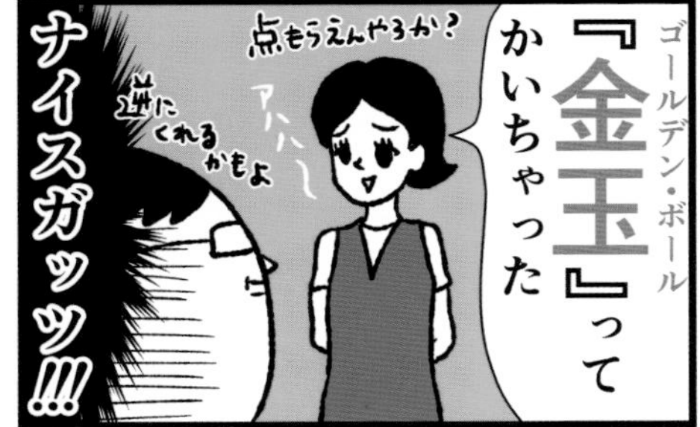
『金玉(ゴールデン・ボール)』ってかいちゃった
点もらえんやろか?
アハハ
逆にくれるかもよ
ナイスガッツ!!!

神ではなかった!?

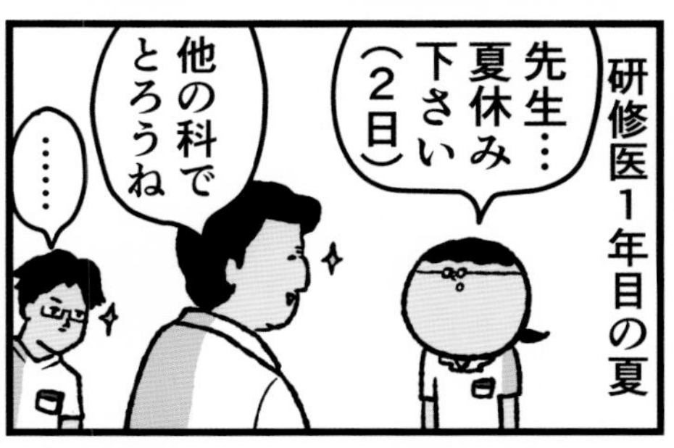
研修医1年目の夏
先生…夏休み下さい（2日）
他の科でとろうね
……

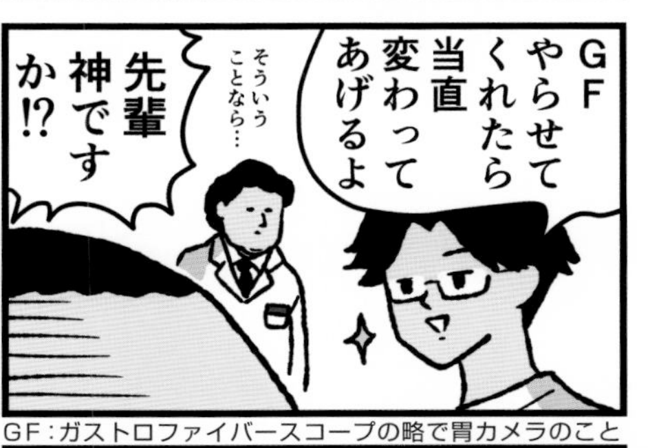
GFやらせてくれたら当直変わってあげるよ
そういうことなら…
先輩神ですか!?

GF：ガストロファイバースコープの略で胃カメラのこと

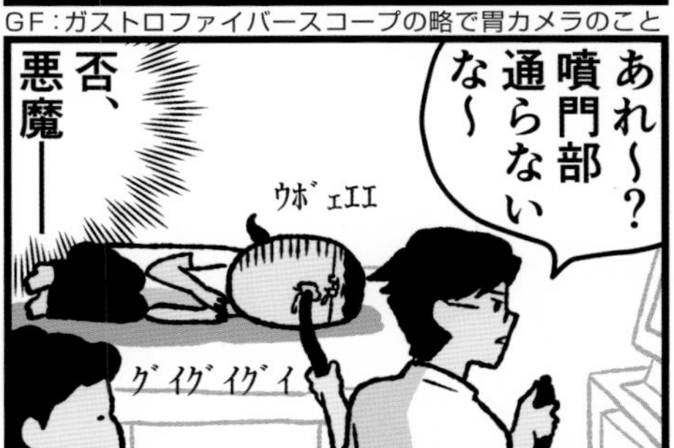
あれ〜？噴門部通らないな〜
否、悪魔——
ウボェエエ
グイグイグイ

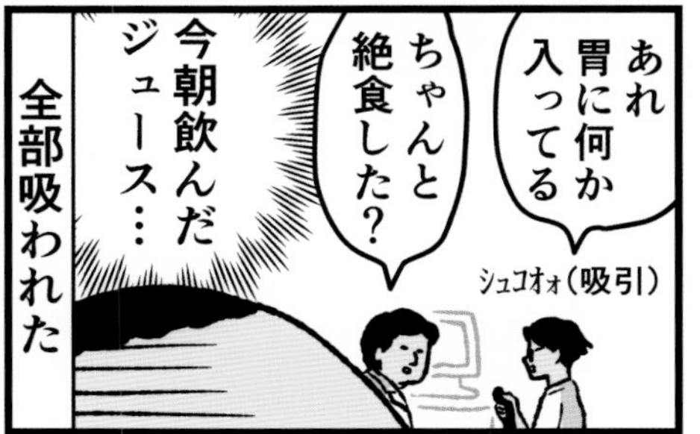
あれ胃に何か入ってる
ちゃんと絶食した？
今朝飲んだジュース…
シュコォォ（吸引）
全部吸われた

女医はモテない？

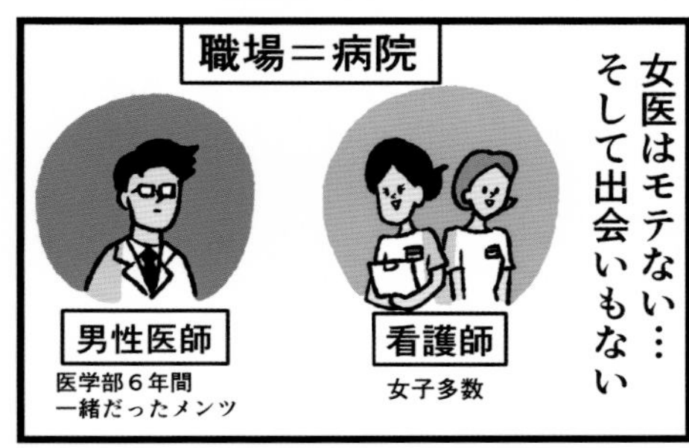
女医はモテない…そして出会いもない
職場＝病院
男性医師
医学部６年間一緒だったメンツ
看護師
女子多数

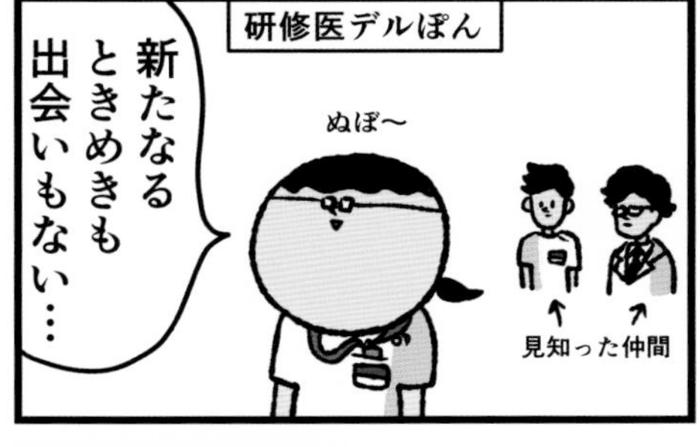
研修医デルぽん
新たなるときめきも出会いもない…
ぬぼ〜
見知った仲間

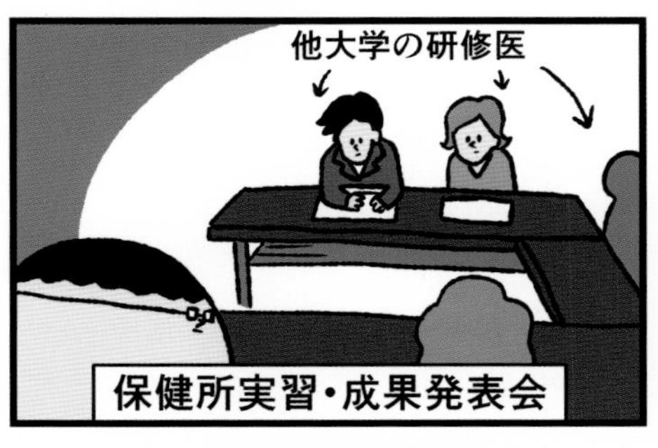
他大学の研修医
保健所実習・成果発表会

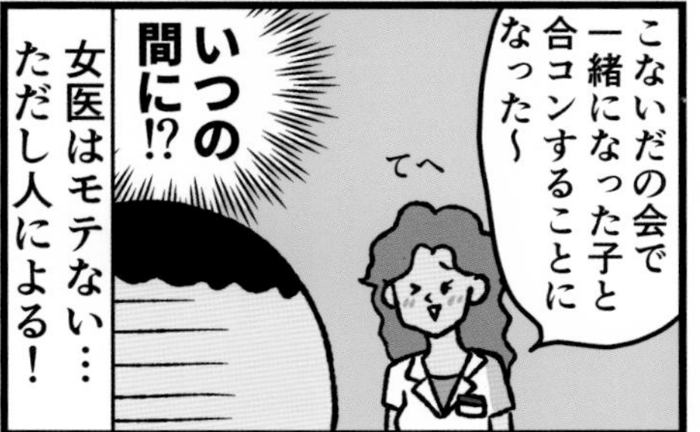
こないだの会で一緒になった子と合コンすることになった〜
てへ
いつの間に!?
女医はモテない…ただし人による！

白い巨塔っぽい言葉、「医局」とは何か

医局といっても、大きく分けて二つの意味が存在する。「〇〇大学△△科医局所属」と言った場合、それは大学と専門科を同じくする集団、という意味になる（高校野球のチームのようなものですね）。大学病院は、専門科の異なるいくつもの医局から成り立っているわけだ。医局にはそれをまとめる医局長なるポストがあり、さらにその上には教授が君臨する（先の例えでいえば、選手の主将と監督のような関係だ）。

それとは別に、どの病院にもだいたい「医局」と呼ばれる医師の溜まり場がある。医師が診察時間外に待機し、私物やデスクを置く部屋のことだ。医局は医師にとって癒しのスポットであり、貴重な情報共有の場でもある。

医局、というところ

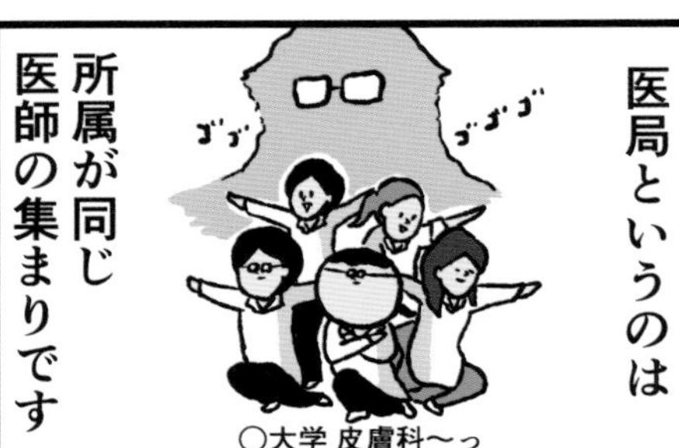
医局というのは
所属が同じ
医師の集まりです
ゴゴゴ
ゴゴゴ
○大学 皮膚科～っ

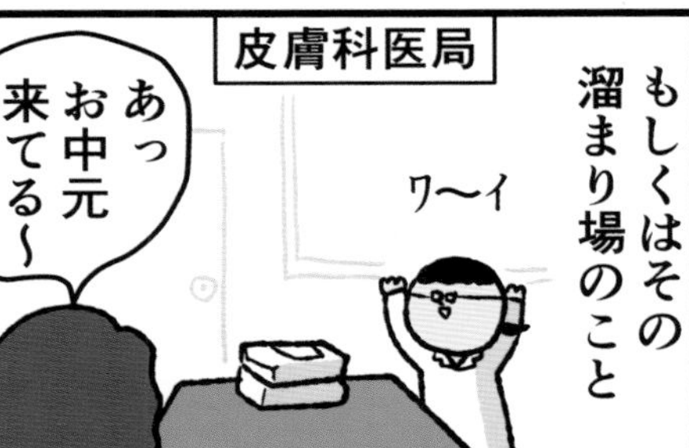
皮膚科医局
もしくはその
溜まり場のこと
あっ
お中元
来てる～
ワ～イ

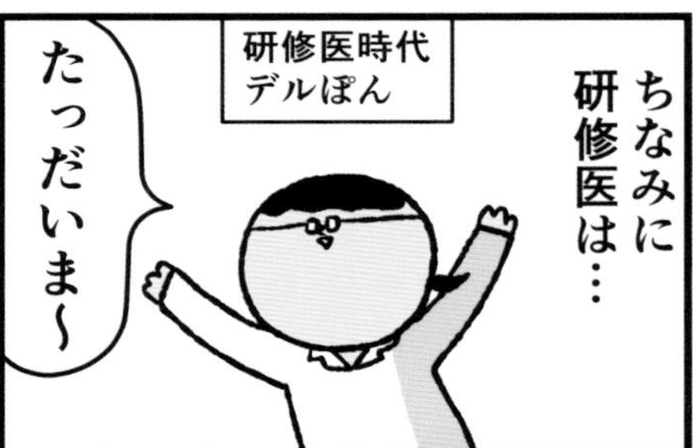
研修医時代
デルぽん
ちなみに
研修医は…
たっだいま～

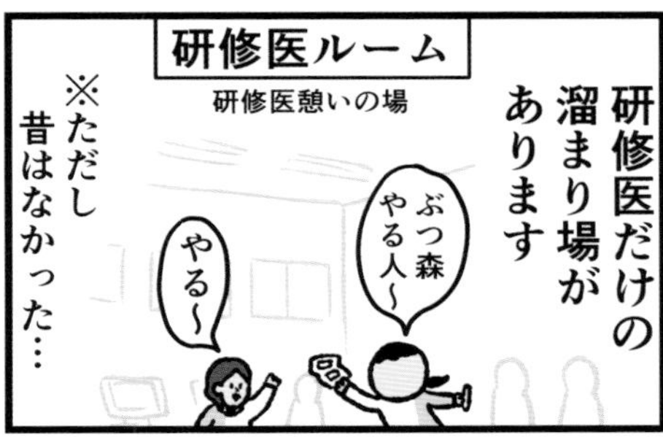
研修医ルーム
研修医憩いの場
研修医だけの
溜まり場が
あります
※ただし
昔はなかった…
ぶつ森
やる人～
やる～

これが最強の医局

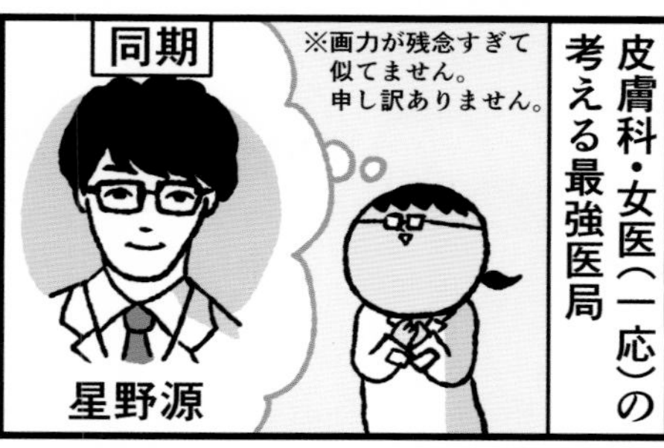

皮膚科・女医(一応)の考える最強医局
同期
※画力が残念すぎて似てません。申し訳ありません。
星野源

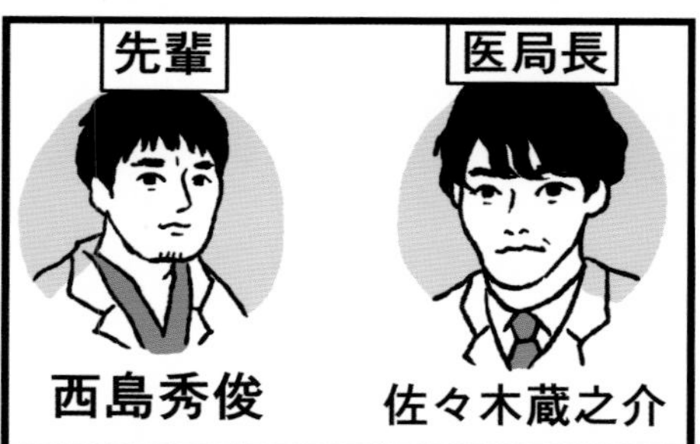

先輩
西島秀俊
医局長
佐々木蔵之介

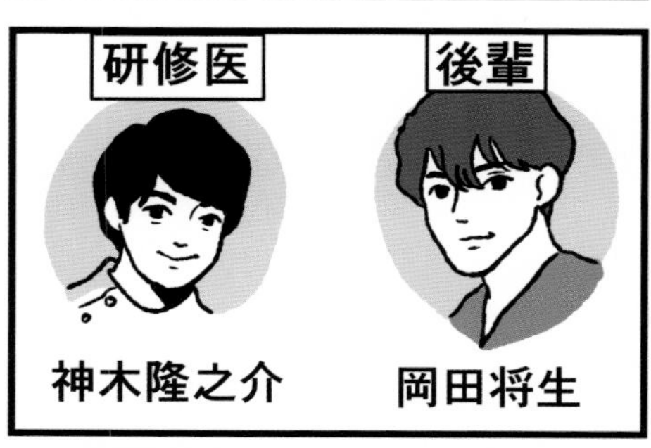

研修医
神木隆之介
後輩
岡田将生

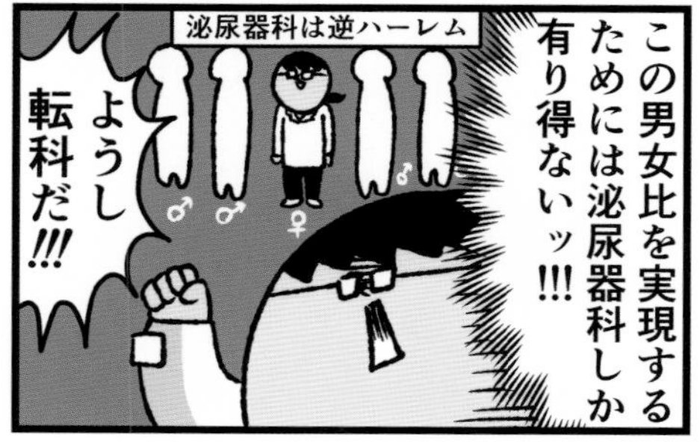

この男女比を実現するためには泌尿器科しか有り得ないッ!!!
泌尿器科は逆ハーレム
♂
♂
♀
♂
ようし転科だ!!!

医局でびっくり

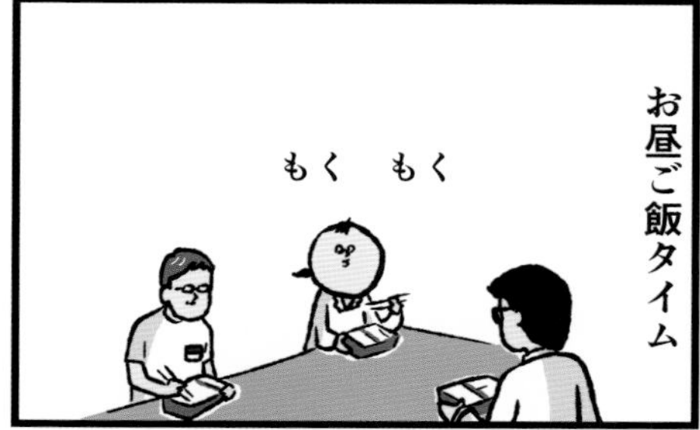

お昼ご飯タイム
もく もく

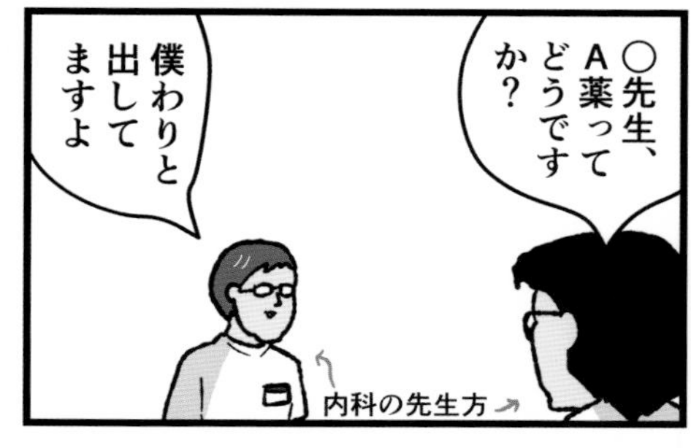

○先生、A薬ってどうですか?
僕わりと出してますよ
内科の先生方

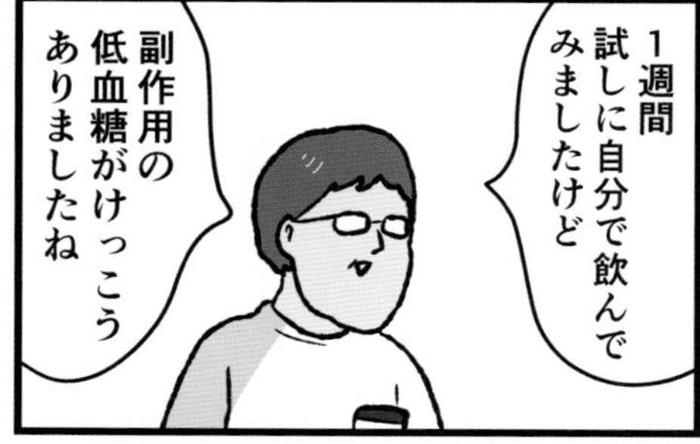

1週間試しに自分で飲んでみましたけど
副作用の低血糖がけっこうありましたね

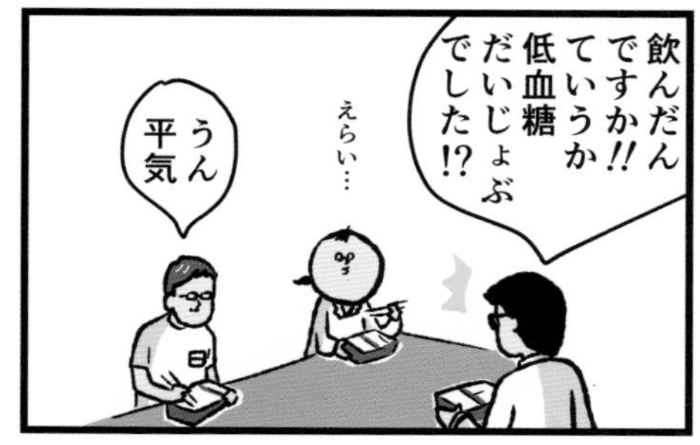

飲んだんですか!!ていうか低血糖だいじょぶでした!?
えらい…
うん平気

白衣の下に着るもの①

キリッ

上下スクラブに白衣

前にいた病院の同僚の先生

業務：外来診察と病棟往診

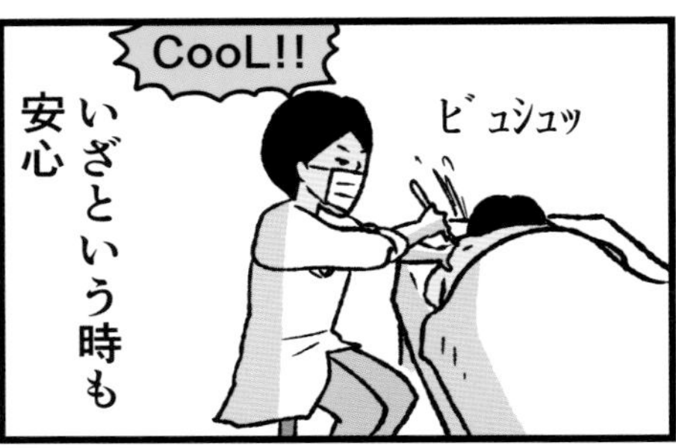
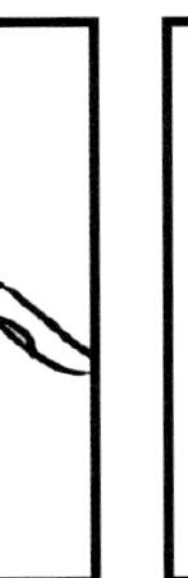
CooL!!
ビ゛ュシュッ
いざという時も安心

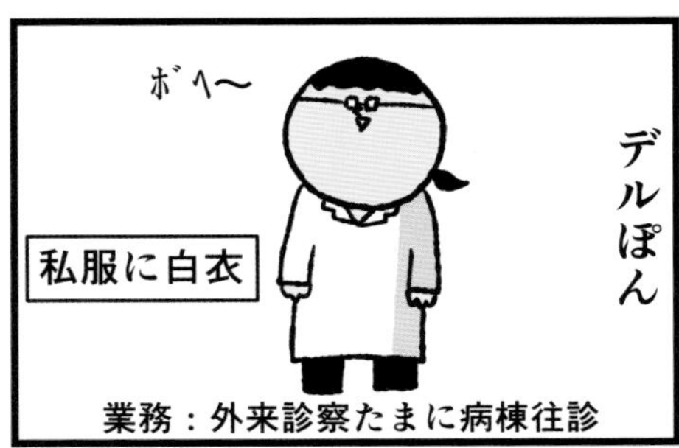
ボ゛ヘ〜
デルぽん
私服に白衣
業務：外来診察たまに病棟往診

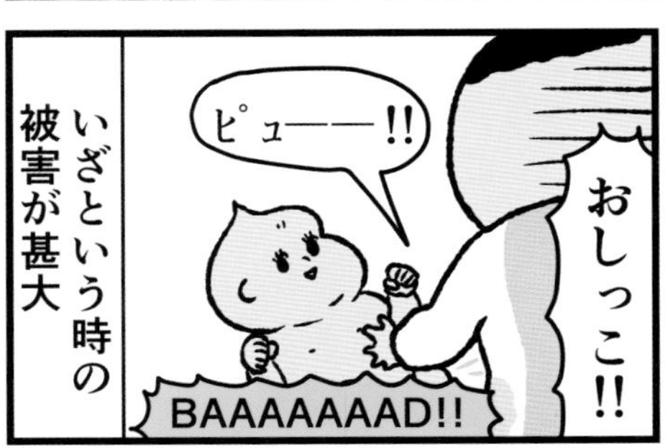
おしっこ!!
ピ゜ューー!!
いざという時の被害が甚大
BAAAAAAAD!!

医療ユニフォームあれこれ

スタンダードな白衣

ダブル

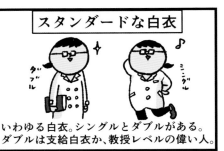

シングル

いわゆる白衣。シングルとダブルがある。ダブルは支給白衣か、教授レベルの偉い人。

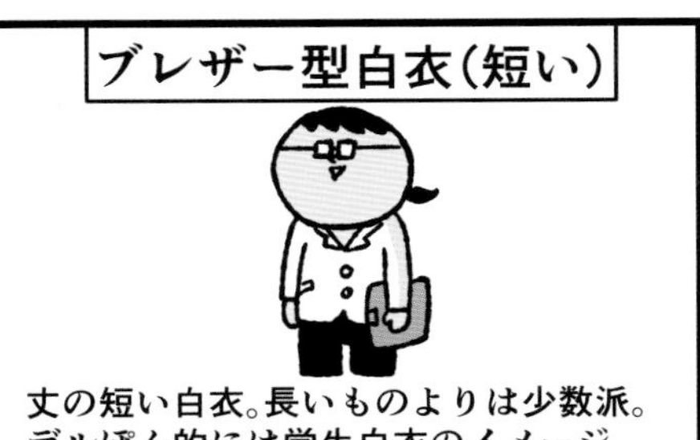
ブレザー型白衣（短い）
丈の短い白衣。長いものよりは少数派。デルぽん的には学生白衣のイメージ。

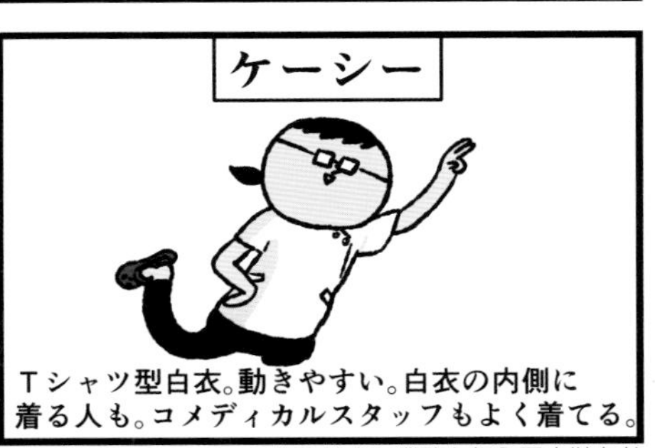
ケーシー
Tシャツ型白衣。動きやすい。白衣の内側に着る人も。コメディカルスタッフもよく着てる。

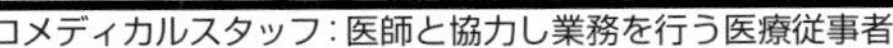
コメディカルスタッフ：医師と協力し業務を行う医療従事者

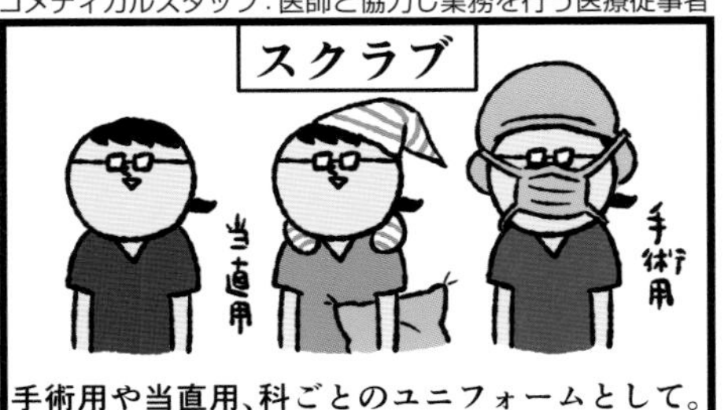
スクラブ
当直用
手術用
手術用や当直用、科ごとのユニフォームとして。いろんな色がある。着やすくて便利。

白衣の交換頻度

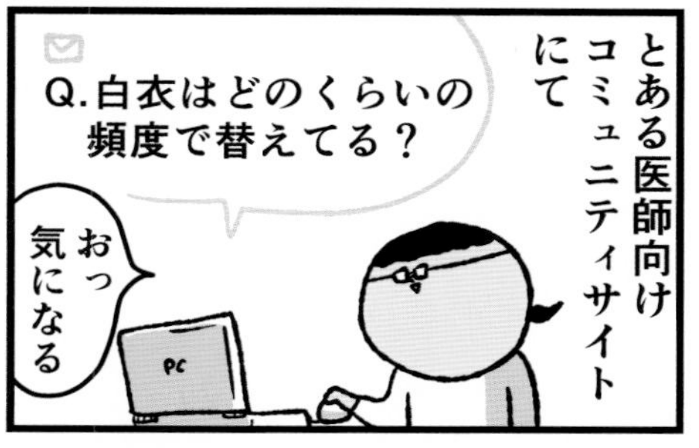

とある医師向けコミュニティサイトにて
Q.白衣はどのくらいの頻度で替えてる？
おっ気になる
PC

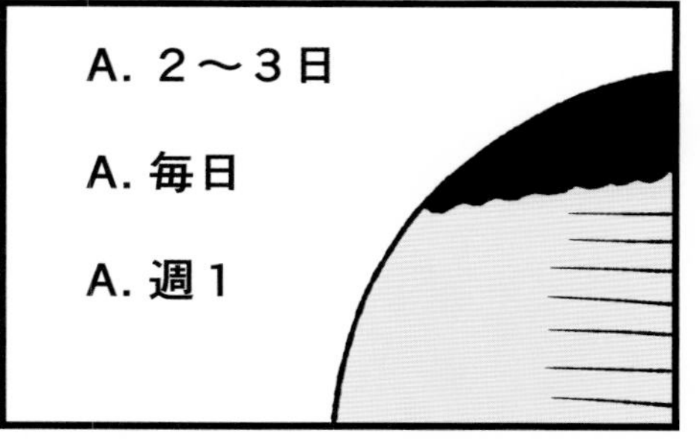

A. ２〜３日
A. 毎日
A. 週１

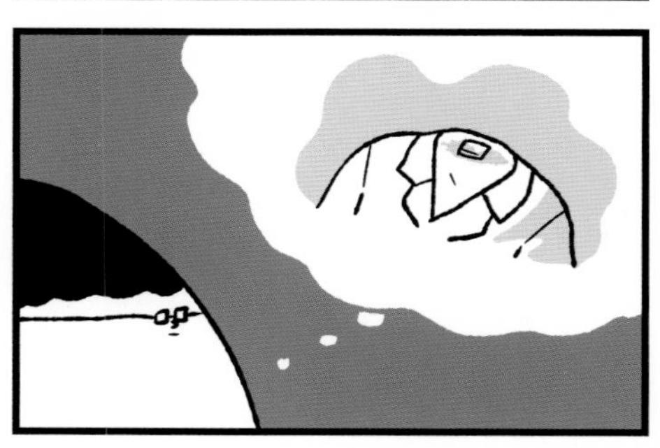

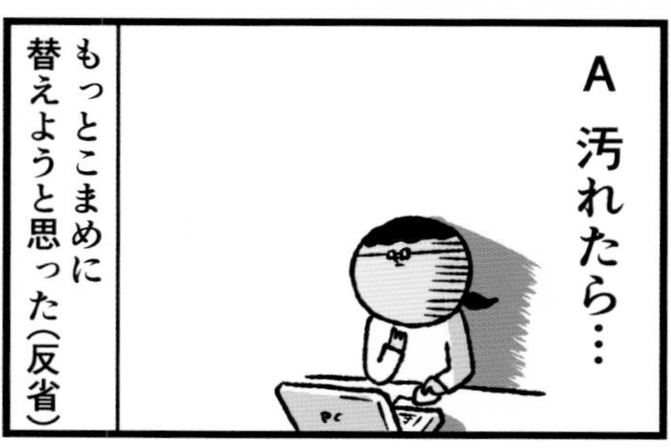

A 汚れたら…
もっとこまめに替えようと思った(反省)
PC

白衣の下に着るもの②

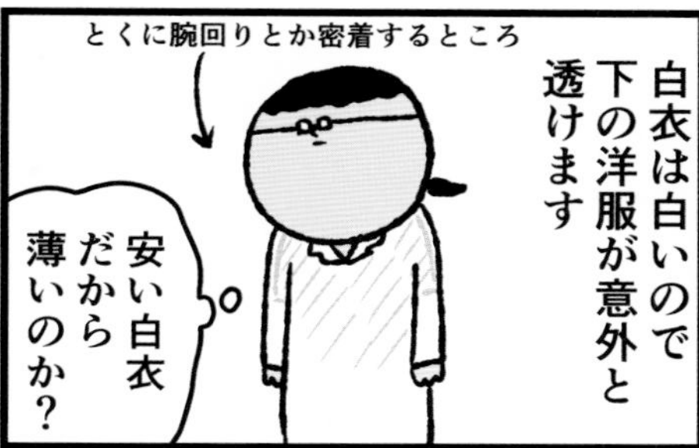

白衣は白いので下の洋服が意外と透けます
とくに腕回りとか密着するところ
安い白衣だから薄いのか？

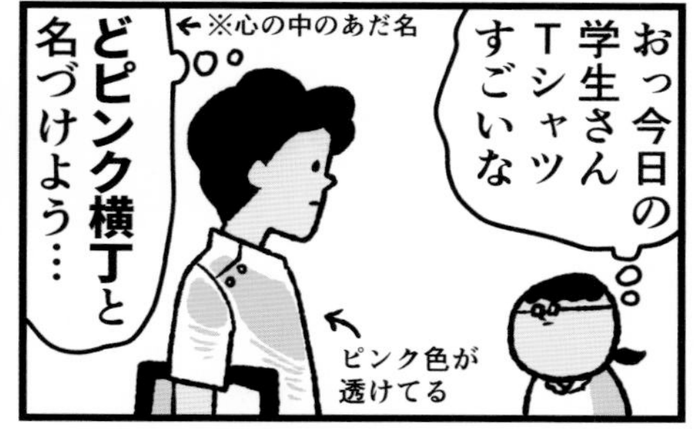

おっ今日の学生さんTシャツすごいな
←※心の中のあだ名
どピンク横丁と名づけよう…
ピンク色が透けてる

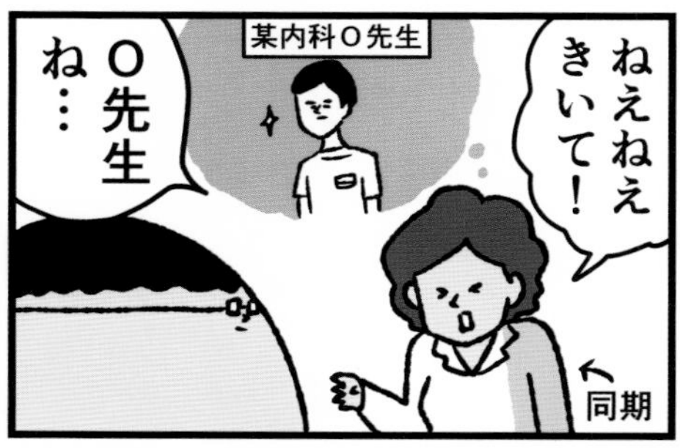

ねえねえきいて！
某内科O先生
O先生ね…
同期

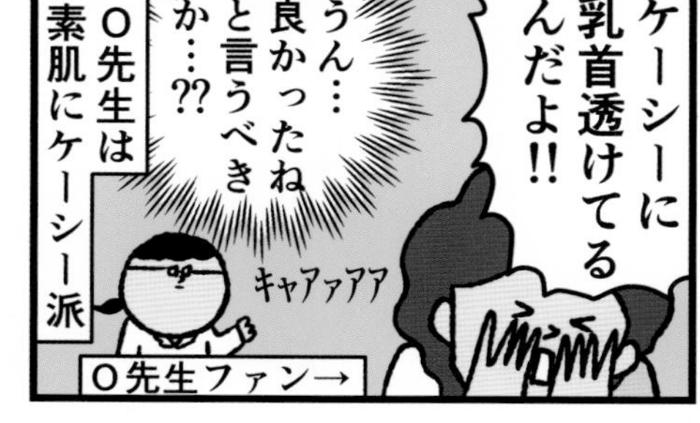

ケーシーに乳首透けてるんだよ!!
うん…良かったねと言うべきか…??
O先生は素肌にケーシー派
キャアァアア
O先生ファン→

医学部カップルにありがち

医学生にありがち

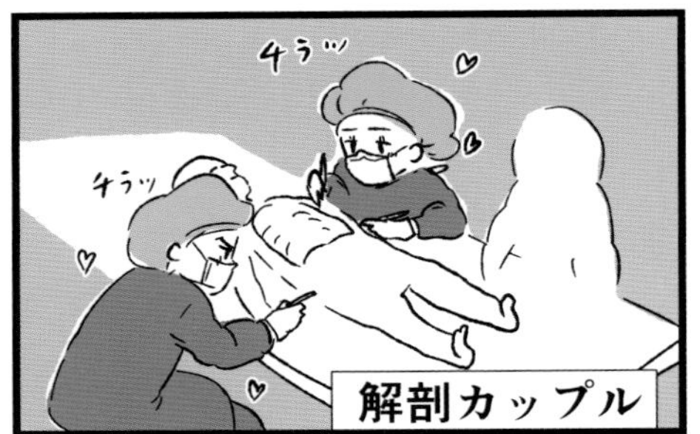
チラッ
チラッ
解剖カップル

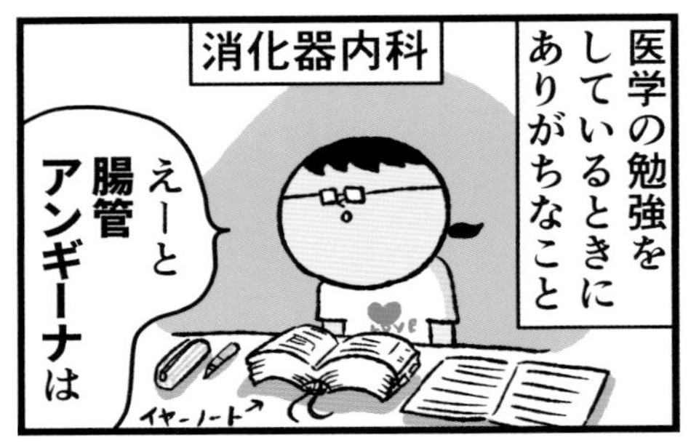
医学の勉強をしているときにありがちなこと
消化器内科
えーと腸管アンギーナは
イヤーノート

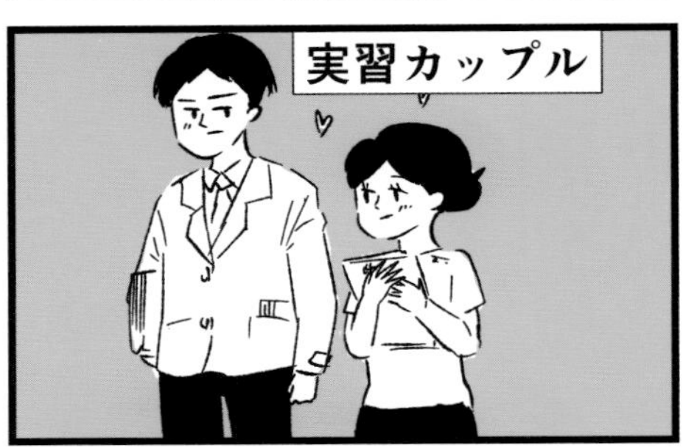
実習カップル

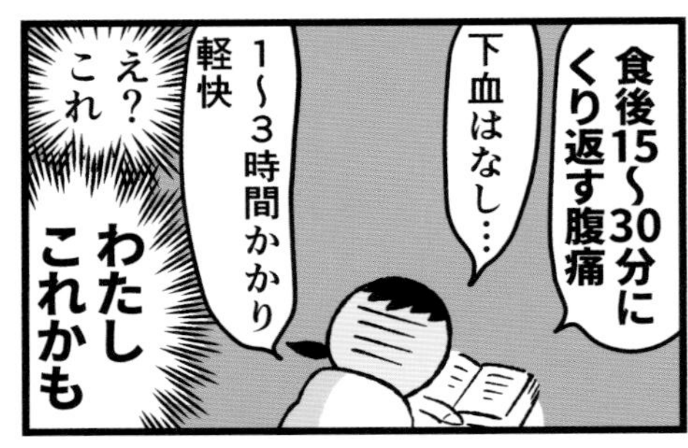
食後15~30分にくり返す腹痛
下血はなし…
1~3時間かかり軽快
え？これ
わたしこれかも

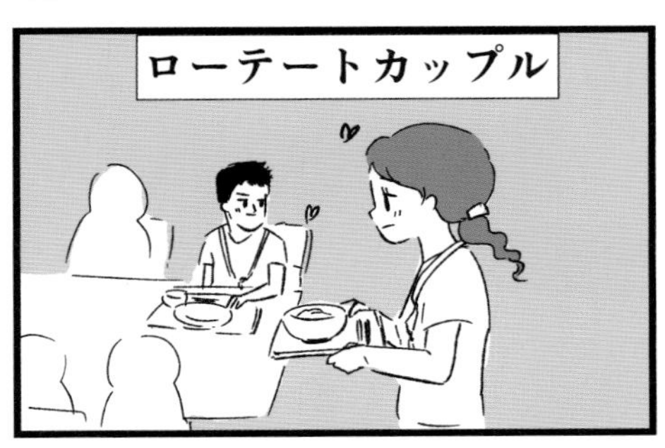
ローテートカップル

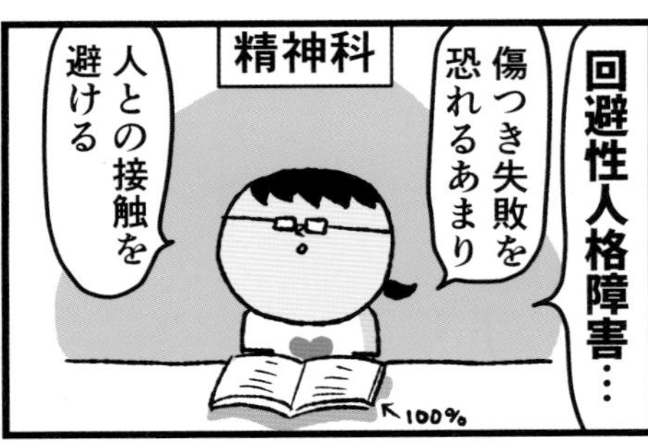
回避性人格障害…
精神科
傷つき失敗を恐れるあまり
人との接触を避ける
100%

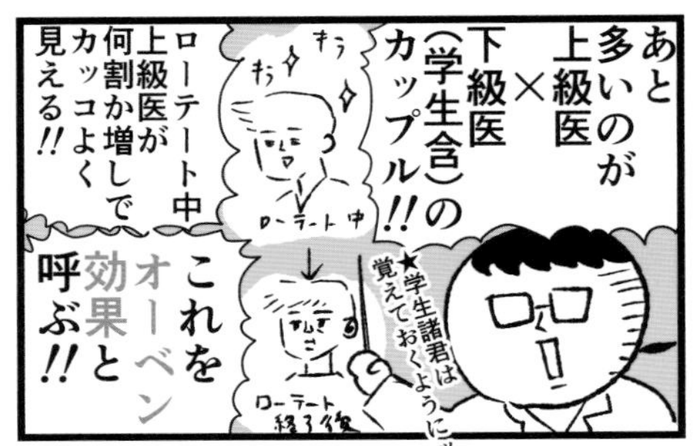
あと多いのが上級医×下級医（学生含）のカップル!!
ローテート中上級医が何割か増しでカッコよく見える!!
ローテート中
ローテート終了後
★学生諸君は覚えておくようにッ
これをオーベン効果と呼ぶ!!

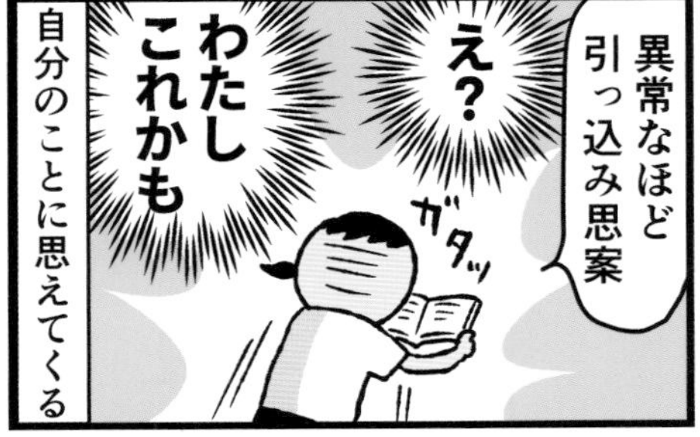
異常なほど引っ込み思案
え？
わたしこれかも
ガタッ
自分のことに思えてくる

オーベン：研修医を指導する上級医師のこと

医療ドラマにありがち

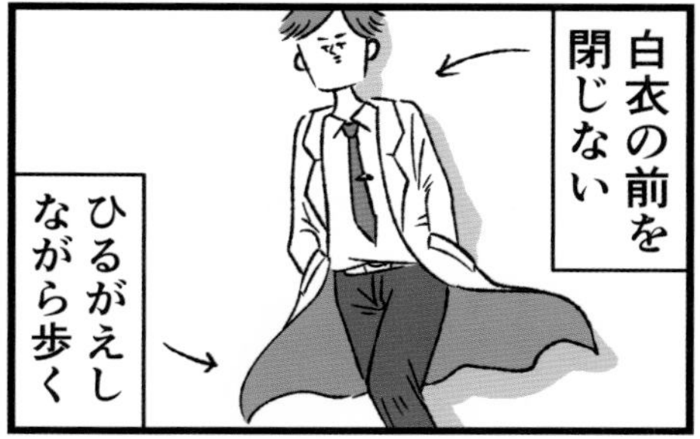
白衣の前を閉じない
ひるがえしながら歩く

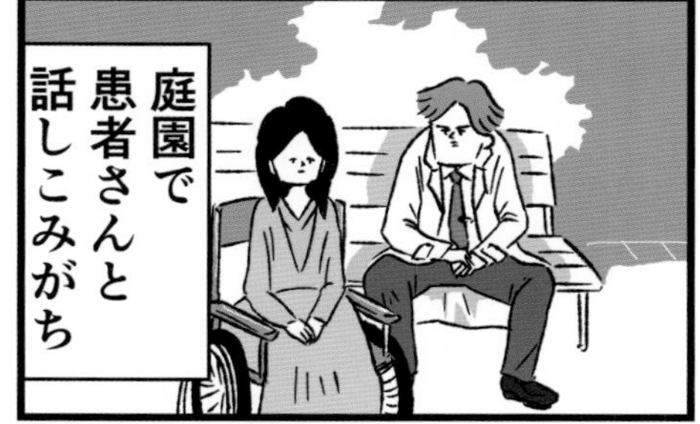
庭園で患者さんと話しこみがち

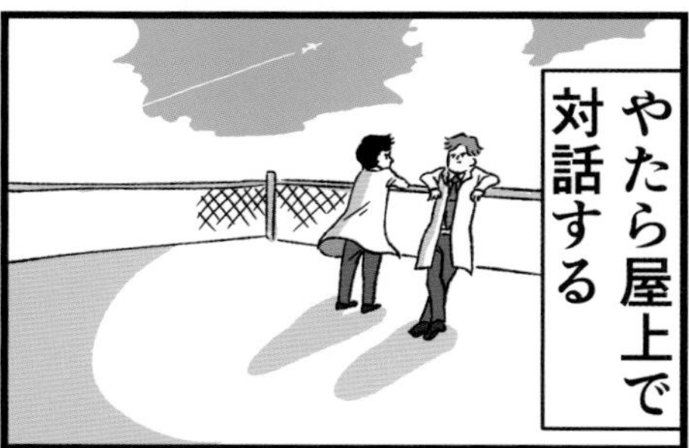
やたら屋上で対話する

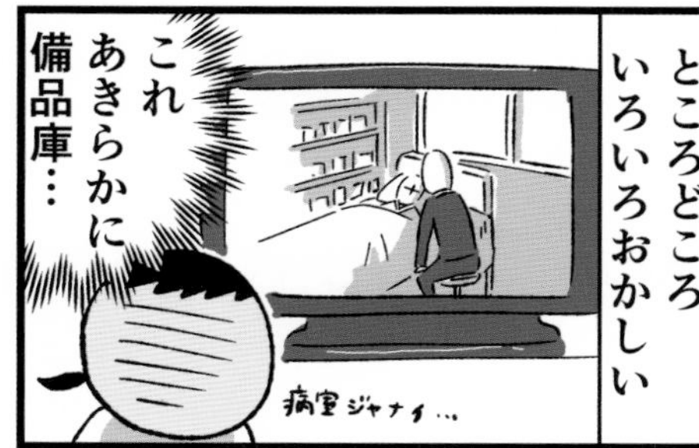
ところどころいろいろおかしい
これあきらかに備品庫…
病室ジャナイ…

昔ながらの診療所あるある

昔ながらの診療所バイトにありがちなこと

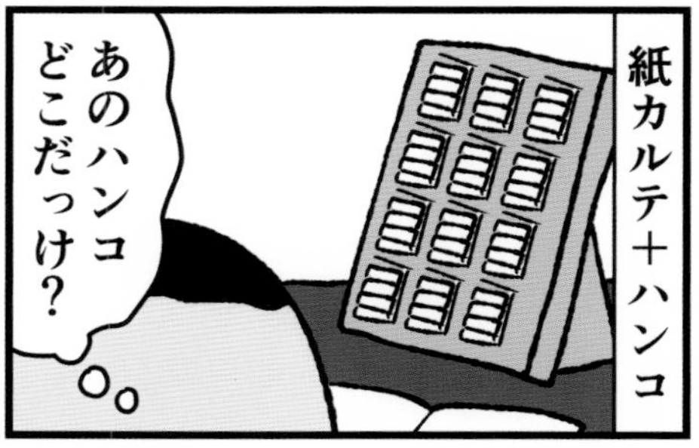
紙カルテ＋ハンコ
あのハンコどこだっけ？

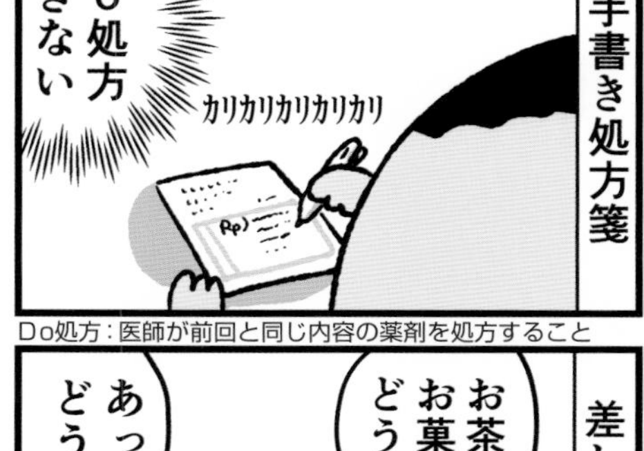
手書き処方箋
Do処方できない
カリカリカリカリカリカリ

Do処方：医師が前回と同じ内容の薬剤を処方すること

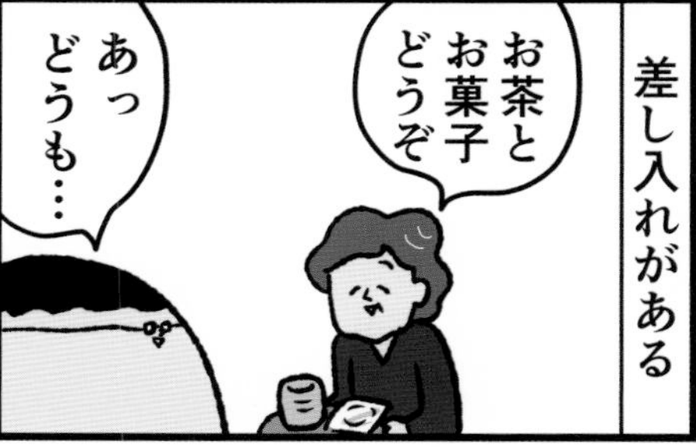
差し入れがある
お茶とお菓子どうぞ
あっどうも…

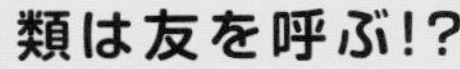
類は友を呼ぶ!?

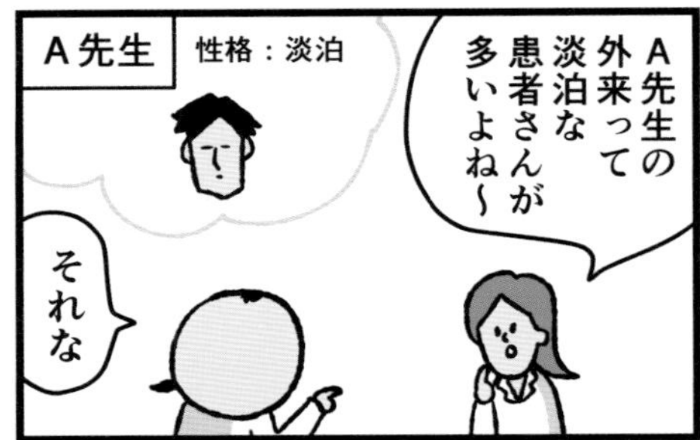
A先生
性格：淡泊
A先生の外来って淡泊な患者さんが多いよね～
それな

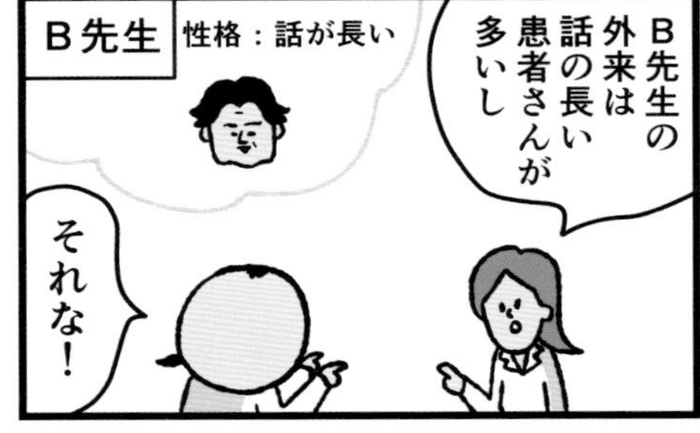
B先生
性格：話が長い
B先生の外来は話の長い患者さんが多いし
それな！

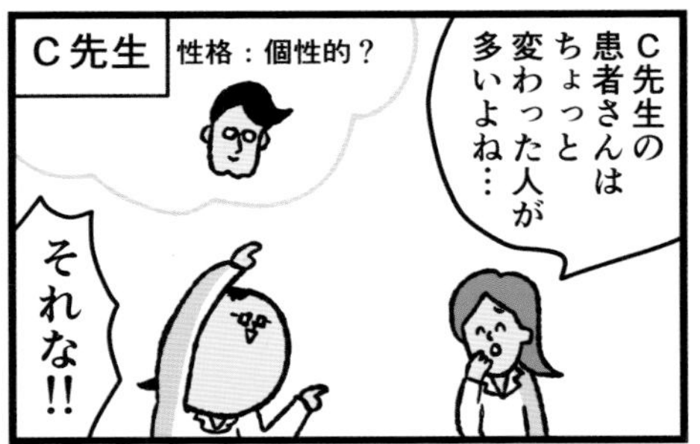
C先生
性格：個性的？
C先生の患者さんはちょっと変わった人が多いよね…
それな!!

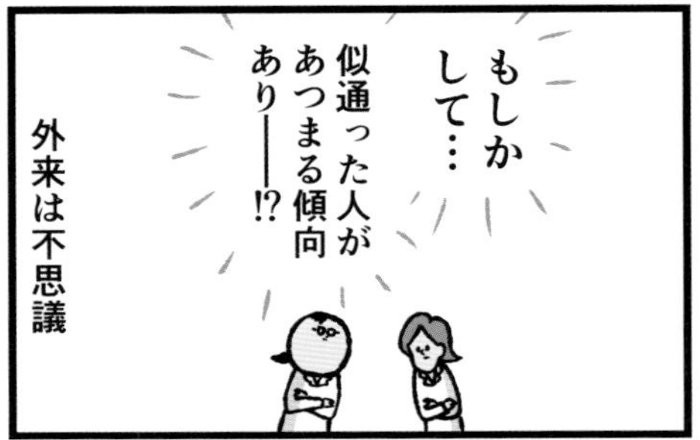
もしかして…
似通った人があつまる傾向あり――!?
外来は不思議

絵が上手すぎる

併診（へいしん）のカルテチェック～

※併診：他科と一緒に患者さんを診ること

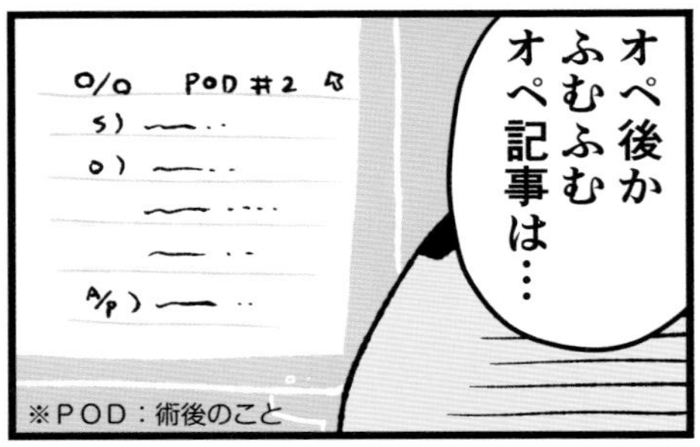
オペ後か ふむふむ オペ記事は…
O/O POD#2
S)
O)
A/P)

※POD：術後のこと

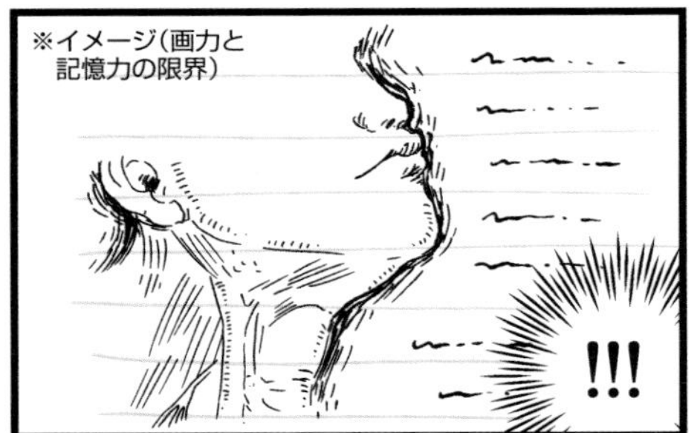
※イメージ（画力と記憶力の限界）
!!!

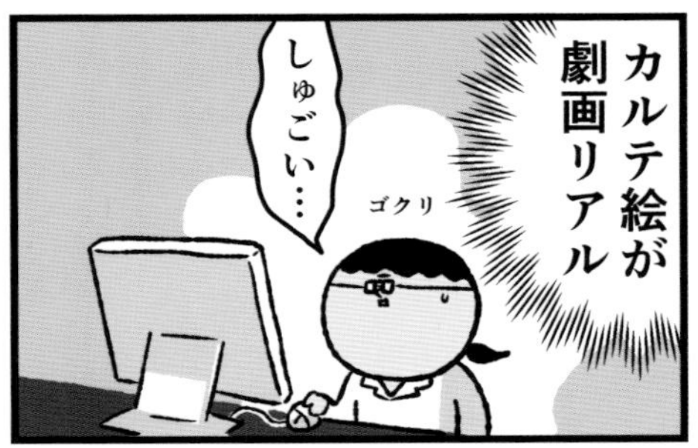
カルテ絵が劇画リアル
しゅごい…
ゴクリ

医者と趣味の相関関係①

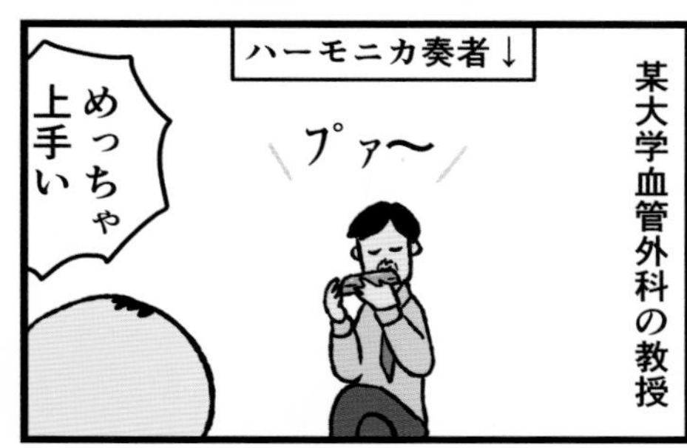
某大学血管外科の教授
ハーモニカ奏者↓
プァ〜
めっちゃ上手い

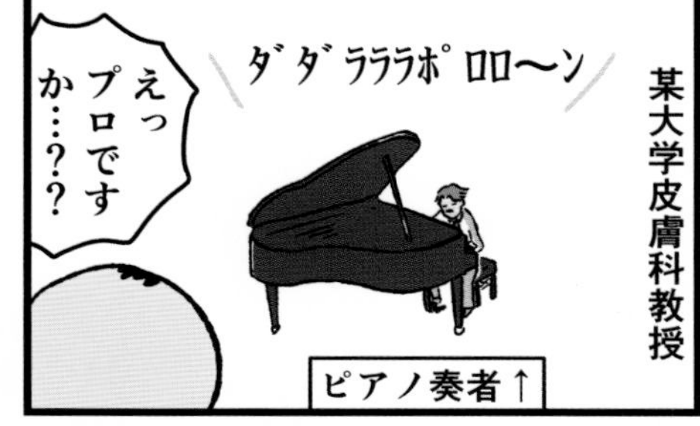
某大学皮膚科教授
ダダラララポロロ〜ン
えっプロですか…??
ピアノ奏者↑

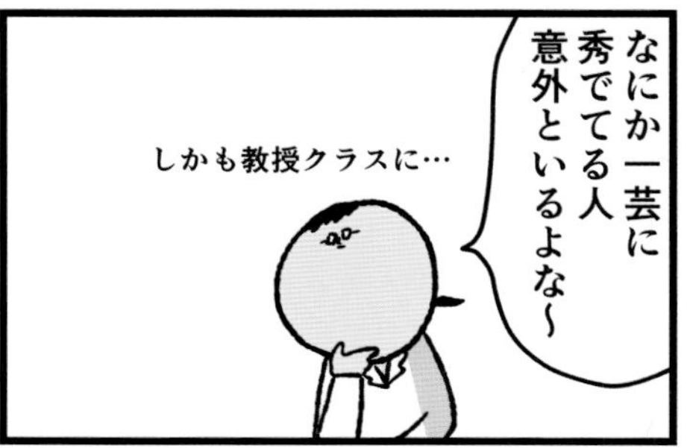
なにか一芸に秀でてる人意外といるよな〜
しかも教授クラスに…

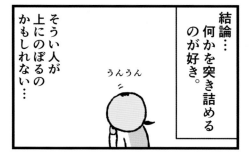

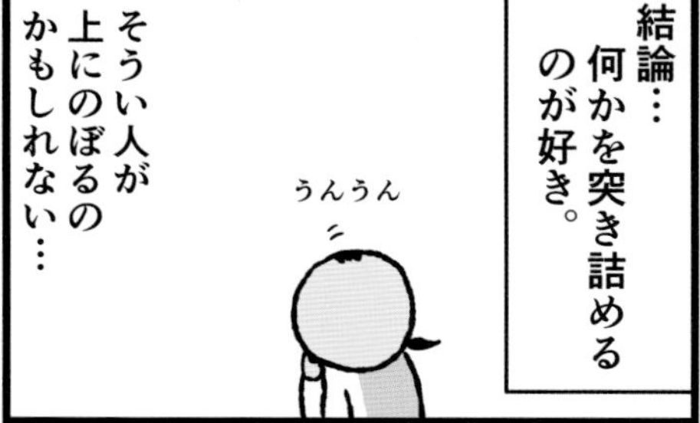
結論…何かを突き詰めるのが好き。
そうい人が上にのぼるのかもしれない…
うんうん

医者と趣味の相関関係②

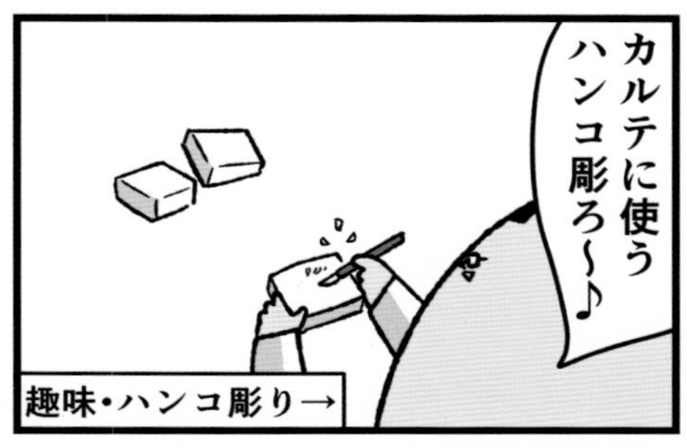
カルテに使うハンコ彫ろ〜♪
趣味・ハンコ彫り→

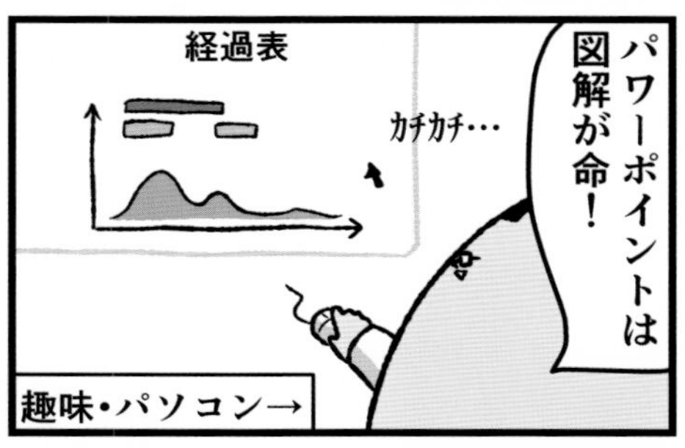
パワーポイントは図解が命!
経過表
カチカチ…
趣味・パソコン→

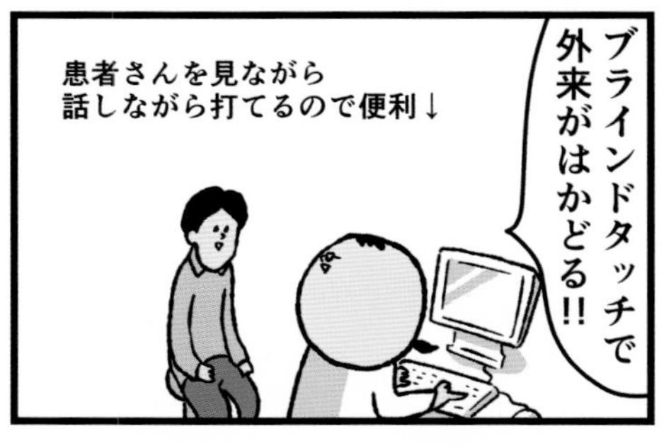
ブラインドタッチで外来がはかどる!!
患者さんを見ながら
話しながら打てるので便利↓

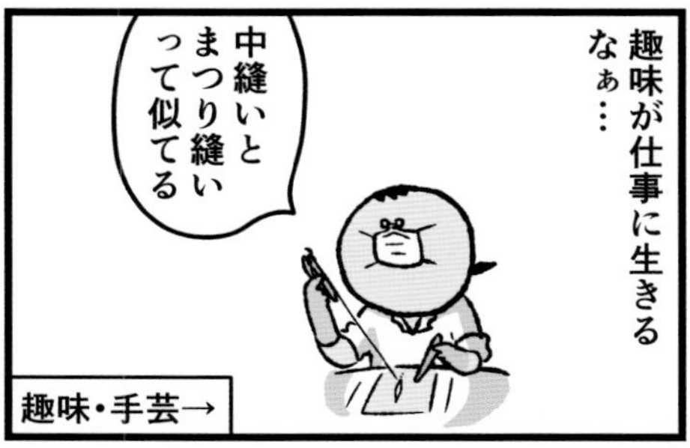
趣味が仕事に生きるなぁ…
中縫いとまつり縫いって似てる
趣味・手芸→

医師の当直にありがち①

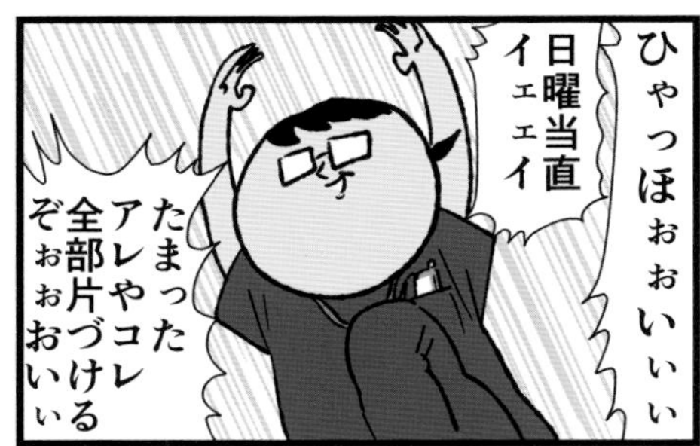
ひゃっほぉぉおいぃぃい
日曜当直イェェイ
たまったアレやコレ全部片づけるぞぉぉおいぃぃ

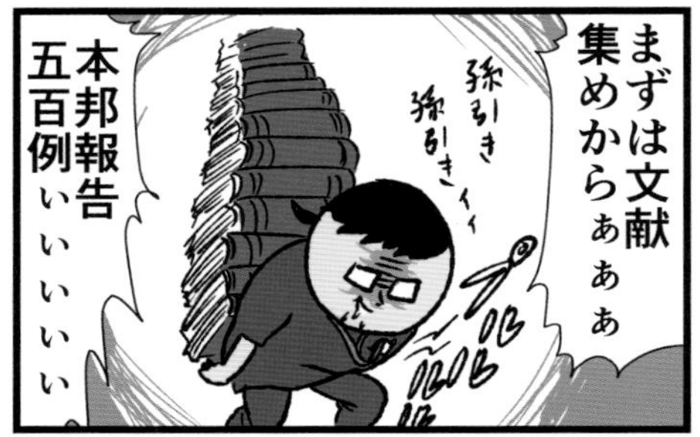
まずは文献集めからぁぁぁ
孫引き孫引きィイ
本邦報告五百例ぃぃいいいい

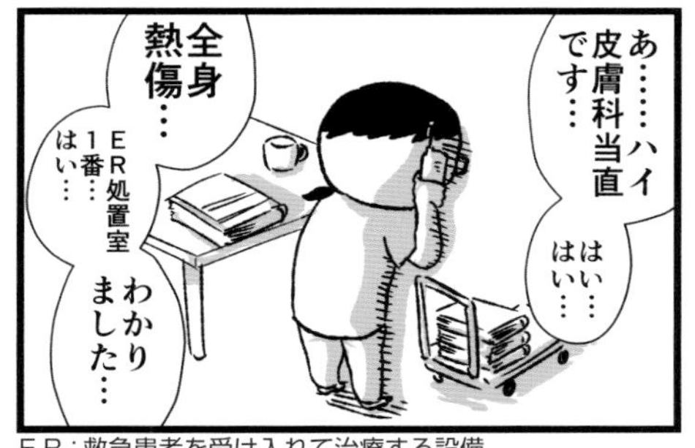
あ……ハイ皮膚科当直です…
はいはい…
全身熱傷…
ER処置室1番…はい…
わかりました…

ER：救急患者を受け入れて治療する設備

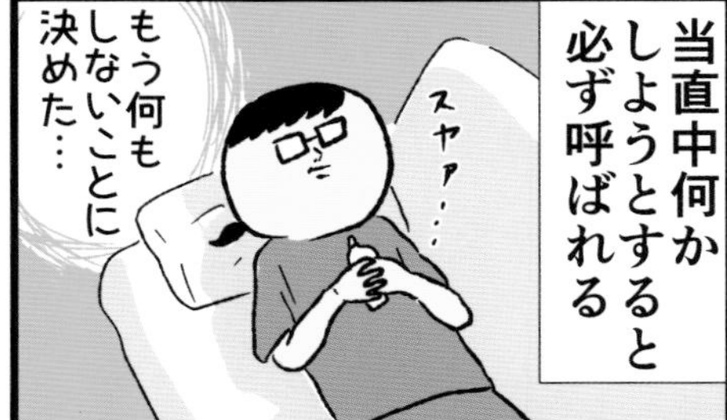
当直中何かしようとすると必ず呼ばれる
スヤァ・・・
もう何もしないことに決めた…

医師の当直にありがち②

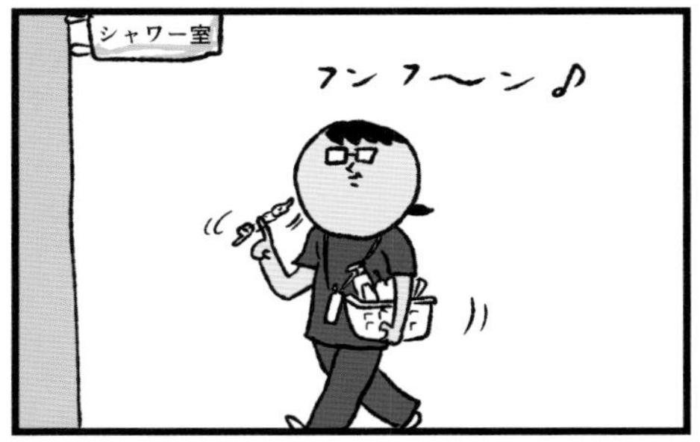
シャワー室
フンフ〜ン♪

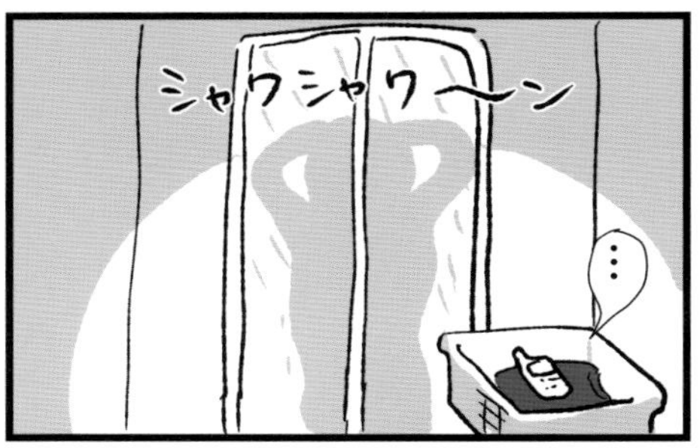
シャワシャワ〜ン
…

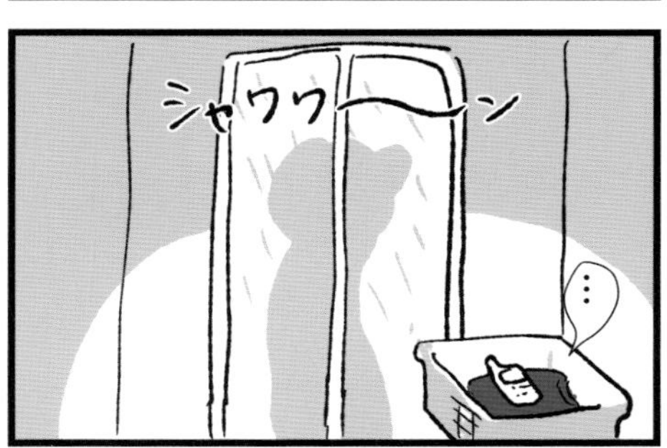
シャワワ〜ン
…

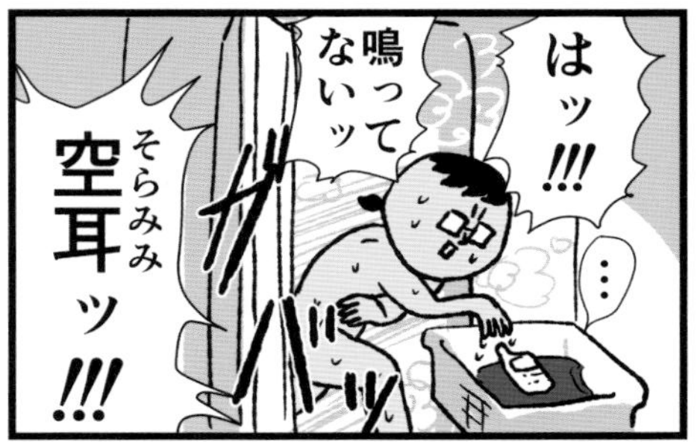
はッ!!!
鳴ってないッ
…
空耳（そらみみ）ッ!!!

医師の当直にありがち③

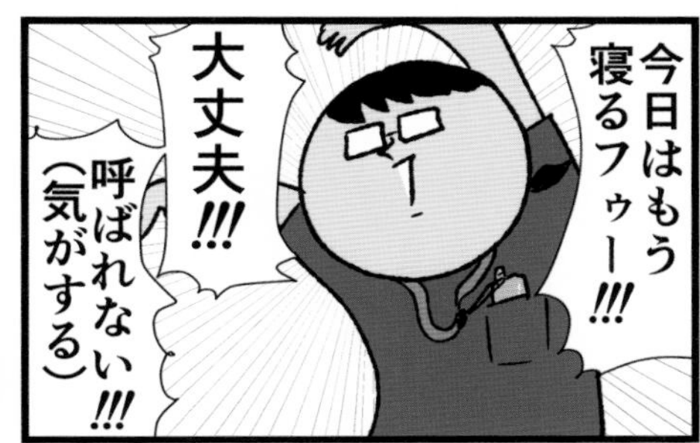
今日はもう寝るフゥー!!!
大丈夫!!!
呼ばれない!!!
(気がする)

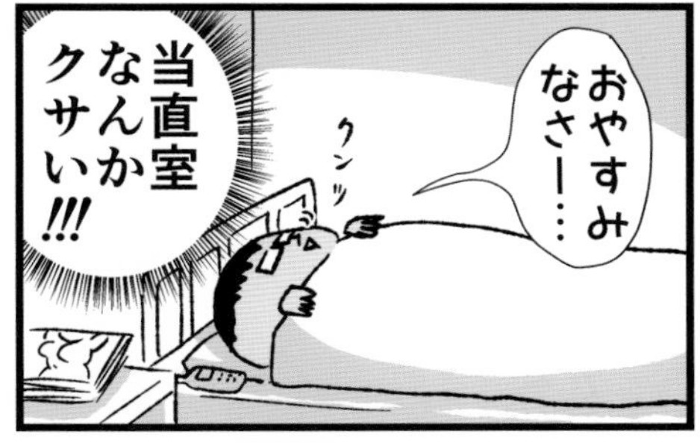
おやすみなさー…
クンッ
当直室なんかクサい!!!

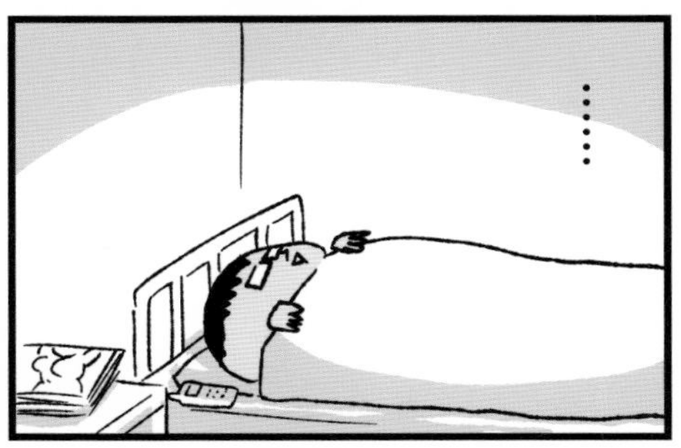
……

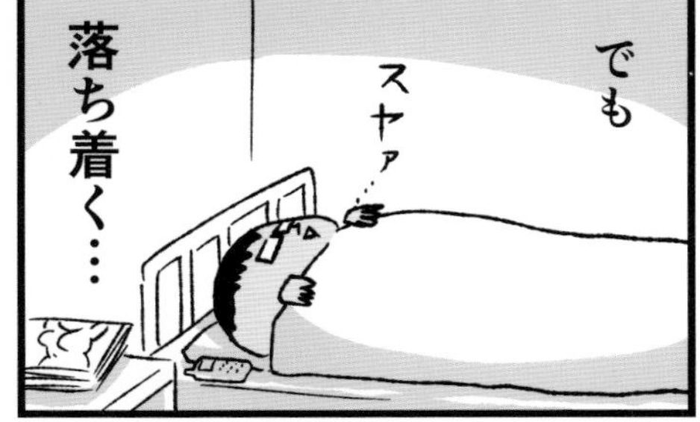
でも
スヤァ…
落ち着く…

医師の当直にありがち④

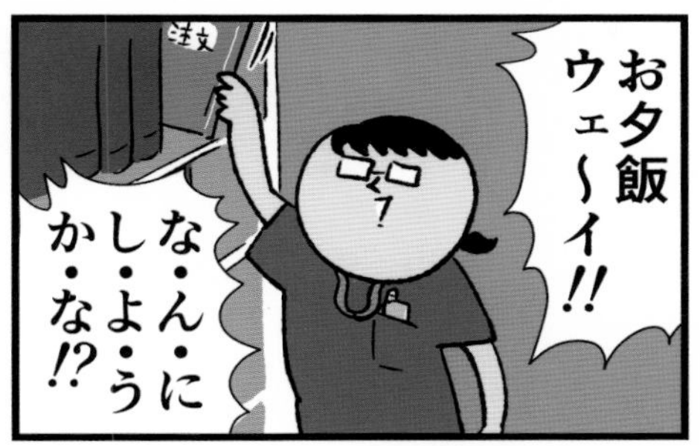
注文
お夕飯ウェ~イ!!
な・ん・に・し・よ・う・か・な!?

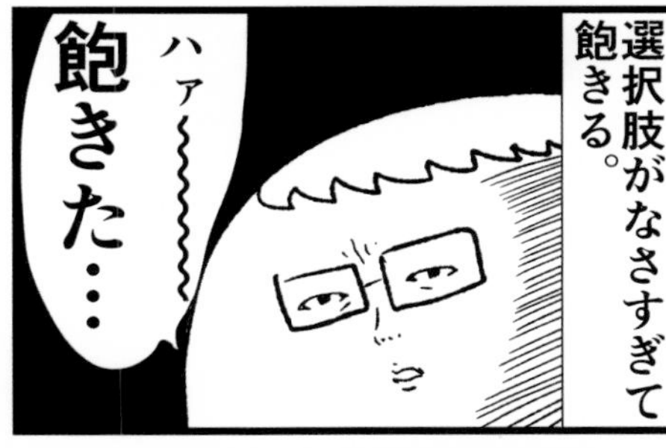
選択肢がなさすぎて飽きる。
ハァ~~~~
飽きた…

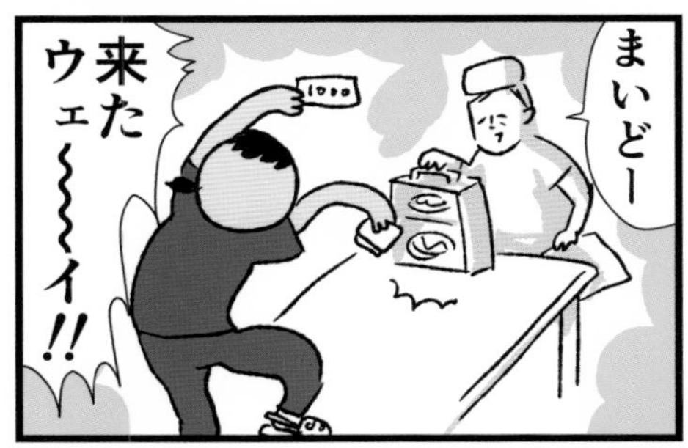
まいどー
来たウェ~~~イ!!

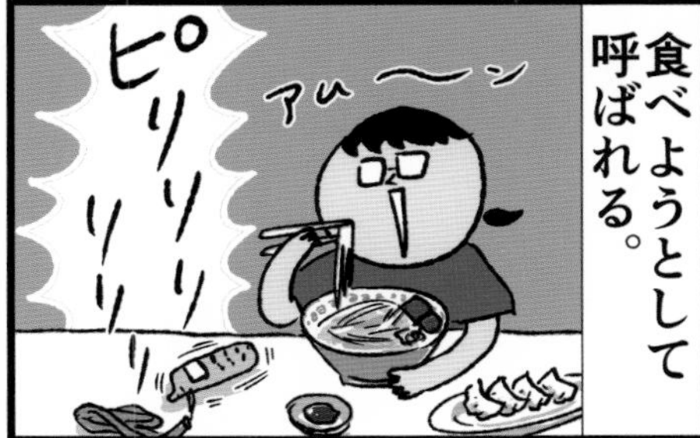
食べようとして呼ばれる。
アム~~ン
ピリリリリリ

いろんなデルぽん

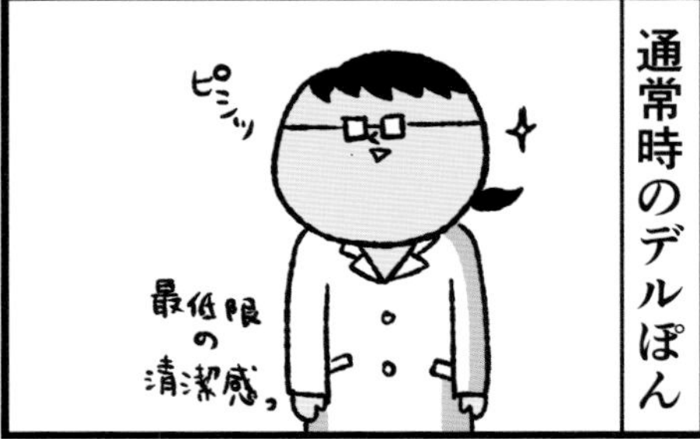
通常時のデルぽん
ピシッ
最低限の清潔感っ

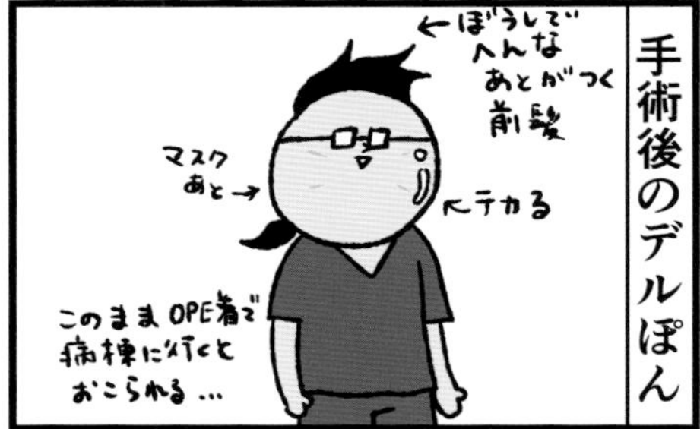
手術後のデルぽん
←ぼうしでへんなあとがつく前髪
マスクあと→
←テカる
このままOPE着で病棟に行くとおこられる…

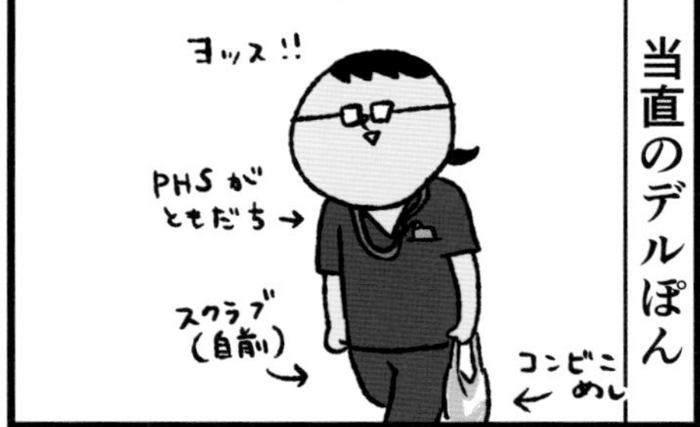
当直のデルぽん
ヨッス!!
PHSがともだち→
スクラブ(自前)→
コンビニめし

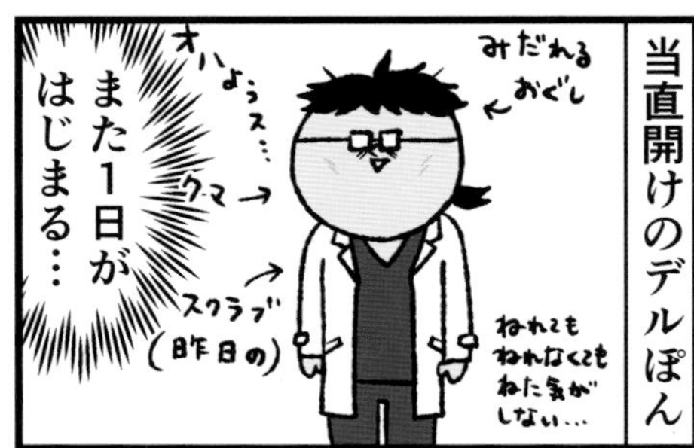
当直開けのデルぽん
オハようス…
また1日がはじまる…
みだれるおぐし
クマ→
スクラブ(昨日の)
ねれてもねれなくてもねた気がしない…

当直明けはこんな感じ

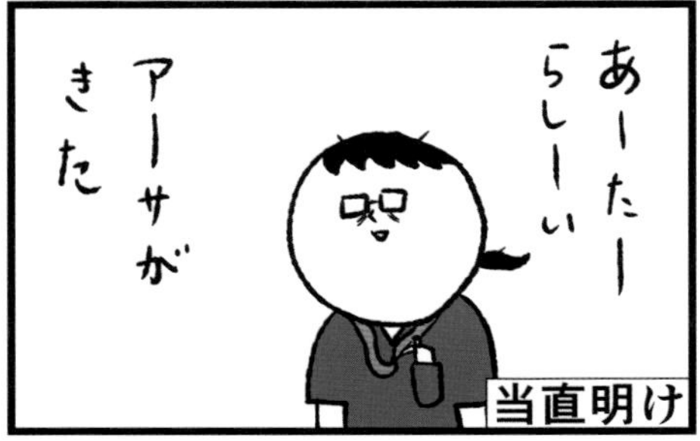
当直明け
あーたーらしーい
アーサがきた

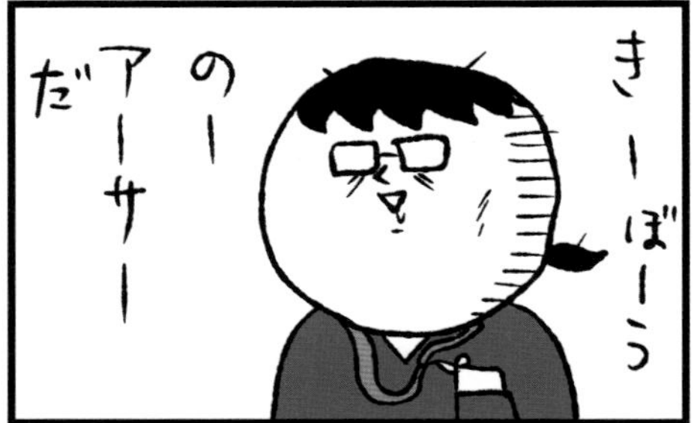
きーぼーう
のー
アーサー
だ

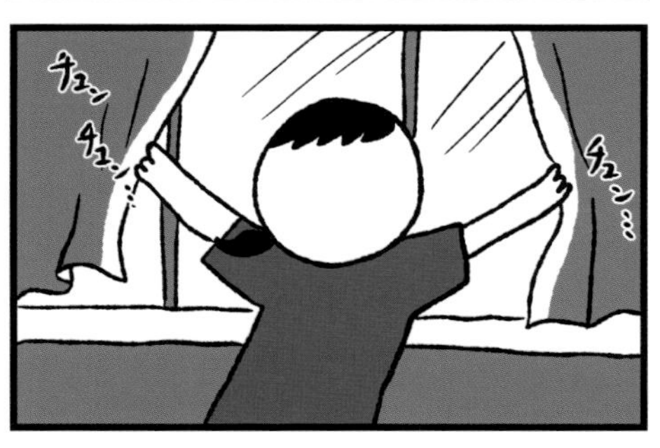
チュン
チュン
チュン…

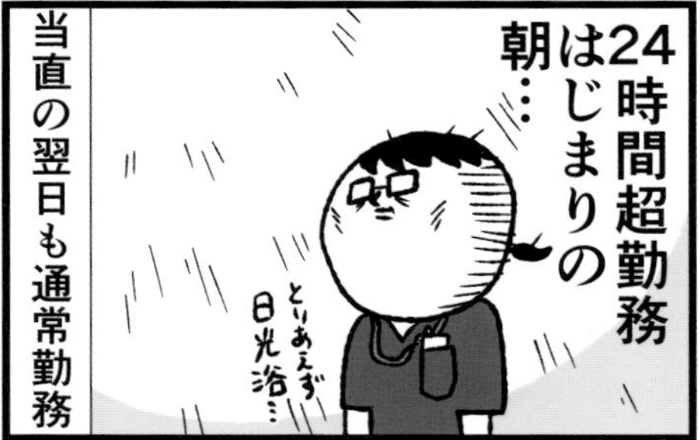
当直の翌日も通常勤務
24時間超勤務はじまりの朝…
とりあえず日光浴…

当直で実感

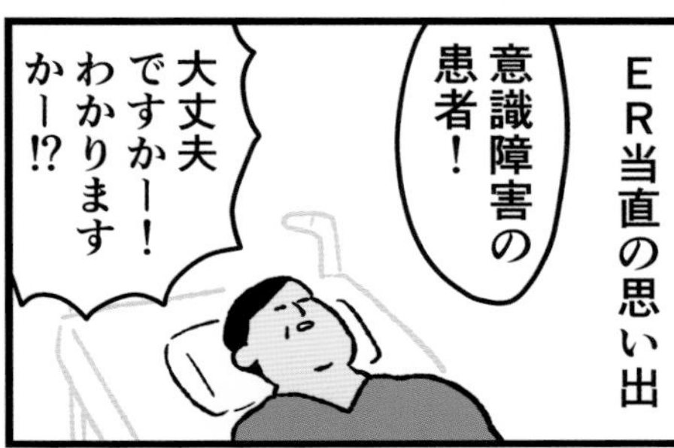
ER当直の思い出
意識障害の患者！
大丈夫ですかー！わかりますかー!?

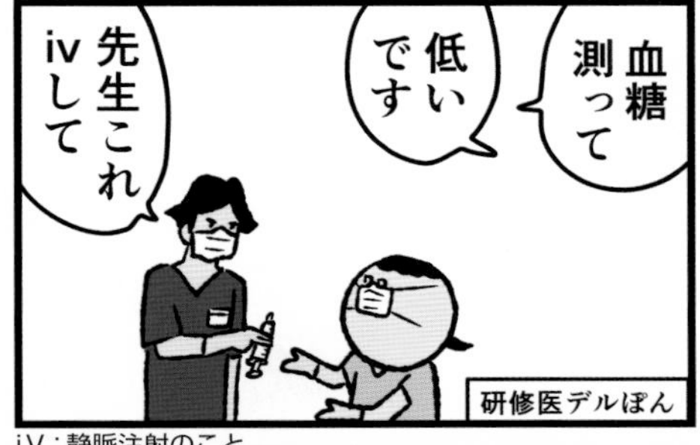
血糖測って
低いです
先生これivして
研修医デルぽん

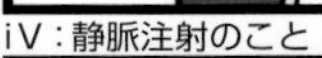
iV：静脈注射のこと

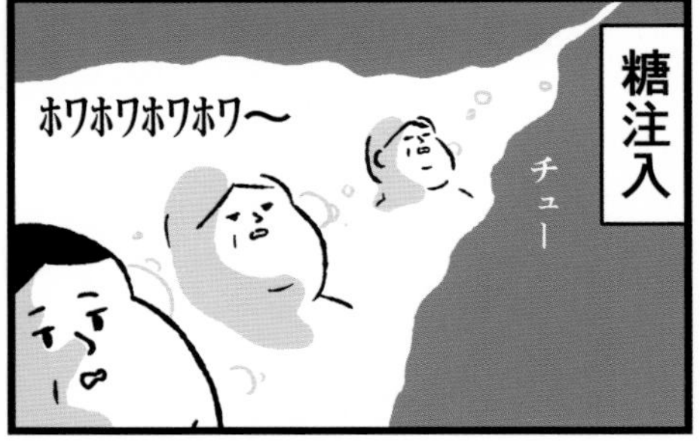
糖注入
ホワホワホワホワ〜
チュー

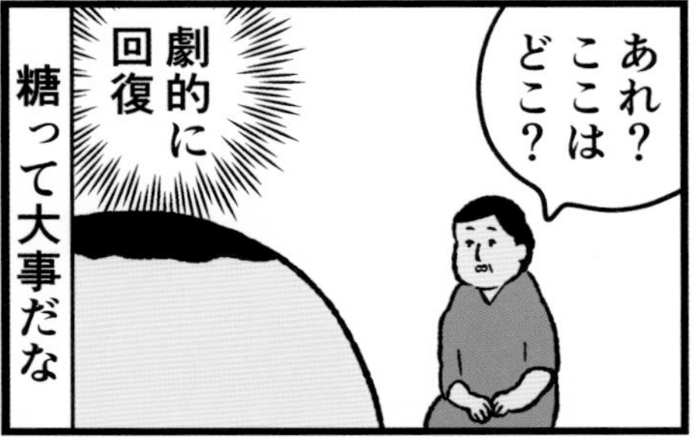
あれ？ここはどこ？
劇的に回復
糖って大事だな

※この患者さんは糖尿病による低血糖昏睡でした

救急車のひみつ

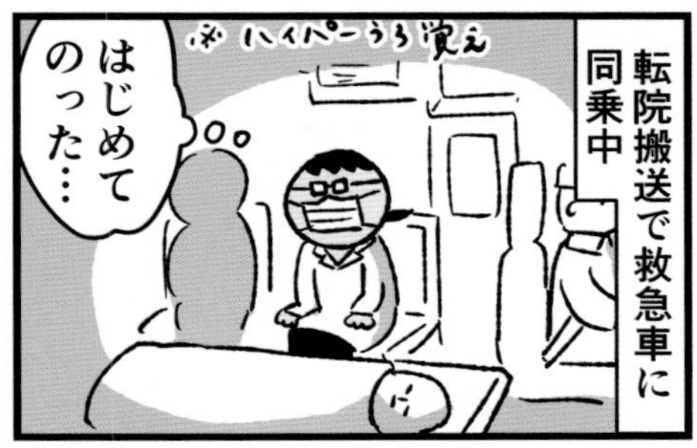
転院搬送で救急車に同乗中
※ハイパーうろ覚え
はじめてのった…

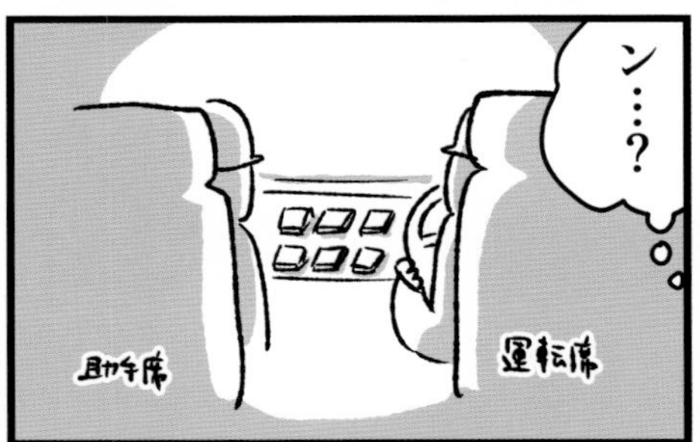
ン…？
助手席
運転席

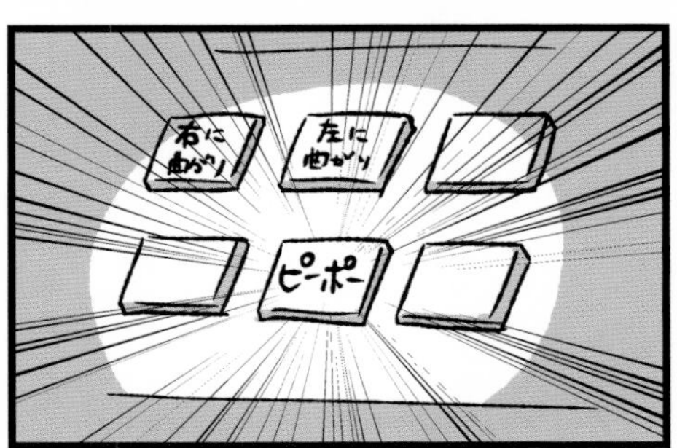
右に曲がり
左に曲がり
ピーポー

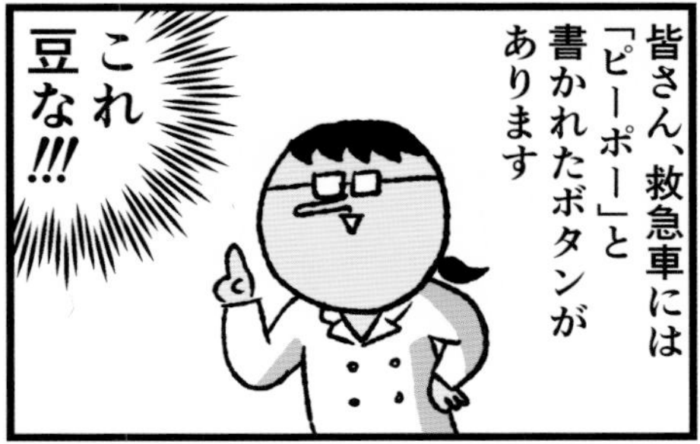
皆さん、救急車には「ピーポー」と書かれたボタンがあります
これ豆な!!!

皮膚縫合中にドッキリ

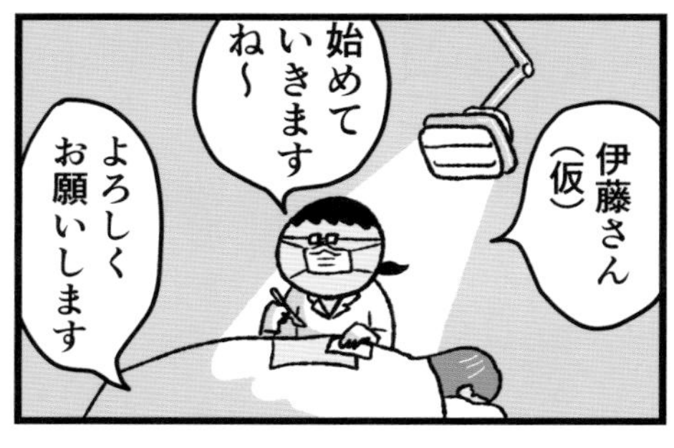
伊藤さん（仮）
始めていきますね～
よろしくお願いします

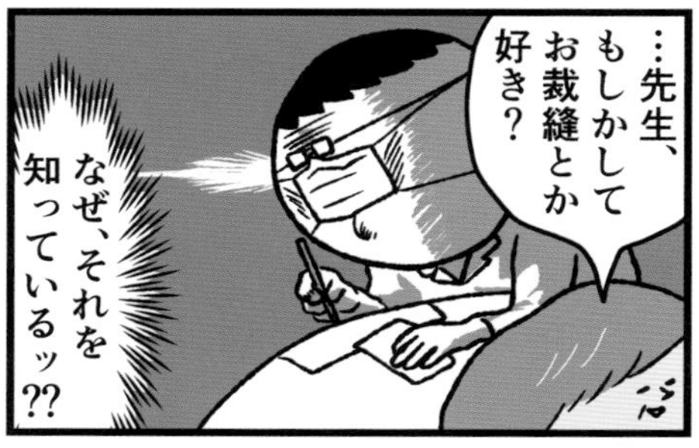
…先生、もしかしてお裁縫とか好き？
なぜ、それを知っているッ??

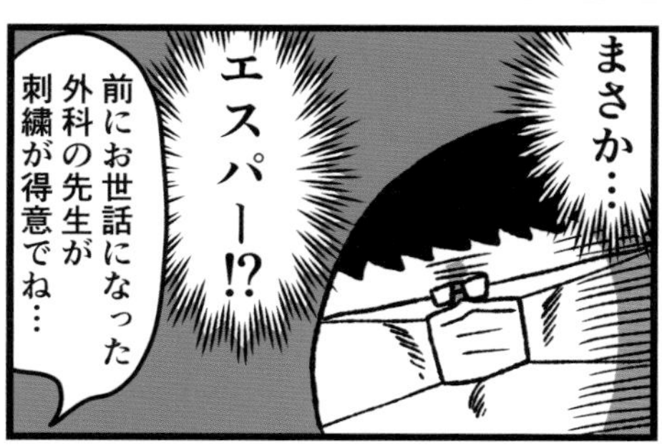
まさか…
エスパー!?
前にお世話になった外科の先生が刺繍が得意でね…

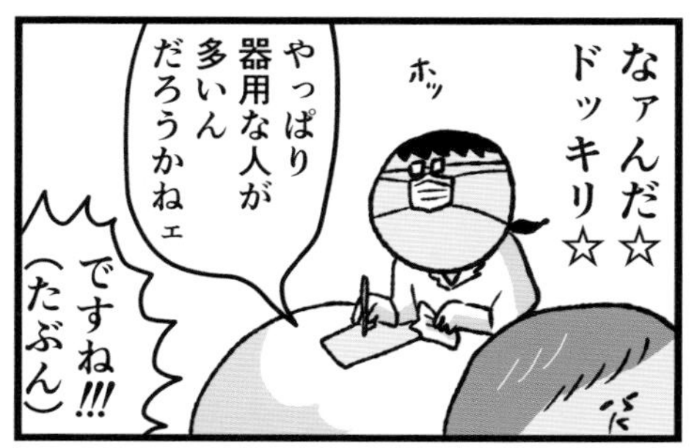
なァんだ☆ドッキリ☆
ホッ
やっぱり器用な人が多いんだろうかねェ
ですね!!!（たぶん）

あとひと針ィー

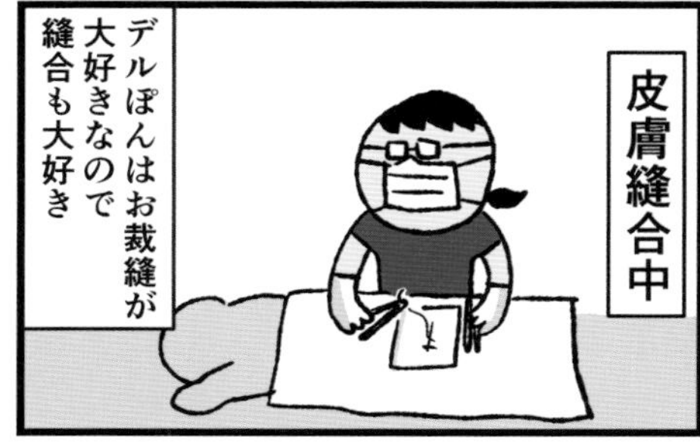
皮膚縫合中
デルぽんはお裁縫が大好きなので縫合も大好き

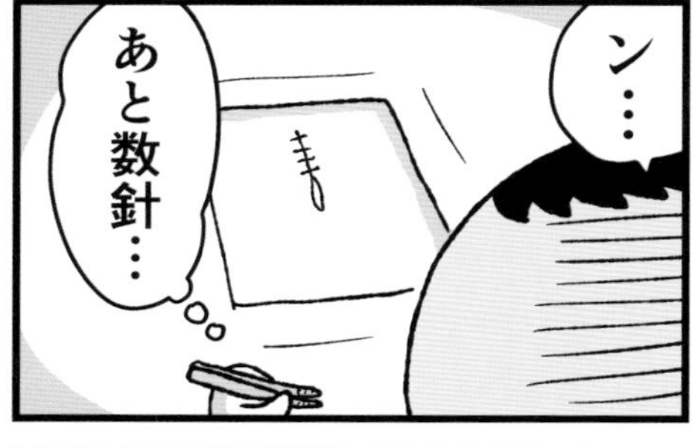
ン…
あと数針…

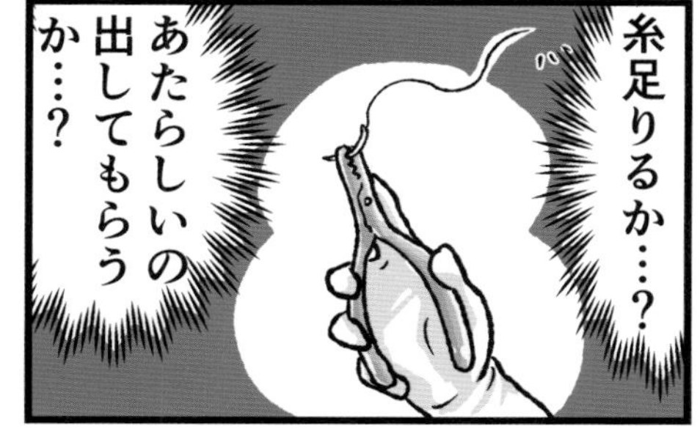
糸足りるか…？
あたらしいの出してもらうか…？

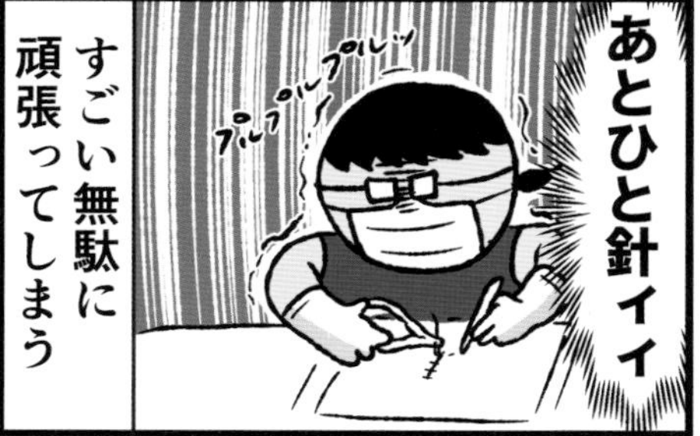
あとひと針ィィ
プルプルプルプルッ
すごい無駄に頑張ってしまう

皮膚縫合中にあわや

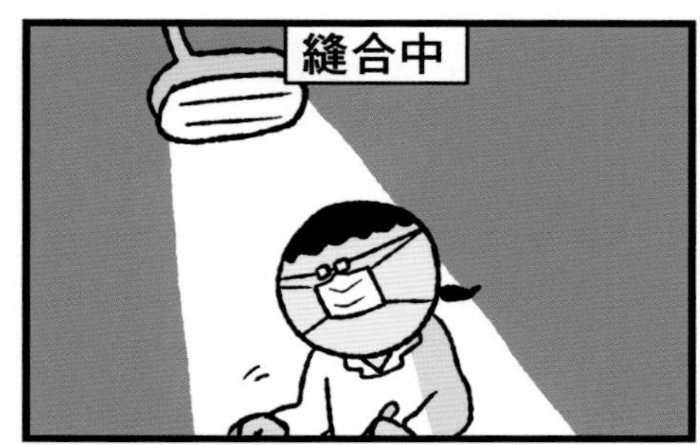
縫合中

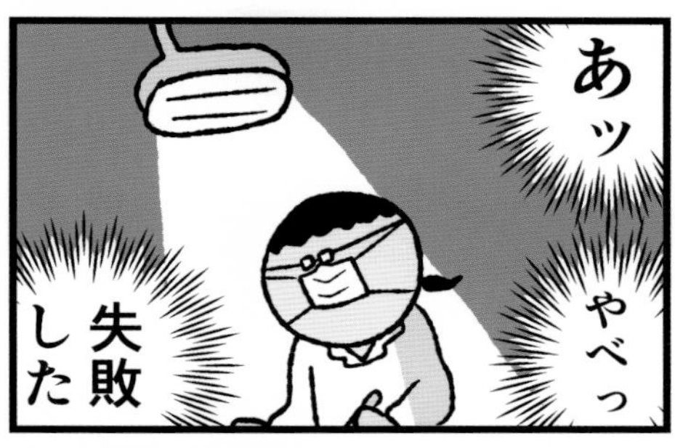
あッ
やべっ
失敗した

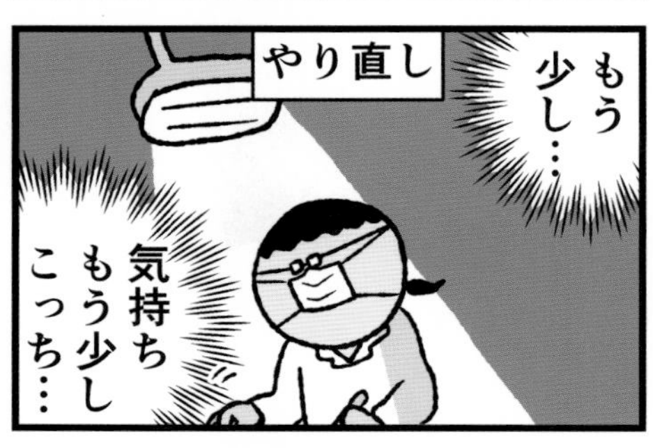
やり直し
もう少し…
気持ちもう少しこっち…

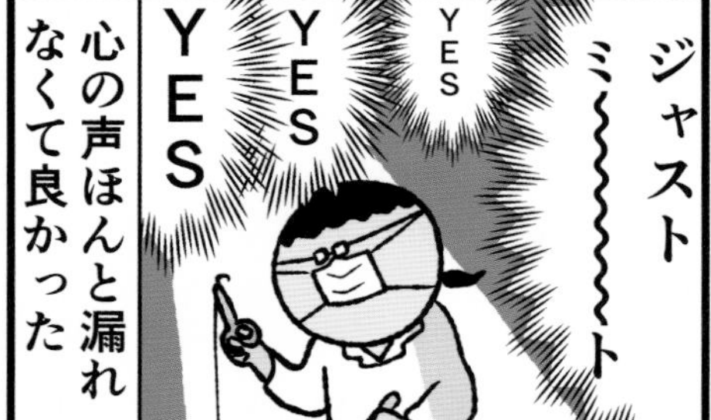
ジャストミ〜〜〜〜〜ト
YES
YES
YES
心の声ほんと漏れなくて良かった

何かいいことありそ♪

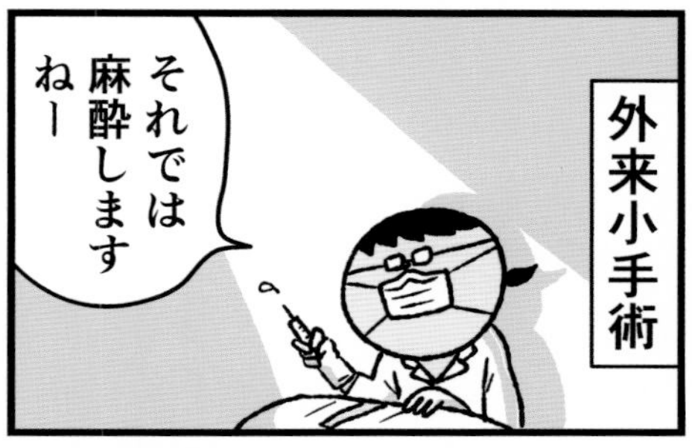
外来小手術
それでは麻酔しますねー

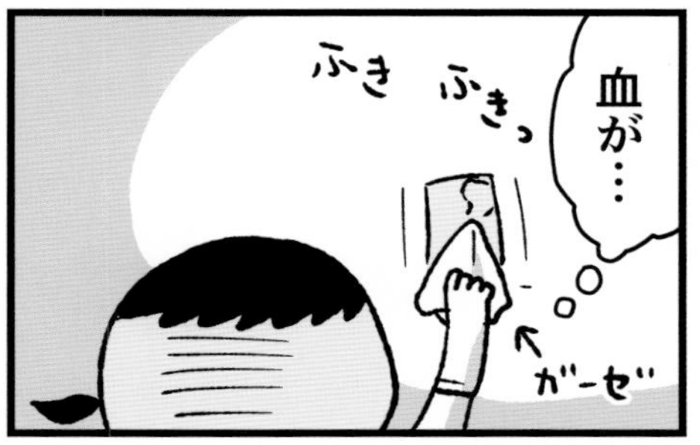
血が…
ふき ふきっ
がーぜ

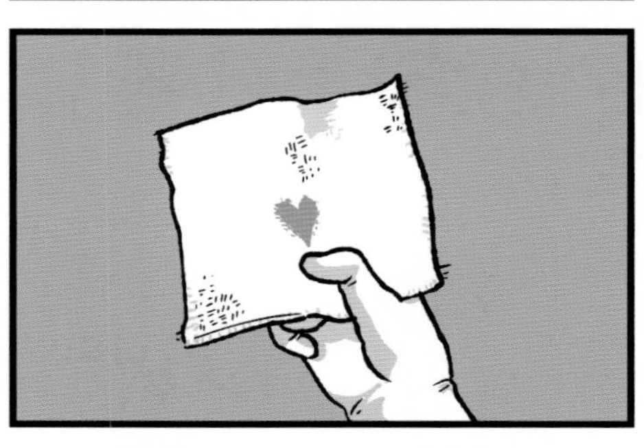

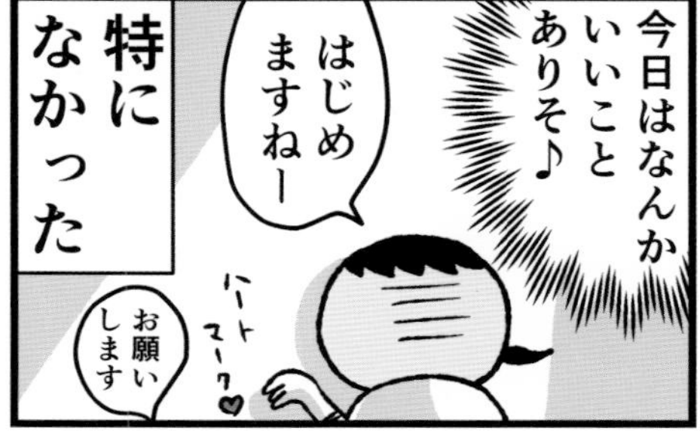
今日はなんかいいことありそ♪
はじめますねー
お願いします
ハートマーク
特になかった

耳鼻科医は語る

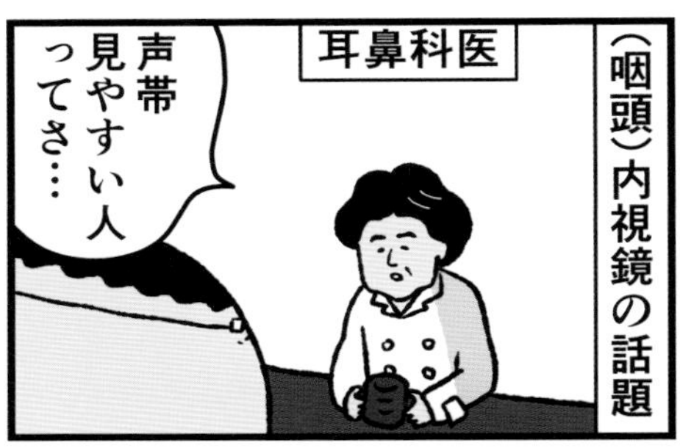
(咽頭)内視鏡の話題
耳鼻科医
声帯見やすい人ってさ…

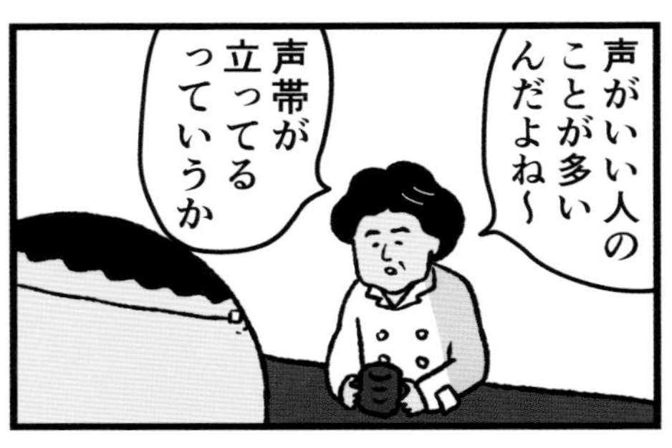
声がいい人のことが多いんだよね~
声帯が立ってるっていうか

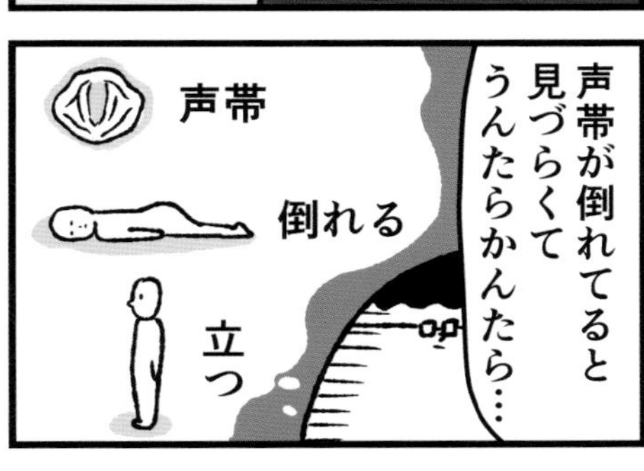
声帯が倒れてると見づらくてうんたらかんたら…
声帯
倒れる
立つ

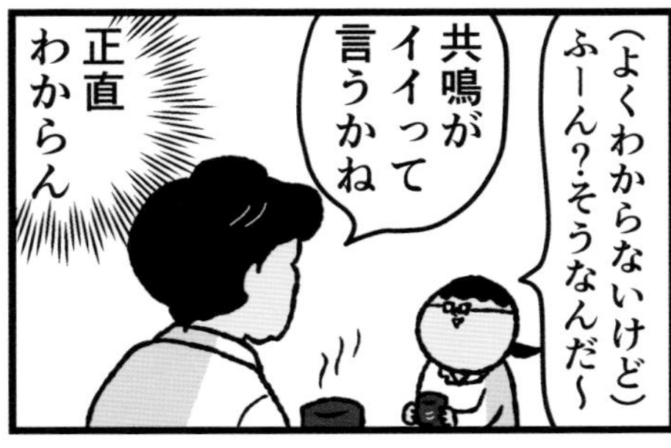
(よくわからないけどふーん?そうなんだ~)
共鳴がイイって言うかね
正直わからん

いんこう科

こないださ
耳鼻科医

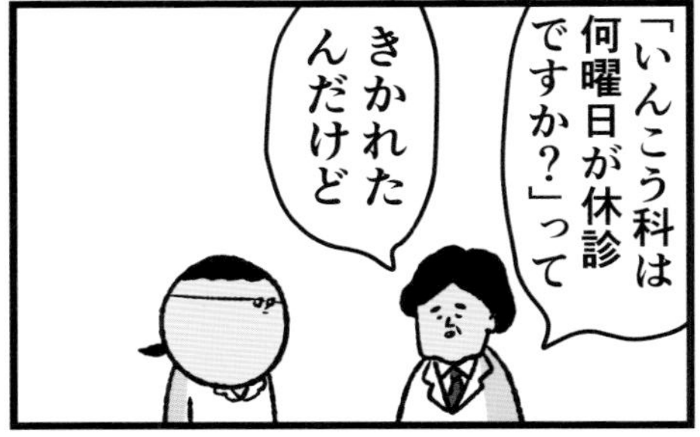
「いんこう科は何曜日が休診ですか?」って
きかれたんだけど

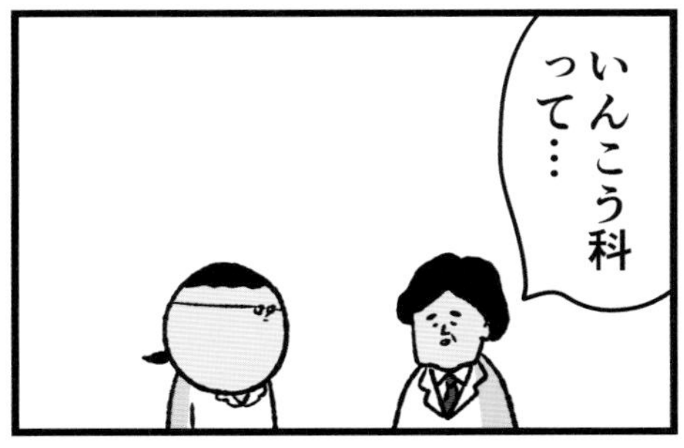
いんこう科って…

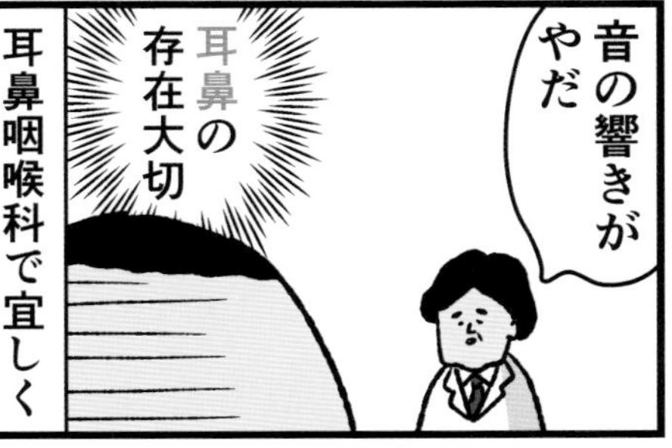
音の響きがやだ
耳鼻の存在大切
耳鼻咽喉科で宜しく

耳垢見せたいひと

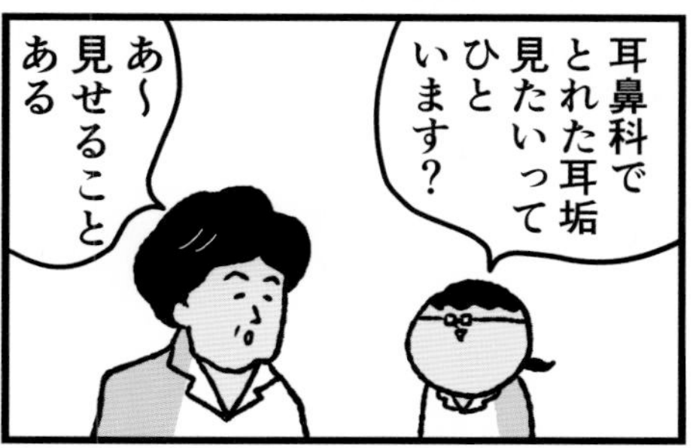
耳鼻科でとれた耳垢見たいってひといます?
あ~見せることある

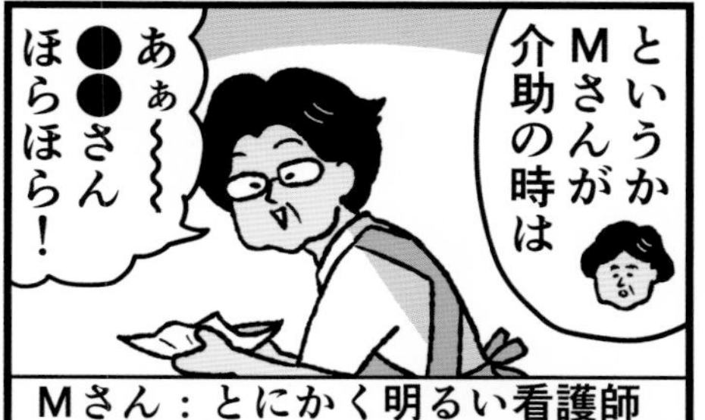
というかMさんが介助の時は
あぁ~~~●●さんほらほら!
Mさん:とにかく明るい看護師

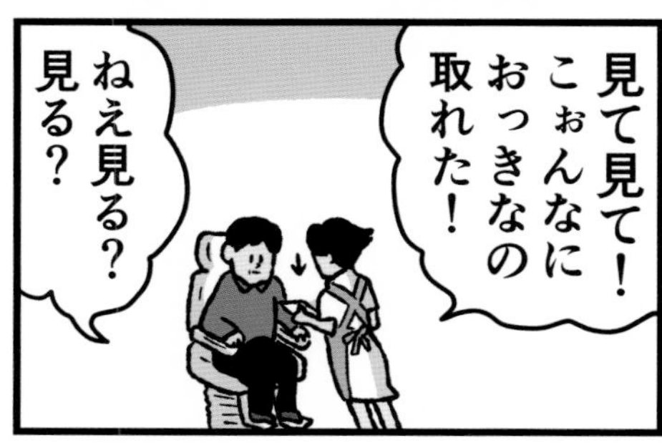
見て見て!こぉんなにおっきなの取れた!
ねえ見る?見る?

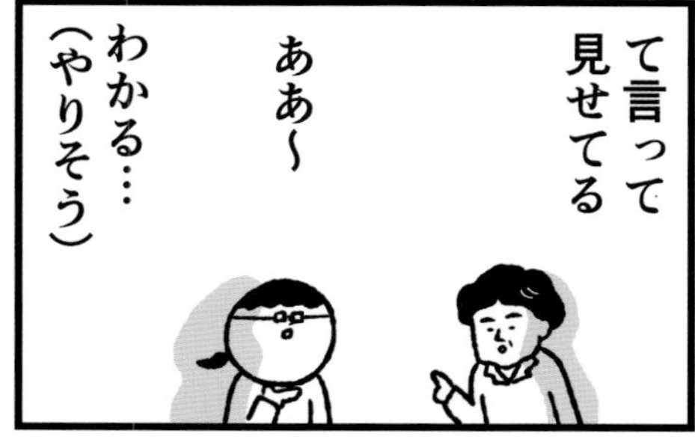
て言って見せてる
ああ~
わかる…(やりそう)

耳鼻科医も参った

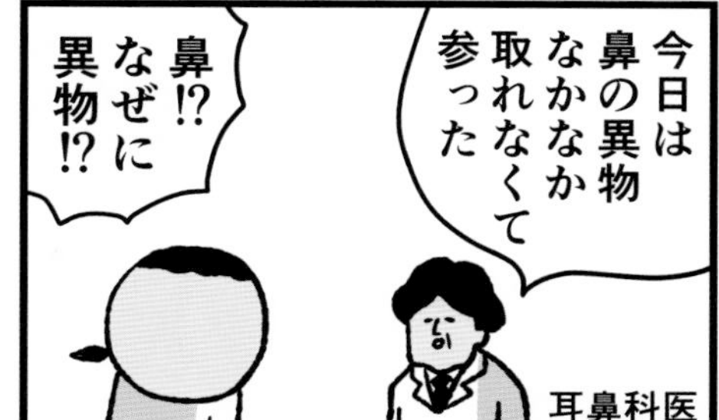
今日は鼻の異物なかなか取れなくて参った
鼻!?なぜに異物!?
耳鼻科医

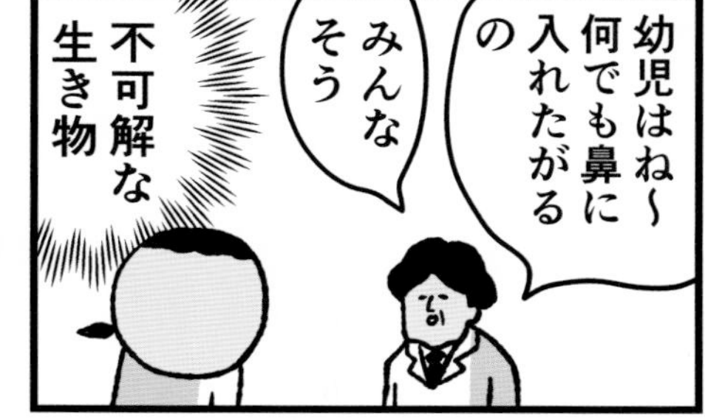
幼児はね~何でも鼻に入れたがるの
みんなそう
不可解な生き物

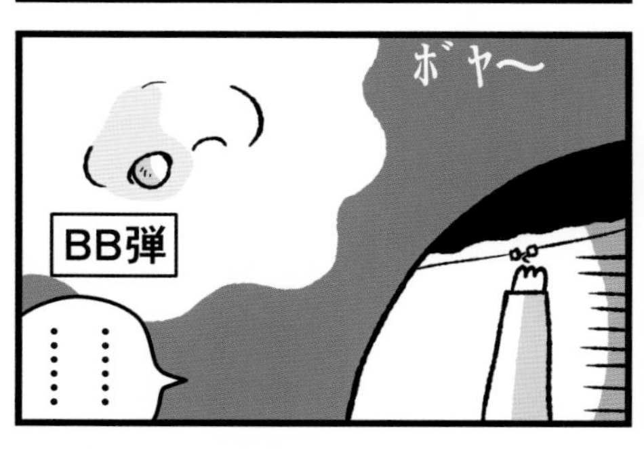
ボヤ~
BB弾
……
……

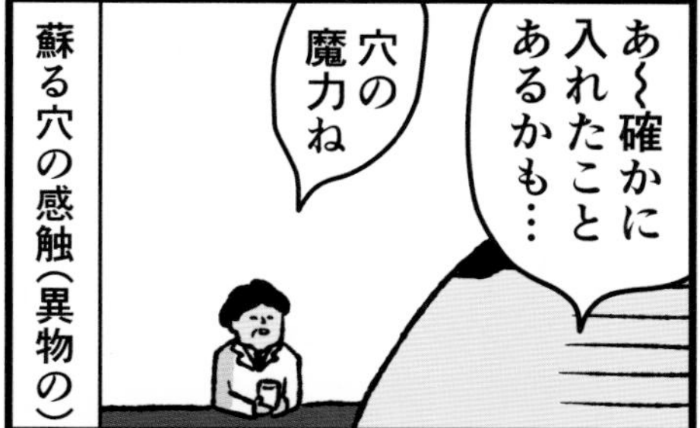
あ~確かに入れたことあるかも…
穴の魔力ね
蘇る穴の感触(異物の)

顕微鏡あるある

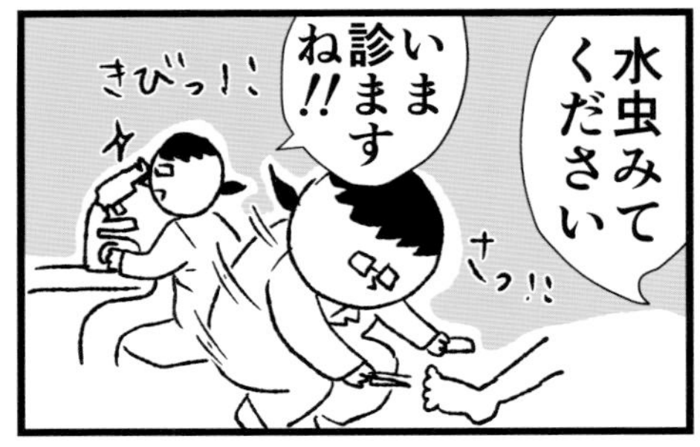

水虫みてください
いま診ますね!!
きびっ!!
サッ!!

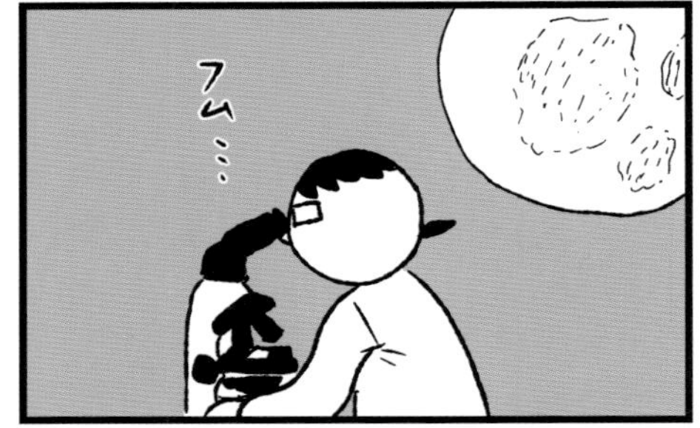

フム…

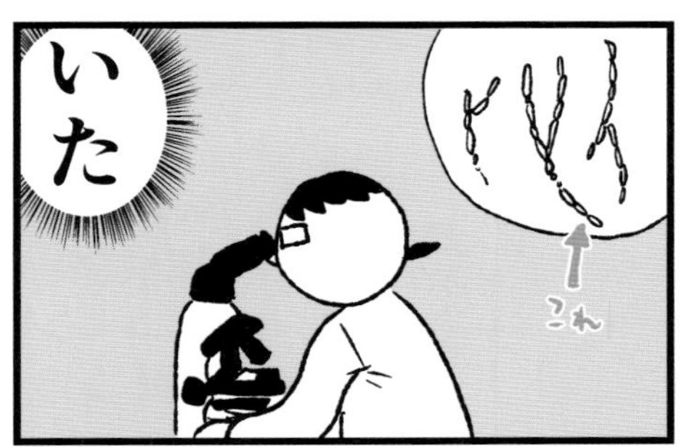

いた
これ

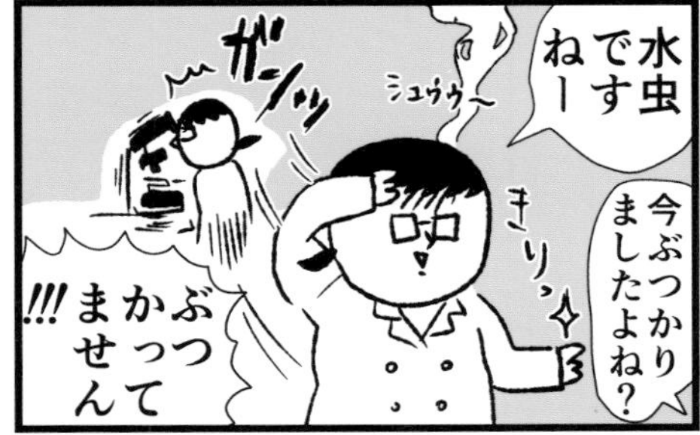

水虫ですねー
ガーン
シュウウ〜
今ぶつかりましたよね?
きり
ぶつかってません!!!

顕微鏡でやりがち

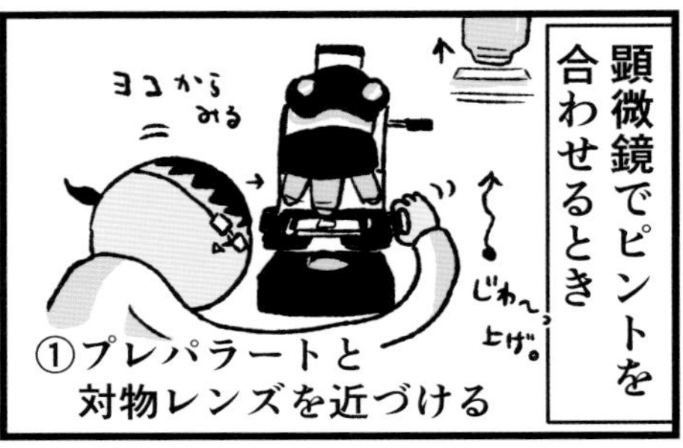

顕微鏡でピントを合わせるとき
ヨコからみる
じわ〜っ上げ。
①プレパラートと対物レンズを近づける

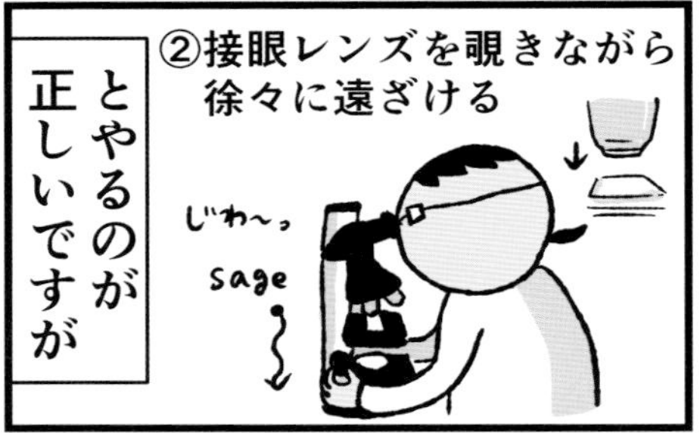

②接眼レンズを覗きながら徐々に遠ざける
とやるのが正しいですが
じわ〜っ
sage

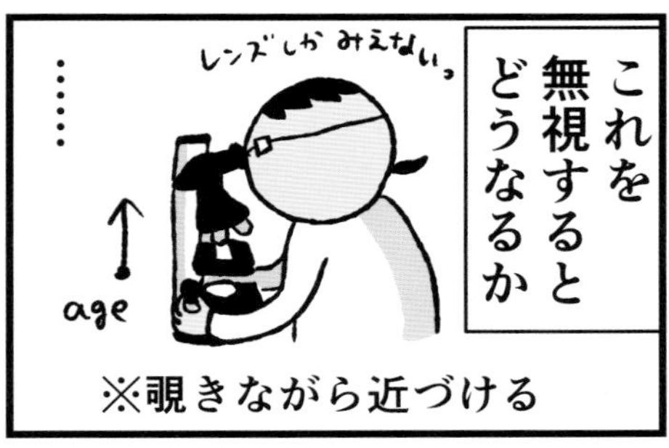

これを無視するとどうなるか
……
レンズしかみえない。
age
※覗きながら近づける

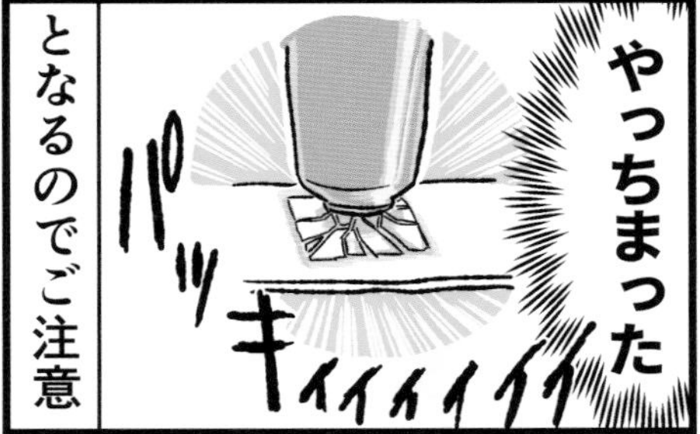

やっちまった
パリッ
キィイイイイイイ
となるのでご注意

何事もやりすぎはダメ

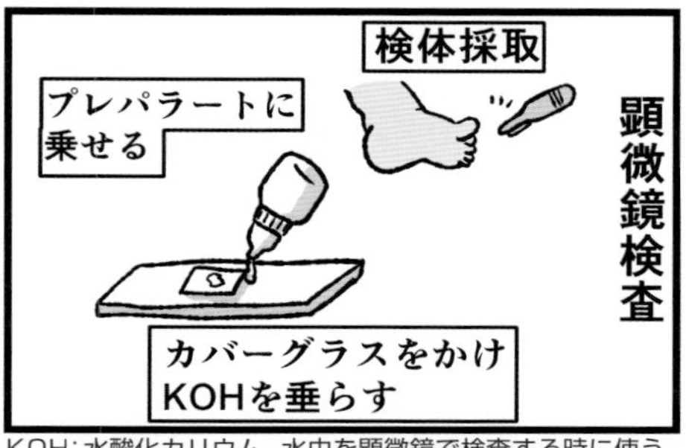
顕微鏡検査
検体採取
プレパラートに
乗せる
カバーグラスをかけ
KOHを垂らす

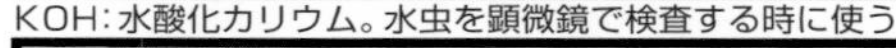
KOH：水酸化カリウム。水虫を顕微鏡で検査する時に使う

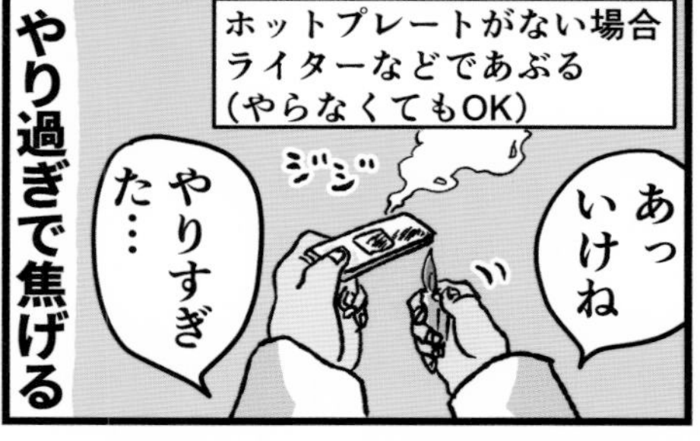
やり過ぎで焦げる
ホットプレートがない場合
ライターなどであぶる
（やらなくてもOK）
ジジジ
あっ いけね
やりすぎた…

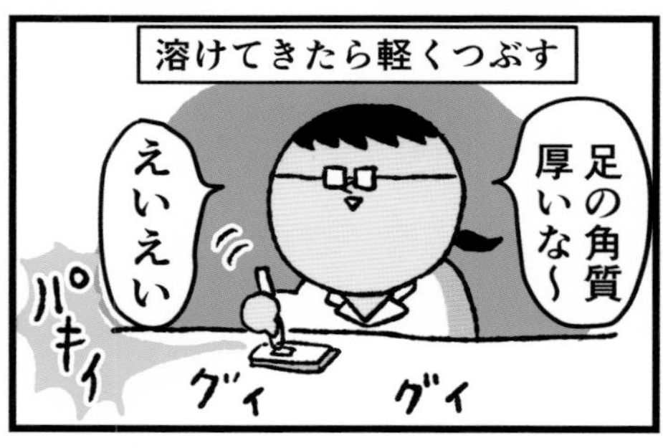
溶けてきたら軽くつぶす
足の角質厚いな〜
えいえい
パキィ
グィ
グィ

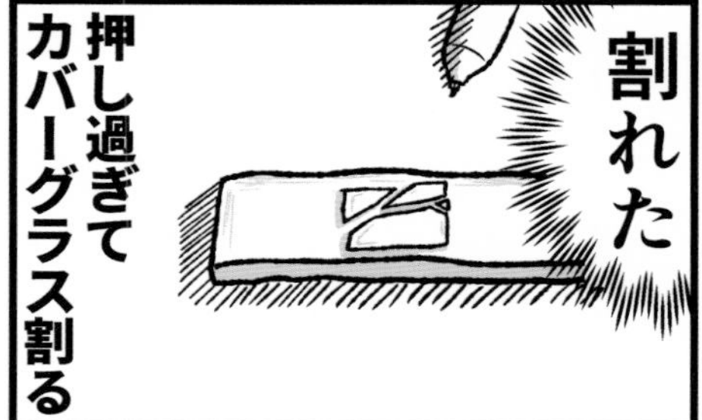
押し過ぎてカバーグラス割る
割れた

顕微鏡でわかる

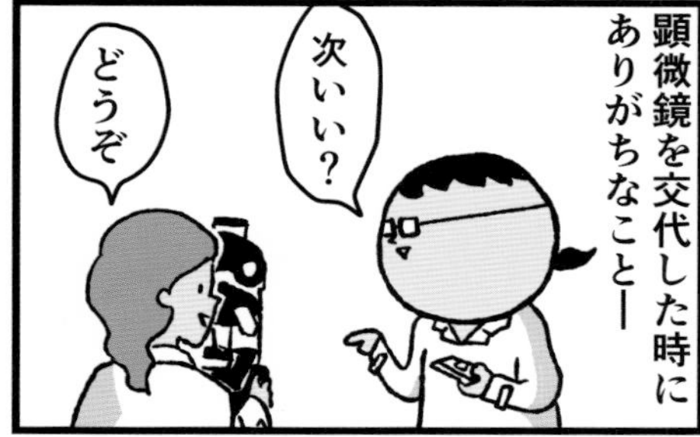
顕微鏡を交代した時にありがちなことー
次いい？
どうぞ

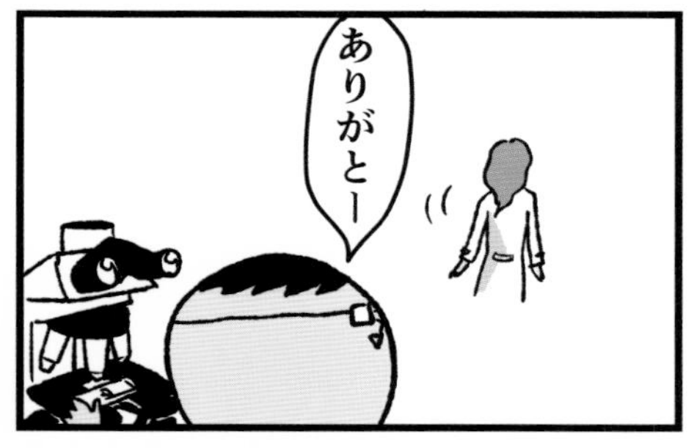
ありがとー

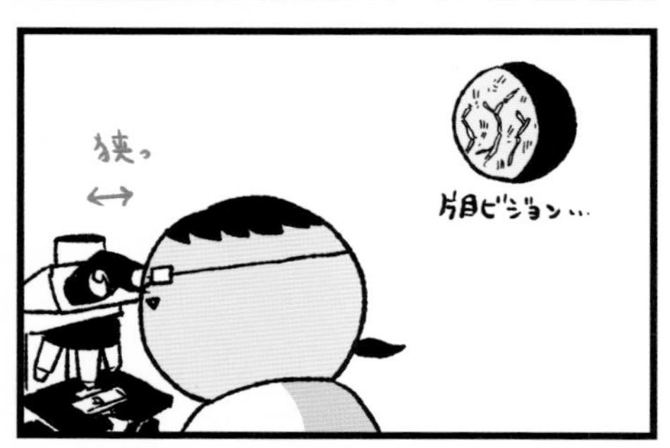
狭っ
片目ビジョン…

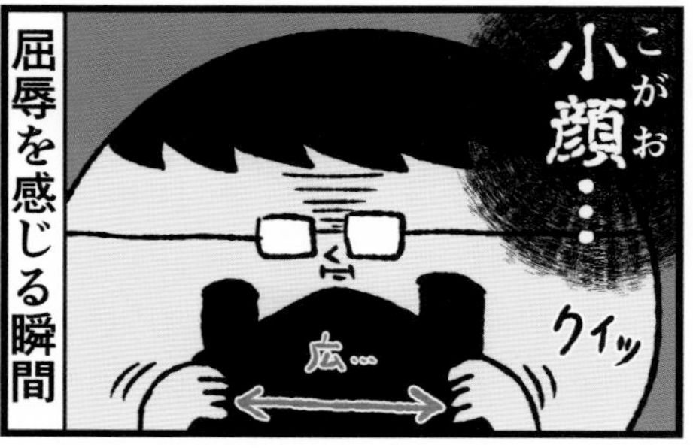
屈辱を感じる瞬間
小顔（こがお）…
クイッ
広…

グッド・ネーミング!

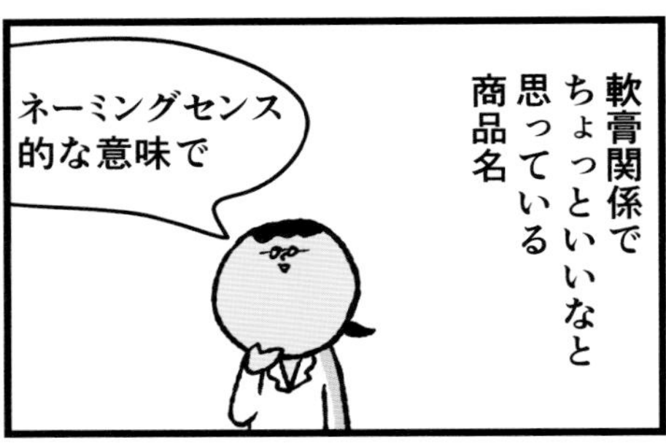
軟膏関係でちょっといいなと思っている商品名
ネーミングセンス的な意味で

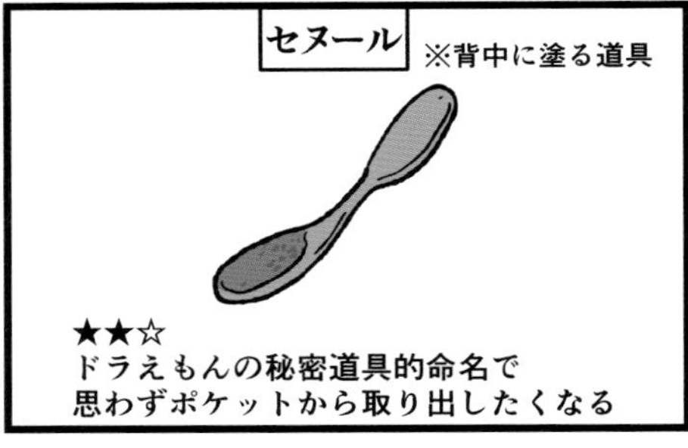
セヌール
※背中に塗る道具
★★☆
ドラえもんの秘密道具的命名で
思わずポケットから取り出したくなる

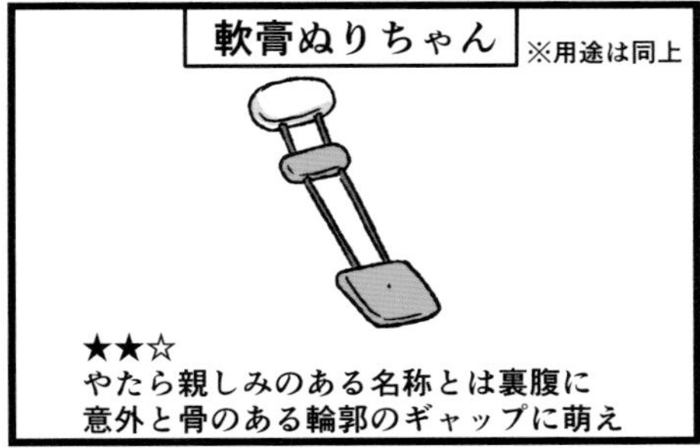
軟膏ぬりちゃん
※用途は同上
★★☆
やたら親しみのある名称とは裏腹に
意外と骨のある輪郭のギャップに萌え

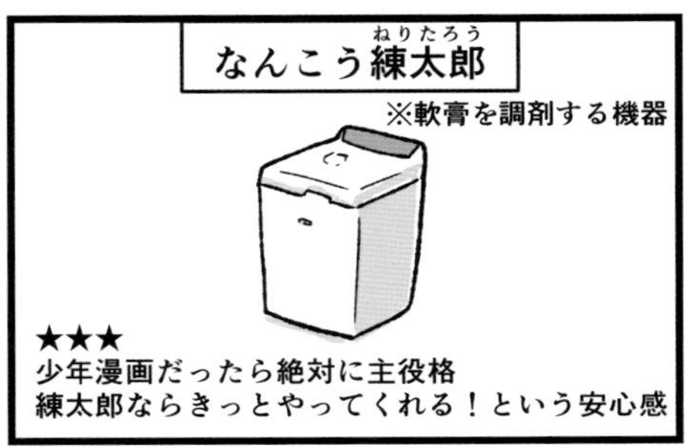
なんこう練太郎（ねりたろう）
※軟膏を調剤する機器
★★★
少年漫画だったら絶対に主役格
練太郎ならきっとやってくれる！という安心感

皮膚科の小道具①

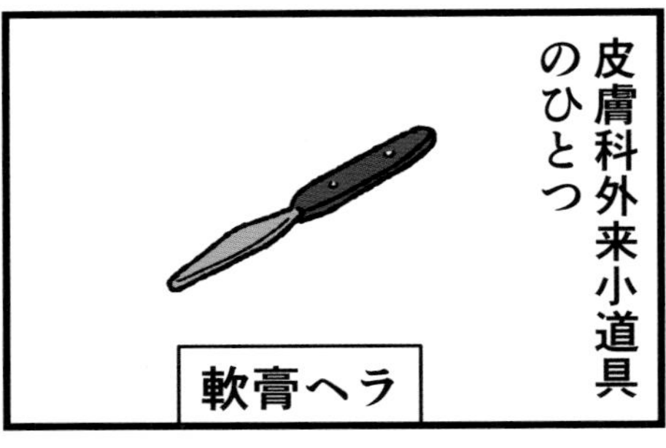
皮膚科外来小道具のひとつ
軟膏ヘラ

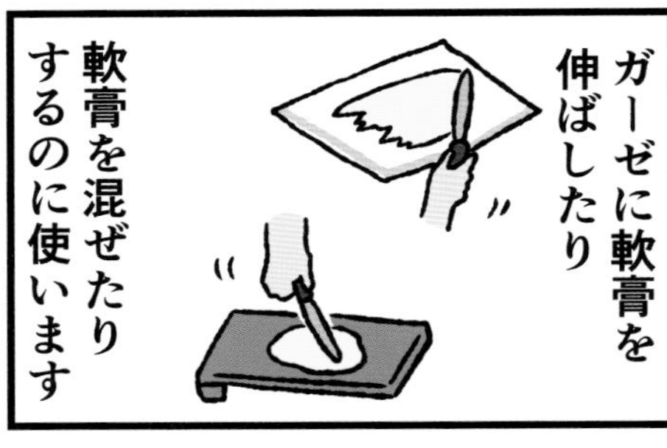
ガーゼに軟膏を伸ばしたり
軟膏を混ぜたりするのに使います

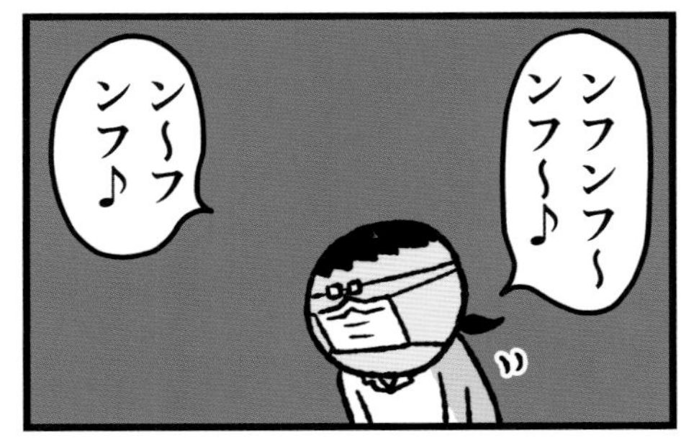
ンフンフ〜ンフ〜♪
ン〜フンフ♪

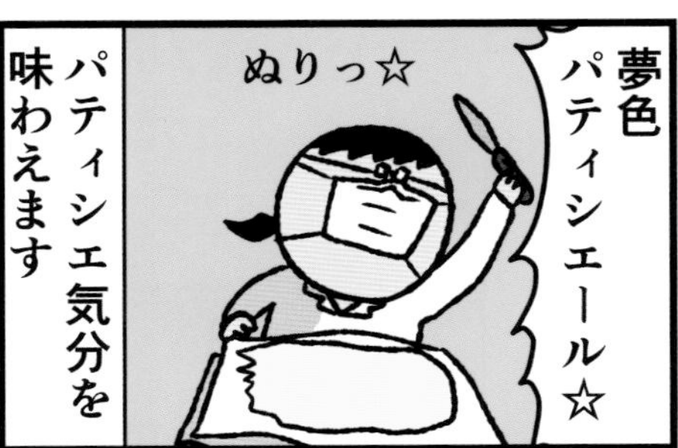
夢色パティシエール☆
ぬりっ☆
パティシエ気分を味わえます

パンチのあとに

皮膚科の小道具②

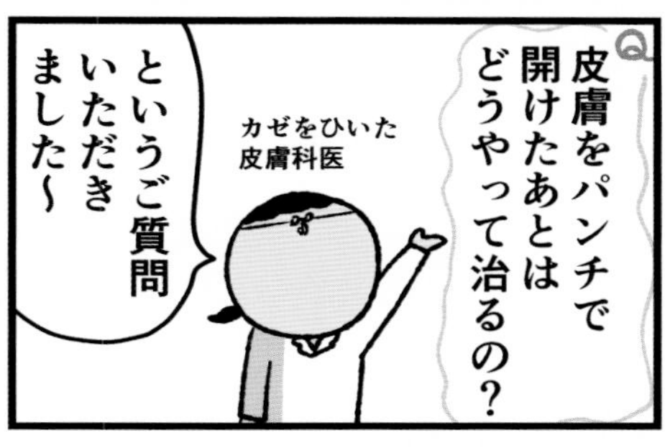
皮膚をパンチで開けたあとはどうやって治るの？
というご質問いただきました～
カゼをひいた皮膚科医

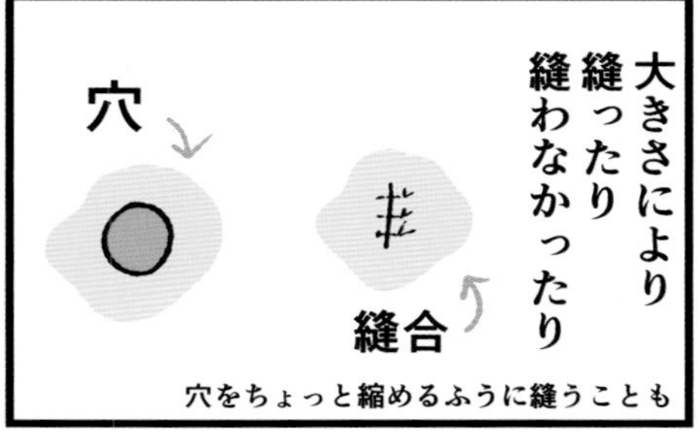
大きさにより縫ったり縫わなかったり
穴
縫合
穴をちょっと縮めるふうに縫うことも

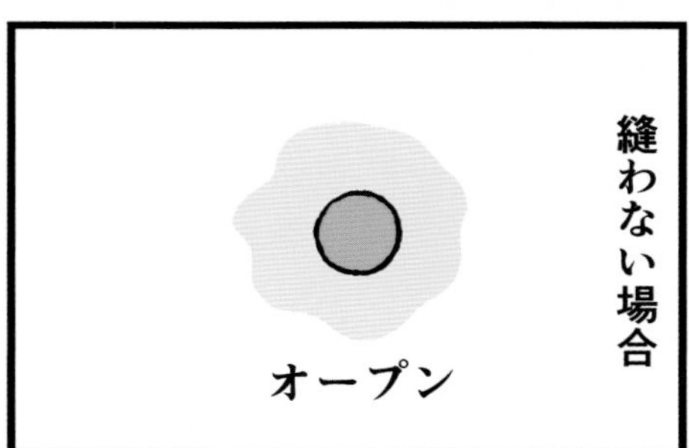
縫わない場合
オープン

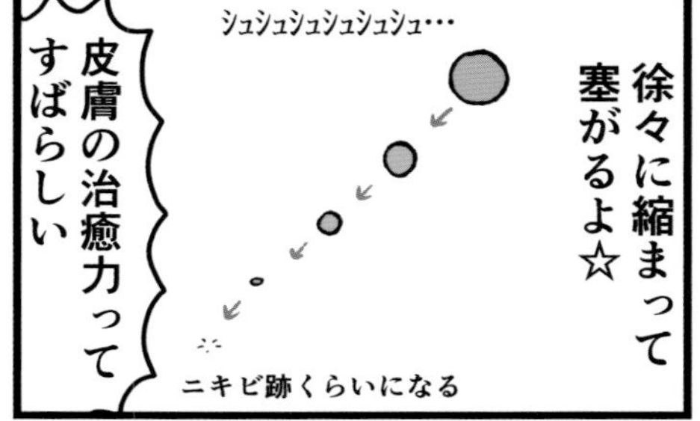
徐々に縮まって塞がるよ☆
シュシュシュシュシュシュ…
皮膚の治癒力ってすばらしい
ニキビ跡くらいになる

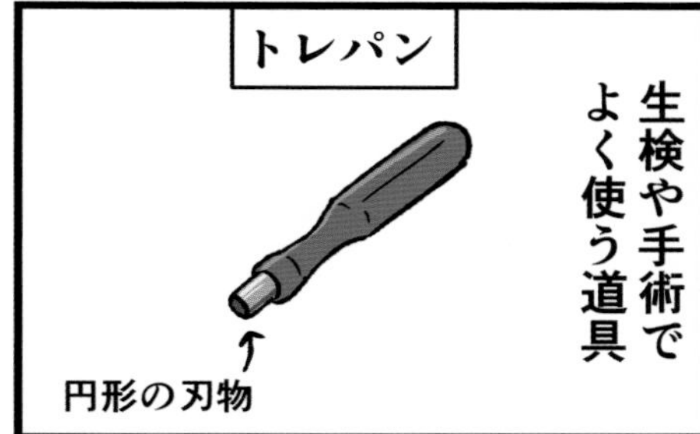
トレパン
生検や手術でよく使う道具
円形の刃物

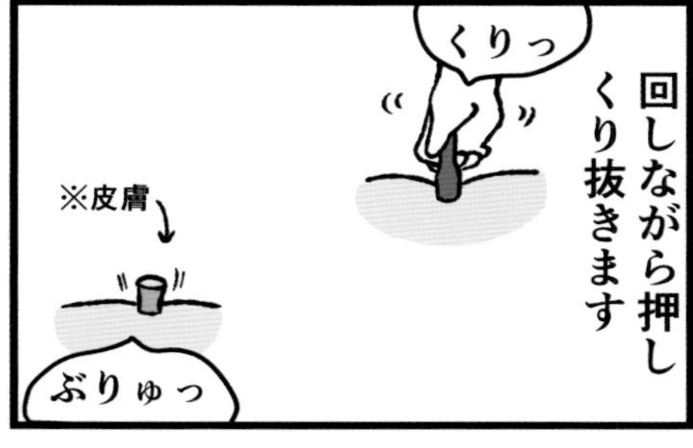
回しながら押しくり抜きます
くりっ
※皮膚
ぶりゅっ

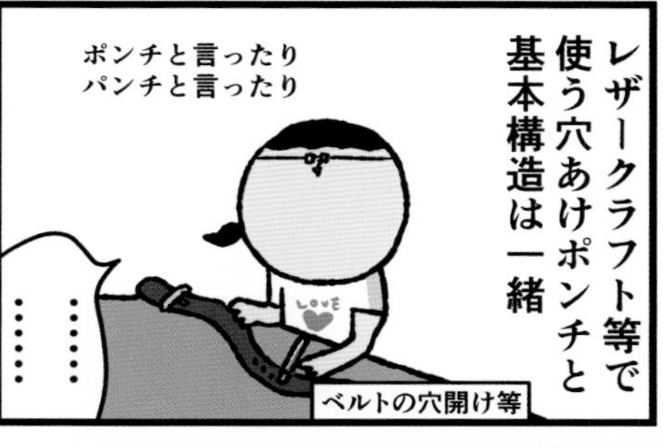
レザークラフト等で使う穴あけポンチと基本構造は一緒
ポンチと言ったりパンチと言ったり
LOVE
ベルトの穴開け等

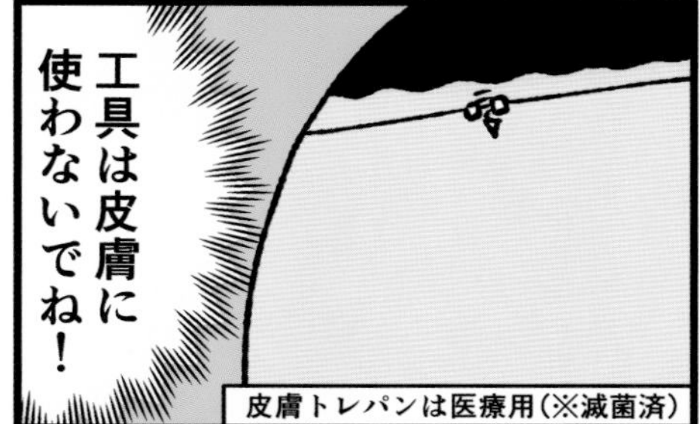
工具は皮膚に使わないでね！
皮膚トレパンは医療用（※滅菌済）

それ、皮膚科と違う!

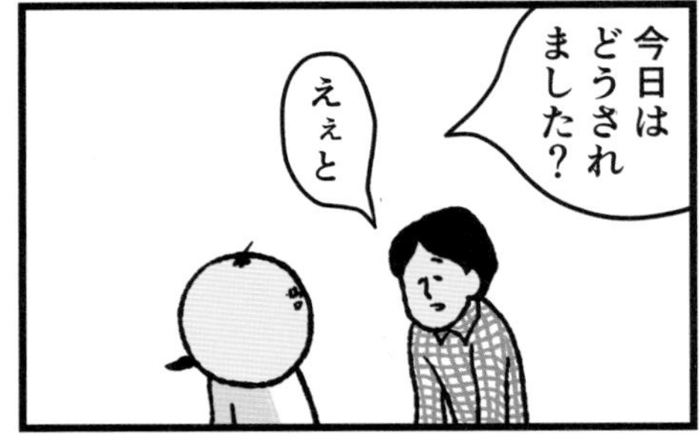
今日はどうされました?
えぇと

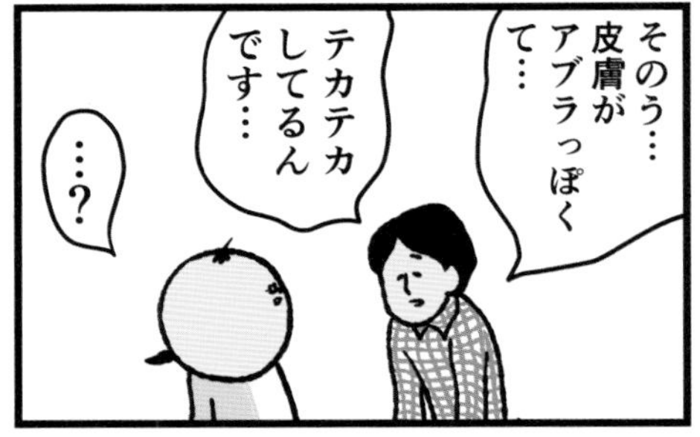
そのう…皮膚がアブラっぽくて…
テカテカしてるんです…
…?

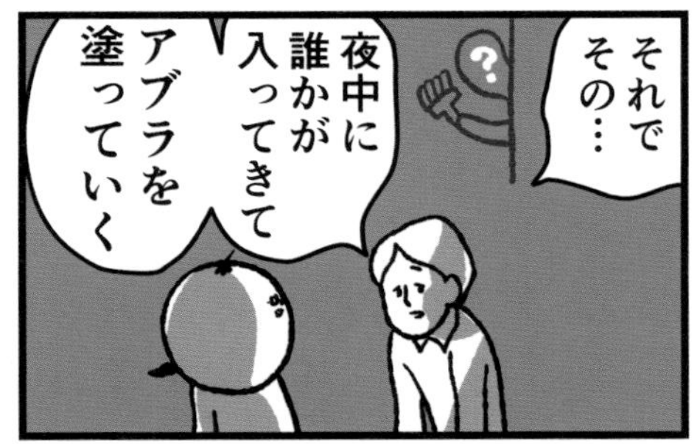
それでその…
夜中に誰かが入ってきてアブラを塗っていく

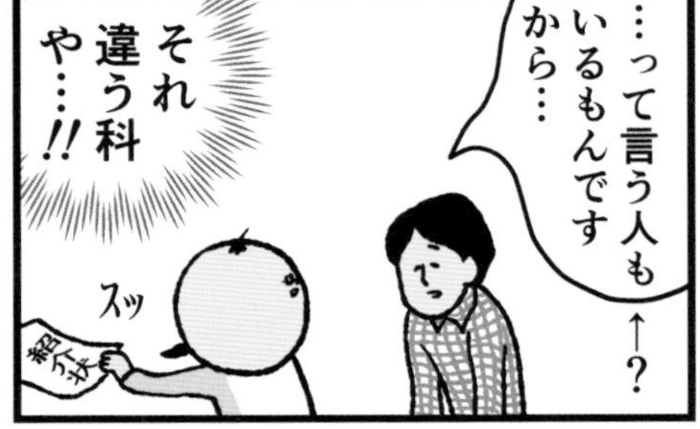
…って言う人もいるもんですから…
←?
それ違う科や…!!
スッ
紹介状

それ、皮膚科に生かせる?

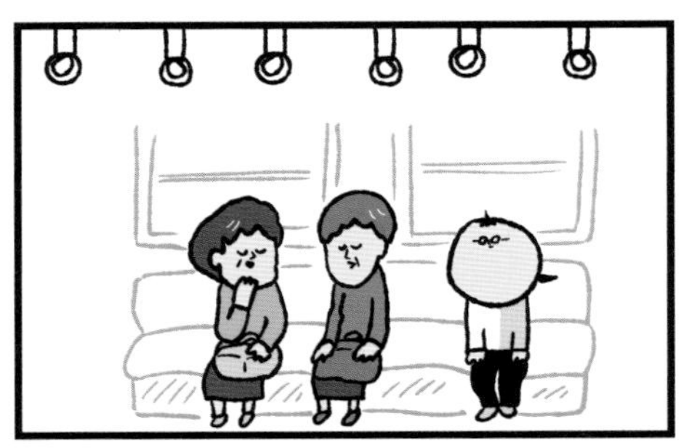

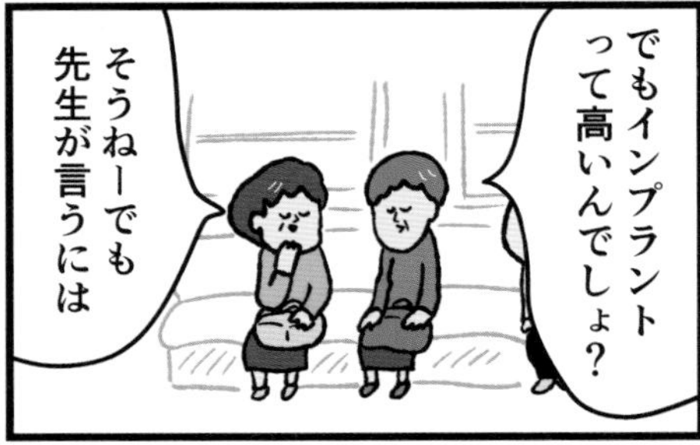
でもインプラントって高いんでしょ?
そうねーでも先生が言うには

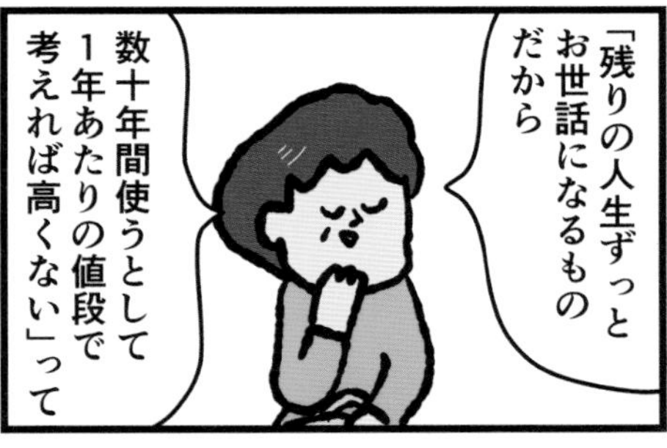
「残りの人生ずっとお世話になるものだから
数十年間使うとして1年あたりの値段で考えれば高くない」って

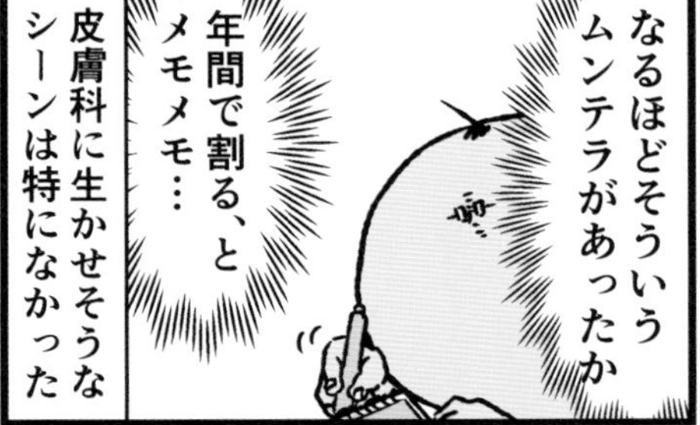
なるほどそういうムンテラがあったか
年間で割る、とメモメモ…
皮膚科に生かせそうなシーンは特になかった

ムンテラ：医師が患者に病状や治療について行う説明

やっちゃうと、気まずい

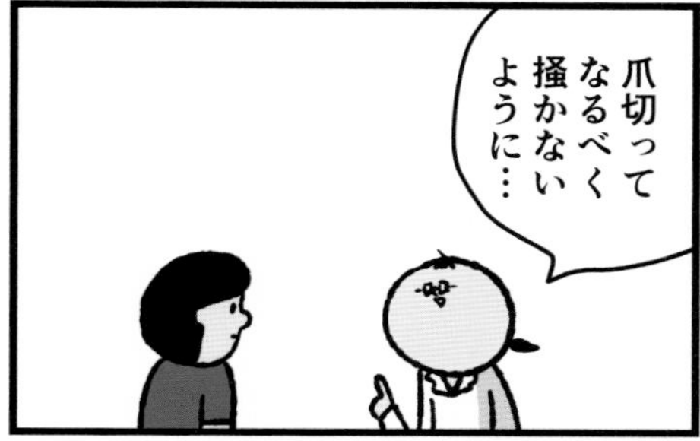
爪切って
なるべく
掻かない
ように…

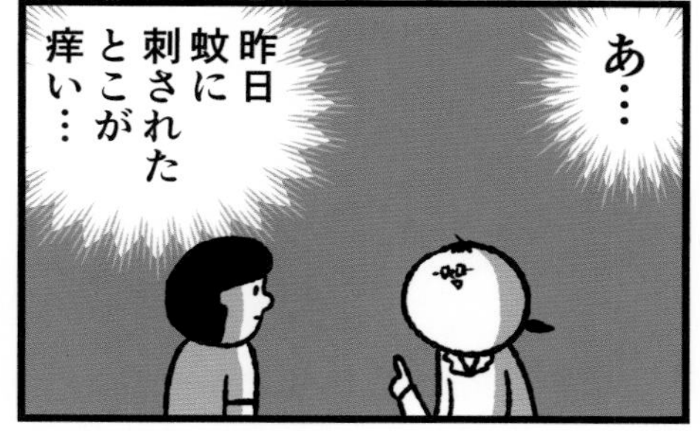
あ…
昨日
蚊に
刺された
とこが
痒い…

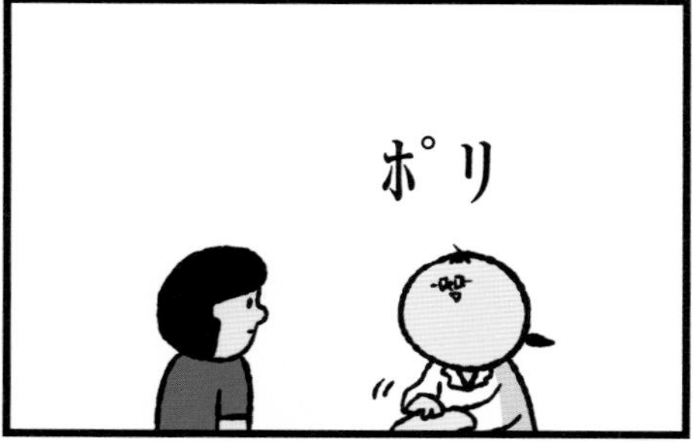
ポリ

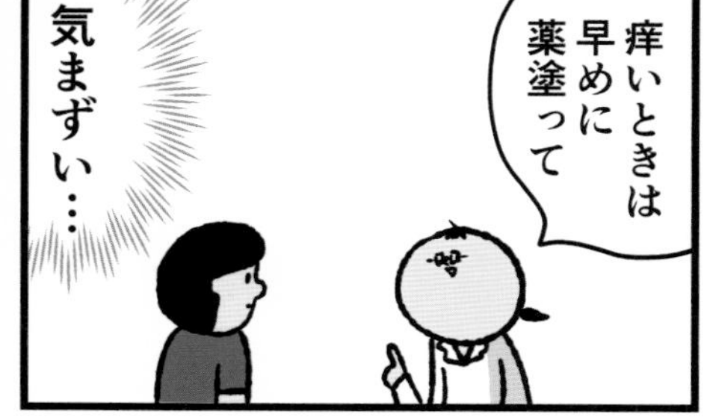
痒いときは
早めに
薬塗って
気まずい…

経験すると、わかる

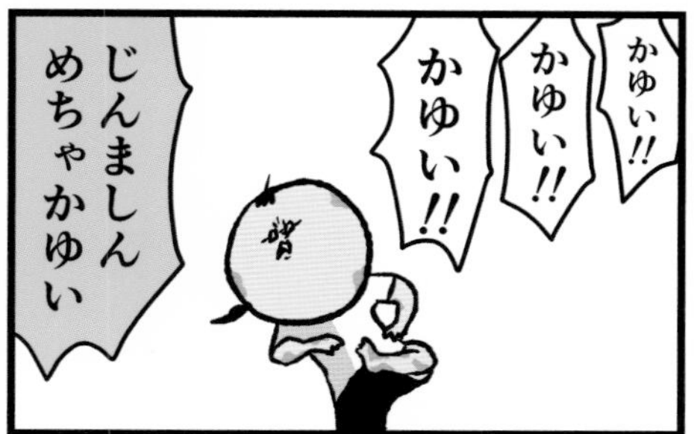
かゆい!!
かゆい!!
かゆい!!
じんましん
めちゃかゆい

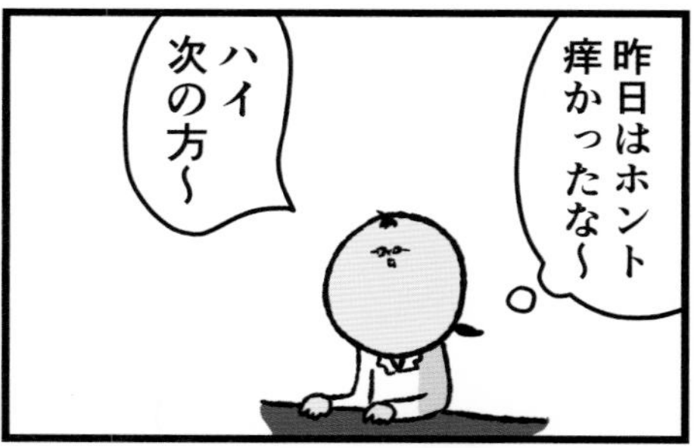
昨日はホント
痒かったな〜
ハイ
次の方〜

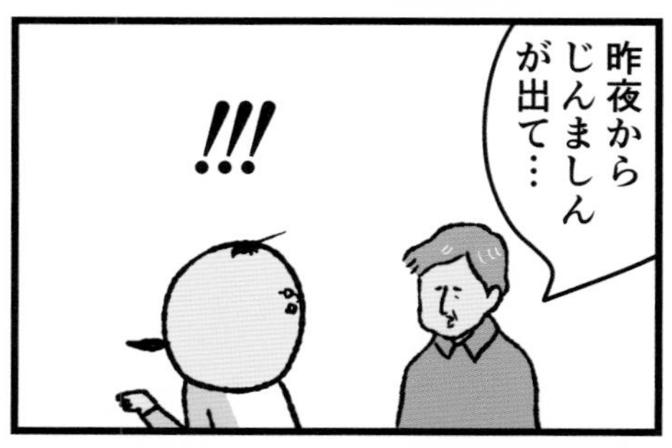
昨夜から
じんましん
が出て…
!!!

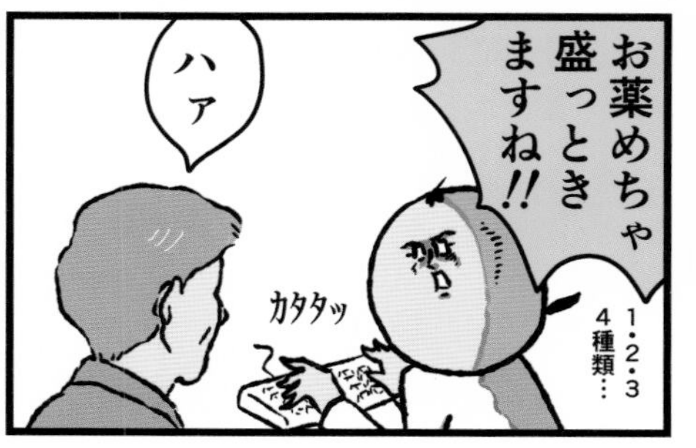
お薬めちゃ
盛っとき
ますね!!
1・2・3
4種類…
カタタッ
ハア

最強の新人

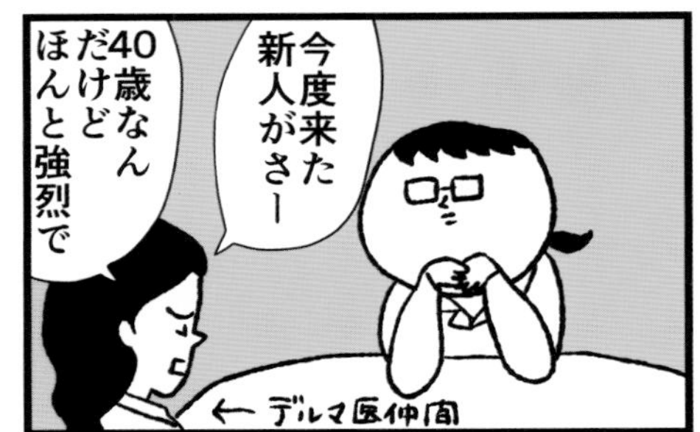
今度来た新人がさー
40歳なんだけどほんと強烈で
← デルマ医仲間

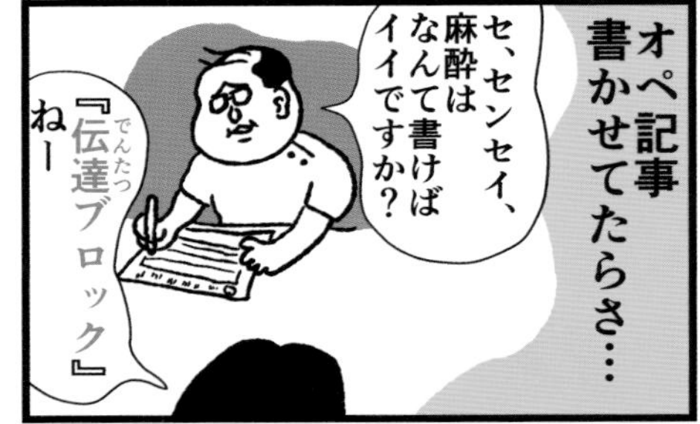
オペ記事書かせてたらさ…
セ、センセイ、麻酔はなんて書けばイイですか?
『伝達(でんたつ)ブロック』ねー

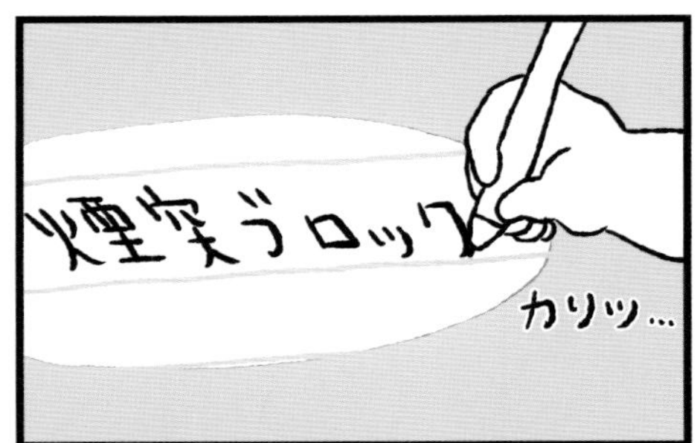
煙突ブロック
カリッ…

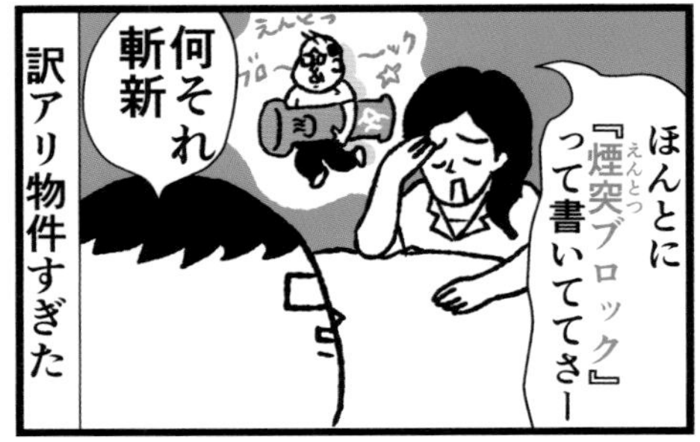
ほんとに『煙突(えんとつ)ブロック』って書いててさー
何それ斬新
えんとつ
ブロ〜
〜ック
訳アリ物件すぎた

こちらも最強の新人

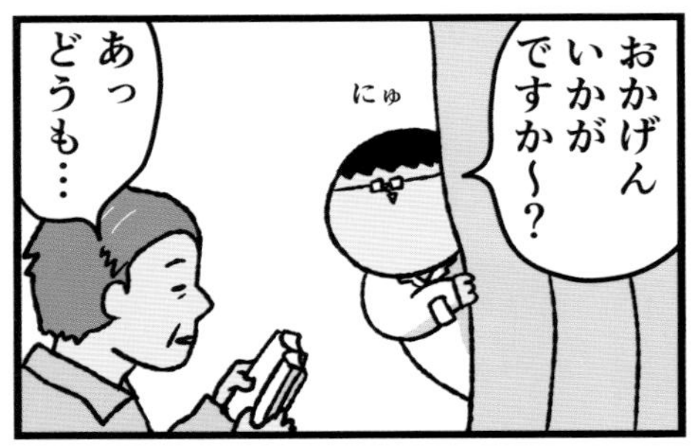
おかげんいかがですか〜?
にゅ
あっどうも…

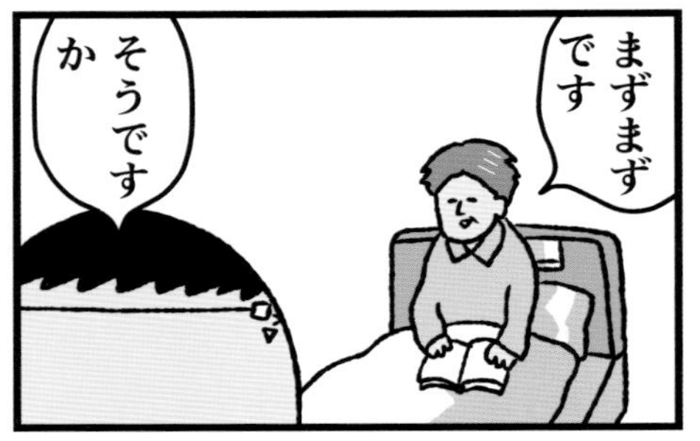
まずまずです
そうですか

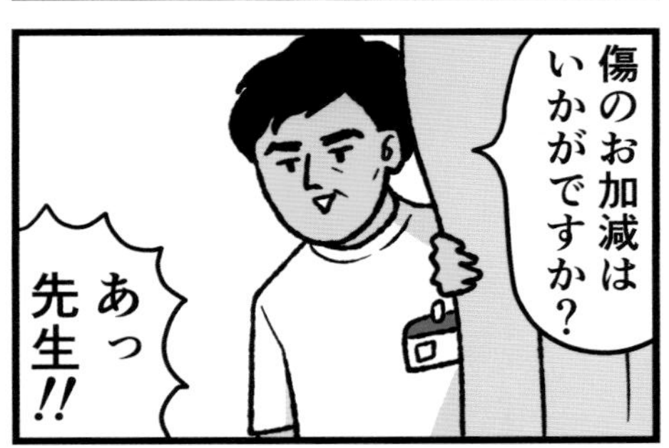
傷のお加減はいかがですか?
あっ先生!!

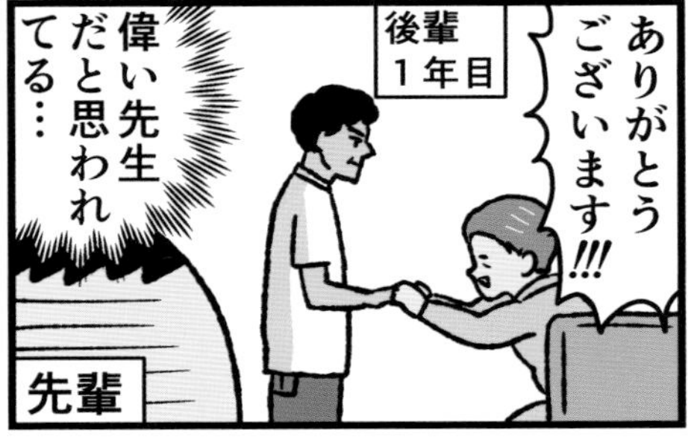
ありがとうございます!!!
後輩1年目
偉い先生だと思われてる…
先輩

美容師さんと皮膚科医①

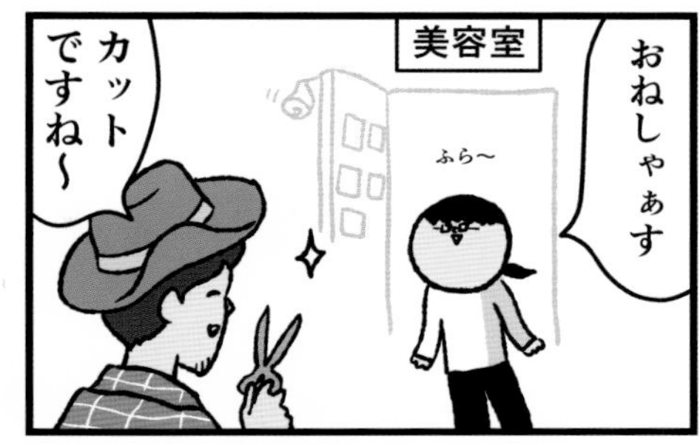
おねしゃぁす
美容室
ふら〜
カットですね〜

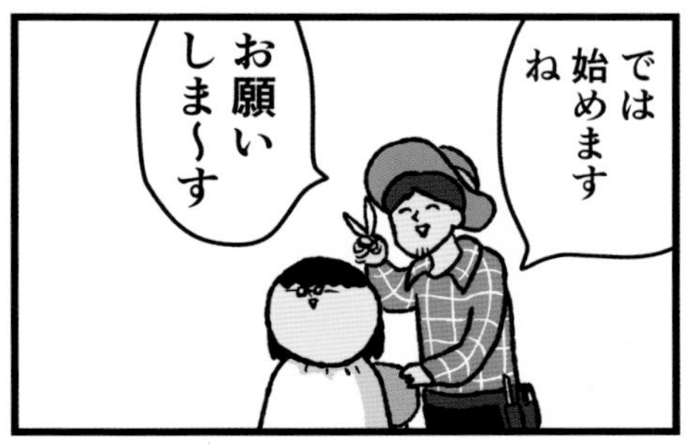
では始めますね
お願いしま〜す

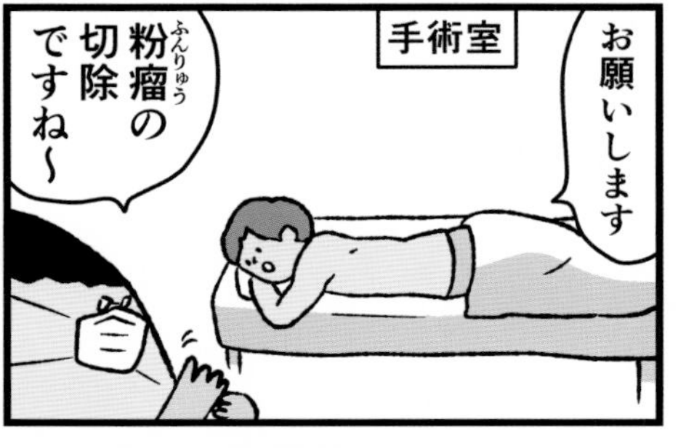
お願いします
手術室
粉瘤（ふんりゅう）の切除ですね〜

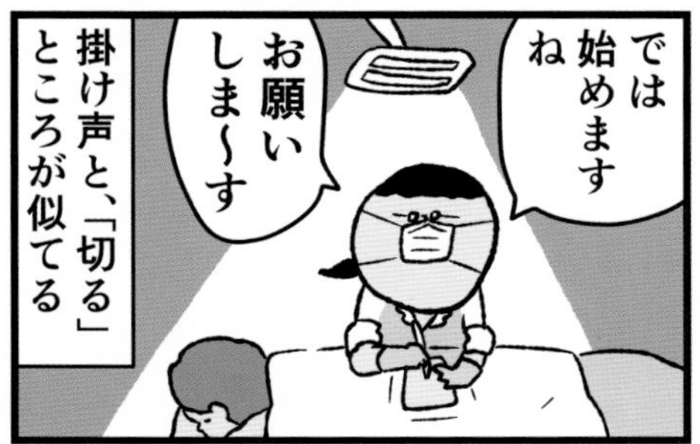
では始めますね
お願いしま〜す
掛け声と、「切る」ところが似てる

美容師さんと皮膚科医②

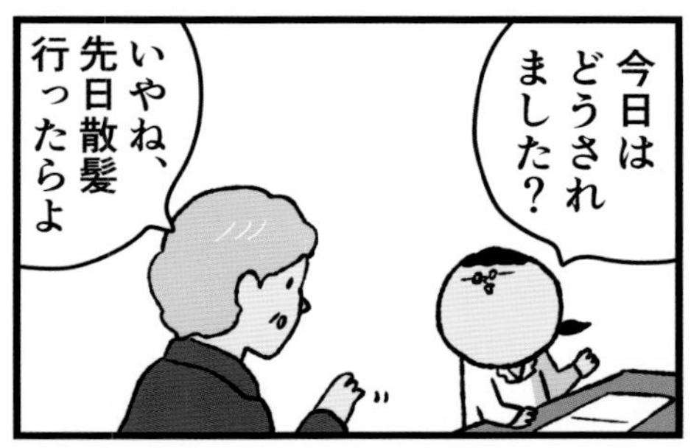
今日はどうされました？
いやね、先日散髪行ったらよ

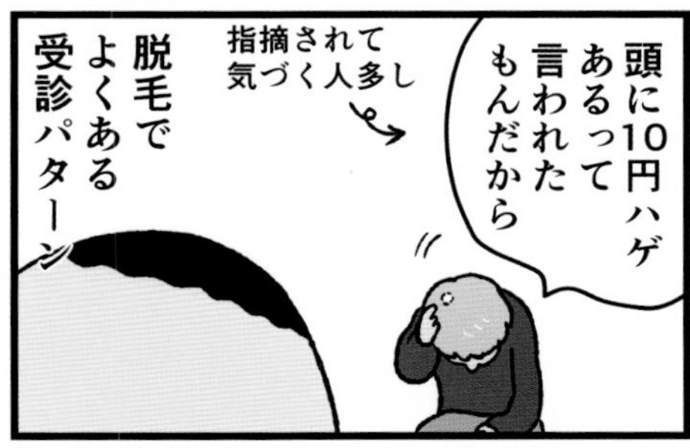
頭に10円ハゲあるって言われたもんだから
指摘されて気づく人多し
脱毛でよくある受診パターン

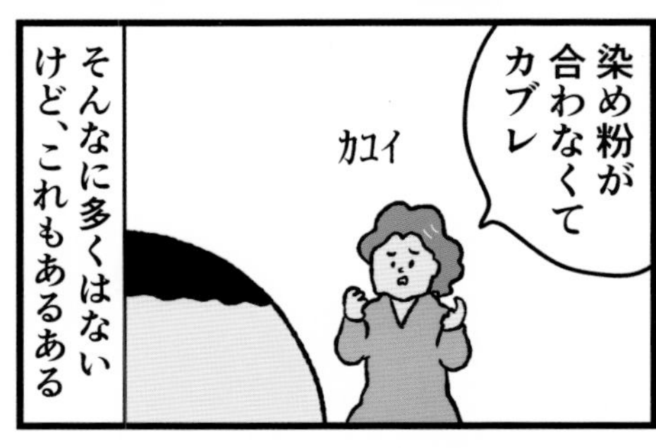
染め粉が合わなくてカブレ
カユイ
そんなに多くはないけど、これもあるある

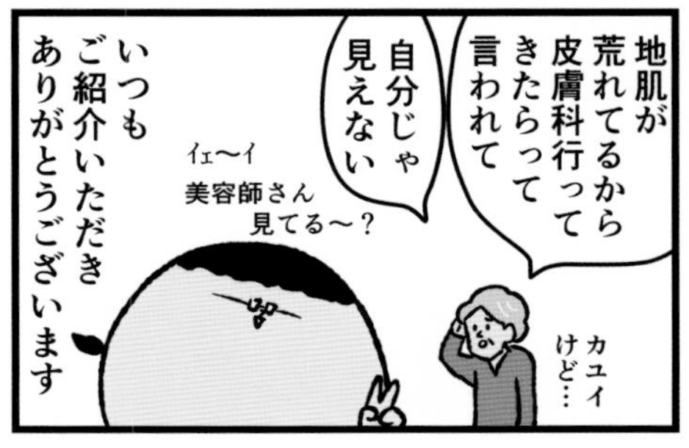
地肌が荒れてるから皮膚科行ってきたらって言われて
自分じゃ見えない
カユイけど…
イェ〜イ
美容師さん見てる〜？
いつもご紹介いただきありがとうございます

変換でびっくり

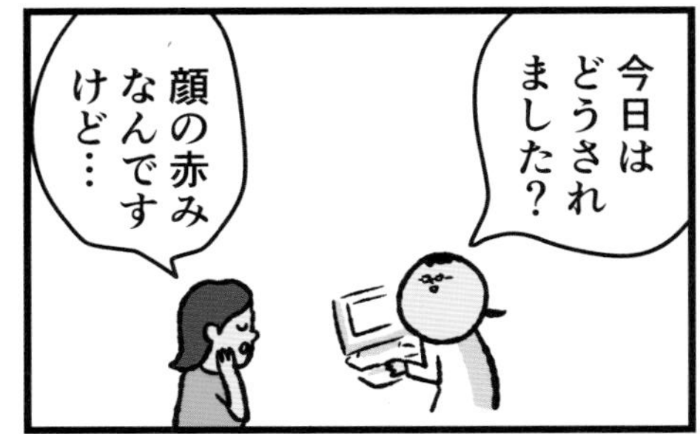
今日はどうされました？
顔の赤みなんですけど…

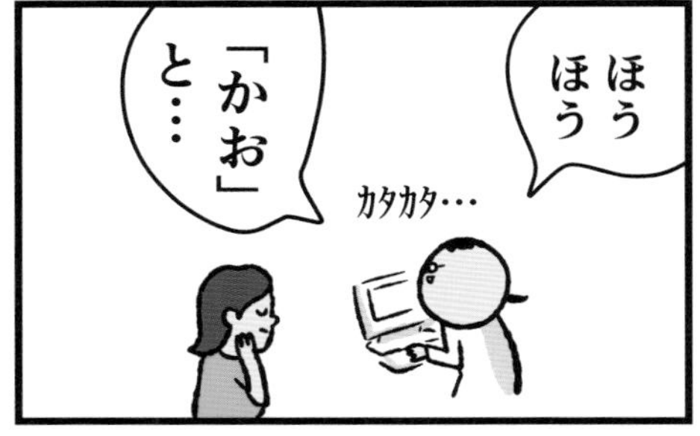
ほうほう
「かお」と…
カタカタ…

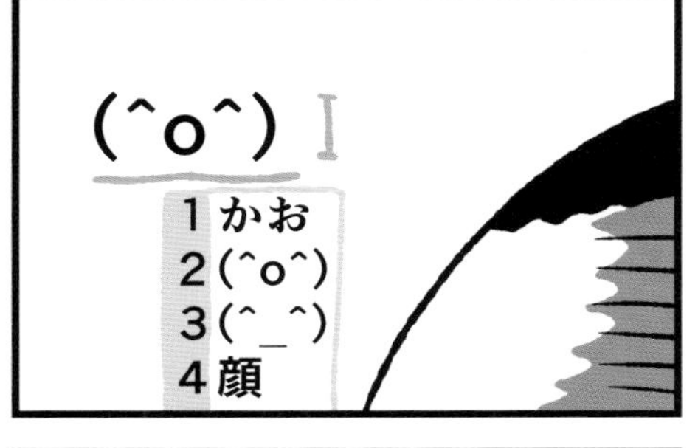
(^o^)
1 かお
2 (^o^)
3 (^_^)
4 顔

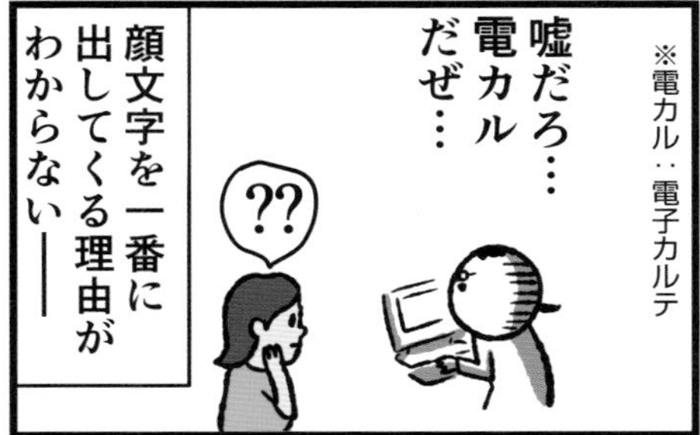
※電カル：電子カルテ
嘘だろ…電カルだぜ…
??
顔文字を一番に出してくる理由がわからない——

変換がめんどい

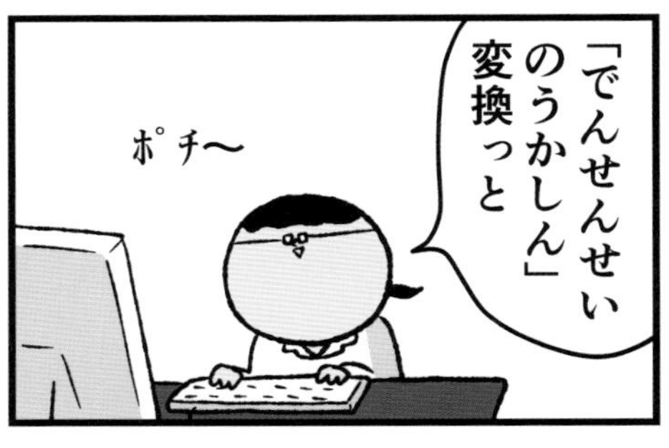
「でんせんせいのうかしん」変換っと
ポチ〜

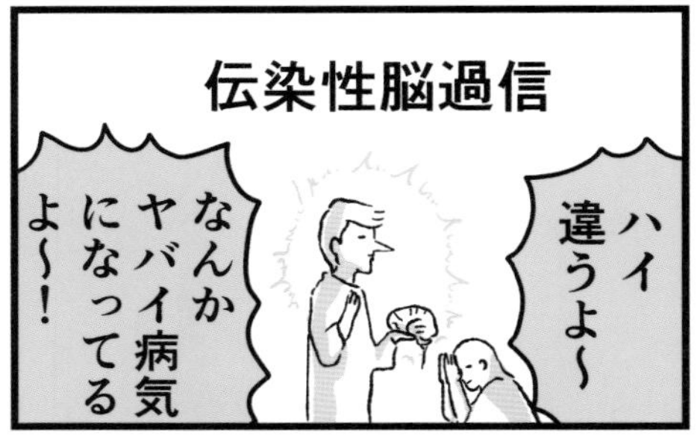
伝染性脳過信
ハイ違うよ〜
なんかヤバイ病気になってるよ〜！

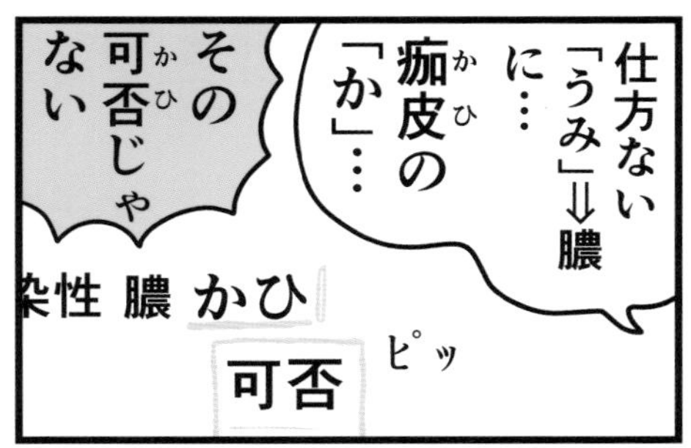
仕方ない「うみ」⇒膿に…
痂皮（かひ）の「か」…
その可否（かひ）じゃない
染性 膿 かひ
可否
ピッ

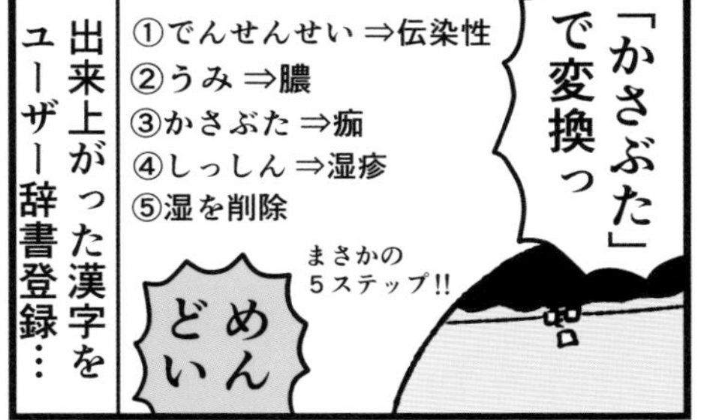
「かさぶた」で変換っ
①でんせんせい ⇒伝染性
②うみ ⇒膿
③かさぶた ⇒痂
④しっしん ⇒湿疹
⑤湿を削除
まさかの5ステップ!!
めんどい
出来上がった漢字をユーザー辞書登録…

変換イカレてる!!

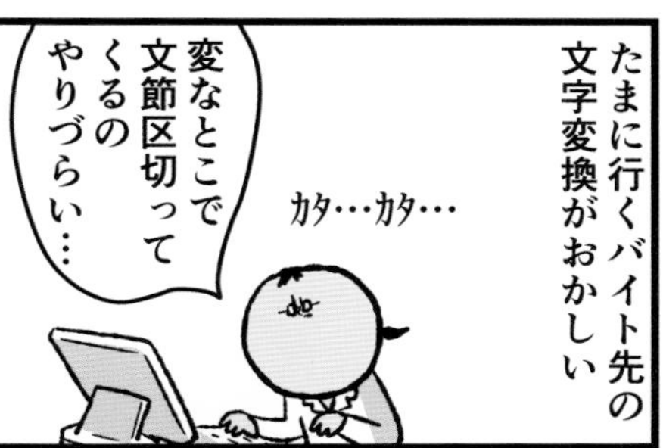

たまに行くバイト先の文字変換がおかしい
カタ…カタ…
変なとこで文節区切ってくるのやりづらい…

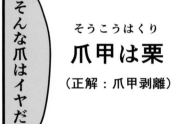

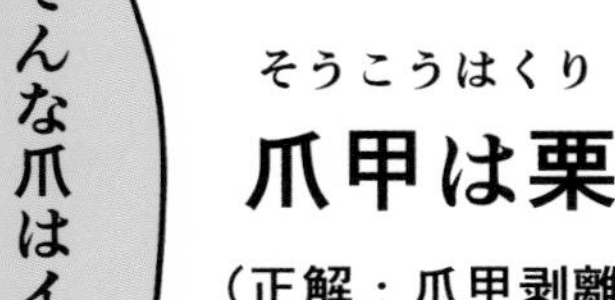

そうこうはくり
爪甲は栗
（正解：爪甲剥離）
そんな爪はイヤだ

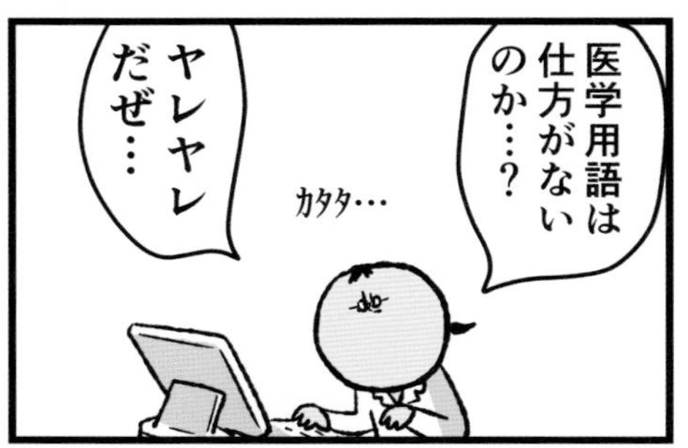

医学用語は仕方がないのか…？
カタタ…
ヤレヤレだぜ…

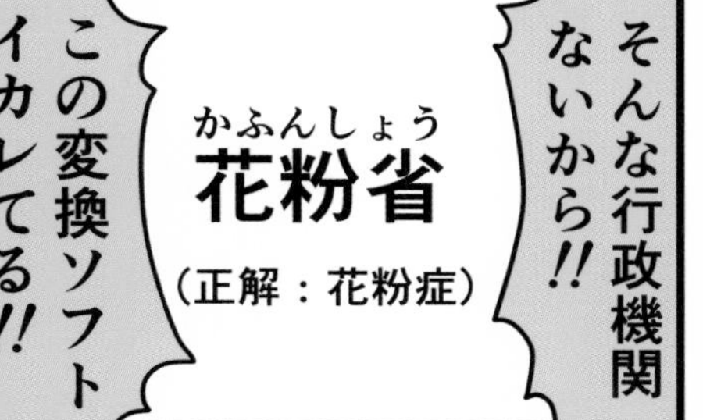

そんな行政機関ないから!!
かふんしょう
花粉省
（正解：花粉症）
この変換ソフトイカレてる!!

正気に戻ってー!!!

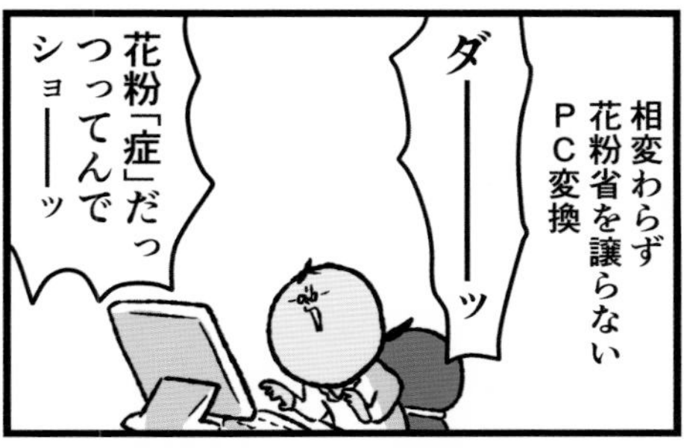

相変わらず花粉省を譲らないPC変換
ダーーーーッ
花粉「症」だっつってんでショーーーッ

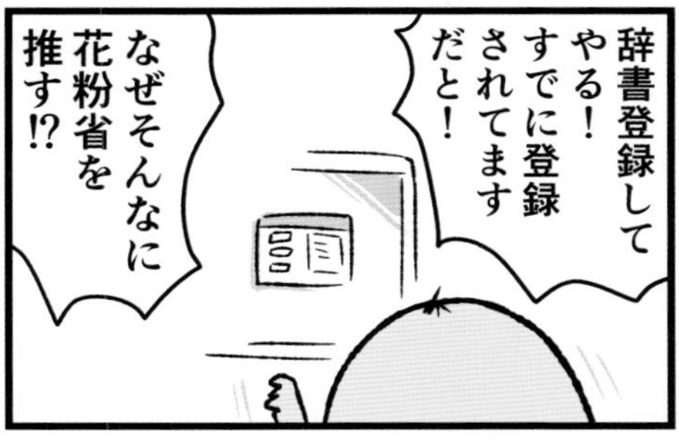

辞書登録してやる！すでに登録されてますだと！
なぜそんなに花粉省を推す!?

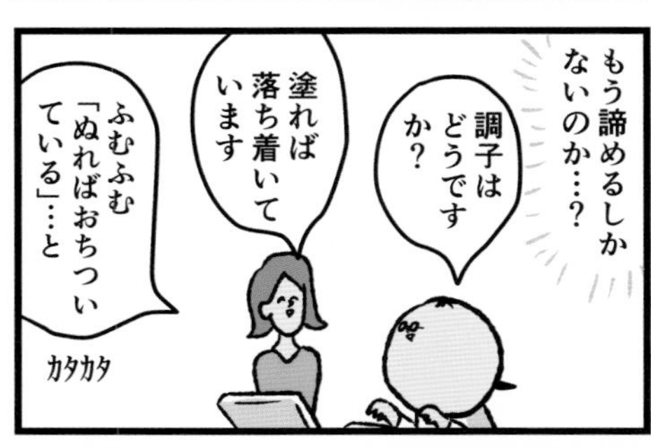

もう諦めるしかないのか…？
調子はどうですか？
塗れば落ち着いています
ふむふむ「ぬればおちついている」…と
カタカタ

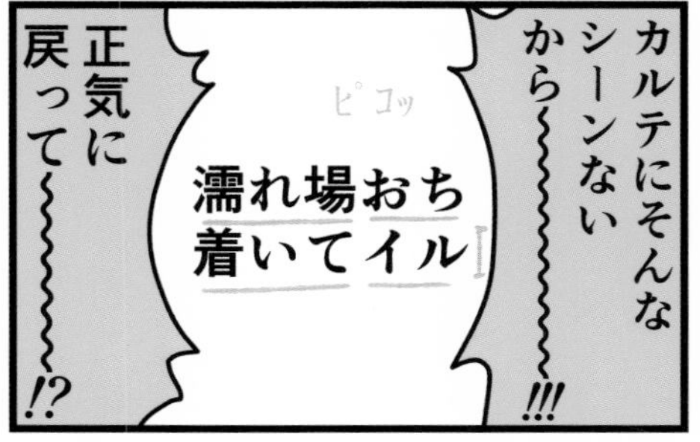

ピコッ
濡れ場おち着いてイル
カルテにそんなシーンないから〜〜〜〜!!!
正気に戻って〜〜〜〜!?

外来でのセクハラ４種

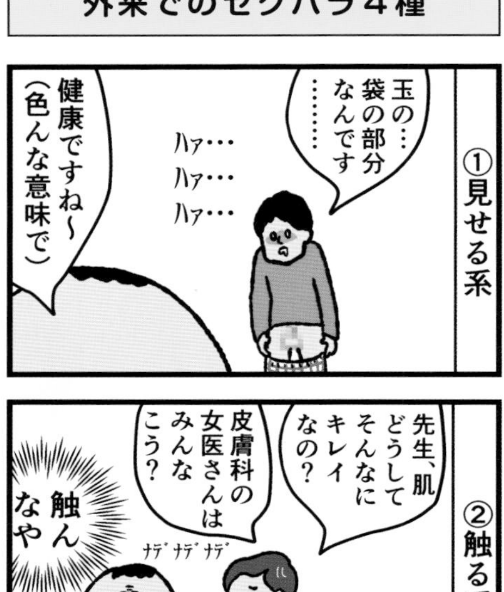
①見せる系
玉の…袋の部分なんです………
ハァ…ハァ…ハァ…
健康ですね～(色んな意味で)
②触る系
先生、肌どうしてそんなにキレイなの？
皮膚科の女医さんはみんなこう？
ナデナデナデ
触んなや

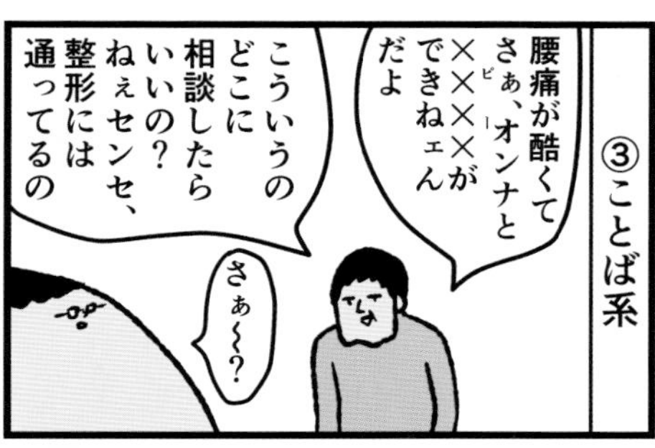
③ことば系
腰痛が酷くてさぁ、オンナと×××(ピー)ができねぇんだよ
こういうのどこに相談したらいいの？ねぇセンセ、整形には通ってるの
さぁ～？

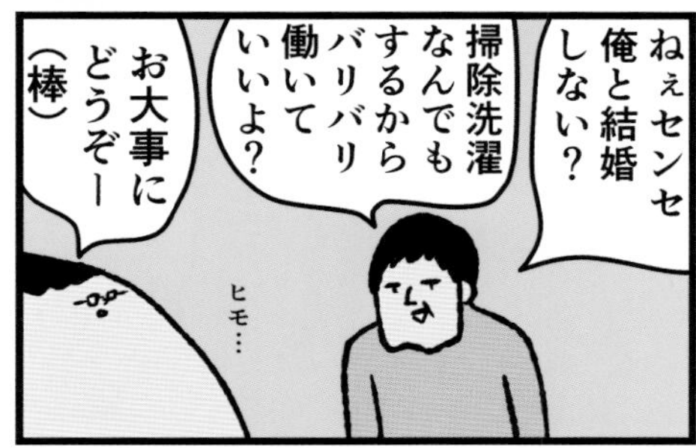
ねぇセンセ俺と結婚しない？
掃除洗濯なんでもするからバリバリ働いていいよ？
お大事にどうぞー(棒)
ヒモ…

皮膚科医からのアドバイス

爪が割れやすい人へ

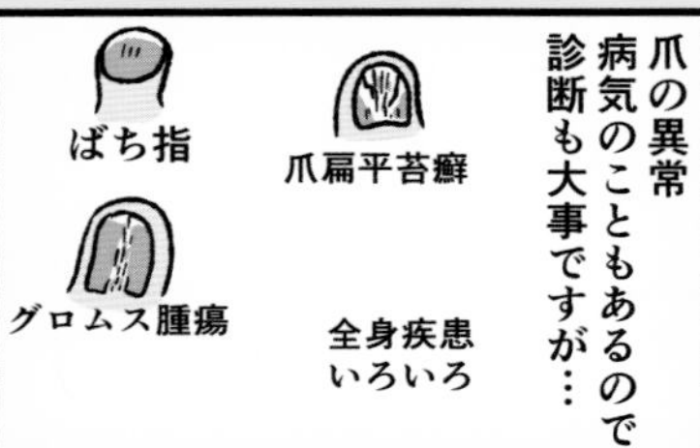
爪の異常
病気のこともあるので
診断も大事ですが…
ばち指
爪扁平苔癬
グロムス腫瘍
全身疾患
いろいろ

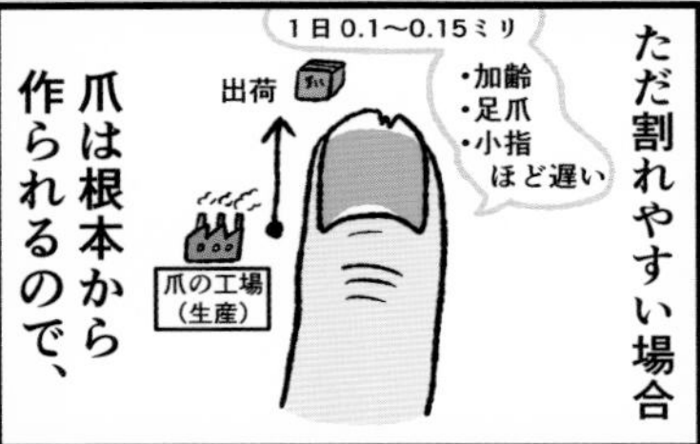
ただ割れやすい場合
1日0.1〜0.15ミリ
・加齢
・足爪
・小指
ほど遅い
出荷
爪の工場
(生産)
爪は根本から
作られるので、

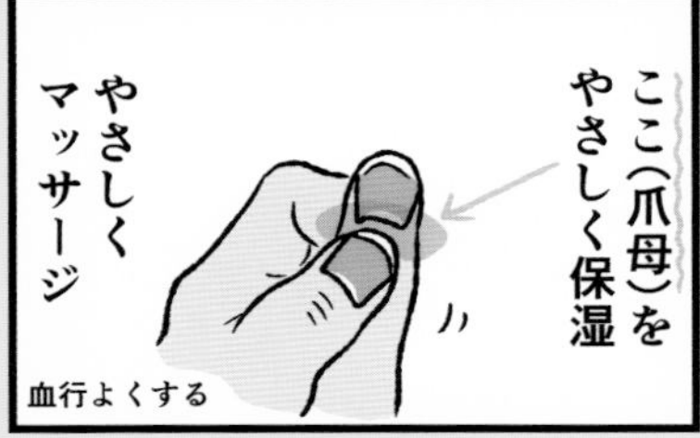
ここ(爪母)を
やさしく保湿
やさしく
マッサージ
血行よくする

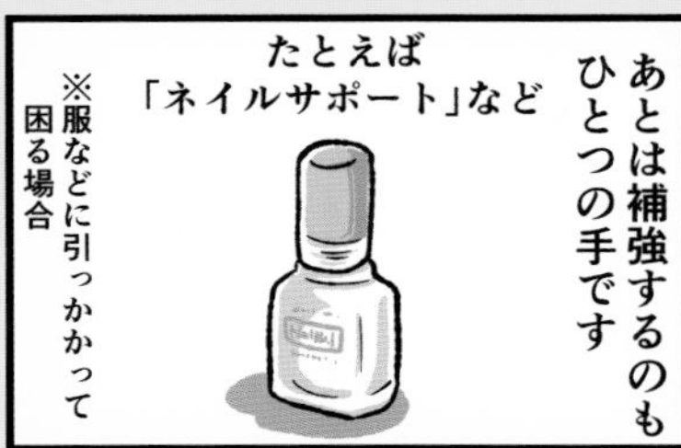
あとは補強するのも
ひとつの手です
たとえば
「ネイルサポート」など
※服などに引っかかって
困る場合

正しい爪の切り方

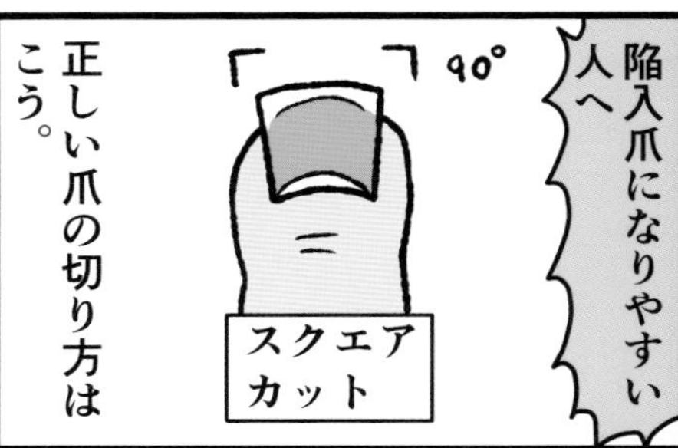

陥入爪になりやすい人へ
正しい爪の切り方はこう。
90°
スクエアカット

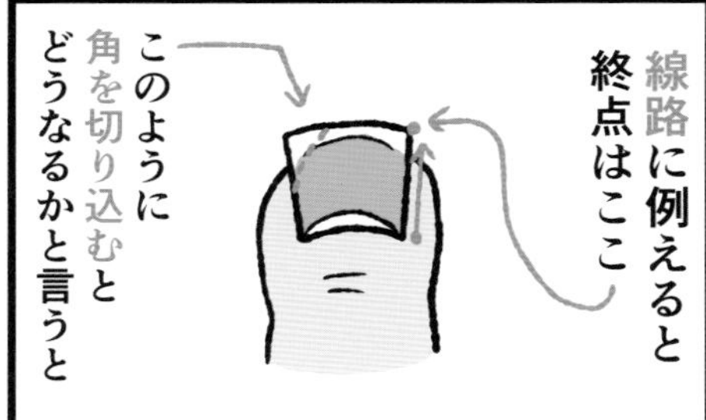

線路に例えると終点はここ
このように角を切り込むとどうなるかと言うと

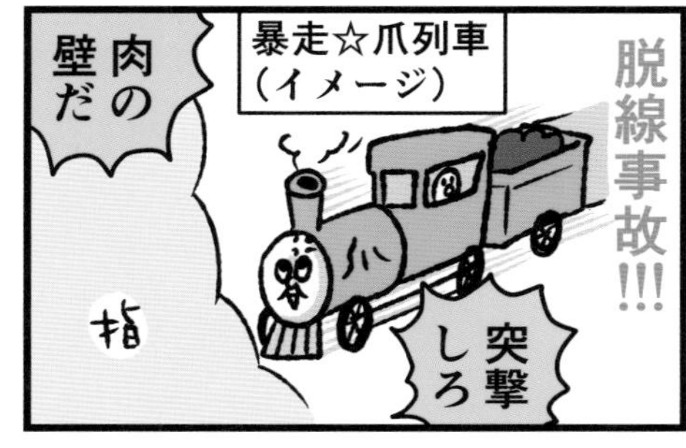

脱線事故!!!
暴走☆爪列車（イメージ）
肉の壁だ
突撃しろ
指

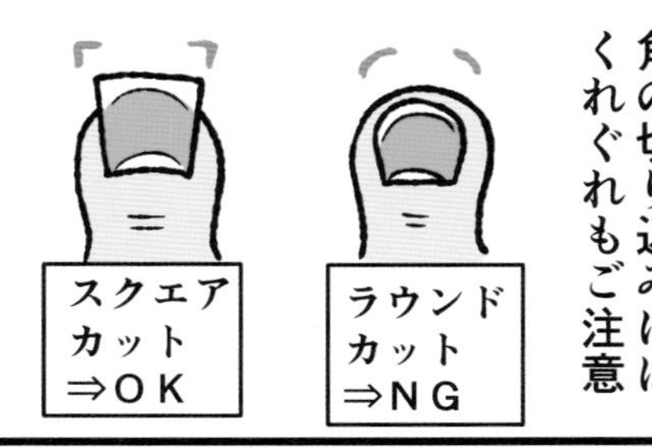

角の切り込みにはくれぐれもご注意
スクエアカット⇒ＯＫ
ラウンドカット⇒ＮＧ

陥入爪になってしまったら

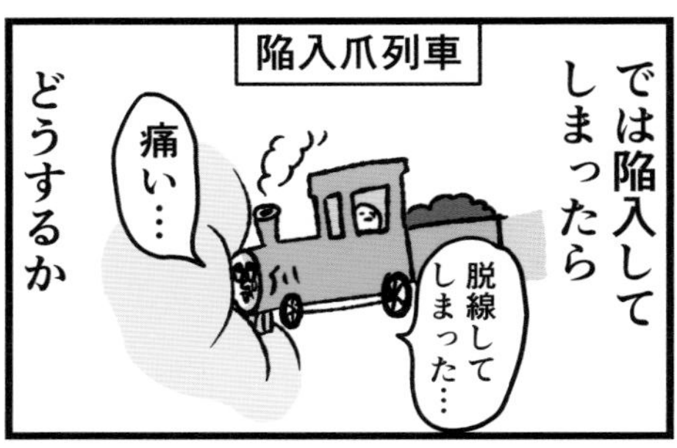

陥入爪列車
では陥入してしまったら
どうするか
痛い…
脱線してしまった…

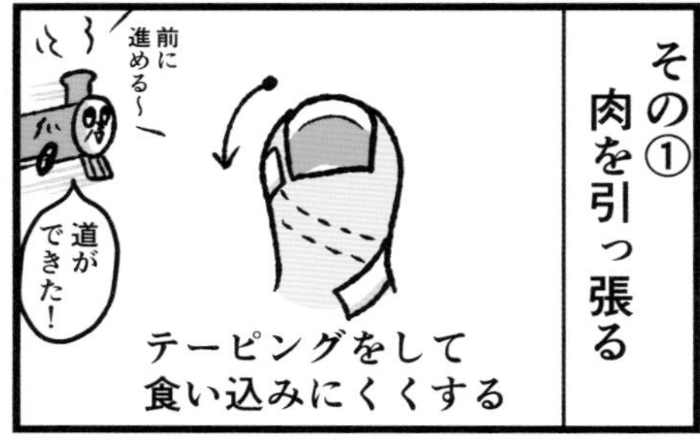

その①肉を引っ張る
テーピングをして食い込みにくくする
前に進める～
道ができた!

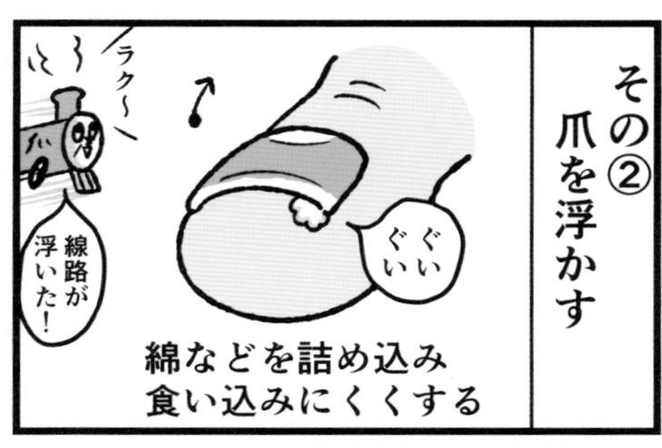

その②爪を浮かす
綿などを詰め込み食い込みにくくする
ぐいぐい
ラク～
線路が浮いた!

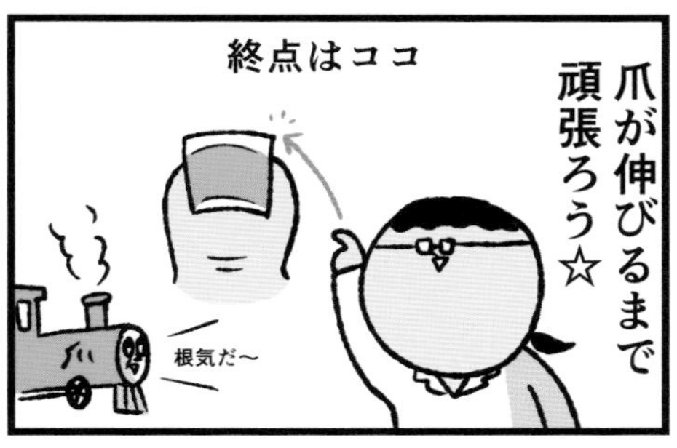

爪が伸びるまで頑張ろう☆
終点はココ
根気だ～

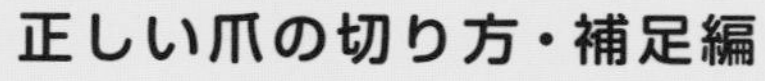

正しい爪の切り方・補足編

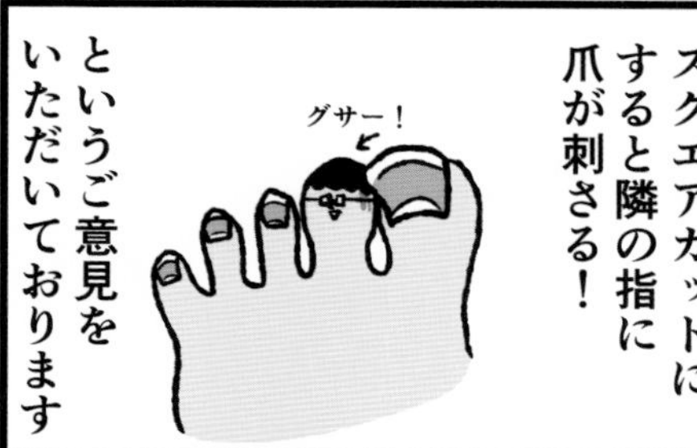
スクエアカットにすると隣の指に爪が刺さる！
グサー！
というご意見をいただいております

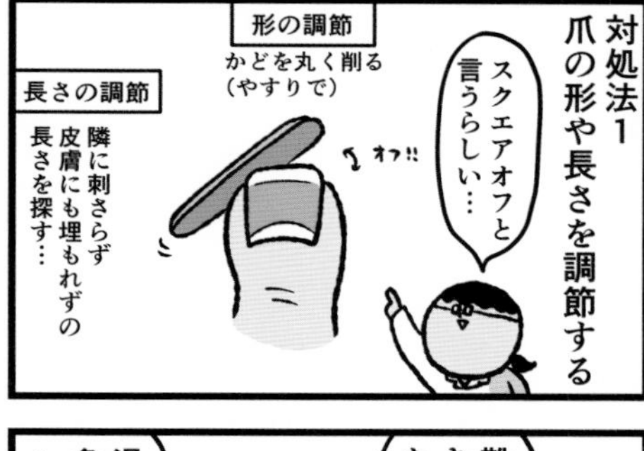
対処法1 爪の形や長さを調節する
スクエアオフと言うらしい…
形の調節
かどを丸く削る（やすりで）
オフ!!
長さの調節
隣に刺さらず皮膚にも埋もれずの長さを探す…

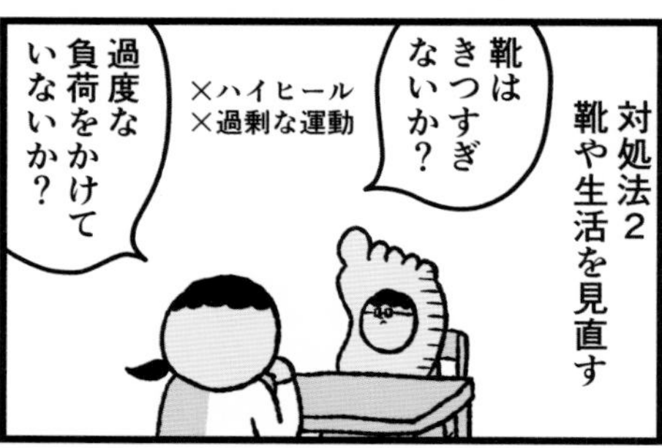
対処法2 靴や生活を見直す
靴はきつすぎないか？
×ハイヒール
×過剰な運動
過度な負荷をかけていないか？

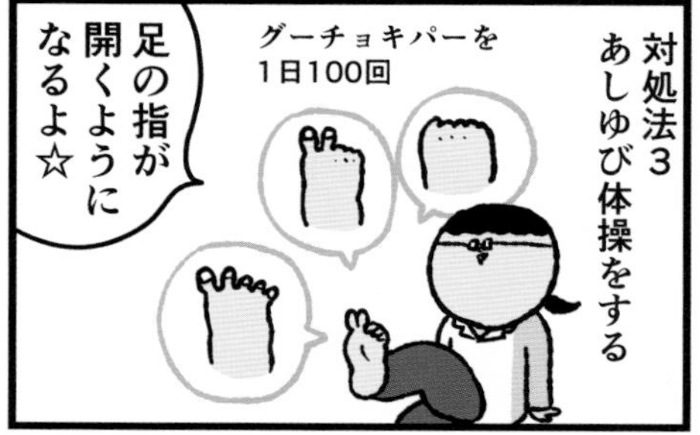
対処法3 あしゆび体操をする
グーチョキパーを
1日100回
足の指が開くようになるよ☆

足の爪が黒くなった時は

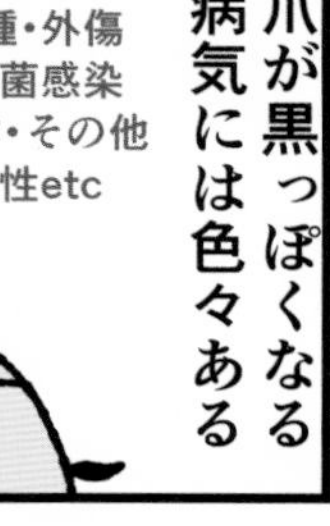
爪が黒っぽくなる病気には色々ある
母斑細胞母斑・悪性黒色腫
ボーエン病・爪甲下血腫・外傷
慢性刺激・X線照射・細菌感染
ポイツイェガース症候群・その他
内分泌性、薬剤性、加齢性etc
黒さも様々

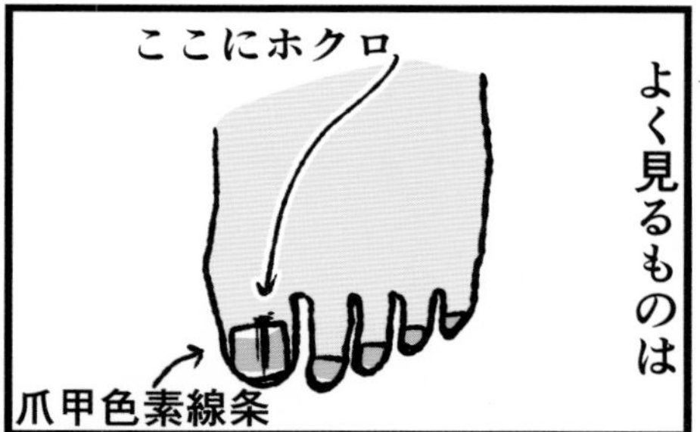
よく見るものは
ここにホクロ
爪甲色素線条

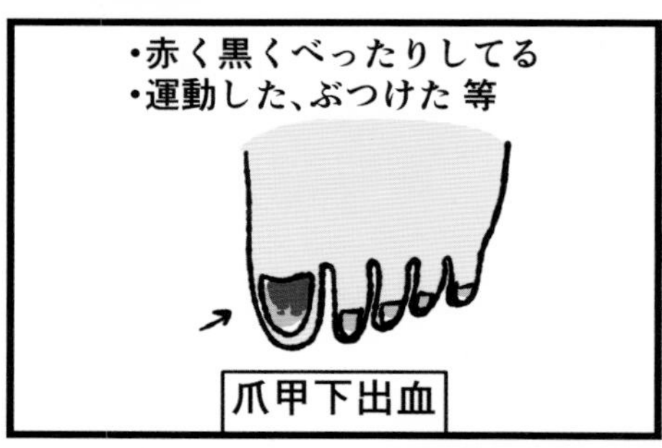
・赤く黒くべったりしてる
・運動した、ぶつけた 等
爪甲下出血

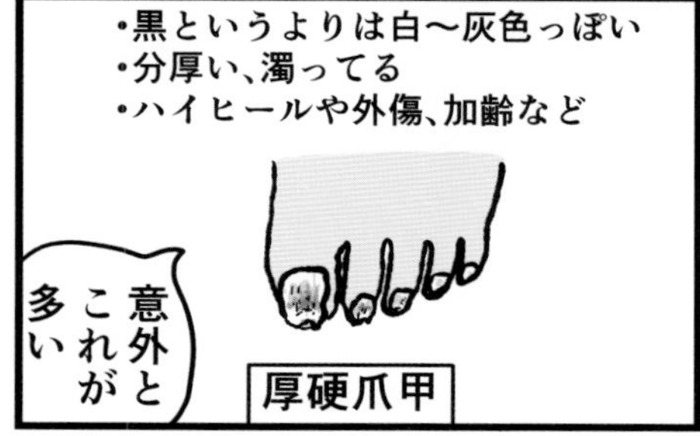
・黒というよりは白〜灰色っぽい
・分厚い、濁ってる
・ハイヒールや外傷、加齢など
厚硬爪甲
意外とこれが多い

手荒れに絆創膏は

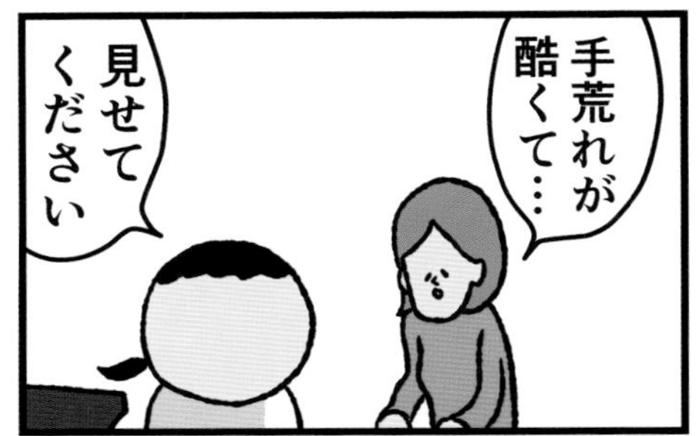
手荒れが酷くて…
見せてください

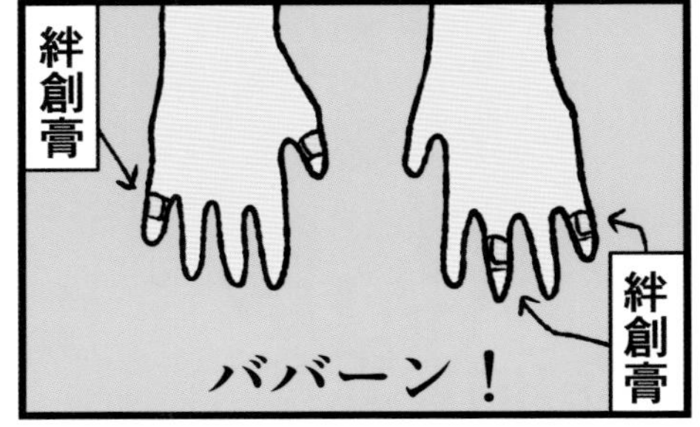
絆創膏
絆創膏
ババーン！

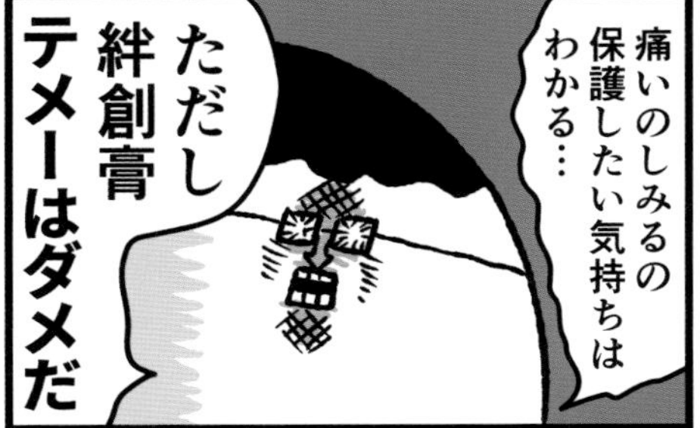
痛いのしみるの保護したい気持ちはわかる…
ただし絆創膏テメーはダメだ

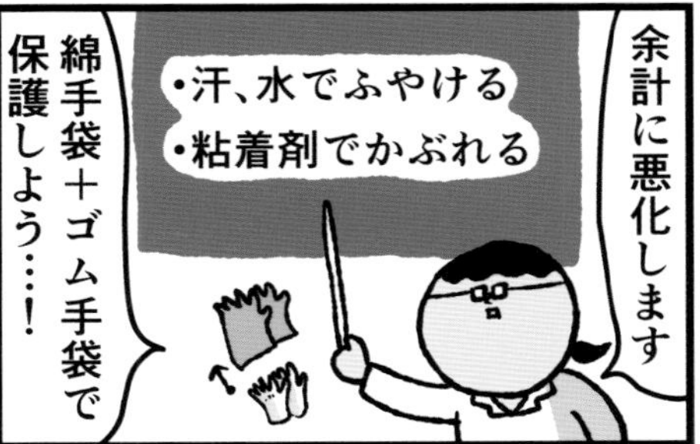
余計に悪化します
・汗、水でふやける
・粘着剤でかぶれる
綿手袋＋ゴム手袋で保護しよう…！

絆創膏ダメダメ・補足編

手荒れに良くない絆創膏はこちら

粘着力が強い

・角質が剥がれる
・かぶれる
・蒸れる

蒸れやすくうすいガーゼ

貼りっぱなしNG！

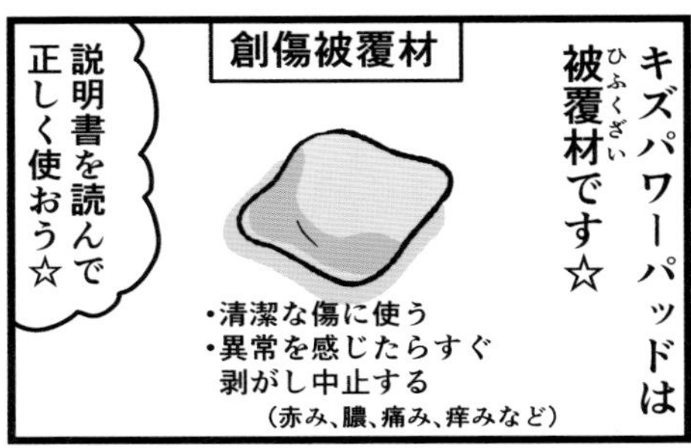
キズパワーパッドは被覆材（ひふくざい）です☆
創傷被覆材
・清潔な傷に使う
・異常を感じたらすぐ剥がし中止する
（赤み、膿、痛み、痒みなど）
説明書を読んで正しく使おう☆

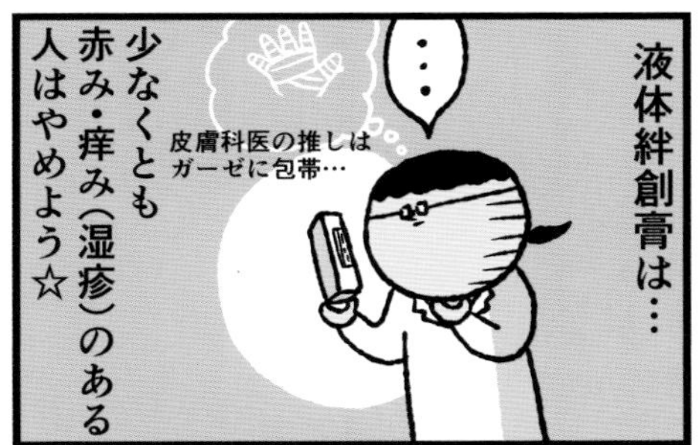
液体絆創膏は…
…
皮膚科医の推しはガーゼに包帯…
少なくとも赤み・痒み（湿疹）のある人はやめよう☆

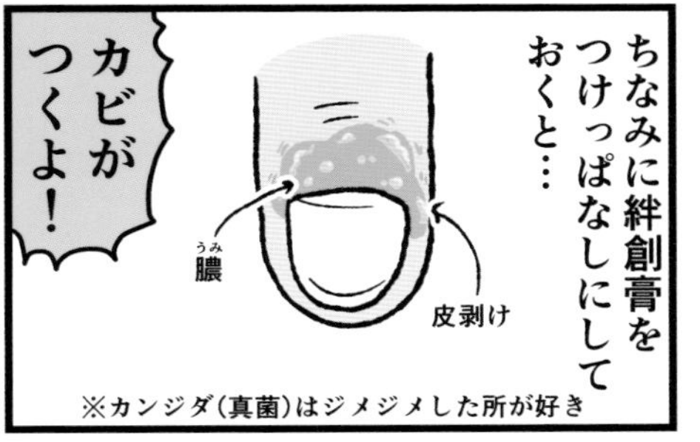
ちなみに絆創膏をつけっぱなしにしておくと…
膿（うみ）
皮剥け
カビがつくよ！
※カンジダ（真菌）はジメジメした所が好き

絆創膏あるある

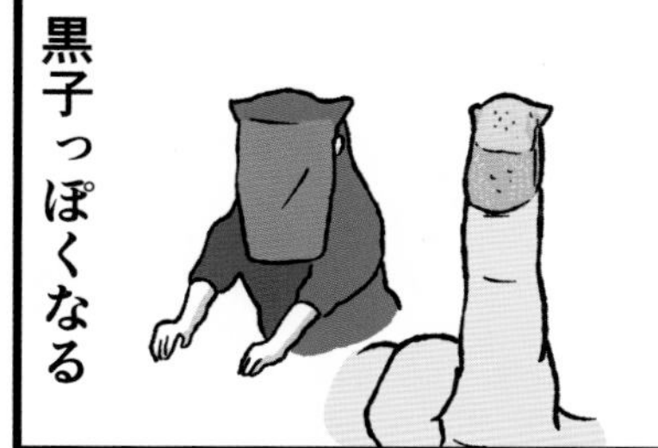
指先につけると
黒子っぽくなる

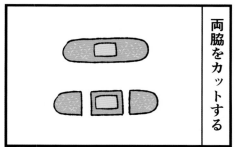

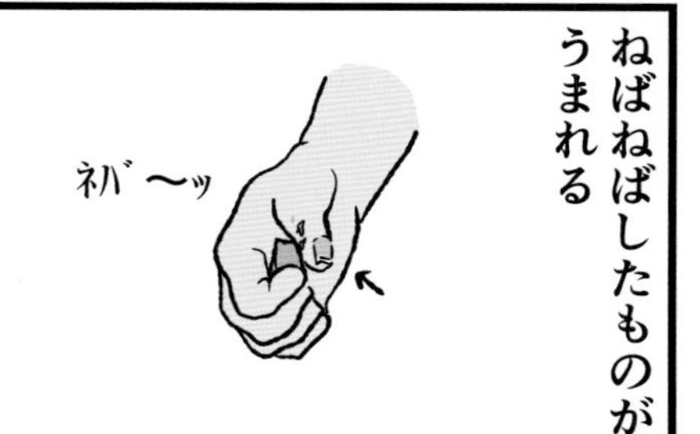
ねばねばしたものが
うまれる
ネバ〜ッ

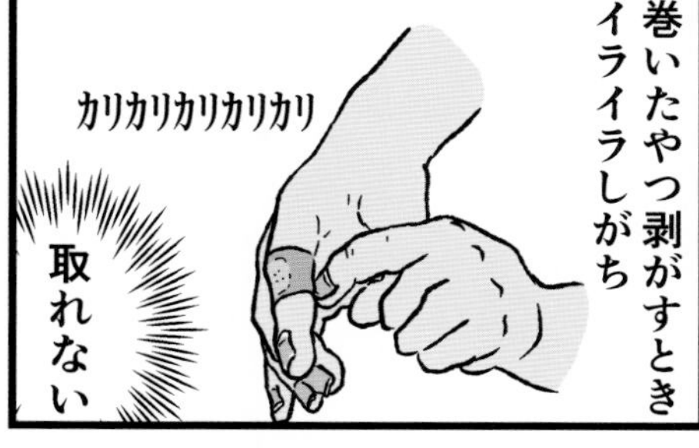
巻いたやつ剥がすとき
イライラしがち
カリカリカリカリカリ
取れない

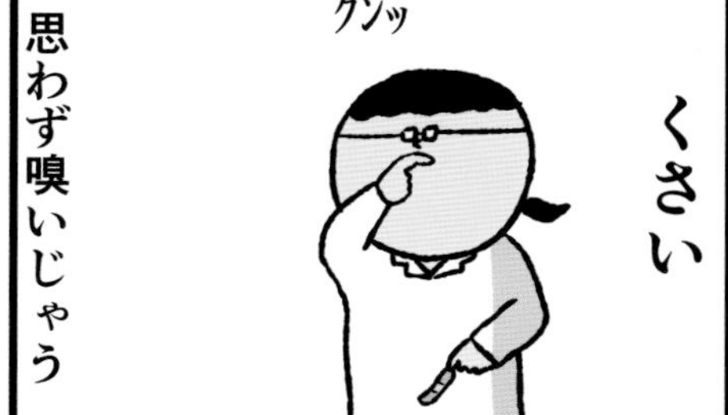
思わず嗅いじゃう
クンッ
くさい

オススメ・絆創膏の貼り方

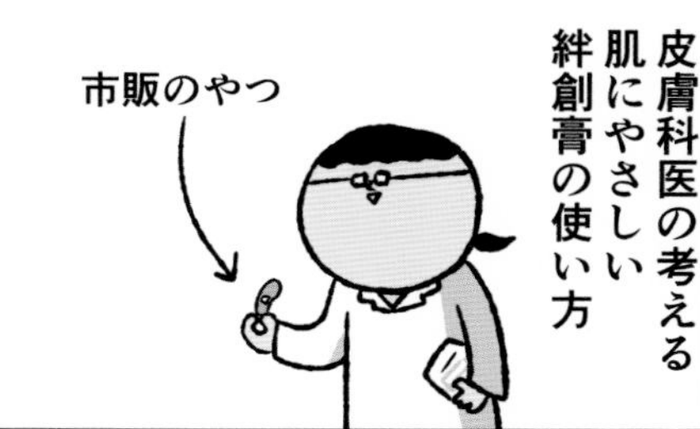
皮膚科医の考える
肌にやさしい
絆創膏の使い方
市販のやつ

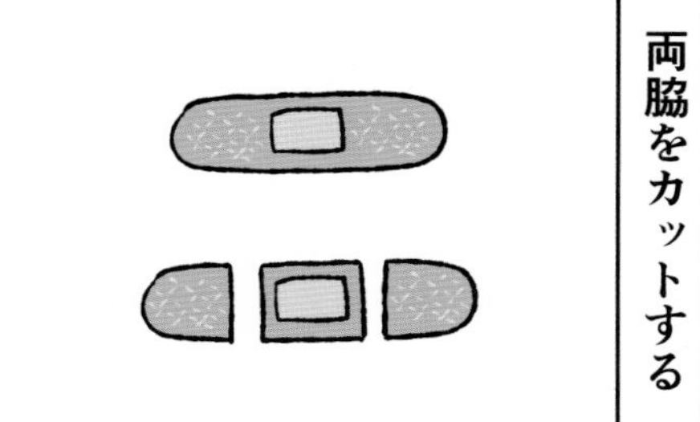
両脇をカットする

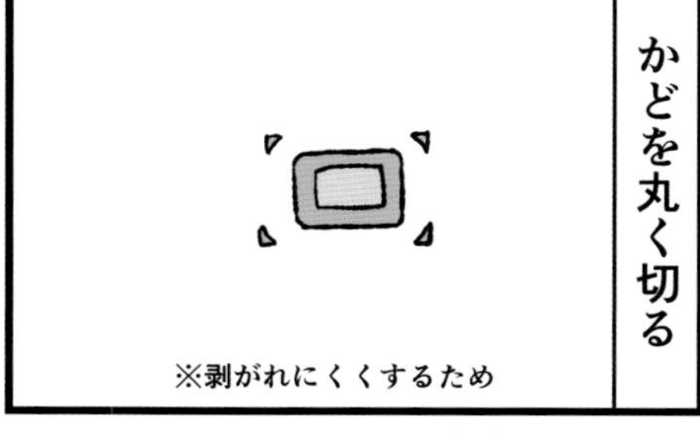
かどを丸く切る
※剥がれにくくするため

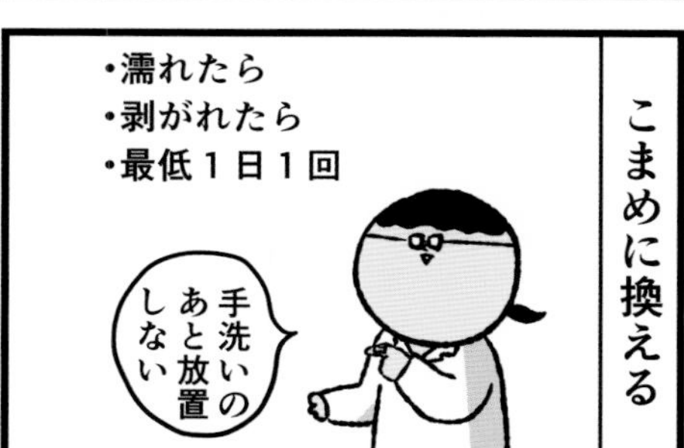
こまめに換える
・濡れたら
・剥がれたら
・最低１日１回
手洗いのあと放置しない

軽石とかは良くない件

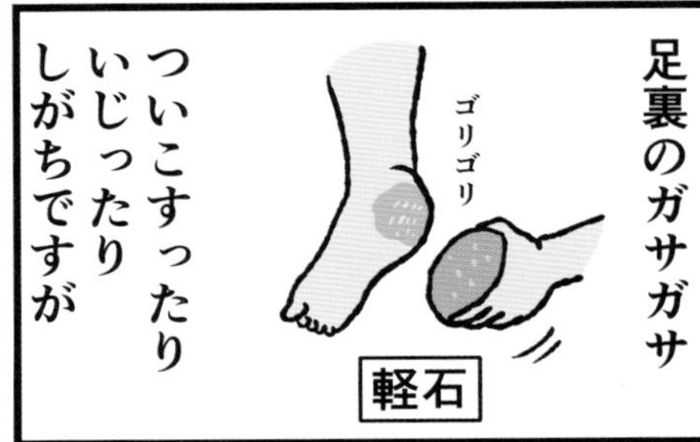
足裏のガサガサ
ゴリゴリ
ついこすったり
いじったり
しがちですが
軽石

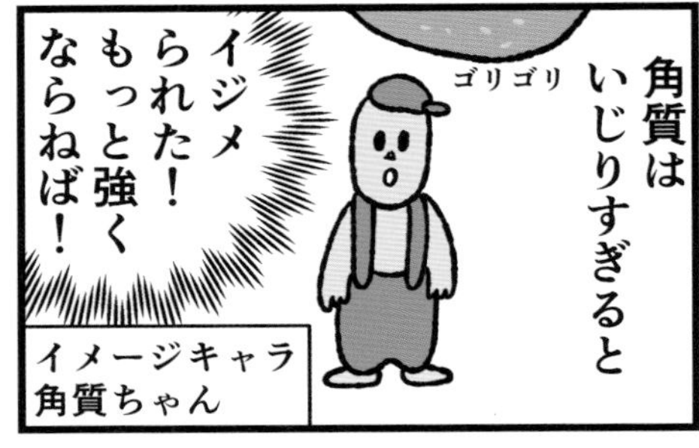
角質
いじりすぎると
ゴリゴリ
イジメられた！
もっと強くならねば！
イメージキャラ
角質ちゃん

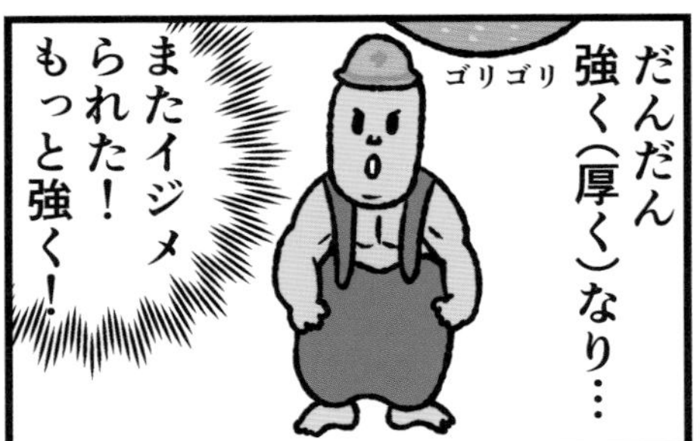
だんだん強く（厚く）なり…
ゴリゴリ
またイジメられた！
もっと強く！

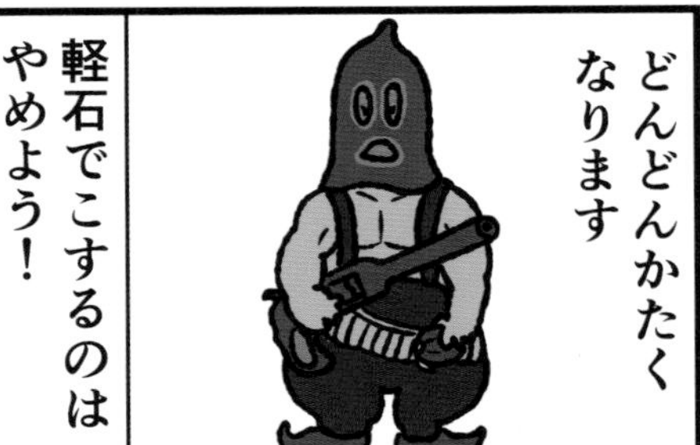
どんどんかたくなります
軽石でこするのはやめよう！

厚い角質ちゃん対策

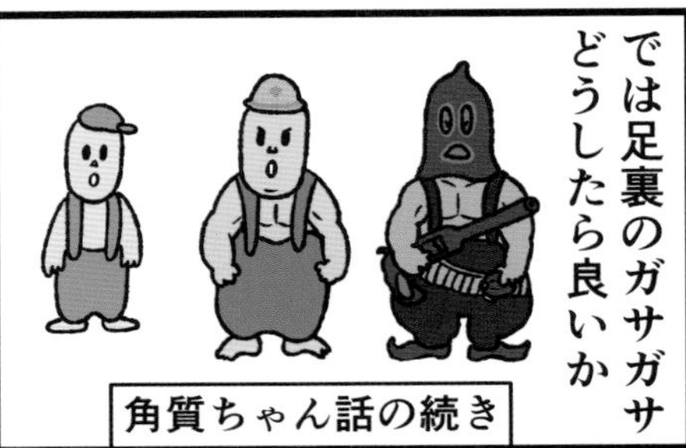
では足裏のガサガサどうしたら良いか
角質ちゃん話の続き

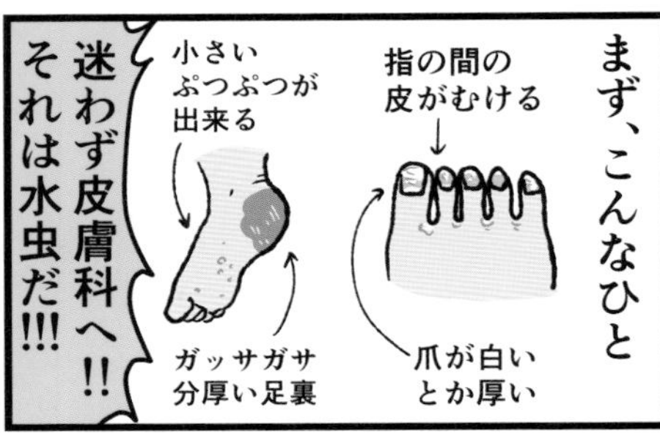
まず、こんなひと
指の間の皮がむける
爪が白いとか厚い
小さいぷつぷつが出来る
ガッサガサ分厚い足裏
迷わず皮膚科へ!!
それは水虫だ!!!

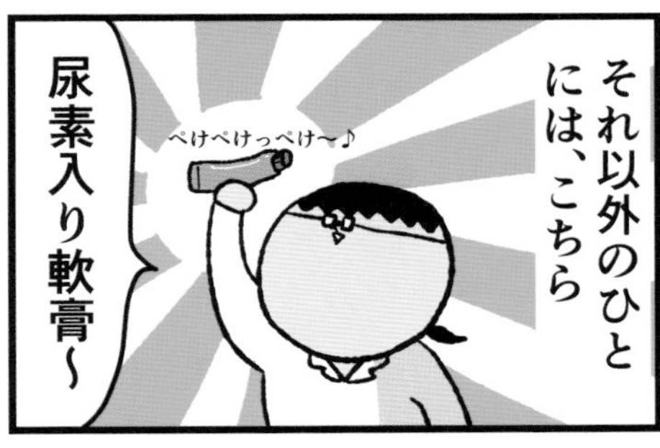
それ以外のひとには、こちら
ぺけぺけっぺけ〜♪
尿素入り軟膏〜

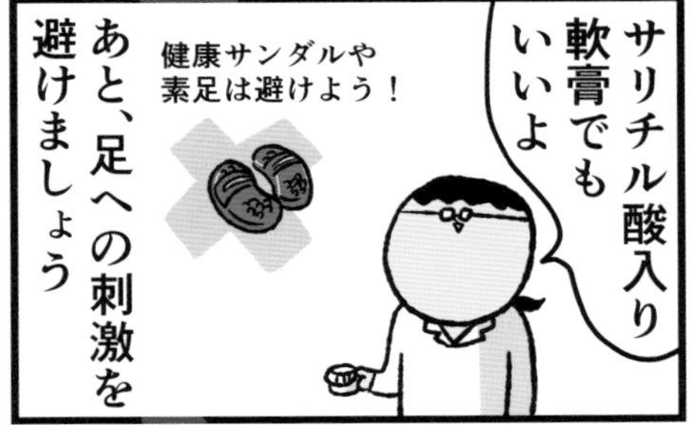
サリチル酸入り軟膏でもいいよ
健康サンダルや素足は避けよう！
あと、足への刺激を避けましょう

急にホクロができて

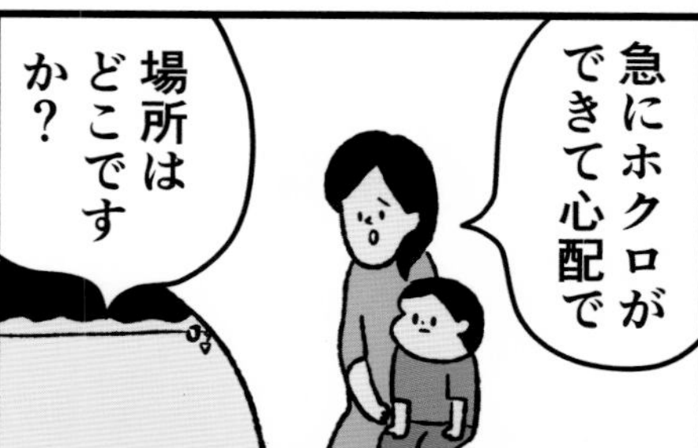
急にホクロができて心配で
場所はどこですか？

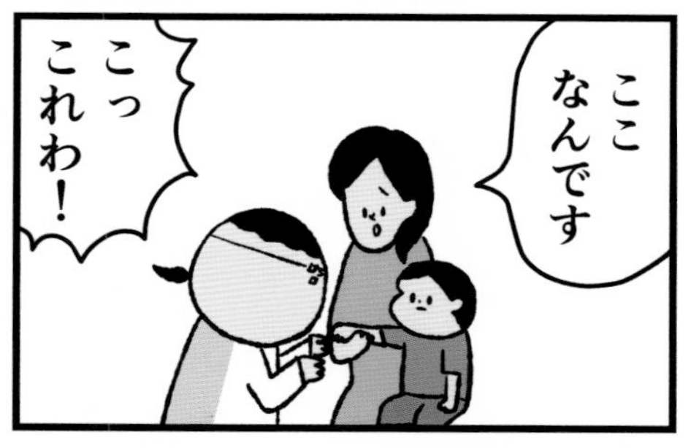
ここなんです
こっこれわ！

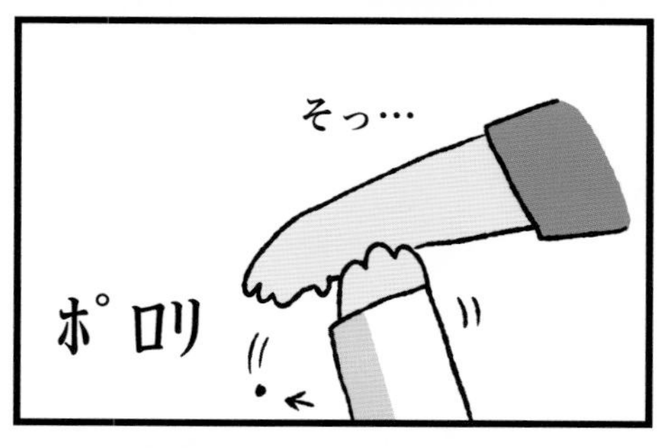
そっ…
ポロリ

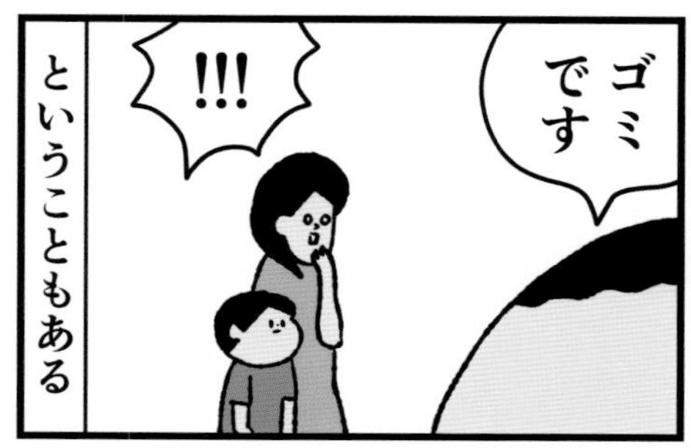
ゴミです
!!!
ということもある

やばいホクロの見分け方

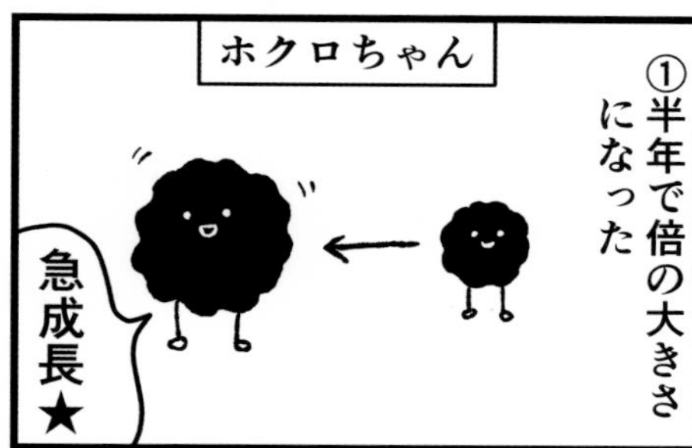
ホクロちゃん
①半年で倍の大きさになった
急成長★

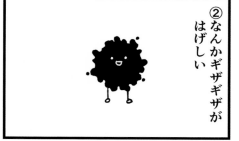

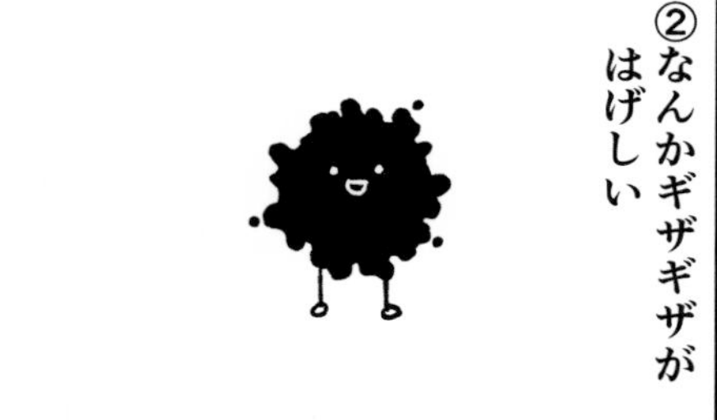
②なんかギザギザがはげしい

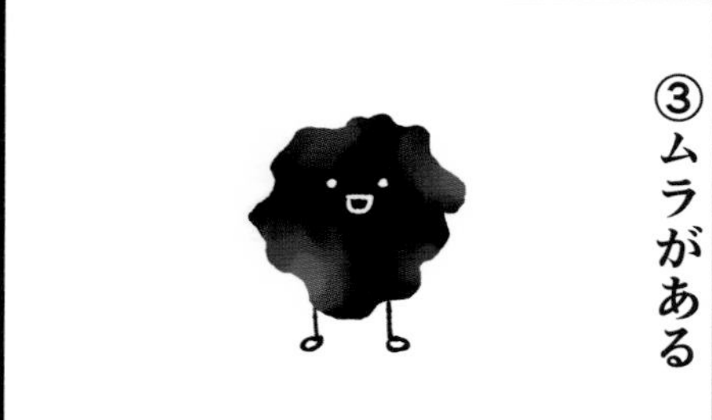
③ムラがある

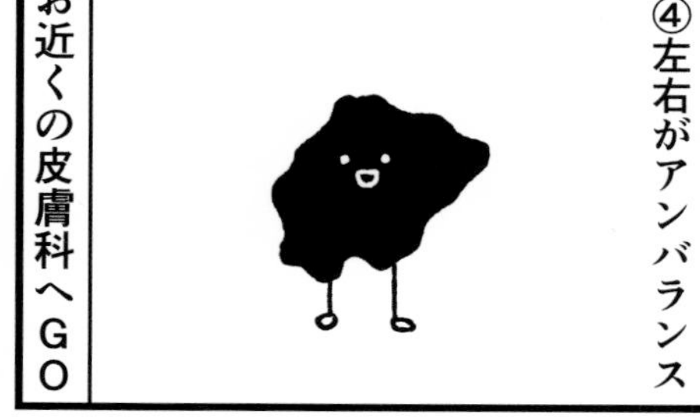
④左右がアンバランス
お近くの皮膚科へGO

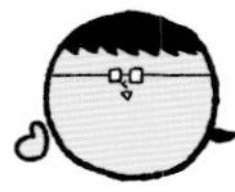

ホクロで受診する患者さんは結構いる。だいたいは問題のない「良性」だけど、中には心配なホクロも。次のような場合は、まず「良性」と思って大丈夫。●左右対称●境界が整ってる●濃さが均一●6ミリ以下●盛り上がってない。心配な方は一度皮膚科へ！

やけどをしてしまったら

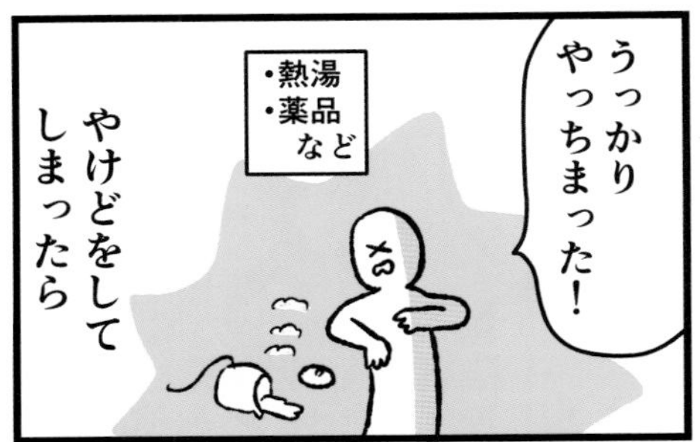
うっかりやっちまった！
・熱湯
・薬品 など
やけどをしてしまったら

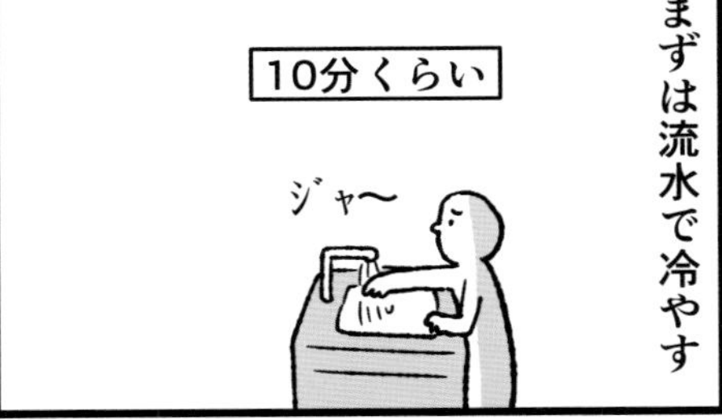
まずは流水で冷やす
10分くらい
ジャ〜

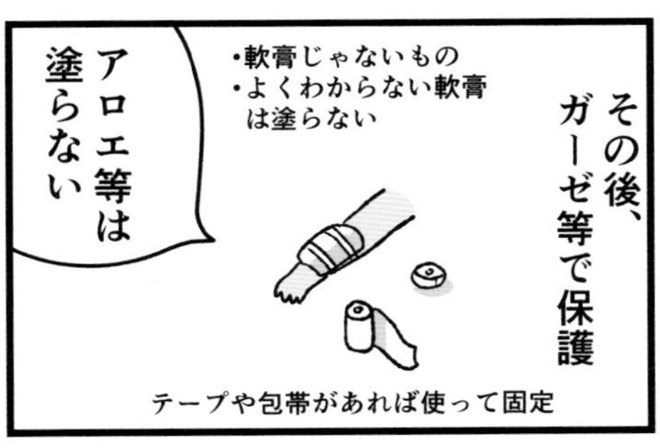
その後、ガーゼ等で保護
・軟膏じゃないもの
・よくわからない軟膏は塗らない
アロエ等は塗らない
テープや包帯があれば使って固定

・赤くなってるだけ
→自宅で様子見でOK
・水疱になった、皮がむけた
→すぐに受診してね☆

範囲が狭ければ翌日でOK

指と顔はすぐ受診

夜間は救急、時間内は皮膚科か形成外科に受診を☆

やけどで水ぶくれができたら

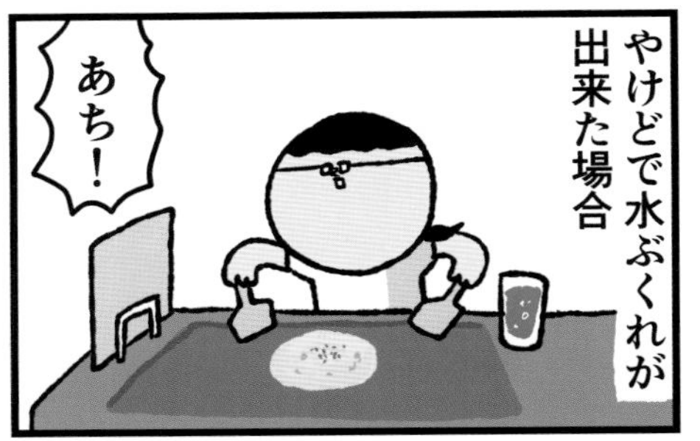
やけどで水ぶくれが出来た場合
あち！

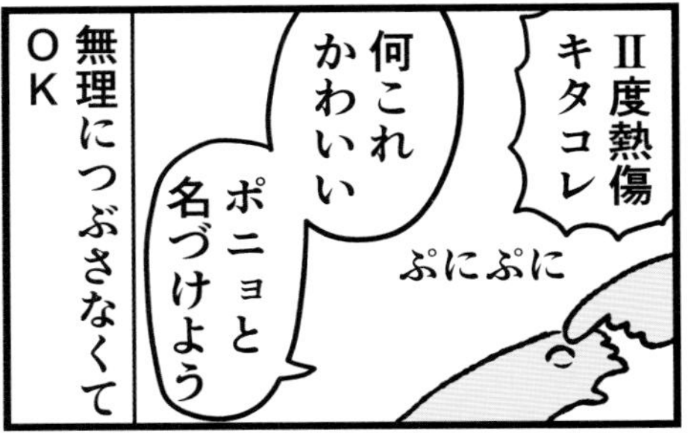
II度熱傷キタコレ
何これかわいい
ポニョと名づけよう
ぷにぷに
無理につぶさなくてOK

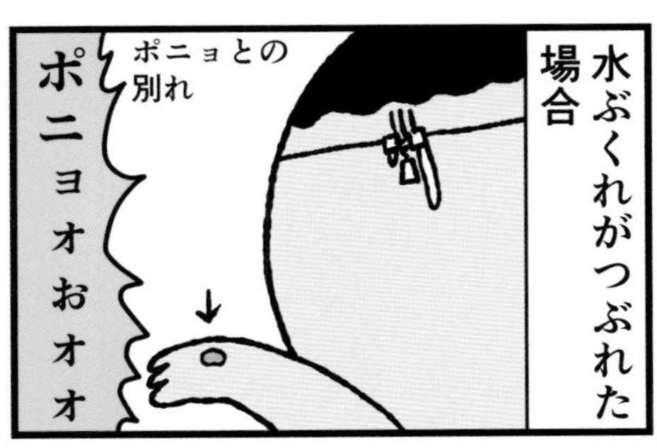
水ぶくれがつぶれた場合
ポニョとの別れ
ポニョオおオオ

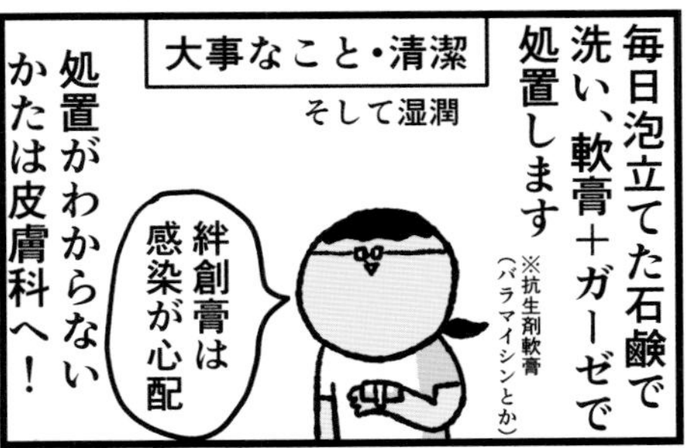
毎日泡立てた石鹸で洗い、軟膏＋ガーゼで処置します
※抗生剤軟膏（バラマイシンとか）
大事なこと・清潔
そして湿潤
絆創膏は感染が心配
処置がわからないかたは皮膚科へ！

＼『デルマな日常』特別付録／

私が皮ふ科を選んだワケ

研修医時代の悩み深き日々のこと

デルぽん

座学が終わって始まった研修医生活。
患者さんを前に格闘する日々が過ぎた頃、
志望科を決めなければならなくなったデルぽん。
相談した先輩医者のなにげない
一言に目が覚めて……。

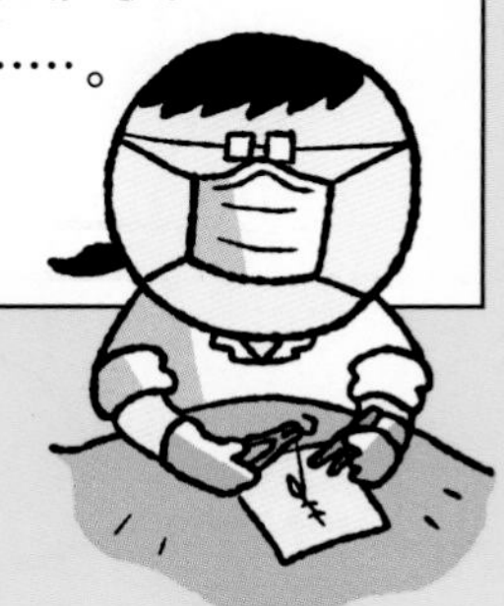

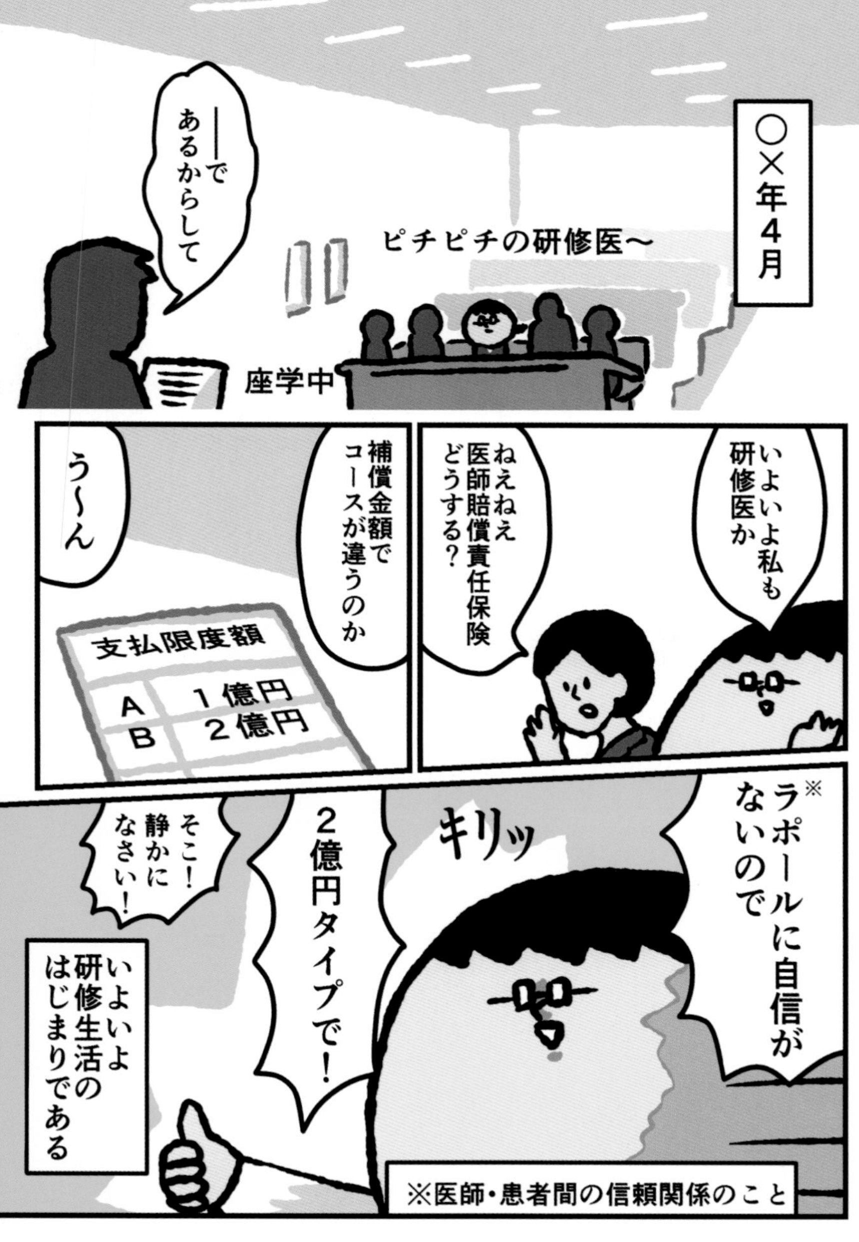
○×年4月
ピチピチの研修医～
——で
あるからして
座学中
いよいよ私も
研修医か
ねえねえ
医師賠償責任保険
どうする?
補償金額で
コースが違うのか
う～ん
支払限度額
A 1億円
B 2億円
ラポール※に自信が
ないので
キリッ
2億円タイプで!
そこ!
静かに
なさい!
いよいよ
研修生活の
はじまりである
※医師・患者間の信頼関係のこと

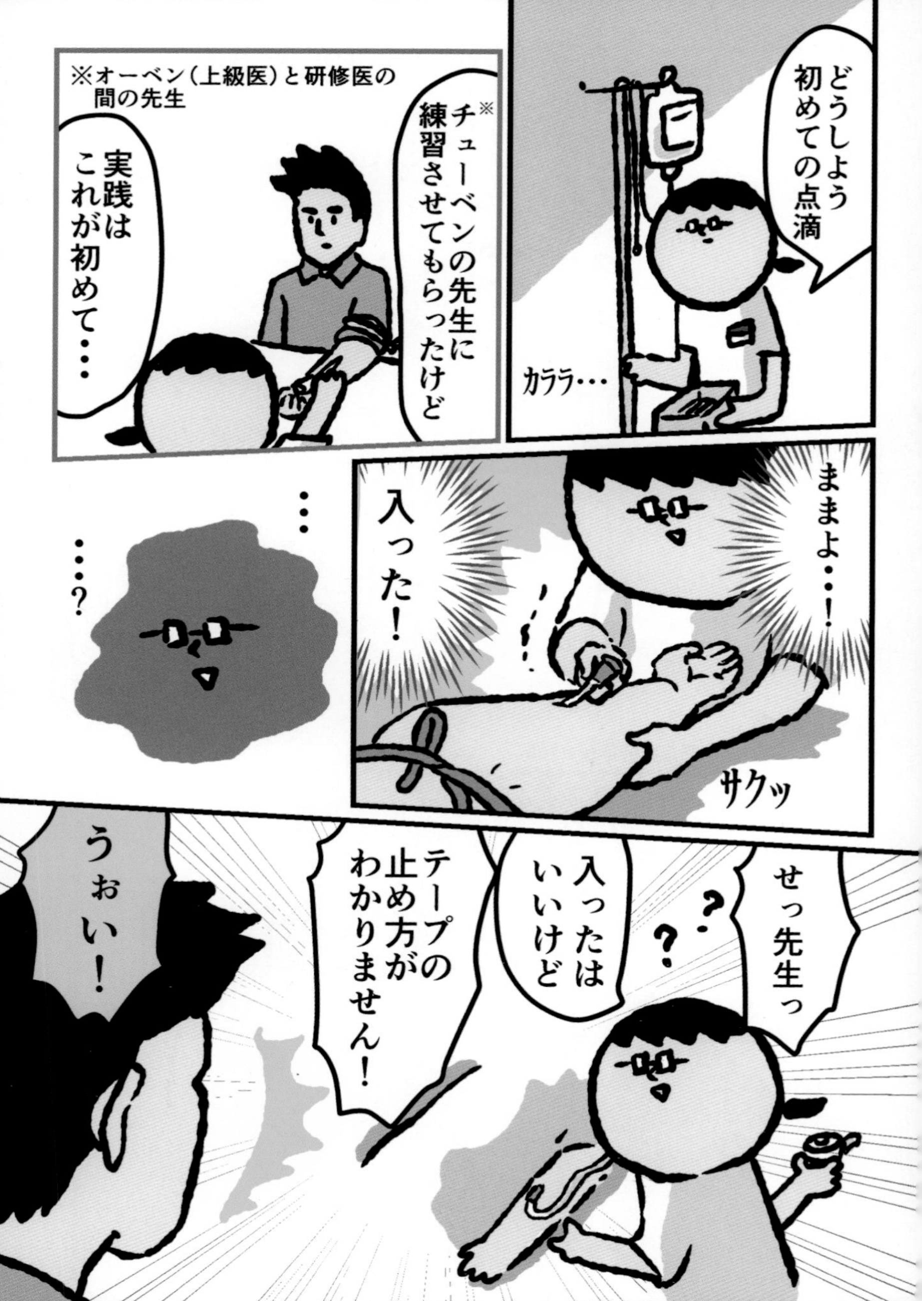
どうしよう
初めての点滴
カララ…
※チューベンの先生に
練習させてもらったけど
実践は
これが初めて…
※オーベン（上級医）と研修医の間の先生
ままよ…！
入った！
サクッ
…
…？
せっ先生っ
??
入ったは
いいけど
テープの
止め方が
わかりません！
うぉい！

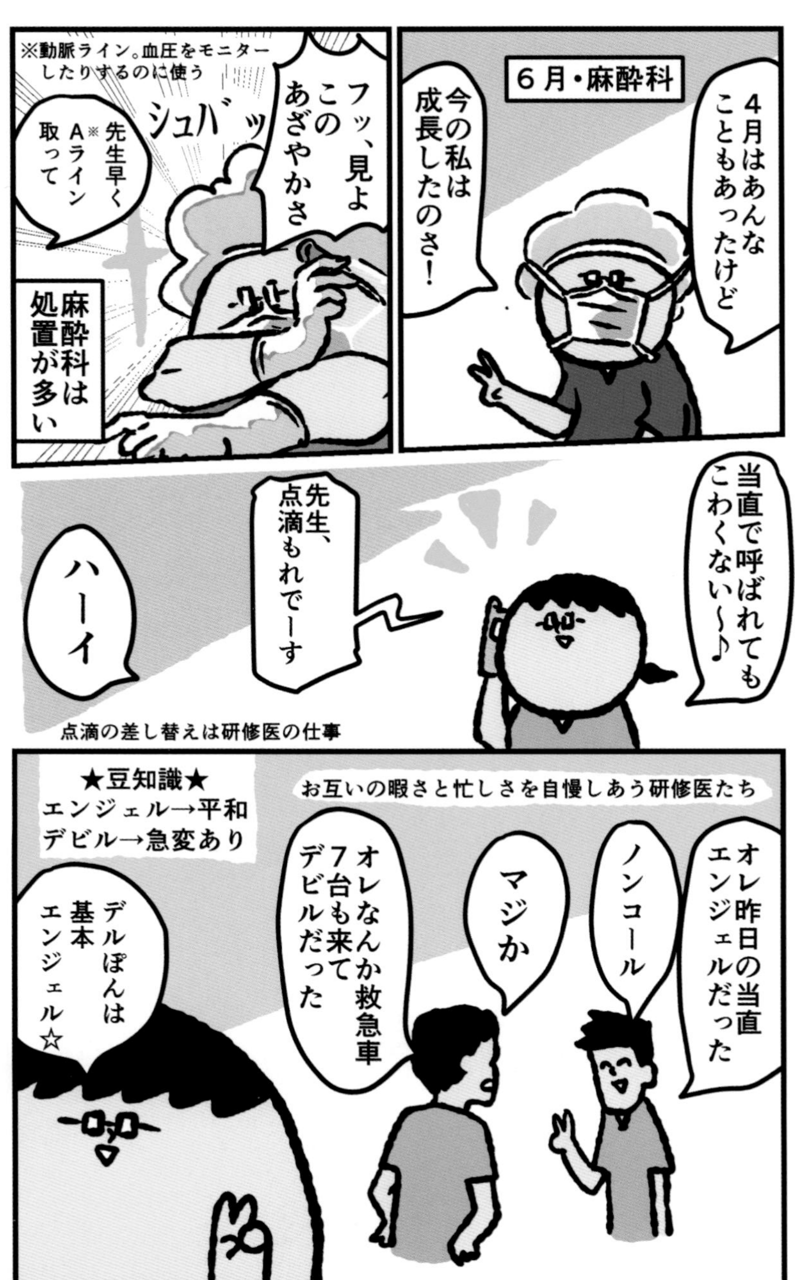
6月・麻酔科
4月はあんなこともあったけど
今の私は成長したのさ!
フッ、見よこのあざやかさ
シュバッ
※動脈ライン。血圧をモニターしたりするのに使う
先生早くAライン※取って
麻酔科は処置が多い
当直で呼ばれてもこわくない〜♪
先生、点滴もれでーす
ハーイ
点滴の差し替えは研修医の仕事
お互いの暇さと忙しさを自慢しあう研修医たち
オレ昨日の当直エンジェルだった
ノンコール
マジか
オレなんか救急車7台も来てデビルだった
デルぽんは基本エンジェル☆
★豆知識★
エンジェル→平和
デビル→急変あり

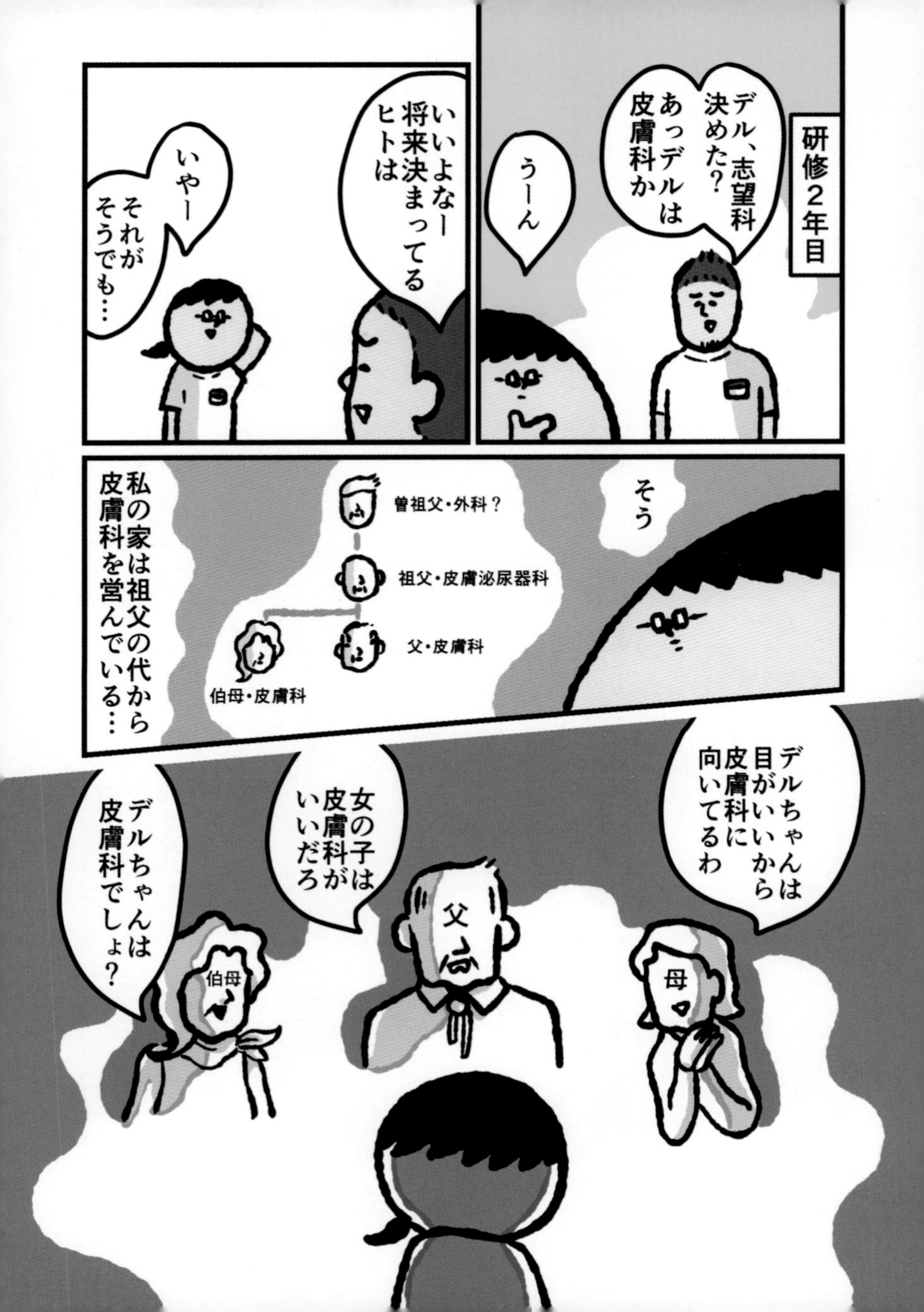

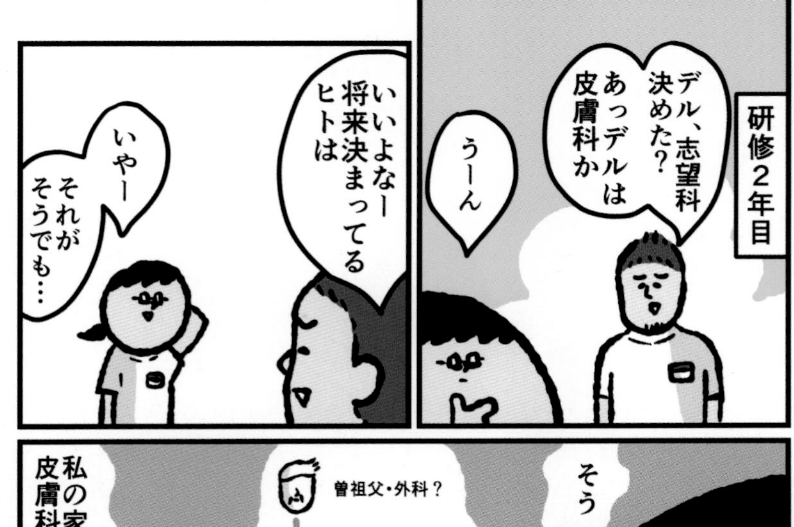
研修2年目
デル、志望科決めた？あっデルは皮膚科か
うーん
いいよなー将来決まってるヒトは
いやーそれがそうでも…

そう

曽祖父・外科？

祖父・皮膚泌尿器科

父・皮膚科

伯母・皮膚科

私の家は祖父の代から皮膚科を営んでいる…

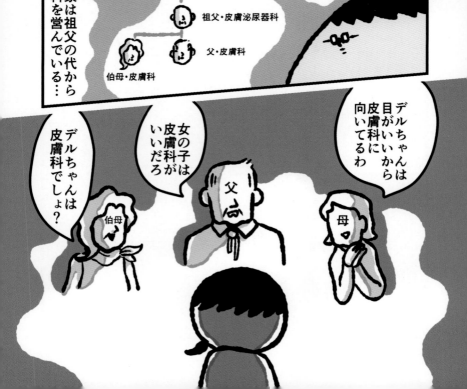

デルちゃんは目がいいから皮膚科に向いてるわ

母

女の子は皮膚科がいいだろ

父

デルちゃんは皮膚科でしょ？

伯母

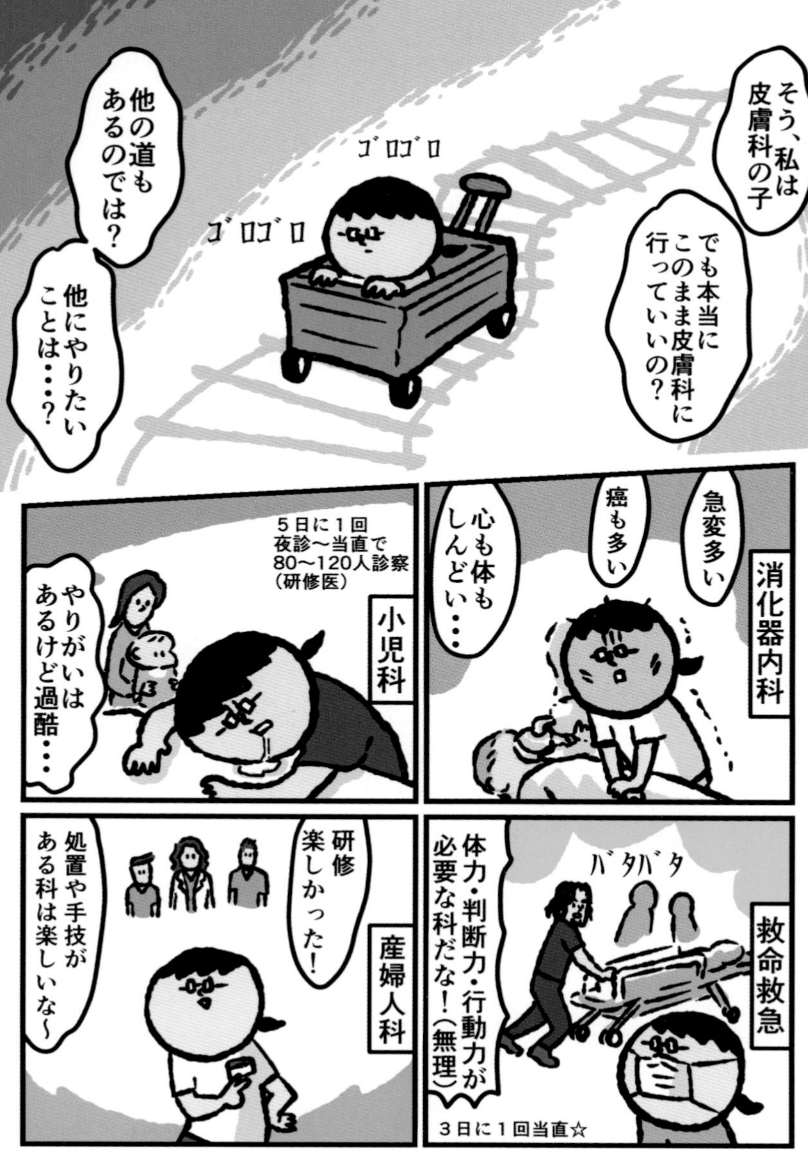
そう、私は皮膚科の子
でも本当にこのまま皮膚科に行っていいの？
ゴロゴロ
ゴロゴロ
他の道もあるのでは？
他にやりたいことは・・・？
消化器内科
急変多い
癌も多い
心も体もしんどい・・・
小児科
５日に１回夜診〜当直で80〜120人診察（研修医）
やりがいはあるけど過酷・・・
救命救急
バタバタ
体力・判断力・行動力が必要な科だな！（無理）
３日に１回当直☆
産婦人科
研修楽しかった！
処置や手技がある科は楽しいな〜

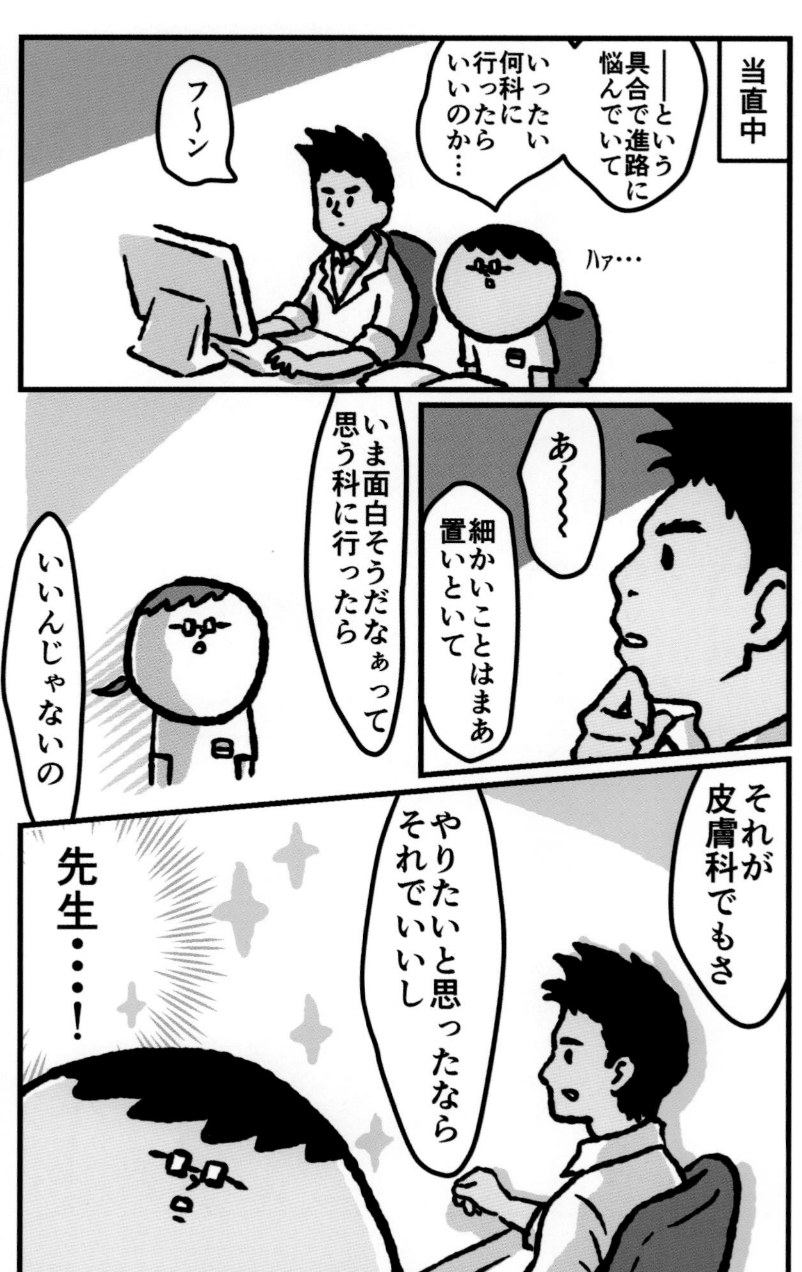

当直中
――という具合で進路に悩んでいて
いったい何科に行ったらいいのか…
フ～ン
ハァ…
あ～～～
細かいことはまあ置いといて
いま面白そうだなぁって思う科に行ったら
いいんじゃないの
それが皮膚科でもさ
やりたいと思ったならそれでいいし
先生…！

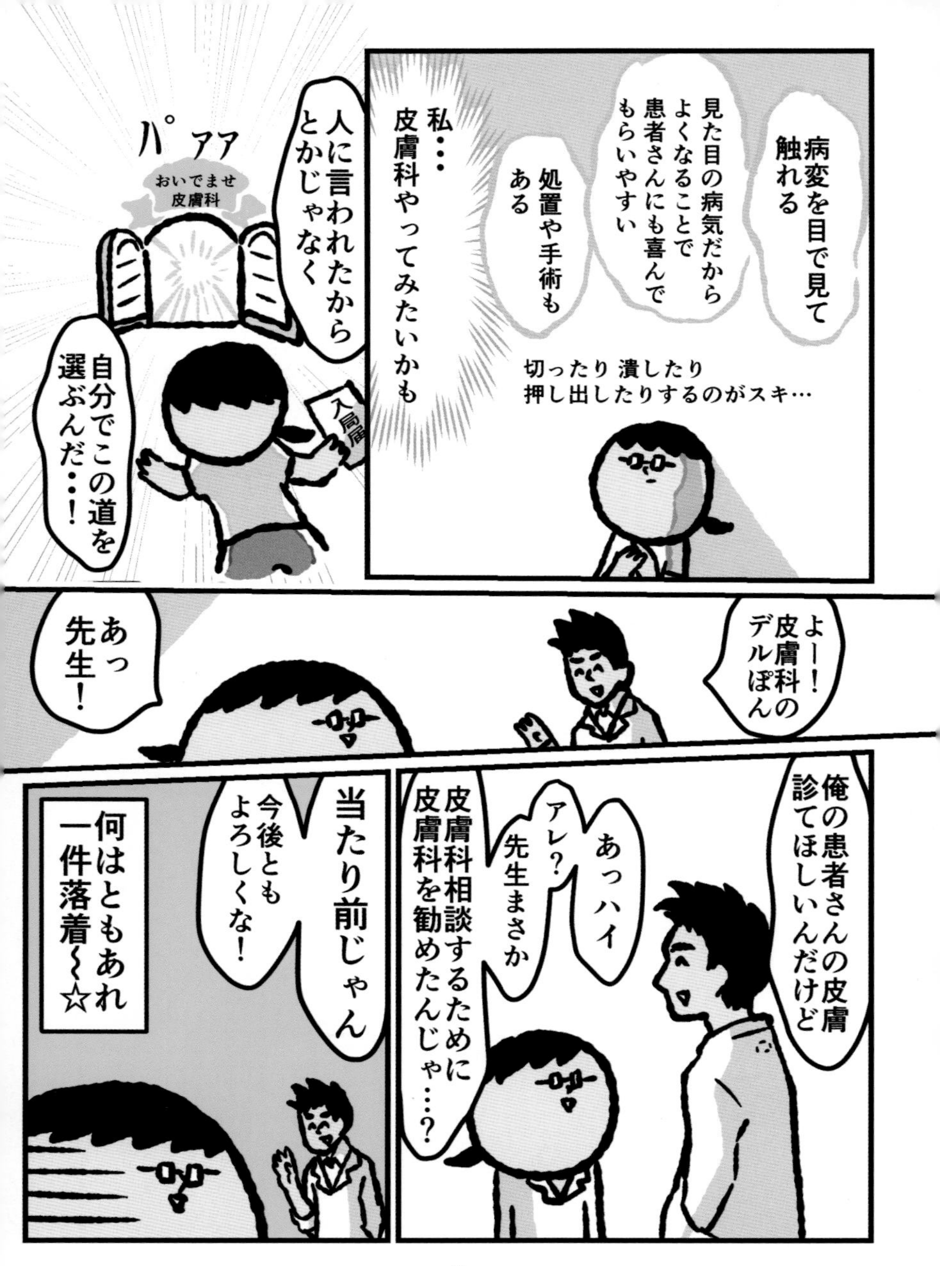

病変を目で見て
触れる
見た目の病気だから
よくなることで
患者さんにも喜んで
もらいやすい
処置や手術も
ある
私・・・
皮膚科やってみたいかも
切ったり 潰したり
押し出したりするのがスキ…
人に言われたから
とかじゃなく
パァア
おいでませ
皮膚科
入局届
自分でこの道を
選ぶんだ・・！
よー！
皮膚科の
デルぽん
あっ
先生！

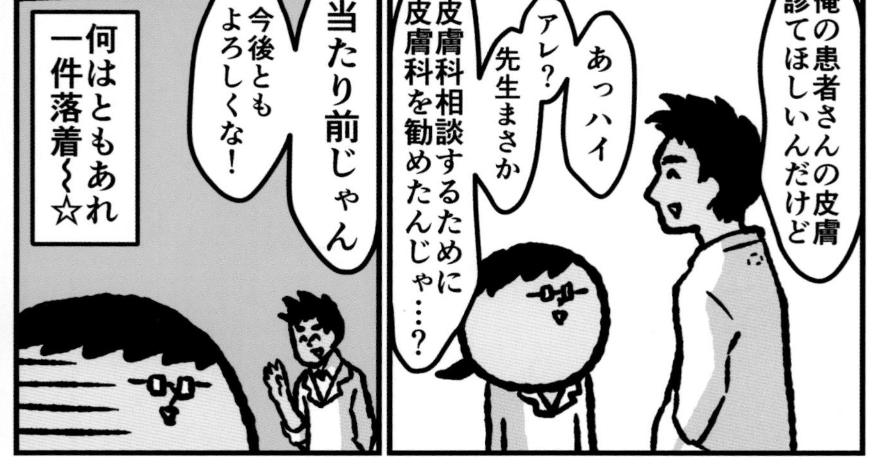
俺の患者さんの皮膚
診てほしいんだけど
あっハイ
アレ？
先生まさか
皮膚科相談するために
皮膚科を勧めたんじゃ・・・？
当たり前じゃん
今後とも
よろしくな！
何はともあれ
一件落着〜☆

冬場のやけどにご用心

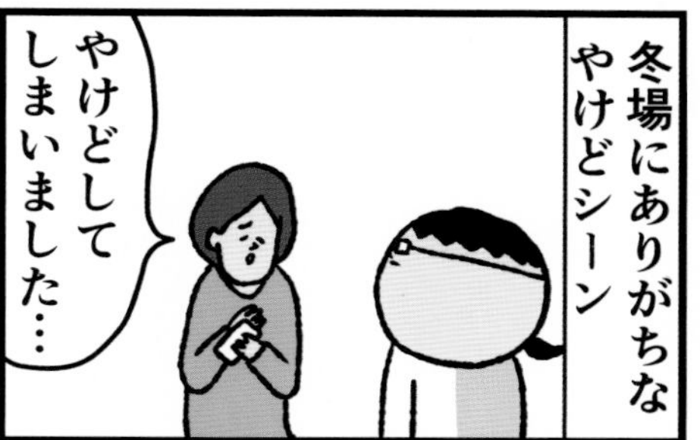

冬場にありがちなやけどシーン
やけどしてしまいました…

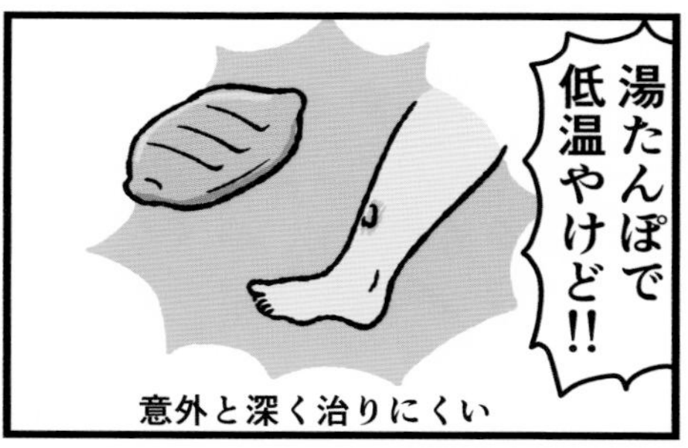

湯たんぽで低温やけど!!
意外と深く治りにくい

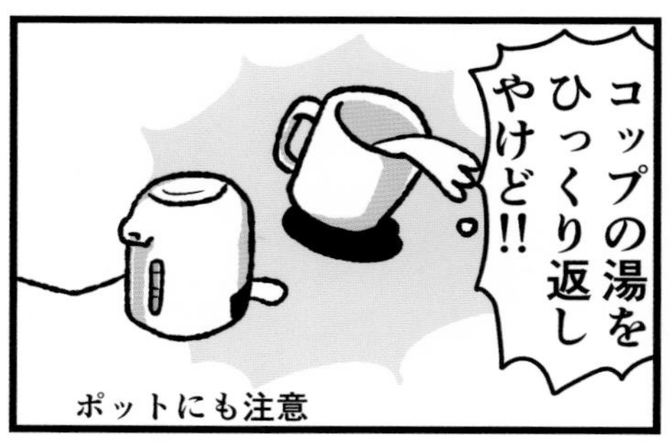

コップの湯をひっくり返しやけど!!
ポットにも注意

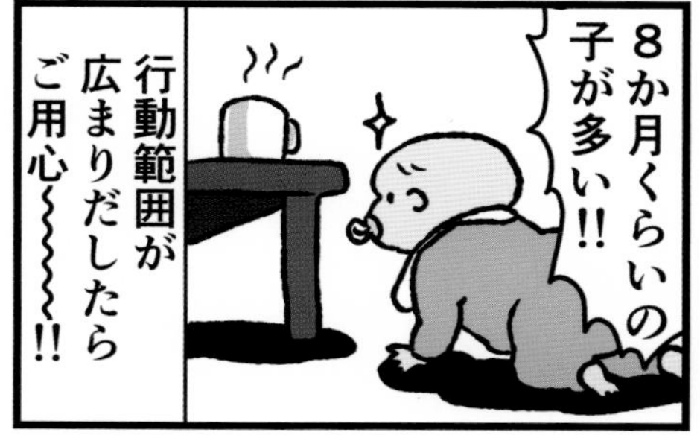

8か月くらいの子が多い!!
行動範囲が広まりだしたらご用心〜〜〜〜!!

やけどの種類

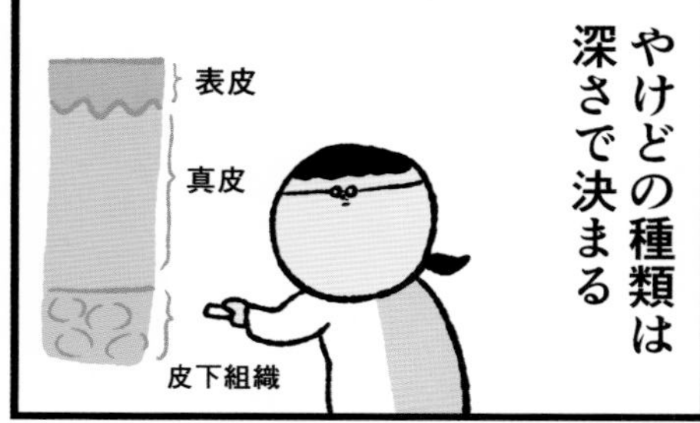

やけどの種類は深さで決まる
表皮
真皮
皮下組織

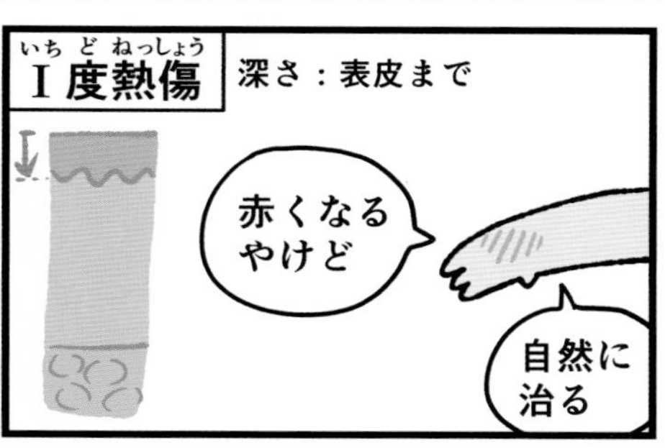

Ⅰ度熱傷（いちどねっしょう）
深さ：表皮まで
赤くなるやけど
自然に治る

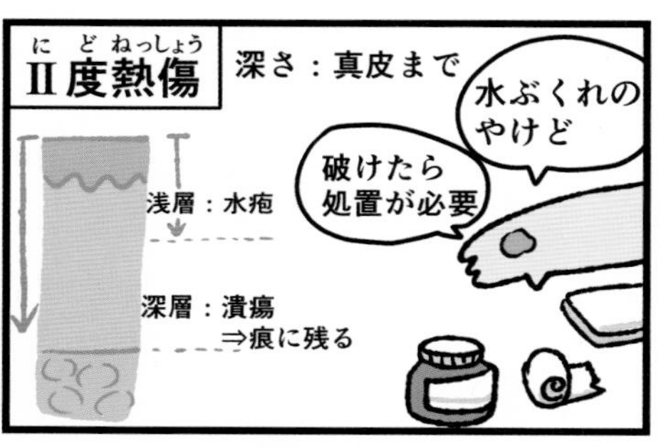

Ⅱ度熱傷（にどねっしょう）
深さ：真皮まで
水ぶくれのやけど
破けたら処置が必要
浅層：水疱
深層：潰瘍
⇒痕に残る

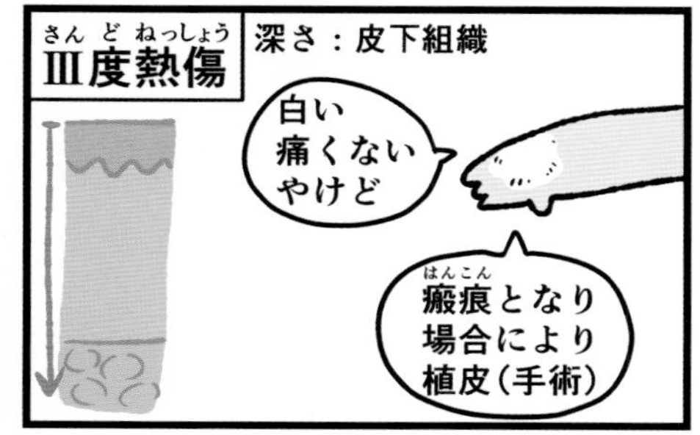

Ⅲ度熱傷（さんどねっしょう）
深さ：皮下組織
白い痛くないやけど
瘢痕（はんこん）となり場合により植皮（手術）

診療科の境目

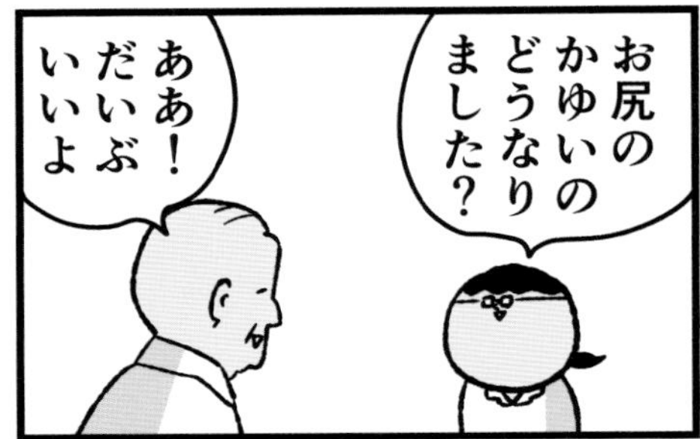
お尻のかゆいのどうなりました？
ああ！だいぶいいよ

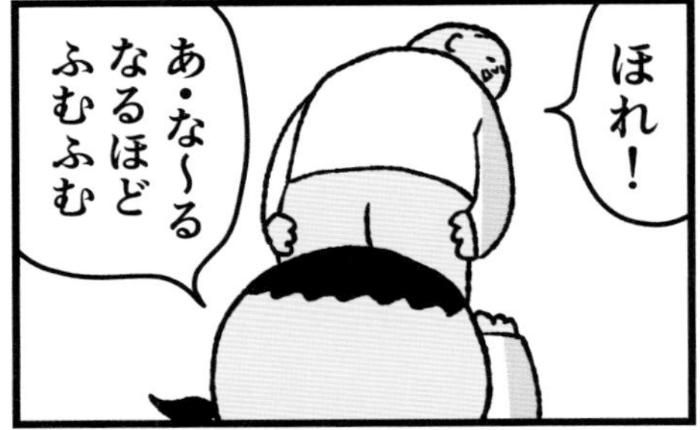
ほれ！
あ・な〜るなるほどふむふむ

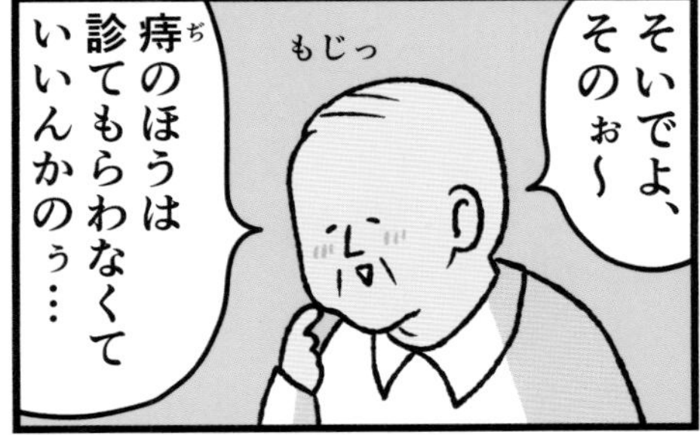
そいでよ、そのぉ〜
もじっ
痔のほうは診てもらわなくていいんかのぅ…

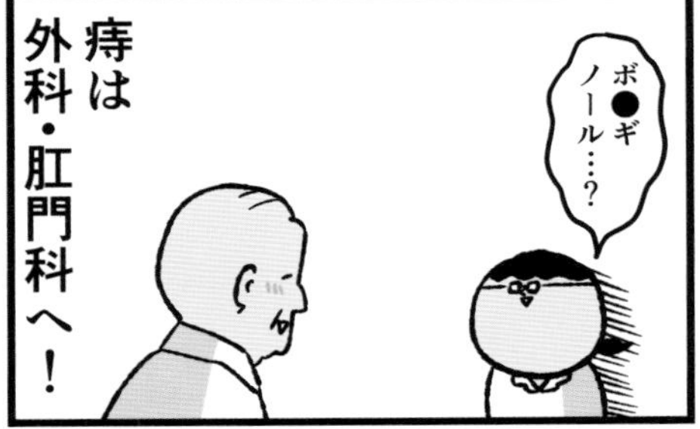
ボ●ギノール…？
痔は外科・肛門科へ！

診療科の境目その②

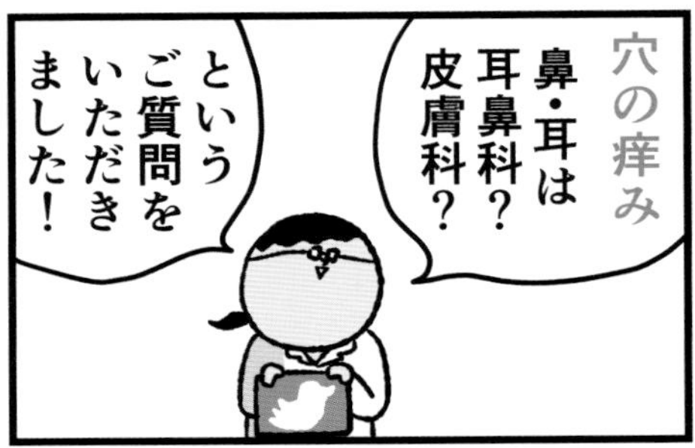
穴の痒み
鼻・耳は耳鼻科？皮膚科？
というご質問をいただきました！

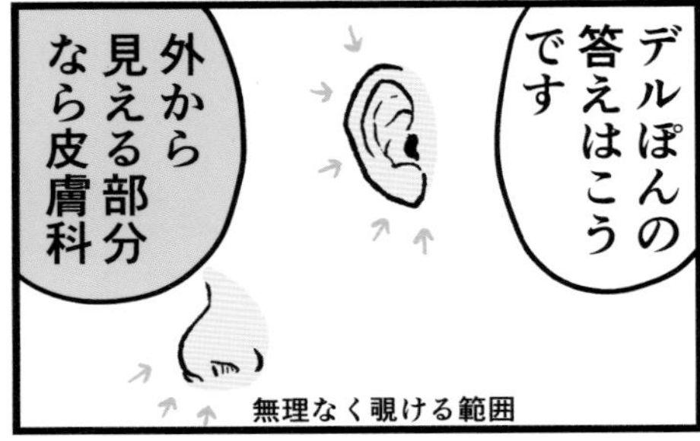
デルぽんの答えはこうです
外から見える部分なら皮膚科
無理なく覗ける範囲

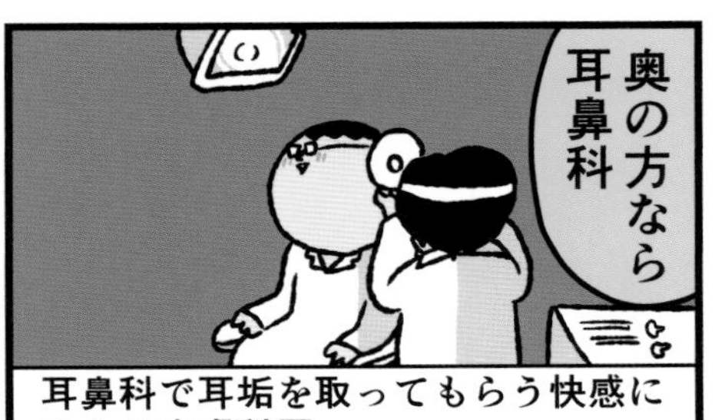
奥の方なら耳鼻科
耳鼻科で耳垢を取ってもらう快感にひたる皮膚科医

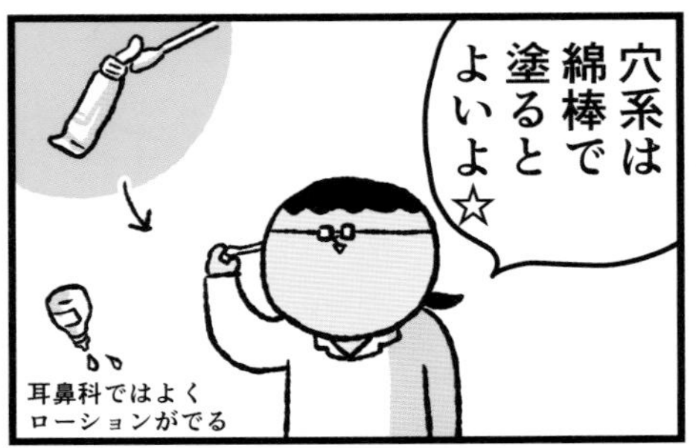
穴系は綿棒で塗るとよいよ☆
耳鼻科ではよくローションがでる

診療科の境目その③

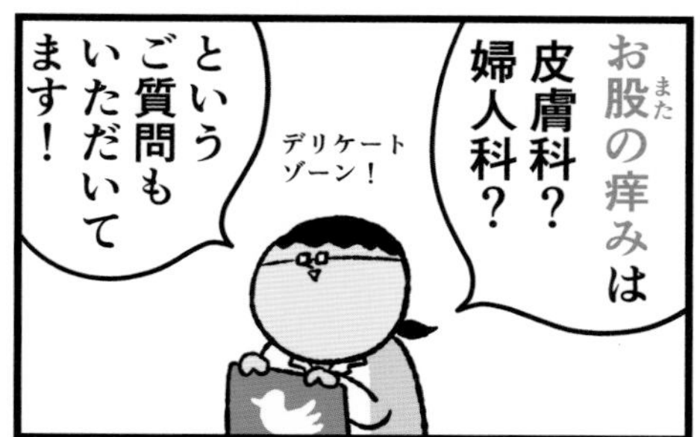
お股（また）の痒みは
皮膚科？
婦人科？
デリケートゾーン！
というご質問もいただいてます！

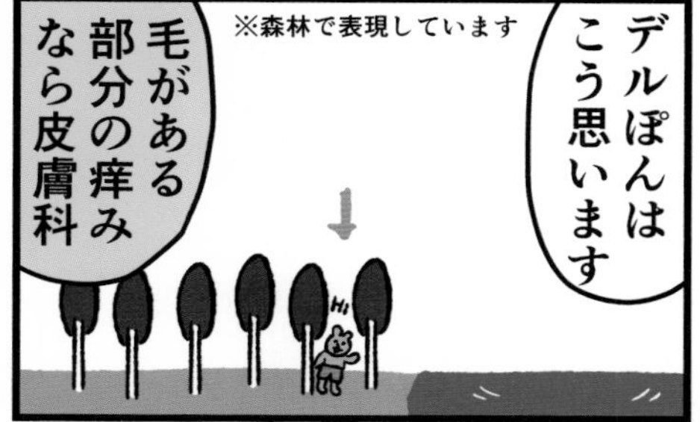
デルぽんはこう思います
※森林で表現しています
毛がある部分の痒みなら皮膚科
Hi

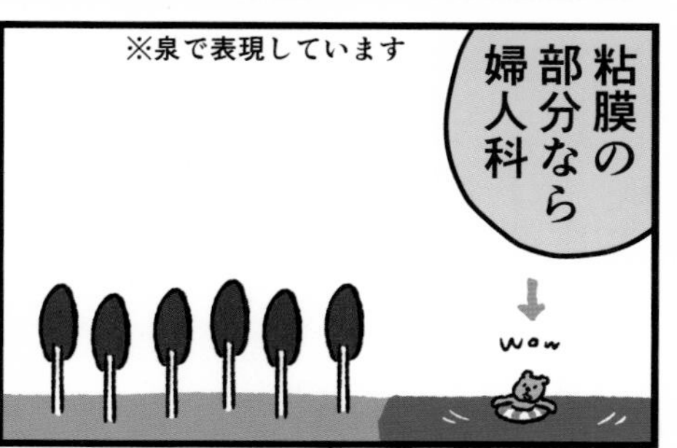
粘膜の部分なら婦人科
※泉で表現しています
wow

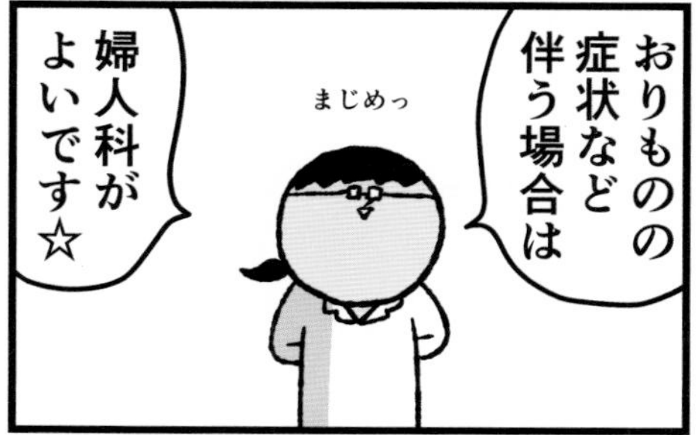
おりものの症状など伴う場合は
まじめっ
婦人科がよいです☆

ホクロやシミ取りは？

顔などのホクロやシミ取り

どっちに行けばいい？

皮膚科か形成外科か迷った場合

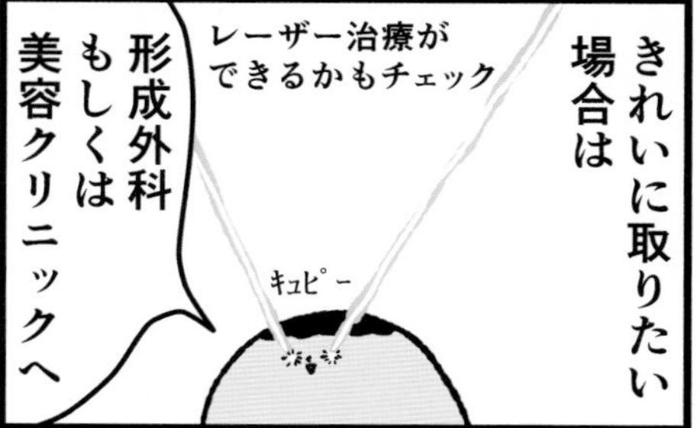
きれいに取りたい場合は
レーザー治療ができるかもチェック
キュピーン
形成外科もしくは美容クリニックへ

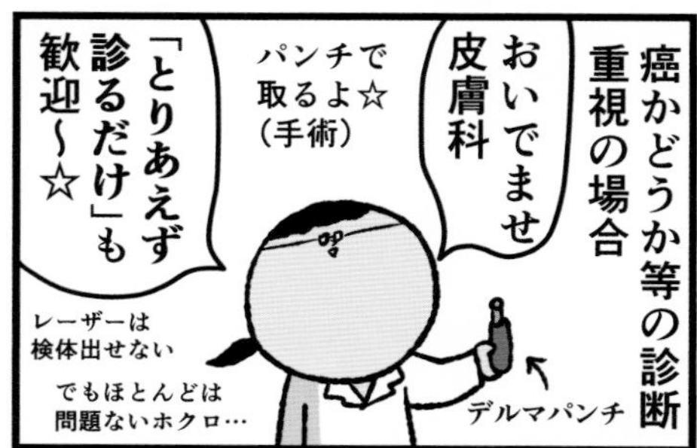
癌かどうか等の診断重視の場合
おいでませ皮膚科
パンチで取るよ☆（手術）
「とりあえず診るだけ」も歓迎～☆
レーザーは検体出せない
でもほとんどは問題ないホクロ…
デルマパンチ

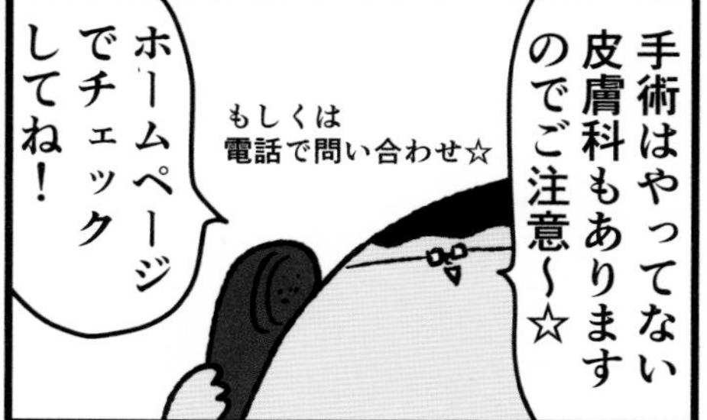
手術はやってない皮膚科もありますのでご注意～☆
もしくは電話で問い合わせ☆
ホームページでチェックしてね！

整形外科と形成外科の違い

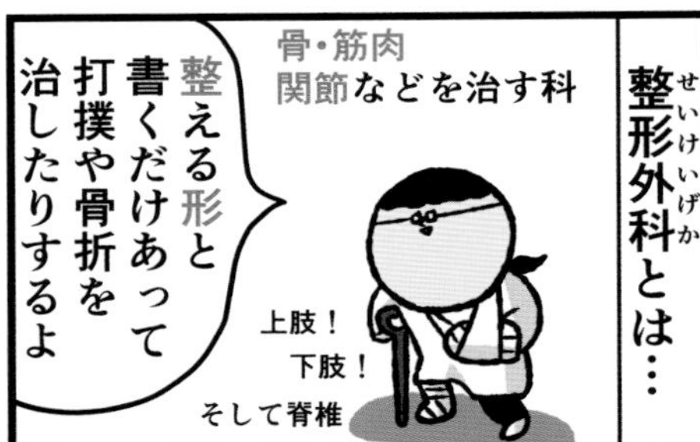

名前が似てる科
せいけい
or
けいせい
ひらがなで書くとよりカオス!!

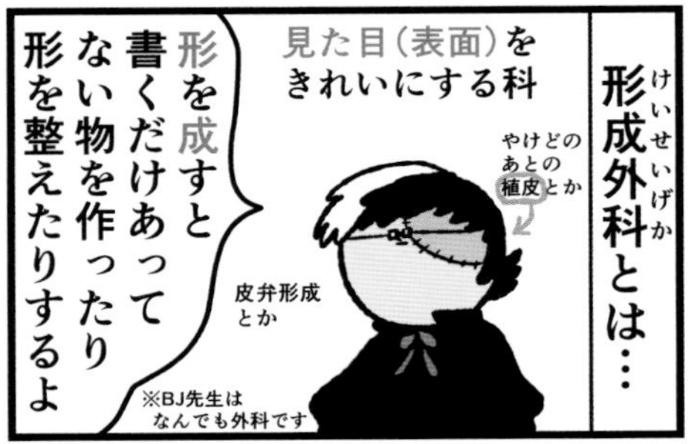

整形外科とは…
骨・筋肉関節などを治す科
整える形と書くだけあって打撲や骨折を治したりするよ
上肢!
下肢!
そして脊椎

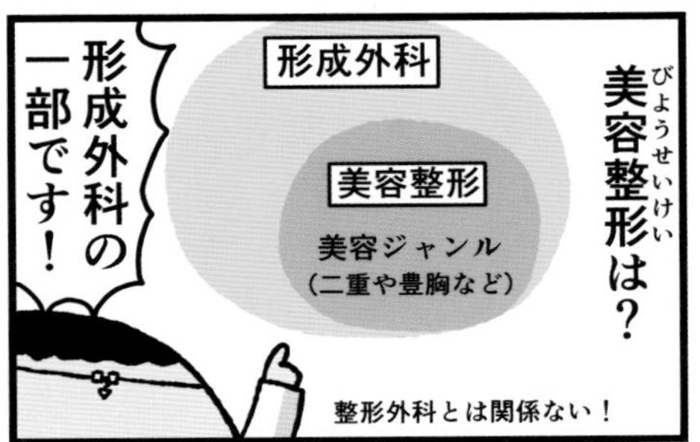

形成外科とは…
見た目(表面)をきれいにする科
形を成すと書くだけあってない物を作ったり形を整えたりするよ
やけどのあとの植皮とか
皮弁形成とか
※BJ先生はなんでも外科です

美容整形は?
形成外科
美容整形
美容ジャンル(二重や豊胸など)
形成外科の一部です!
整形外科とは関係ない!

皮膚科と形成外科の違い

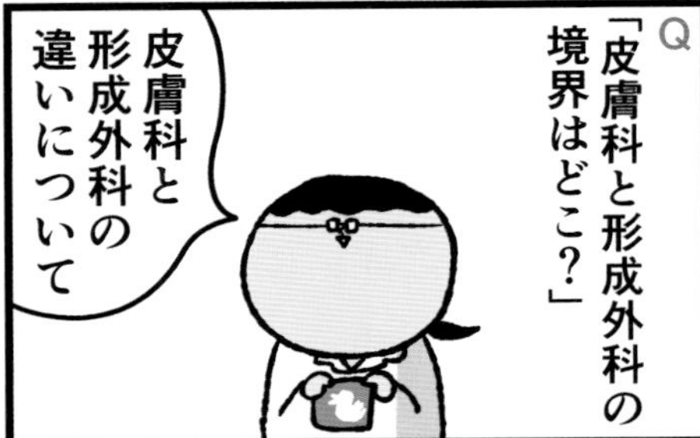

Q「皮膚科と形成外科の境界はどこ?」
皮膚科と形成外科の違いについて

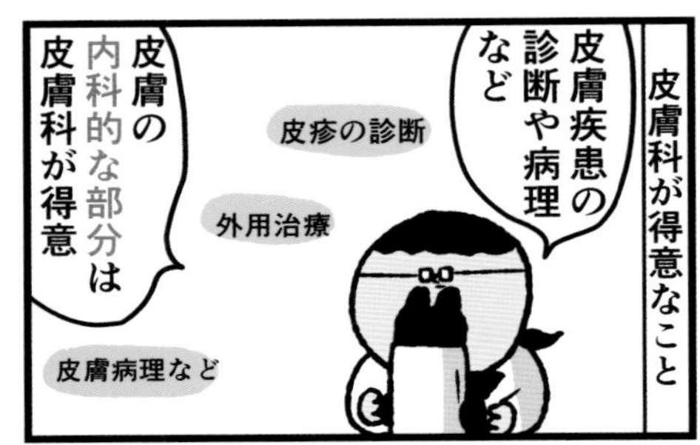

皮膚科が得意なこと
皮膚疾患の診断や病理など
皮疹の診断
外用治療
皮膚病理など
皮膚の内科的な部分は皮膚科が得意

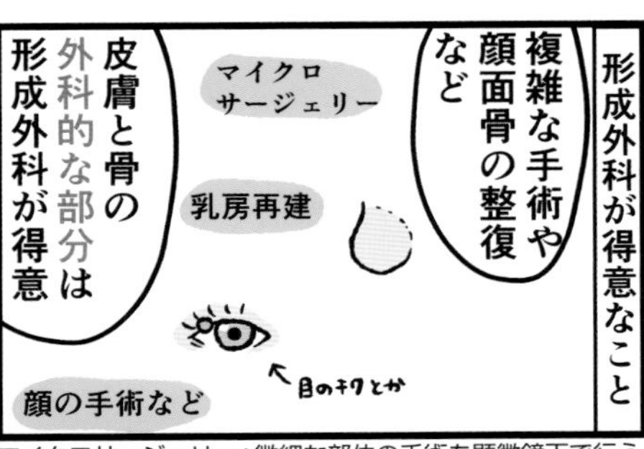

形成外科が得意なこと
複雑な手術や顔面骨の整復など
マイクロサージェリー
乳房再建
目のキワとか
顔の手術など
皮膚と骨の外科的な部分は形成外科が得意

マイクロサージェリー:微細な部位の手術を顕微鏡下で行う

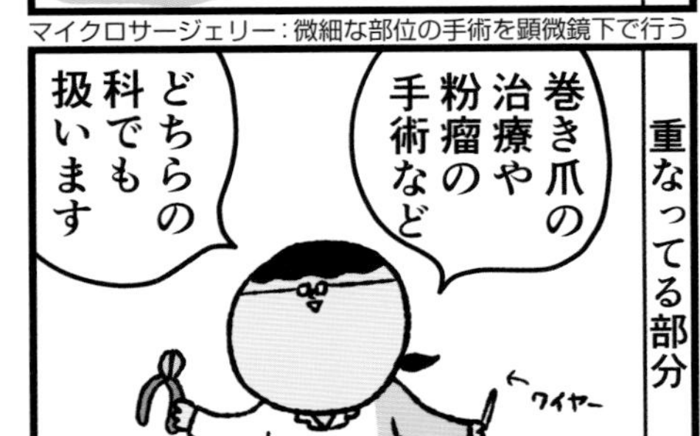

重なってる部分
巻き爪の治療や粉瘤の手術など
どちらの科でも扱います
ワイヤー

首が荒れやすい理由

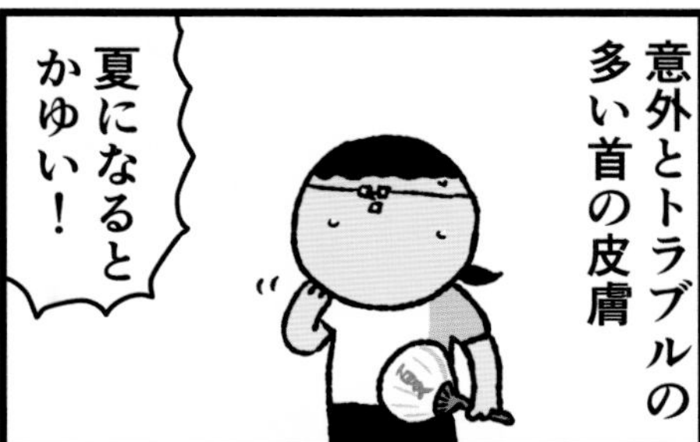

意外とトラブルの多い首の皮膚
夏になるとかゆい！

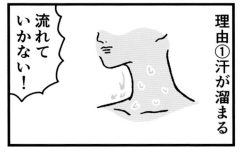

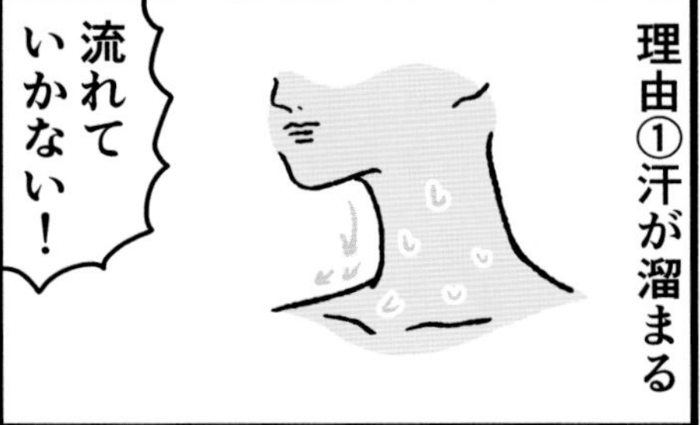

理由①汗が溜まる
流れていかない！

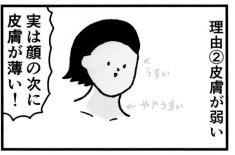

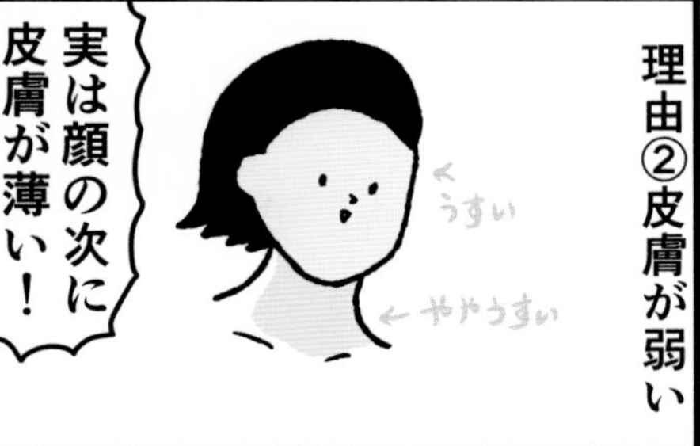

理由②皮膚が弱い
実は顔の次に皮膚が薄い！
うすい
ややうすい

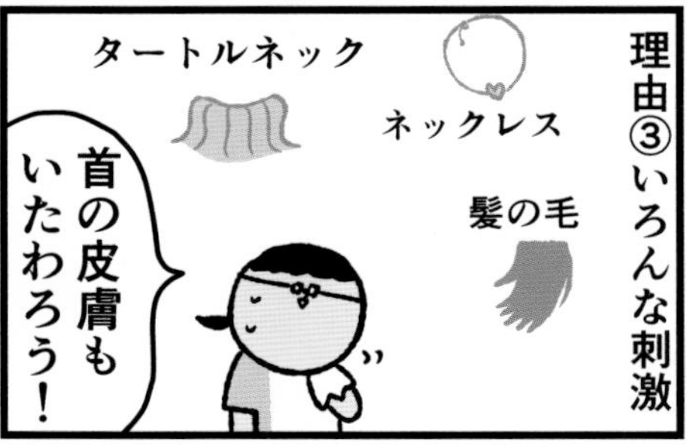

理由③いろんな刺激
タートルネック
ネックレス
髪の毛
首の皮膚もいたわろう！

一瞬だけ痒みを抑える方法

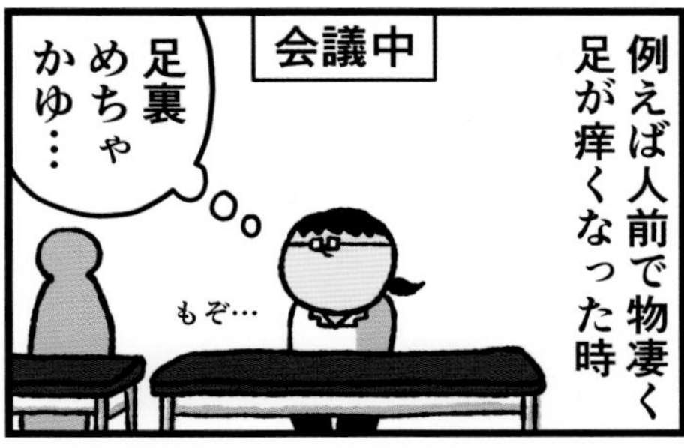

例えば人前で物凄く足が痒くなった時
会議中
足裏めちゃかゆ…
もぞ…

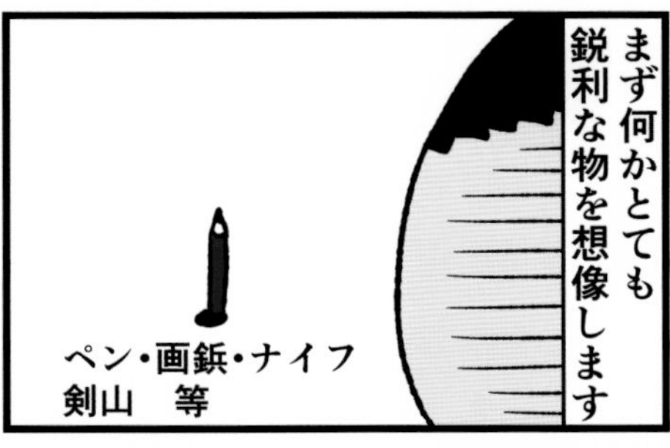

まず何かとても鋭利な物を想像します
ペン・画鋲・ナイフ
剣山　等

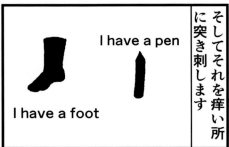

そしてそれを痒い所に突き刺します
I have a pen
I have a foot

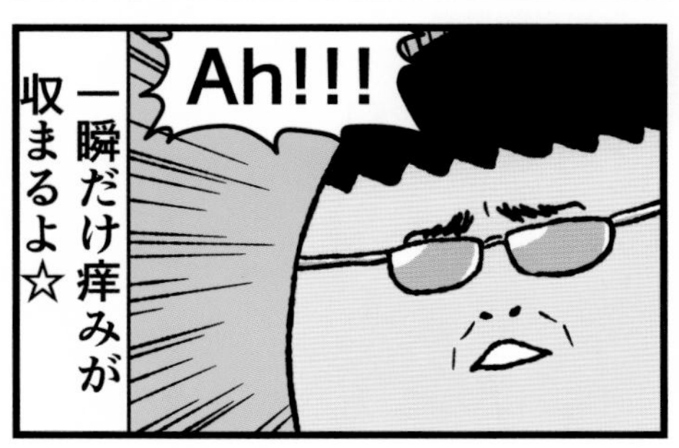

Ah!!!
一瞬だけ痒みが収まるよ☆

またまた唇のお話

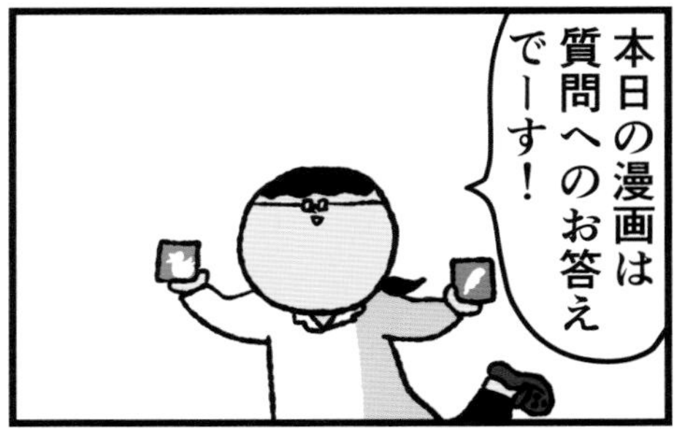
本日の漫画は質問へのお答えでーす！

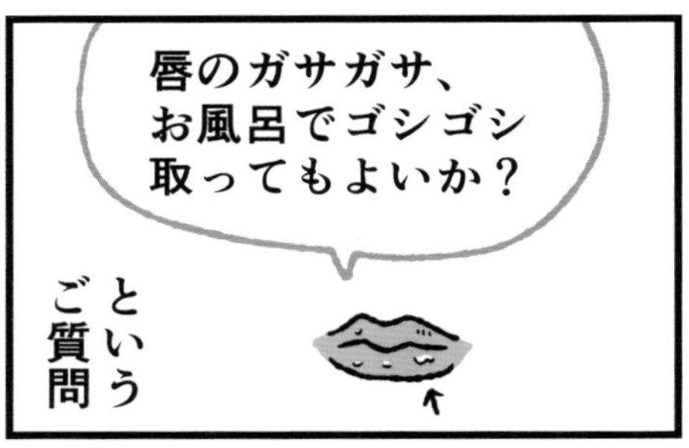
唇のガサガサ、お風呂でゴシゴシ取ってもよいか？
というご質問

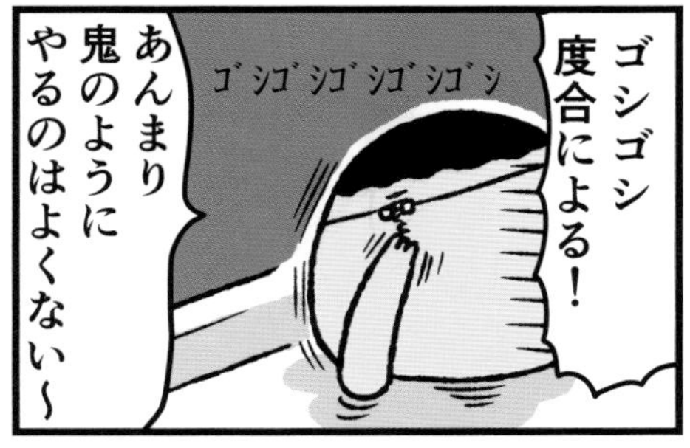
ゴシゴシ度合による！
ゴシゴシゴシゴシゴシ
あんまり鬼のようにやるのはよくないい〜

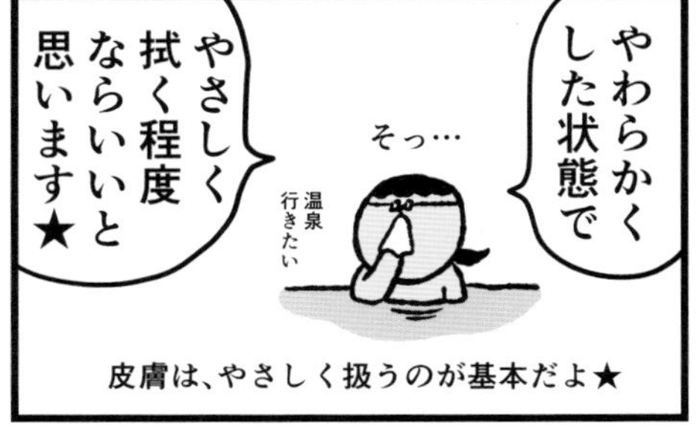
やわらかくした状態で
やさしく拭く程度ならいいと思います★
そっ…
温泉行きたい
皮膚は、やさしく扱うのが基本だよ★

唇カサカサ同志に告ぐ

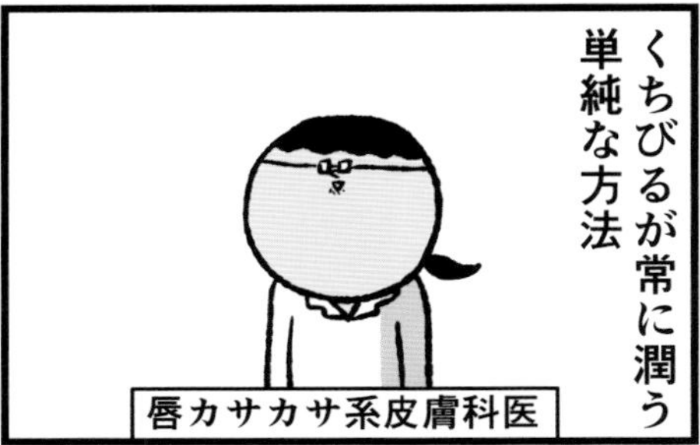
くちびるが常に潤う単純な方法
唇カサカサ系皮膚科医

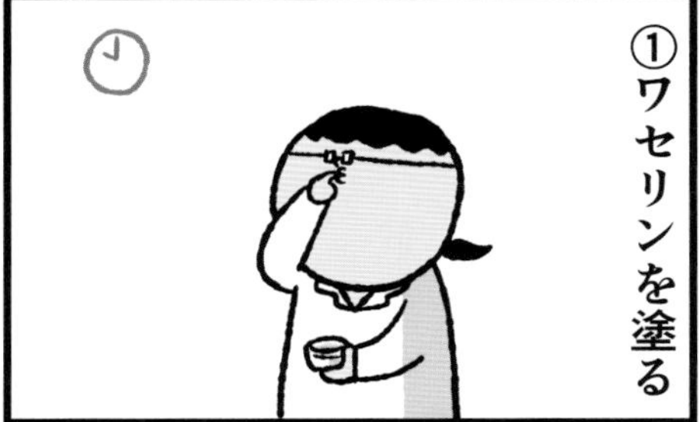
①ワセリンを塗る

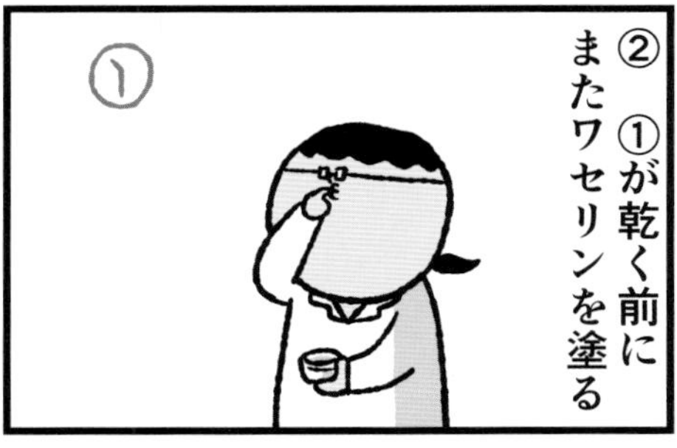
② ①が乾く前にまたワセリンを塗る

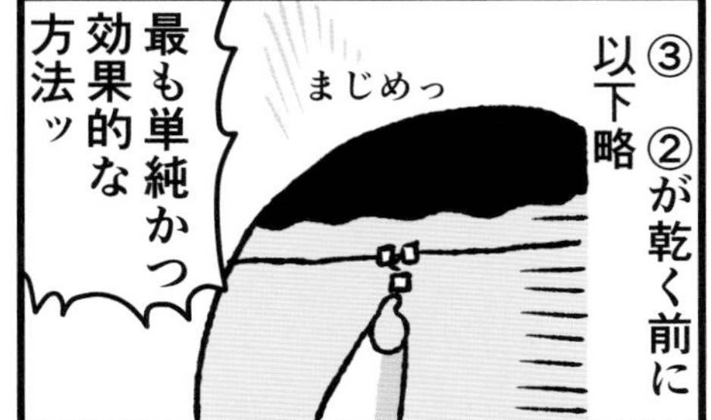
③ ②が乾く前に以下略
まじめっ
最も単純かつ効果的な方法ッ

保湿剤の効果的な塗り方

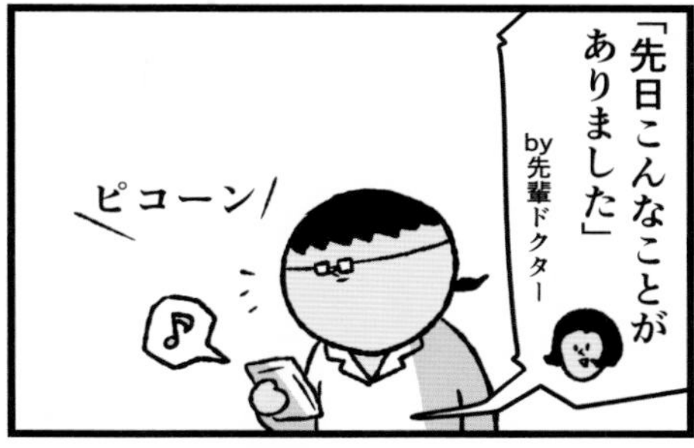
「先日こんなことがありました」
by先輩ドクター
ピコーン
♪

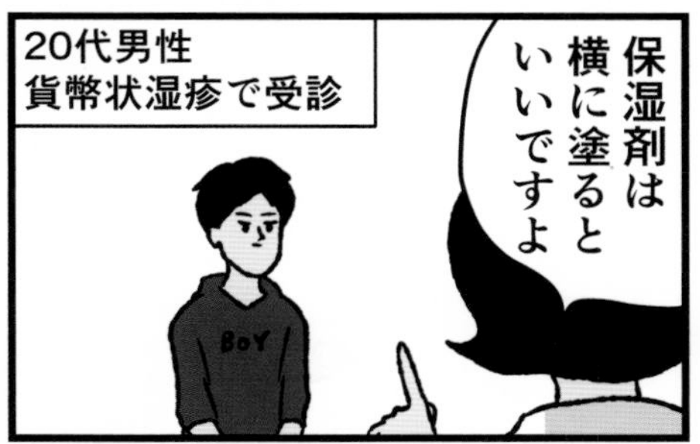
保湿剤は横に塗るといいですよ
20代男性
貨幣状湿疹で受診
BOY

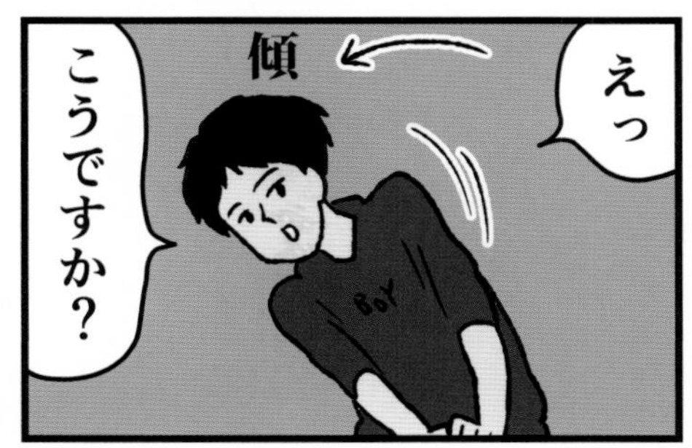
えっ
傾
こうですか？
BOY

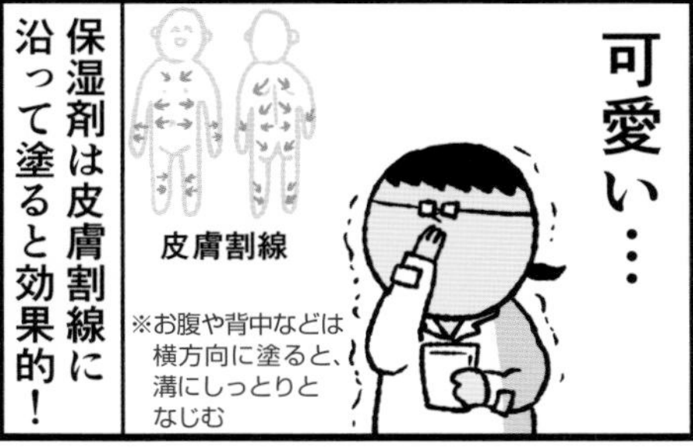
可愛い…
皮膚割線
保湿剤は皮膚割線に沿って塗ると効果的！
※お腹や背中などは横方向に塗ると、溝にしっとりとなじむ

誤解だらけのヒルドイド

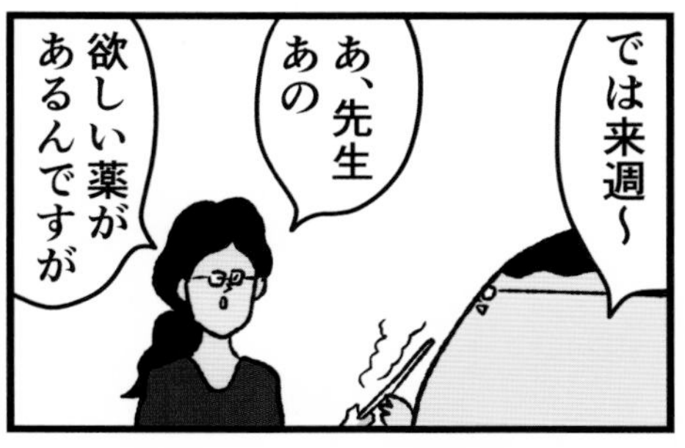
では来週～
あ、先生あの
欲しい薬があるんですが

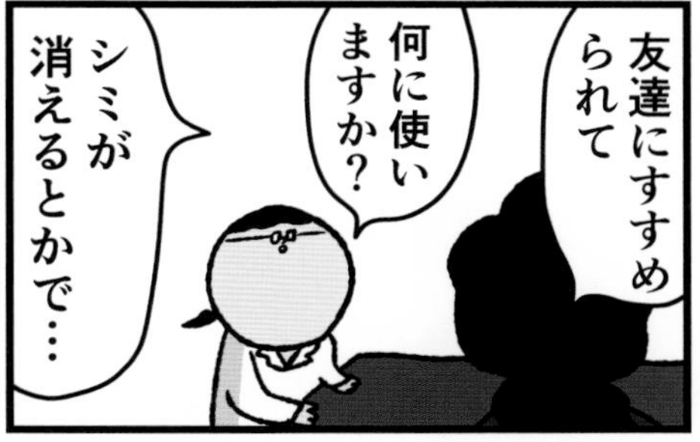
友達にすすめられて
何に使いますか？
シミが消えるとかで…

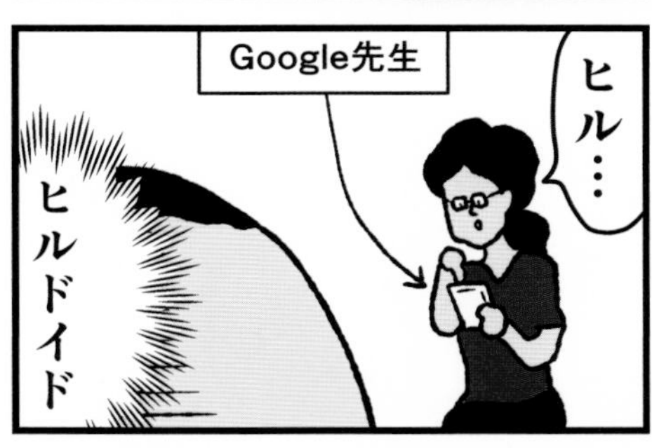
ヒル…
Google先生
ヒルドイド

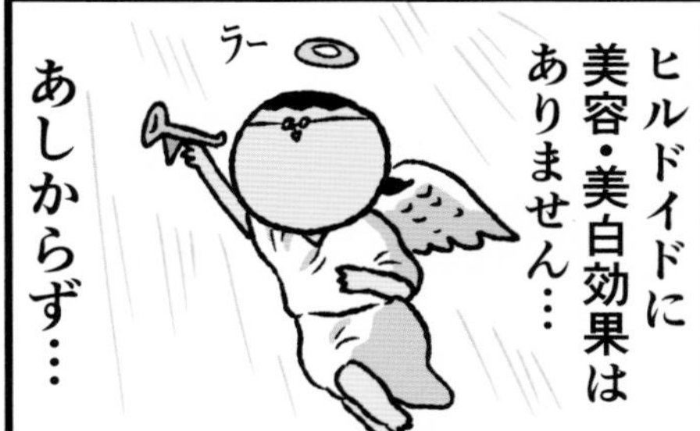
ヒルドイドに美容・美白効果はありません…
ラー
あしからず…

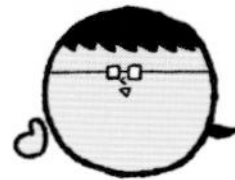

ヒルドイドはヘパリン類似物質が含まれていて、角質に水分を引き寄せるため、高い保湿効果があるとされている。皮膚のバリア機能が壊れがちなアトピー性皮膚炎の患者さんによく処方する保湿剤だよ。健康な肌の人が使っても美肌・美白効果はありません!!

賢いところもあるが

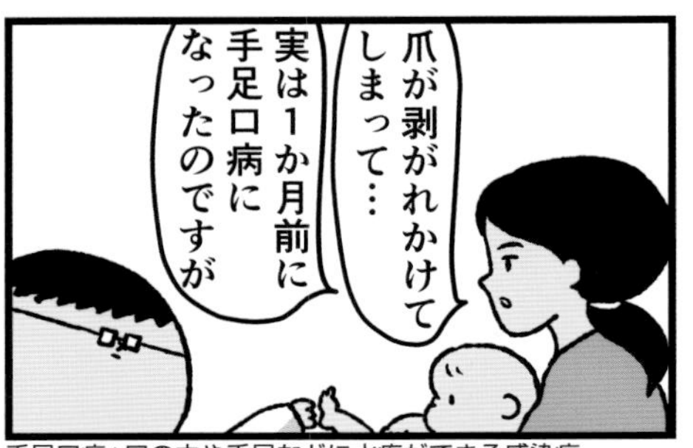
爪が剥がれかけてしまって…
実は1か月前に手足口病になったのですが

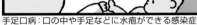

手足口病：口の中や手足などに水疱ができる感染症

インターネットに手足口病が原因でこうなると書いてあり…
ネットかしこい…

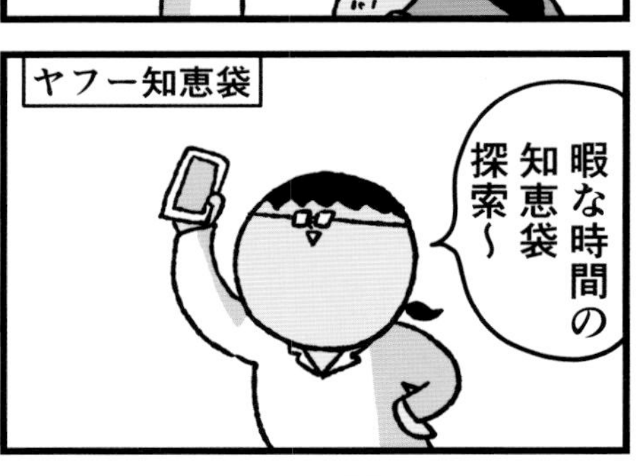
ヤフー知恵袋
暇な時間の知恵袋探索〜

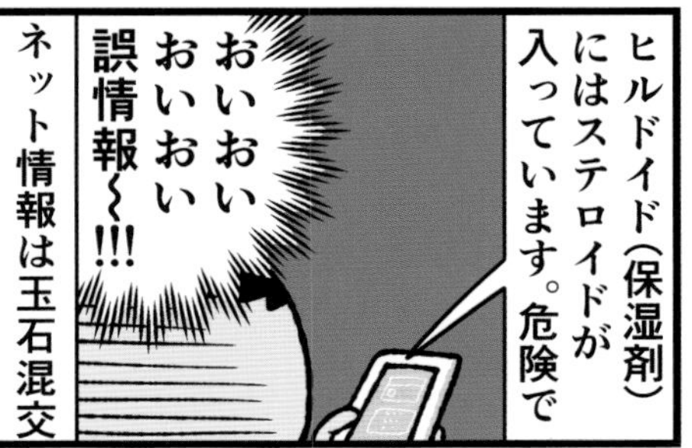
ヒルドイド(保湿剤)にはステロイドが入っています。危険で
おいおいおいおい誤情報〜!!!
ネット情報は玉石混交

やりたい気持ちはわかる

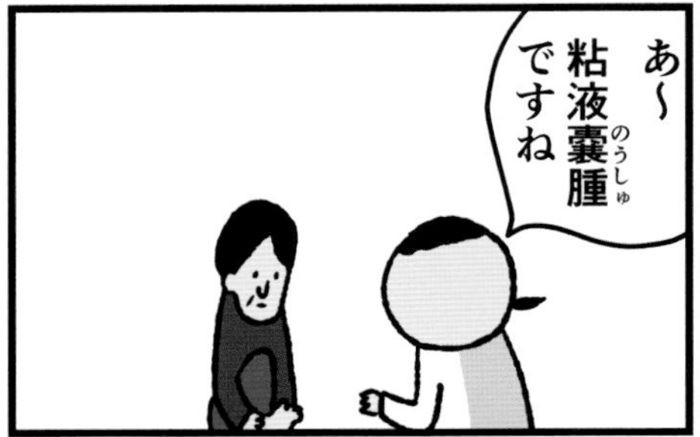
あ〜粘液嚢腫（のうしゅ）ですね

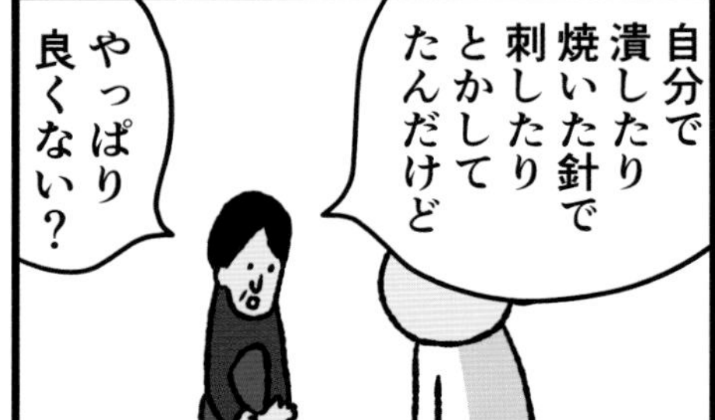
自分で潰したり焼いた針で刺したりとかしてたんだけど
やっぱり良くない?

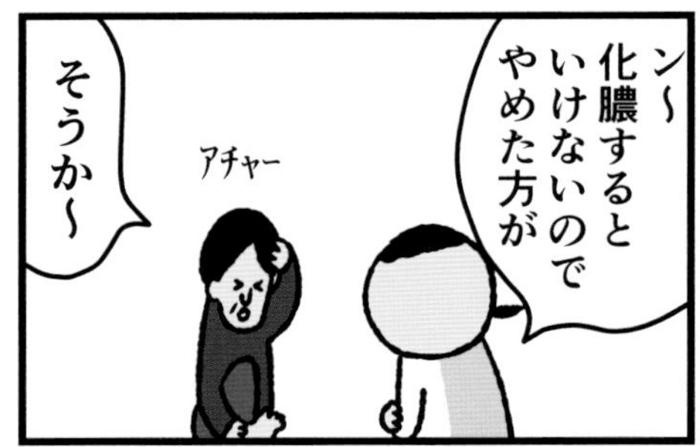
ン〜化膿するといけないのでやめた方が
アチャー
そうか〜

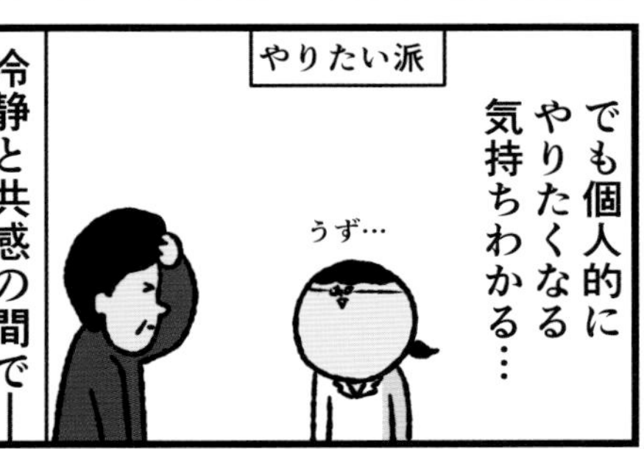
やりたい派
でも個人的にやりたくなる気持ちわかる…
うず…
冷静と共感の間で―

ナイロンタオルにご注意

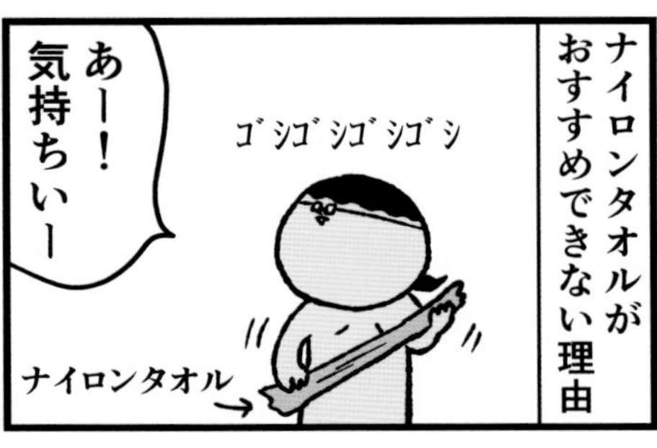

ナイロンタオルがおすすめできない理由
ゴシゴシゴシゴシ
あー！気持ちいー
ナイロンタオル

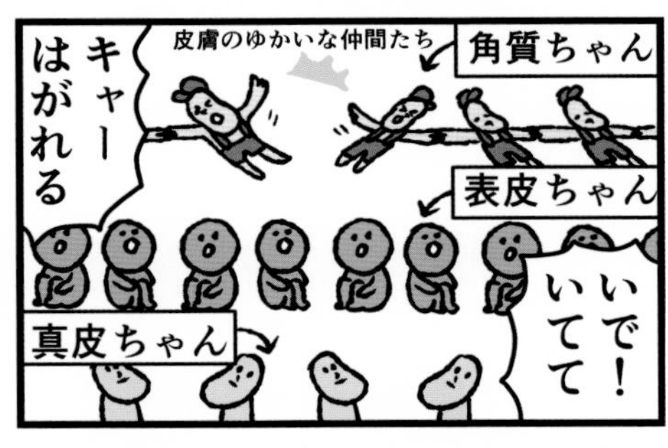

角質ちゃん
皮膚のゆかいな仲間たち
キャーはがれる
表皮ちゃん
いでっ！いててて
真皮ちゃん

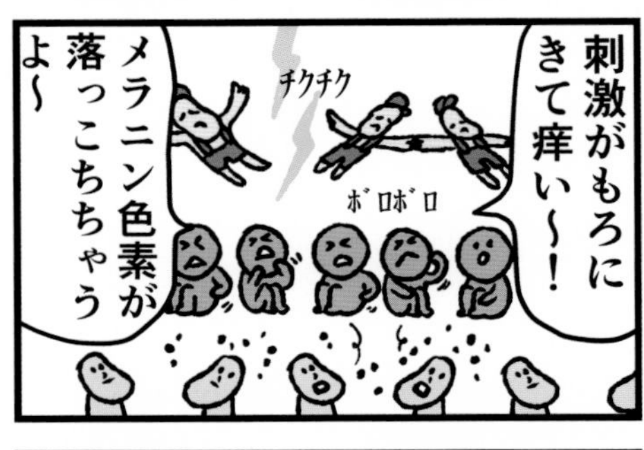

刺激がもろにきて痒い〜！
チクチク
メラニン色素が落っこちちゃうよ〜
ボロボロ

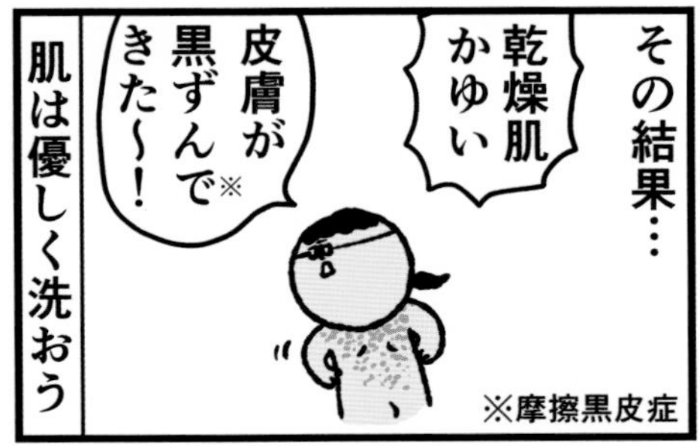

その結果…
乾燥肌かゆい
皮膚が黒ずんできた〜！※
肌は優しく洗おう
※摩擦黒皮症

むいては、いけない

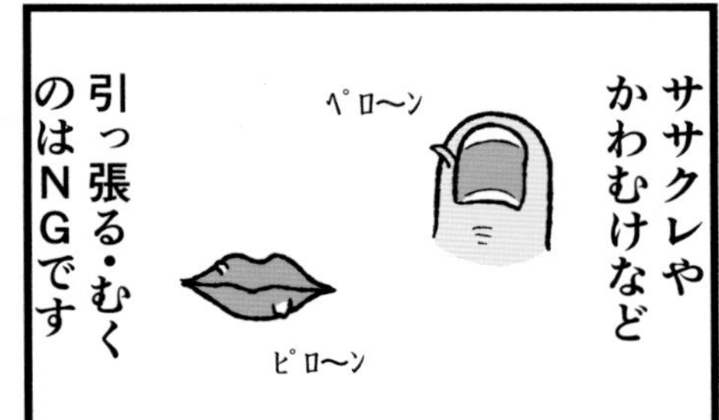

ササクレやかわむけなど
ペローン
ピローン
引っ張る・むくのはＮＧです

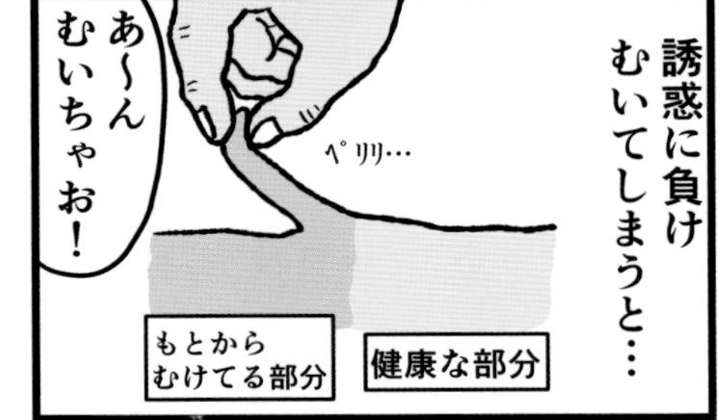

誘惑に負けむいてしまうと…
ペリリ…
あ〜んむいちゃお！
健康な部分
もとからむけてる部分

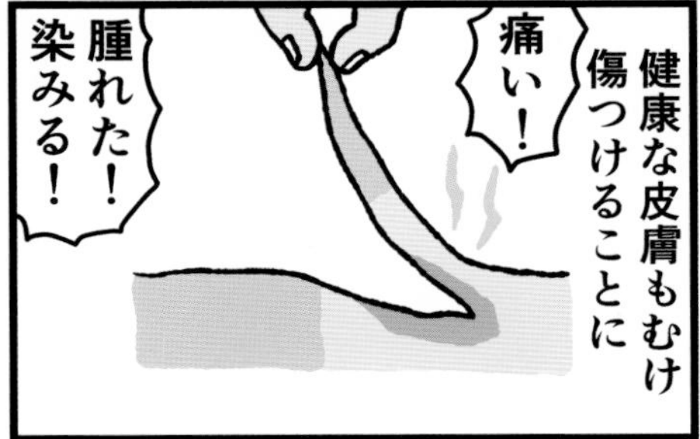

健康な皮膚もむけ傷つけることに
痛い！
腫れた！染みる！

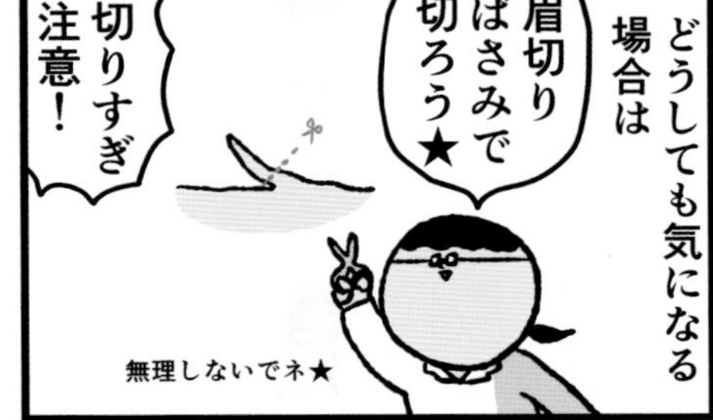

どうしても気になる場合は
眉切りばさみで切ろう★
切りすぎ注意！
無理しないでネ★

よくある質問①

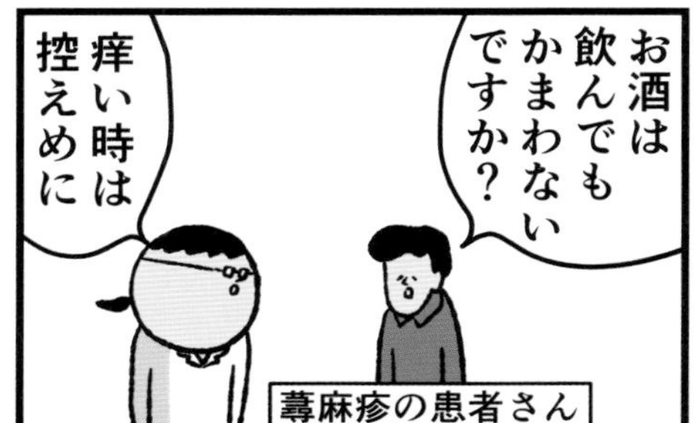
お酒は飲んでもかまわないですか？
痒い時は控えめに
蕁麻疹の患者さん

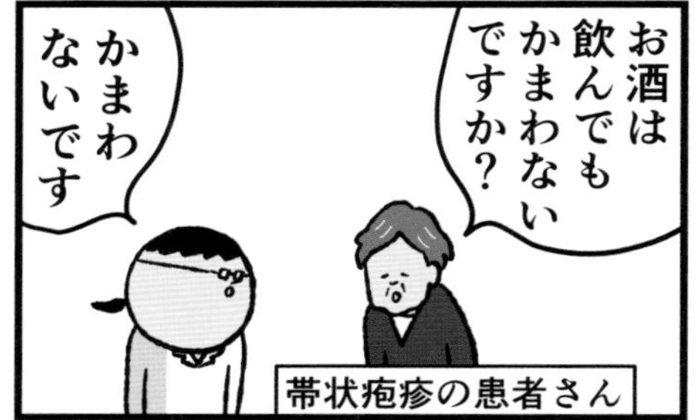
お酒は飲んでもかまわないですか？
かまわないです
帯状疱疹の患者さん

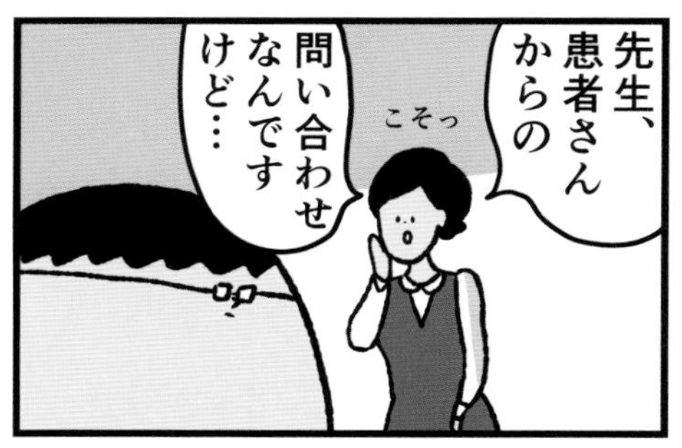
先生、患者さんからの
問い合わせなんですけど…
こそっ

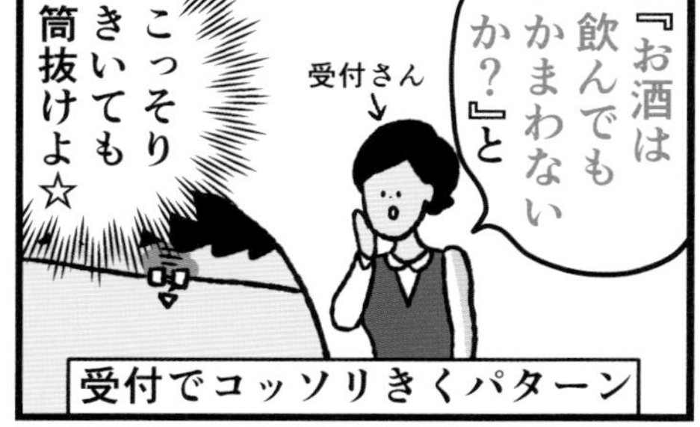
『お酒は飲んでもかまわないか？』と
こっそりきいても筒抜けよ☆
受付さん
受付でコッソリきくパターン

よくある質問②

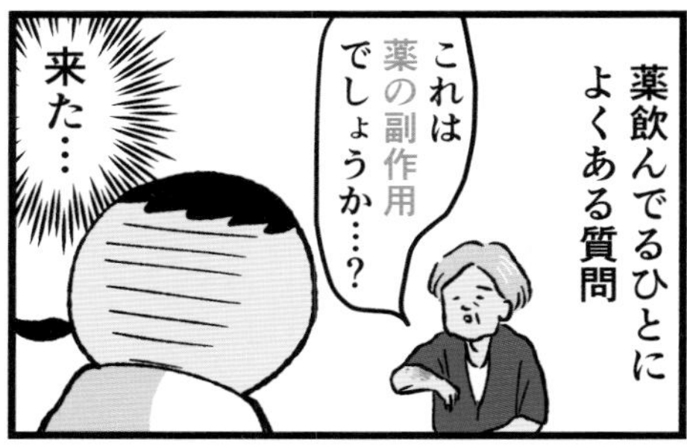
薬飲んでるひとによくある質問
これは薬の副作用でしょうか…？
来た…

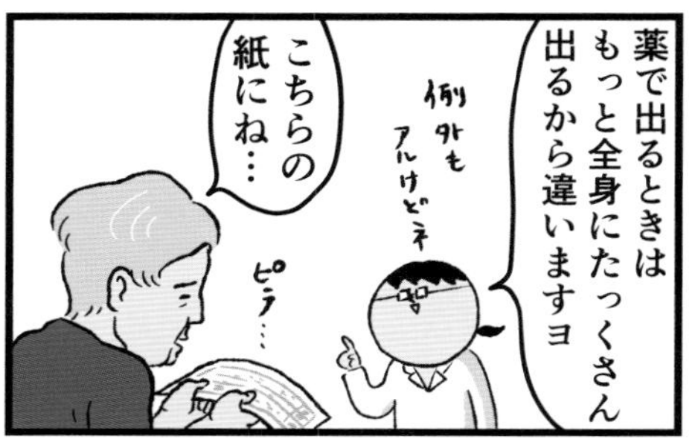
薬で出るときはもっと全身にたっくさん出るから違いますヨ
例外もアルけどネ
こちらの紙にね…
ピラ…

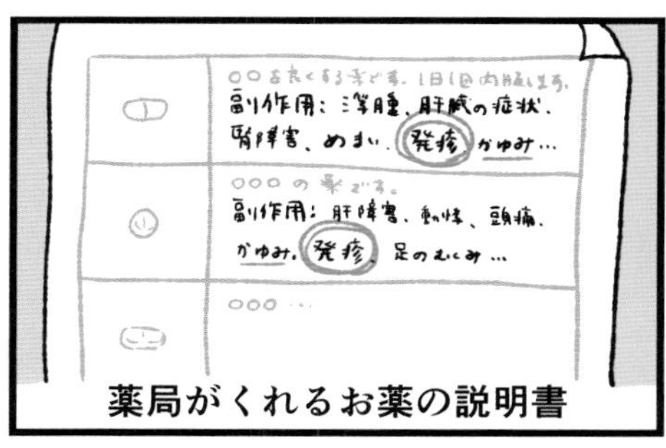
○○を良くする薬です。1日1回内服します。
副作用：浮腫、肝臓の症状、腎障害、めまい、発疹、かゆみ…
○○○の薬です。
副作用：肝障害、動悸、頭痛、かゆみ、発疹、足のむくみ…
○○○…
薬局がくれるお薬の説明書

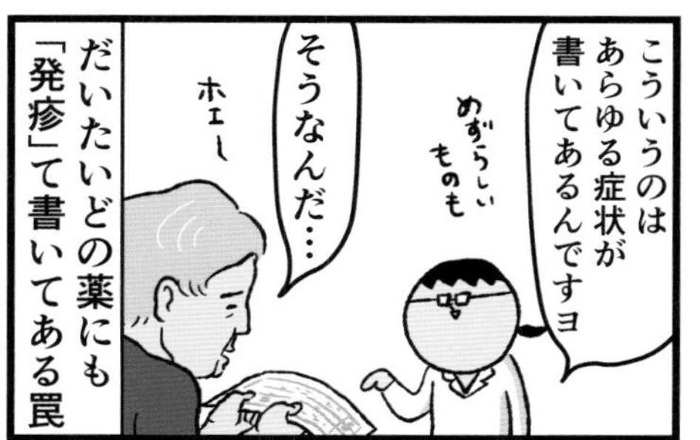
こういうのはあらゆる症状が書いてあるんですヨ
めずらしいものも
そうなんだ…
ホエ〜
だいたいどの薬にも「発疹」て書いてある罠

発疹と湿疹の違い

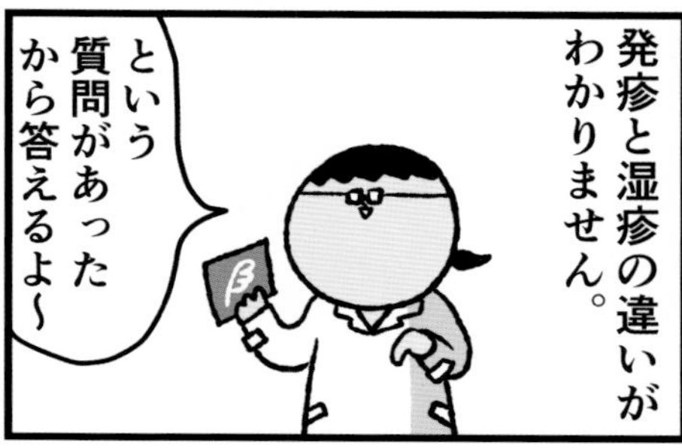
発疹と湿疹の違いがわかりません。
という質問があったから答えるよ～

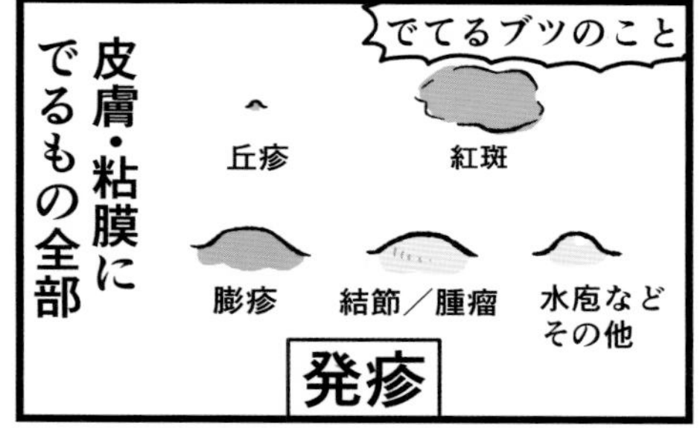
でてるブツのこと
皮膚・粘膜にでるもの全部
丘疹
紅斑
膨疹
結節／腫瘤
水疱などその他
発疹

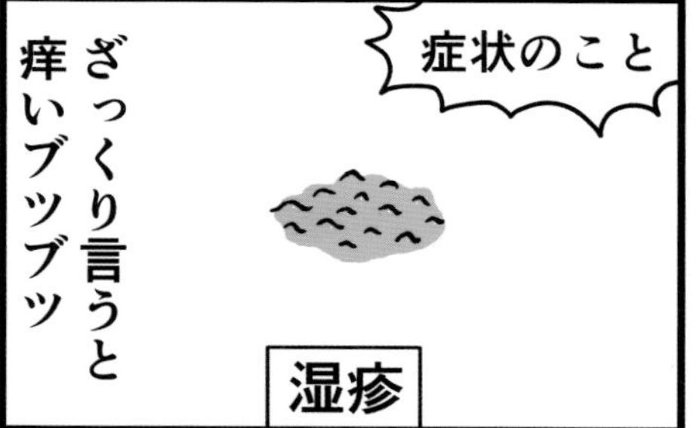
症状のこと
ざっくり言うと痒いブツブツ
湿疹

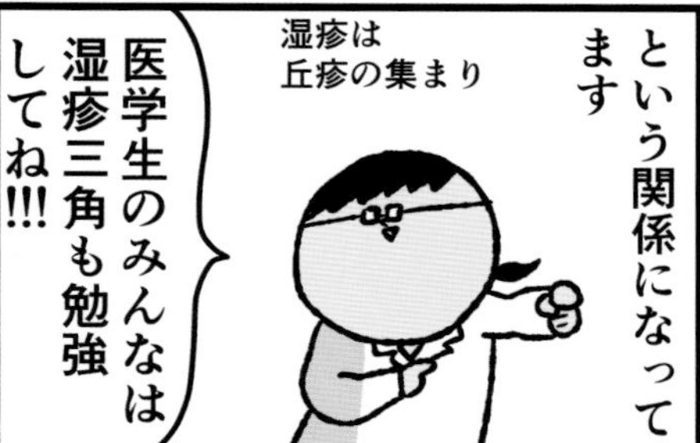
という関係になってます
湿疹は丘疹の集まり
医学生のみんなは湿疹三角も勉強してね!!!

お尻を出すのをためらう人へ

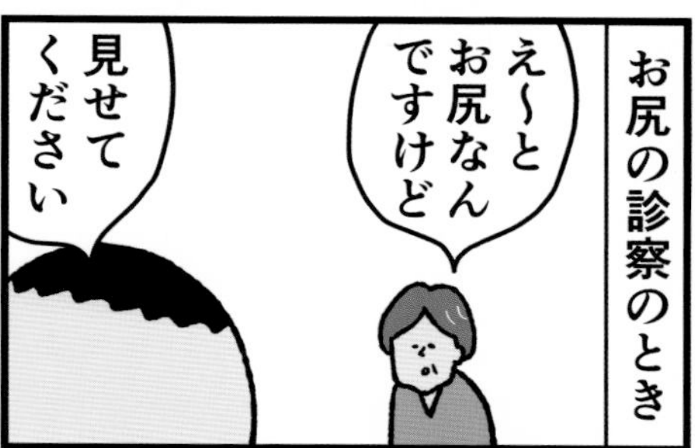
お尻の診察のとき
え～とお尻なんですけど
見せてください

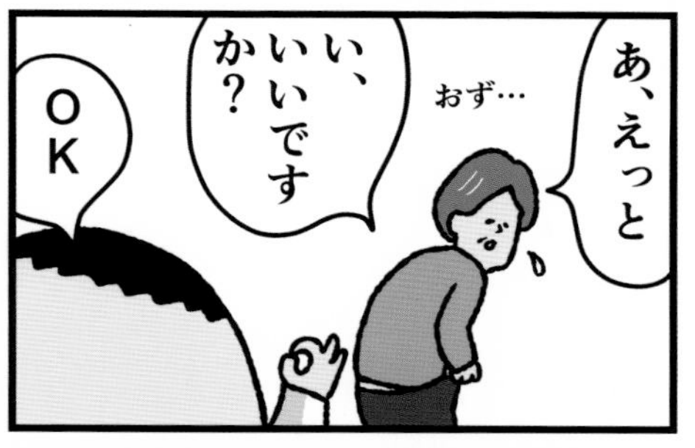
あ、えっと
おず…
い、いいですか？
OK

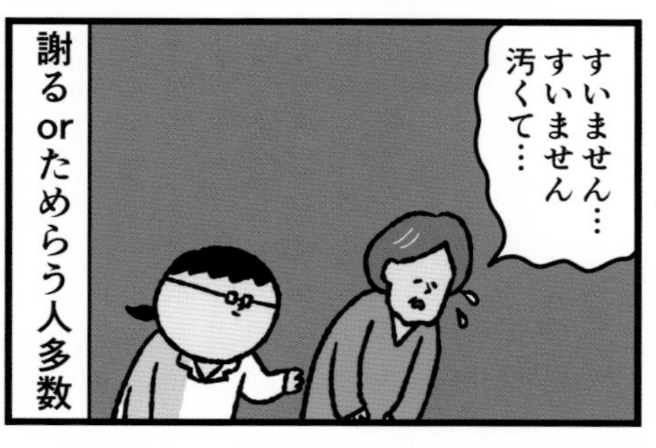
すいません…すいません汚くて…
謝るorためらう人多数

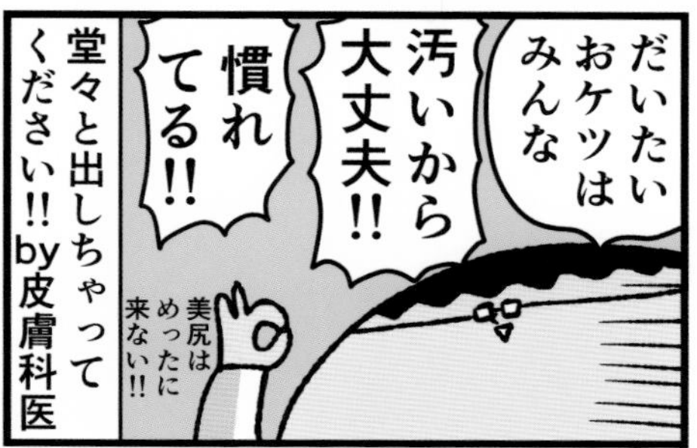
だいたいおケツはみんな汚いから大丈夫!!
慣れてる!!
美尻はめったに来ない!!
堂々と出しちゃってください!! by皮膚科医

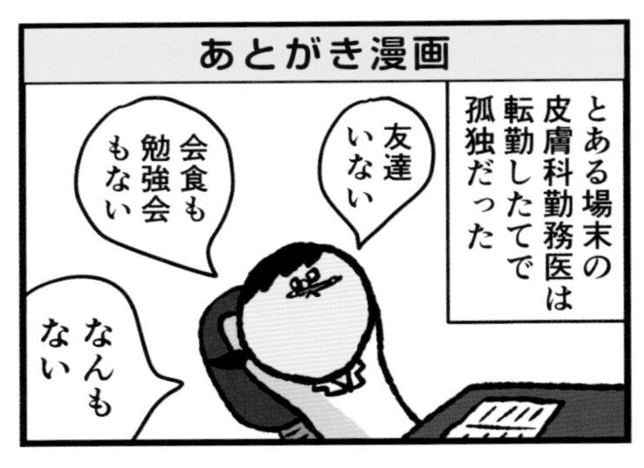
あとがき漫画
とある場末の皮膚科勤務医は転勤したてで孤独だった
友達いない
会食も勉強会もない
なんもない

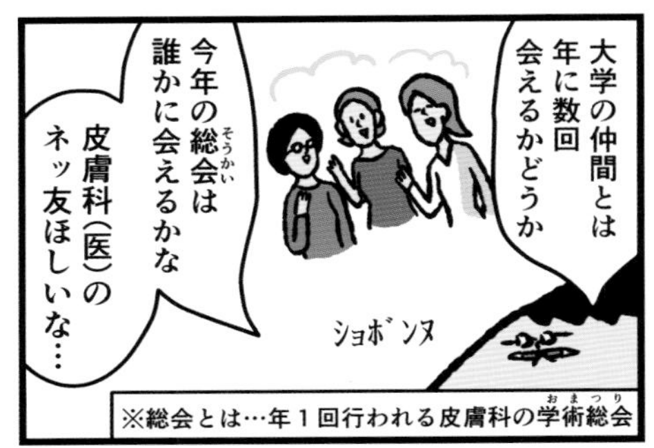
大学の仲間とは年に数回会えるかどうか
今年の総会（そうかい）は誰かに会えるかな
皮膚科(医)のネッ友ほしいな…
ショボンヌ
※総会とは…年1回行われる皮膚科の学術総会（おまつり）

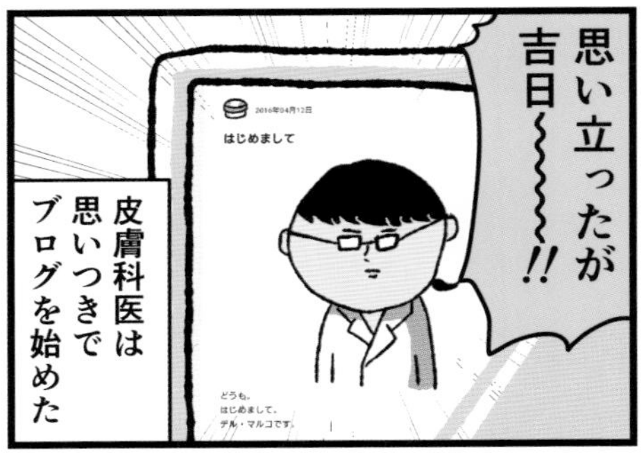
思い立ったが吉日〜〜〜!!
皮膚科医は思いつきでブログを始めた
はじめまして
どうも。
はじめまして。
デル・マルコです。

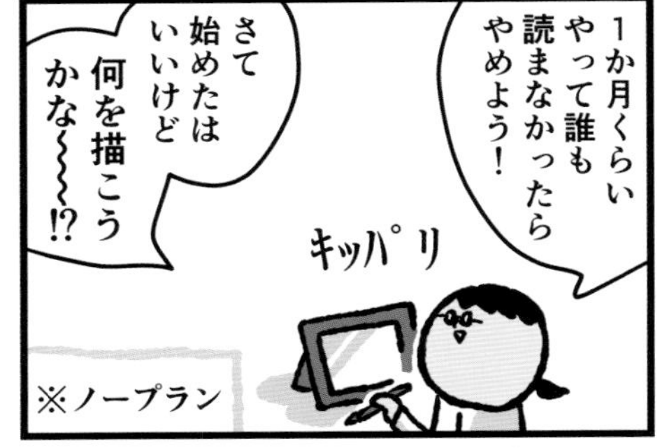
1か月くらいやって誰も読まなかったらやめよう！
さて始めたはいいけど何を描こうかな〜〜〜!?
キッパリ
※ノープラン

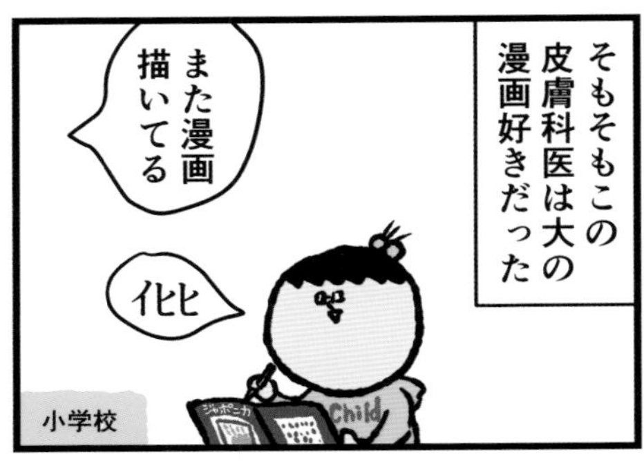
そもそもこの皮膚科医は大の漫画好きだった
また漫画描いてる
イヒヒ
ジャポニカ
Child
小学校

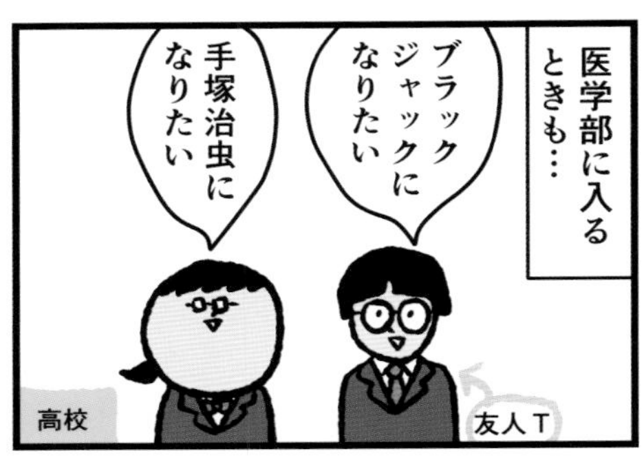
医学部に入るときも…
ブラックジャックになりたい
手塚治虫になりたい
高校
友人T

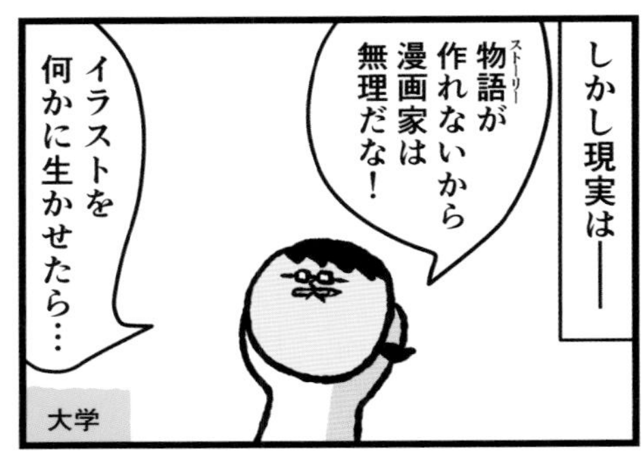
しかし現実は——
物語（ストーリー）が作れないから漫画家は無理だな！
イラストを何かに生かせたら…
大学

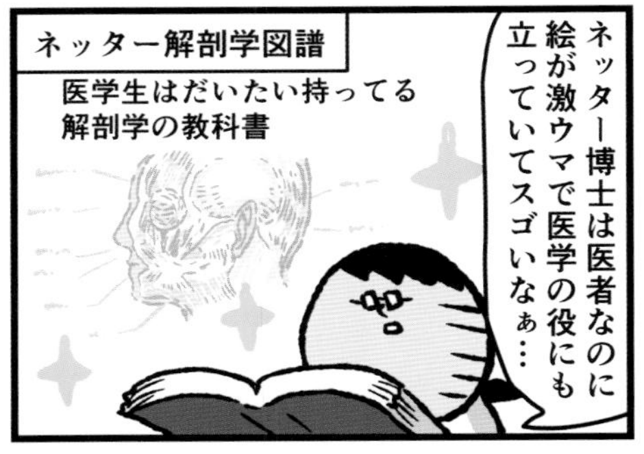
ネッター解剖学図譜
医学生はだいたい持ってる解剖学の教科書
ネッター博士は医者なのに絵が激ウマで医学の役にも立っていてスゴいなぁ…

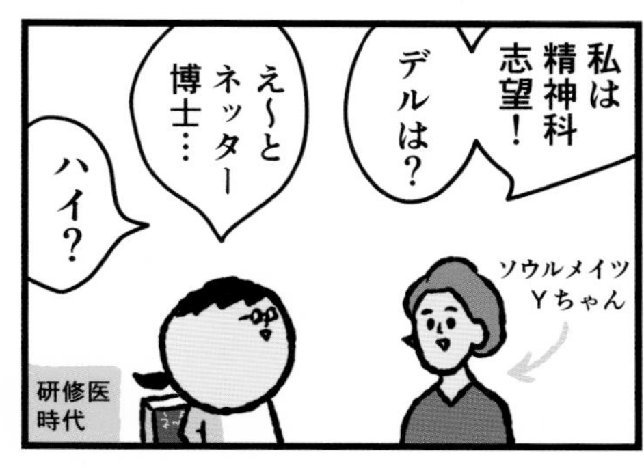
私は精神科志望！
デルは？
え～とネッター博士…
ハイ？
ソウルメイツYちゃん
研修医時代

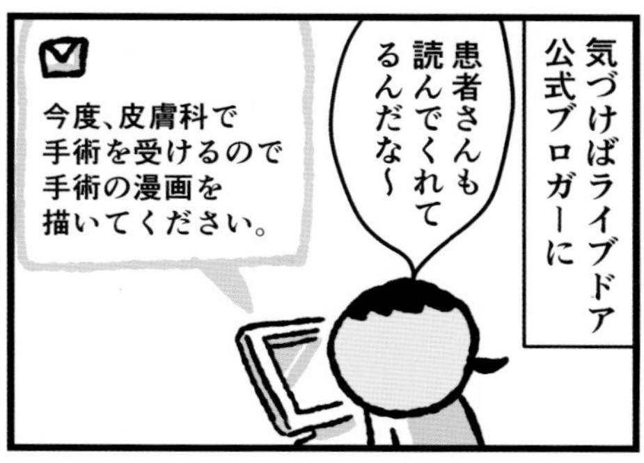
気づけばライブドア公式ブロガーに
患者さんも読んでくれてるんだな～
今度、皮膚科で手術を受けるので手術の漫画を描いてください。

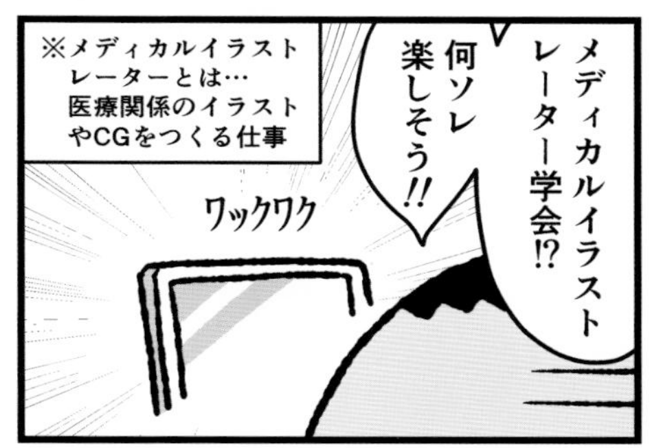
メディカルイラストレーター学会⁉
何ソレ楽しそう‼
※メディカルイラストレーターとは…医療関係のイラストやCGをつくる仕事
ワックワク

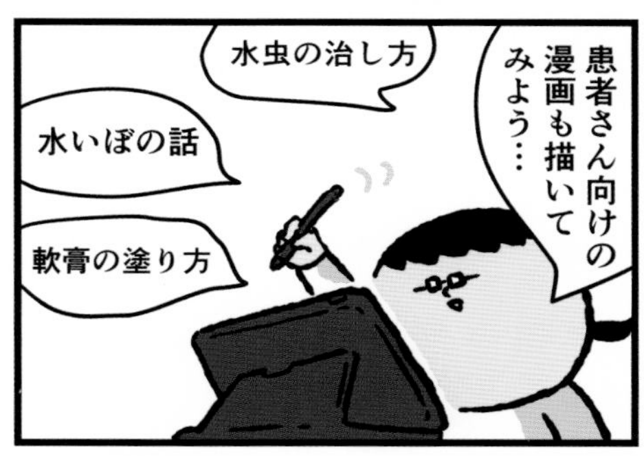
患者さん向けの漫画も描いてみよう…
水虫の治し方
水いぼの話
軟膏の塗り方

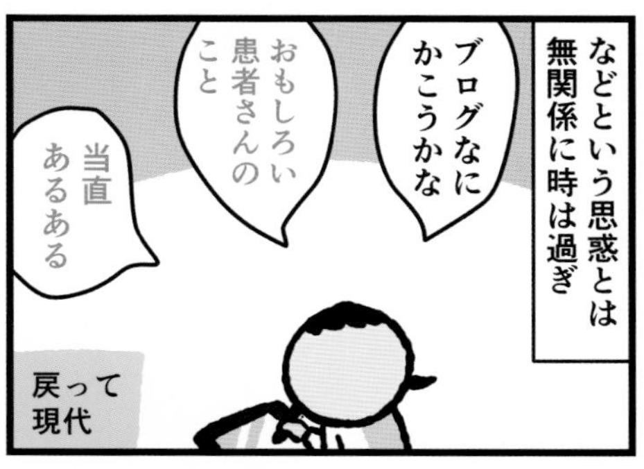
などという思惑とは無関係に時は過ぎ
ブログなにかこうかな
おもしろい患者さんのこと
当直あるある
戻って現代

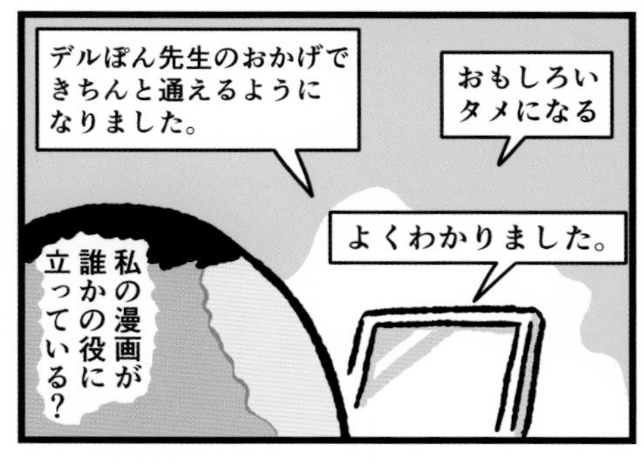
デルぽん先生のおかげできちんと通えるようになりました。
おもしろいタメになる
よくわかりました。
私の漫画が誰かの役に立っている？

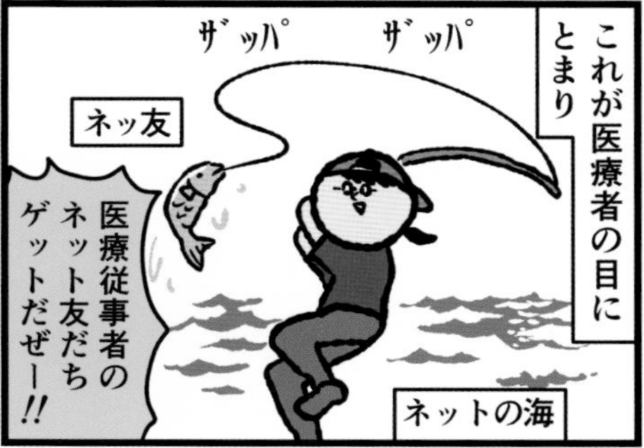
これが医療者の目にとまり
ザッパ ザッパ
ネッ友
医療従事者のネット友だちゲットだぜー‼
ネットの海

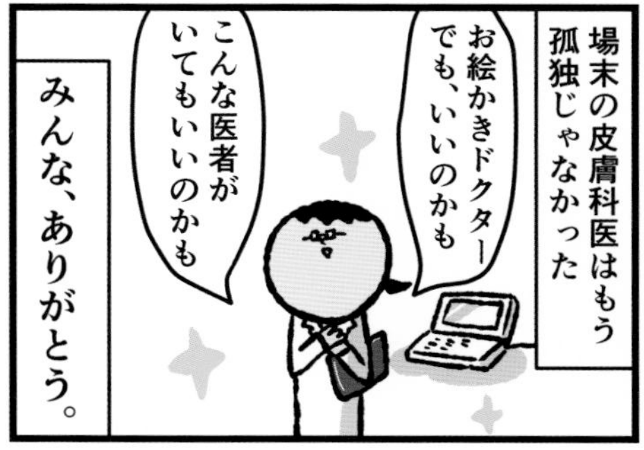
場末の皮膚科医はもう孤独じゃなかった
お絵かきドクターでも、いいのかも
こんな医者がいてもいいのかも
みんな、ありがとう。

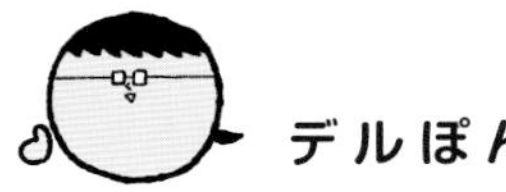

デルぽん

ブログ「デルマな日常」の作者として名をはせる、皮膚科専門医。年齢は不詳だが、性別は女性。大の漫画好きが高じて、「医療あるある」をテーマにブログを始めたところ、多くの読者の注目を集めることに。最近のマイブームは、綿菓子製造機。好きなキャラは「赤い惑星のシャア」や「JOJOの宿敵DIO」などのイケメンヒール（悪役）。医療者向けサイト「ケアネット」でも連載中。

本書は、ブログ「デルマな日常」に掲載された同名マンガの他に、
マンガやエッセイを書き下ろして構成しました。

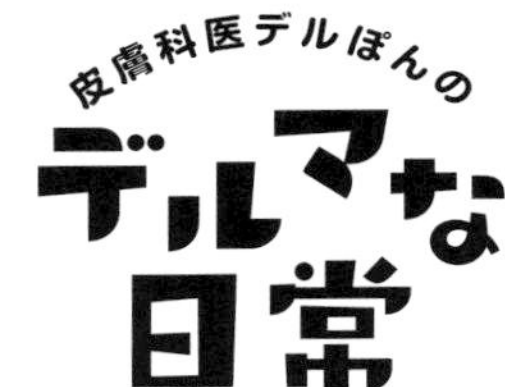
皮膚科医デルぽんの
デルマな
日常

2020年7月30日　第1刷発行

著者
デルぽん

ブックデザイン
アルビレオ

本文DTP
株式会社ウエイド（山岸 全）

発行者
首藤知哉

発行所
株式会社いそっぷ社
〒146-0085　東京都大田区久が原5-5-9
電話 03(3754)8119

印刷・製本
シナノ印刷株式会社

ISBN978-4-900963-90-0　C0095
定価はカバーに表示してあります。